FORMULAIRE

DE

THÉRAPEUTIQUE APPLIQUÉE

OU

LES MÉDICAMENTS ET LEURS FORMULES
CLASSÉS D'APRÈS LES

INDICATIONS THÉRAPEUTIQUES

PAR

Le Dr A. FERRAND

MÉDECIN DE L'HOPITAL LAENNEC
MEMBRE FONDATEUR DE LA SOCIÉTÉ DE THÉRAPEUTIQUE, ETC.

PRÉCÉDÉ D'UNE PRÉFACE

DE

M. le Professeur PETER

PARIS

LECROSNIER ET BABÉ, LIBRAIRES-ÉDITEURS

23, PLACE DE L'ÉCOLE-DE-MÉDECINE

1890

FORMULAIRE

DE

THÉRAPEUTIQUE APPLIQUÉE

2835-89. — CORBEIL. Imprimerie CRÉTÉ.

FORMULAIRE

DE

THÉRAPEUTIQUE APPLIQUÉE

OU

LES MÉDICAMENTS ET LEURS FORMULES
CLASSÉS D'APRÈS LES

INDICATIONS THÉRAPEUTIQUES

PAR

Le Dr A. FERRAND

MÉDECIN DE L'HOPITAL LAENNEC
MEMBRE FONDATEUR DE LA SOCIÉTÉ DE THÉRAPEUTIQUE, ETC.

PRÉCÉDÉ D'UNE PRÉFACE

DE

M. le Professeur PETER

PARIS

LECROSNIER ET BABÉ, LIBRAIRES-ÉDITEURS

23, PLACE DE L'ÉCOLE-DE-MÉDECINE

—

1890

PRÉFACE

Rien n'est plus intéressant ni plus redoutable que le mouvement médical actuel.

Tout est changé !
L'expérimentation se substitue à l'expérience. La pathologie expérimentale détrône la pathologie traditionnelle ; la maladie provoquée remplace et prétend expliquer la maladie spontanée — ou plutôt, il n'y a plus de maladie spontanée. — De simplification en simplification, il n'y a plus que le « microbe ».

A la thérapeutique traditionnelle, se substitue la thérapeutique expérimentale, et nous avons ainsi la médication par l'empoisonnement des animaux ; un peu moins de ce qui tue tant de grammes de grenouille ou de lapin sera la dose convenable à tant de grammes d'homme. Ce n'est plus qu'une question de pesée. Et la proposition paraît si simple qu'elle séduit.

L'étiologie n'est pas moins simplifiée : l'origine de nos maux est extrinsèque, les microorganismes en sont l'instrument.

Toutes les causes dites « banales » disparaissent. — Et on ne voit pas qu'elles ne sont banales que parce qu'elles sont constantes et toujours agissantes. Mais d'ailleurs voici que les microorganismes eux-mêmes deviennent banals à leur tour : on trouve le même microbe dans les maladies les plus différentes (abcès, furoncle, érysipèle) ; et l'on rencontre ensemble les microbes les plus divers dans une même affection (ainsi dans la grippe infectieuse).

Cependant, admettons un moment la théorie microbienne : Les microorganismes provoquant la maladie, c'est à eux qu'il faut s'attaquer : les empêcher de nous envahir, les tuer s'ils nous ont envahis. D'où l' « antisepsie médicale » et les médications dites « microbicides ».

En fait, l'antisepsie médicale, c'est la mise en pratique de la propreté rigoureuse, et Moïse la conseillait déjà aux Hébreux. L'antisepsie médicale ainsi comprise est un bienfait ; on n'en peut pas dire autant des médications microbicides.

Quelle prise en effet avons-nous sur les microbes ? Ils résistent à des pressions comme à des températures incompatibles avec la persistance de la vie humaine ; et les poisons qui les tuent, tuent d'abord la cellule vivante envahie par eux.

Cependant une découverte a été faite, celle de la « phagocytose » ou destruction des microbes par la cellule. Celle-ci suffisamment résistante lutte contre le microbe et le mange. En fait, c'est la démonstration, par la cellule, de la résistance de l'organisme entier à la maladie, la cellule n'étant résistante que parce que l'organisme l'est : organisme débile, cellule impuissante ; organisme solide, cellule vigoureuse.

Nous voici ramenés par l'analyse infinitésimale à la synthèse d'Hippocrate (consensus unus); de sorte que pour que la phagocytose ou microphagie s'accomplisse, il nous faut nous adresser à l'organisme même, et, le fortifiant, fortifier la cellule.

Alors rien n'est changé !

En veut-on la preuve ? Deux maladies vulgaires vont nous la fournir : *la pneumonie* et *la fièvre intermittente.*

La pneumonie, c'est le « pneumocoque » ou microbe capsulé ; hôte inoffensif dans notre bouche, malfaiteur dans notre poumon (écho lointain de l'erreur de lieu de

Boerhaave). Or, le même pneumocoque fait la pneumonie dont on guérit et la pneumonie dont on meurt, la pneumonie qui suppure et celle qui ne suppure pas, la pneumonie de l'adulte vigoureux et celle du vieillard débile, ou de l'alcoolique débilité.

C'est donc l'organisme et non le pneumocoque qui donne à la pneumonie son caractère particulier et en régit l'évolution ; et c'est à l'organisme qu'il nous faut thérapeutiquement nous adresser. Ne pouvant rien contre le pneumocoque, nous devons agir sur l'organisme et agir différemment selon que la pneumonie est franchement inflammatoire ou qu'elle est bilieuse, adynamique ou ataxique.

Alors rien n'est changé !

Rien n'est changé non plus quant à la fièvre intermittente. On dit aujourd'hui que ce n'est pas un végétal, un schyzomycète, qui produit cette infection, mais un animal hématozoaire ; et l'impaludisme engendré par les émanations des cadavres de végétaux a pour agent instrumental non plus la palmellée de Salisbury, mais l'hématozoaire de Laveran ; et les végétaux morts donnent le jour à un animal vivant !

Quoi qu'il en soit de ce métamorphisme plus qu'étrange, que l'hématozoaire ou le schyzomycète soit le coupable, la médication reste la même : c'est toujours la quinine, la quinine contre l'accès, la quinine contre l'infection.

L'histoire naturelle peut donner une satisfaction à l'esprit du médecin, sans modifier sa thérapeutique. Rien n'est changé en médecine ; il n'y a que quelques microbes de plus.....

Dans son livre si pratique, M. Ferrand a adopté un point de vue fort éclectique, naguère encore fort négligé, celui qui part de l'indication thérapeutique ; celui qui, séparant méthodiquement les groupes naturels de symptômes, les prend comme autant d'éléments morbides, dont il fait la base de ses appréciations cliniques, y trouve les éléments d'un diagnostic précis, d'un pronostic sûr, et d'une thérapeutique rationnelle et effective.

Telle est la méthode qui a guidé l'auteur de ce formulaire, méthode qu'il a suivie déjà dans son *Traité de thérapeutique*, méthode que d'autres ont adoptée depuis, au grand bénéfice de la pratique médicale.

On peut différer d'avis sur la classification des éléments de la maladie, sur leurs divisions et sur leur nombre ; mais nul ne méconnaîtra les avantages que présente cette méthode dans l'application que le médecin doit faire des remèdes au malade.

Depuis les perturbations du système nerveux, jusqu'aux troubles nutritifs les plus intimes, tous les éléments que la physiologie permet de distinguer sont passés en revue ; et à chacune de ces perturbations, à chacun de ces troubles, sont opposés, non seulement les médications, non seulement les remèdes, mais encore et surtout les *formules* qui leur conviennent le mieux. Des troubles nutritifs, passant aux maladies infectieuses, aux affections vraiment parasitaires, aux intoxications et aux empoisonnements, ce livre répond, par ses chapitres divers, au cadre entier de la pathologie.

Ce que présente surtout de neuf ce Formulaire, outre les nouveautés thérapeutiques auxquelles l'auteur a su faire leur place, c'est son ordonnance.

Logique, savoir, bon esprit médical, c'est ce que je puis dire de mieux du livre de M. Ferrand.

Michel PETER.

1er février 1890.

FORMULAIRE

DE

THÉRAPEUTIQUE APPLIQUÉE

PRÉLIMINAIRES

Le plan suivi dans ce formulaire est copié sur celui que j'ai adopté dans mon TRAITÉ DE THÉRAPEUTIQUE. Il a pour base, non plus le médicament, comme la plupart des formulaires publiés jusqu'ici, mais l'INDICATION THÉRAPEUTIQUE et les *médications* qui répondent à chacune de ces indications.

C'est la classification de ces indications qui a servi de base méthodique à l'exposé des médicaments et de leurs formules.

Ce livre permettra ainsi, je l'espère, de répondre à ce qui est le besoin le plus fréquent de la pratique médicale, c'est-à-dire : étant donnée une indication, réunir dans un même groupe aussi naturel que l'indication, les agents thérapeutiques et les formes médicamenteuses qu'il convient d'employer pour répondre à cette indication.

Tel est le programme que je me suis imposé et que je me suis efforcé de remplir. J'espère l'avoir atteint en empruntant aux formulaires de Bouchardat, de Jeannel, de Bouchut, de C. Paul, de Dujardin-Beaumetz et Yvon le plus grand nombre de leurs formules, sans oublier le Compendium de Dorvault et enfin le Codex officiel.

Ce point de vue spécial auquel je me suis placé m'a fait prendre pour base essentielle de ce livre la physiologie, aussi bien la physiologie pathologique que la physiologie thérapeutique.

Dans ce but, j'ai réuni en XXIX indications principales toutes celles que la maladie peut offrir à l'observateur; et, à chacune de ces indications, j'ai attribué les médications qui lui conviennent le mieux.

TABLEAU

des indications thérapeutiques d'après lesquelles ont été classées les médications et les formules médicamenteuses.

Iʳᵉ INDICATION. — Hypersthénie cérébrale.
        A. — Méd. hypnotique.
        B. — Méd. narcotique.
IIᵉ   —   Hyposthénie cérébrale.
        Méd. névrosthénique.
IIIᵉ   —   Ataxie cérébrale.
        Méd. antispasmodique.
IVᵉ   —   Hypersthénie médullaire.
        A. — Méd. analgésique.
        B. — Méd. tempérante.
        C. — Méd. controstimulante.
        D. — Méd. akinésique.
Vᵉ   —   Hyposthénie médullaire.
        Méd. excito-motrice.
VIᵉ   —   Ataxie médullaire.
        Pas de méd. propre.
VIIᵉ   —   Hypersthénie sympathique.
        Méd. modératrice.
VIIIᵉ   —   Hyposthénie sympathique.
        A. — Méd. eupeptique.
        B. — Méd. eupnéique.
        C. — Méd. aphrodisiaque et emménagogue.
IXᵉ   —   Ataxie sympathique.
        Pas de méd. propre.
Xᵉ   —   Hypérémie.
        Méd. émolliente.
XIᵉ   —   Hypohémie.
        Méd. irritante.

XXVIIe Indication. — Zymases.
                Méd. antiseptique.
                Méd. iocratique.
XXVIIIe   —   Parasites.
                Méd. anthelmintique.
XXIXe   —   Empoisonnements.
                Méd. antidotique.

Enfin le formulaire A, qui est le formulaire général ou principal, est suivi de formulaires spéciaux dans l'ordre ci-indiqué :

B. Formulaire Bromatologique.
C.   —   Herpétologique.
D.   —   Ophtalmologique.
E.   —   Odontologique.
F.   —   Cinésithérapique.
G.   —   Electrothérapique.
H.   —   Hydrothérapique et eaux minérales.
I.   —   Aérothérapique et climatothérapique.

CLEF.

Pour se servir de ce livre, il faut, l'indication thérapeutique une fois déterminée, recourir au numéro (chiffres romains) et au chapitre qui lui correspond.

Ce numéro se retrouve en tête et au coin interne de chacune des pages de ce chapitre.

On y trouve la ou les diverses médications qui correspondent à cette indication, les agents qui en font partie et les formules qui permettent de les appliquer. Ces agents sont classés dans chaque médication par ordre alphabétique. — Enfin, des renvois permettent de recourir sans effort aux diverses médications succédanées, capables de compléter l'arsenal des moyens thérapeutiques de l'indication.

Une table alphabétique générale se trouve d'ailleurs à la fin du volume et permet de retrouver facilement tous les renseignements qu'il contient. Un même agent se trouve souvent employé dans des indications diverses, quoique voisines sous quelque rapport; cette table permet de s'en rendre compte et de retrouver rapidement les applications différentes que l'on peut faire de cet agent.

POSOLOGIE.

La *posologie* de nos médicaments repose sur le système décimal, le seul employé en France et adopté presque partout en Europe. La concordance avec les anciens poids est la suivante :

1 grain..............................	0ᵍʳ,05
1 scrupule..........................	1 ,30
1 gros..............................	4 grammes.
1 once..............................	30 —
1 livre.............................	500 —

Une *ordonnance* ou *prescription* comprend : l'*inscription* ou énumération des diverses substances qui doivent entrer dans la composition prescrite; la *souscription,* qui a pour objet la manière de préparer le médicament et est le plus souvent remplacée par la formule F. S. A.; l'*instruction*, destinée au malade, sur le mode d'emploi du médicament.

Il faut d'ailleurs toujours se garder des idiosyncrasies en vertu desquelles certains malades présentent une intolérance absolue pour certaines substances.

Le dosage en volume se fait souvent par la *cuillerée.*

Une cuillerée à café d'eau = 5 gr.

Une cuillerée à soupe = 15 gr.

Une cuillerée moyenne = 10 gr.

La cuillerée de sirop pèse 20 gr.

Les *gouttes* doivent être comptées avec un compte-gouttes calibré (3ᵐᵐ de diamètre extérieur).

Il faut pour faire un gramme :

LXI	gouttes	d'alcool à 90°.
LII	—	d'alcool à 60°.
XXII	—	d'ammoniaque.
LVI	—	de chloroforme.
LXXXX	—	d'éther.
XXV	—	de glycérine.
XXXIII	—	de laudanum.
LIII	—	de teintures diverses.
LX	—	de teinture d'iode.
XX	—	d'eau distillée.

Écrire, sans se laisser distraire, lisiblement, à l'encre, sans abréviations; formuler les doses sans ambiguïté, les écrire en toutes lettres, s'il s'agit de doses minimes et de substances dangereuses; écrire en chiffres romains le nombre de gouttes, lorsqu'on prescrit par gouttes, souligner, quand la dose est intentionnellement portée à un taux exceptionnel; spécifier si le médicament doit être réservé à l'usage externe; dater et signer: telles sont, en résumé, les règles de la posologie, dont on ne peut méconnaître l'importance.

Les doses indiquées ici sont celles qui conviennent aux adultes.

Celles-ci doivent être réduites pour les enfants :

A 14 ans...................... à   1/2.
A 7 ans...................... à   1/4.
A 3 ans...................... à   1/8.
A 1 an...................... à   1/16.

ABRÉVIATIONS

alc. — alcoolé.
aq. — aqueux.
b. — bain.
cod. — codex.
cuill. — cuillerée.
déc. — décoction.
dist. — distillé.
ext. — extrait.
f. — feuille.
fl. — fleur.
fsa. — fiat secundum artem.
foment. — fomentation.
gtt. — goutte.
H. P. — hôp. de Paris.
H. M. — hôpit. militaire.
hyd. — hydrolat.
incompat. — incompatibilité.
inf. — infusé.
inj. — injection.
inj. hypod. — inject. hypodermique.

lav. — lavement.
lin. — liniment.
lot. — lotion.
M. — mêlez.
P. E. — parties égales.
ph. — pharmacopée.
pil. — pilule.
pot. — potion.
poud. — poudre.
pom. — pommade.
prép. — préparation.
pulv. — pulvérisez.
q. s. — quantum sufficiat.
q. v. — quantum voles.
rac. — racine.
sol. — solution.
sp. — sirop.
supp. — suppositoire.
teint. — teinture.

Iʳᵉ INDICATION

HYPERSTHÉNIE CÉRÉBRALE

L'hypersthénie ou état de surexcitation cérébrale se manifeste par la suractivité des fonctions psychiques, d'où résulte l'insomnie.

Elle comprend les médications hypnotique et narcotique, dont les agents sont aussi secondairement des calmants de la sensibilité et de la motricité.

A. — MÉDICATION HYPNOTIQUE.

Elle a pour effet d'amener directement la résolution des fonctions du système nerveux cérébral, de modérer leur excitation et de provoquer le sommeil.

Ses agents sont, pour la plupart, des modérateurs de la sensibilité périphérique ou centrale, mais n'agissant que secondairement sur cette sensibilité, ce qui les distingue des narcotiques proprement dits.

Éviter l'accoutumance et ses suites (morphinisme, éthérisme, etc.).

Régime somnifère. — Éviter tout changement de sensation. — Repas léger le soir, pas d'excitants. — Exercice physique atteignant seulement la fatigue. — Pratiques monotones. — Créer l'habitude.

Pratiques sédatives de l'hydrothérapie. — Influence de l'air frais.

Agents de la médication hypnotique.

Affium.	Chloroforme.
Amylène (hydrate d').	Coquelicot.
Brométhyle,	Ether.
Bromoforme.	Hypnone.
Les bromures.	Laitue.
Bromure de camphre.	Lactucarium. Thridace.
Chloral.	Méthylal.
Croton chloral,	Opium.

Papavérine.
Morphine.
    Acétate.
    Bromhydrate.
    Chlorhydrate.
    Sulfate.
Narcéine.

Codéine.
Papavérine.
Paraldéhyde.
Pavot.
Protoxyde d'azote.
Sulfonal.
Uréthane.

Affium. V. Opium.

Amylène (Hydrate d').
Alcool tertiaire. Sol. dans eau et dans alcool. Odeur éthérée, goût de camphre.
Hypnotique à placer entre le chloral et la paraldéhyde.
Capsules de 1 gr.
En pot. et en lav.

Brométhyle.
Succédané du chloroforme; encore à peu près inusité.

Bromoforme.
Non encore usité chez l'homme, mais appelé à rendre les mêmes services que le chloroforme, avec plus de puissance et de sûreté (Rabuteau).

Les Bromures.
Sels du brome. Bromure de potassium, de sodium et d'ammonium. Le premier est le plus employé, le troisième l'est le moins; le bromure de sodium est mieux toléré et plus innocent, c'est aussi le plus hypnotique; permet le sommeil plus qu'il ne l'impose.
« Le br. modère les aptitudes réflexes, le KBr atteint surtout l'élément musculaire, le NaBr modifie plus exclusivement le réflexe, le AmBr amène de plus une notable dépression de la circulation. »
Sol. dans l'eau et dans la glycérine, peu ou point dans l'éther et le chloroforme.
Dose hypnotique, de 2 à 4 gr. (V. méd. akinésique. — IVe ind.).

Bromure de camphre.
Bromure dont l'action plus complète dans le sens de la résolution névro-musculaire en fait un hypnotique plus déterminé.
Solide, sol. dans alcool et éther.
Prép.—De 0,10 à 1 gr. En pilules, capsules dragées, de 0,10 — de 2 à 10.

℞ Camphre monobromé....... 3
   Alcool..................... 35
   Glycérine.................. 22
Sol. p. inj. hypod. (Bourneville).

Chloral.
Chloral hydraté. Cristaux blancs ou en masses saccharoïdes. Très sol. dans l'eau, l'alcool, l'éther, le chloroforme. C'est, avant tout, un puissant hypnotique, capable d'atténuer

le pouvoir réflexe, et aussi un antiputride.

Il agit en se transformant dans le sang en chloroforme et formiate et ensuite en bicarbonate de soude. Aussi le chloral donné à doses fractionnées maintient en premanence le sujet sous l'influence d'une dose modérée de chloroforme ; quand il ne se transforme que peu ou point, ou qu'il est donné à trop haute dose, il est violemment excitant (Rabuteau). Il l'est encore lorsqu'il est donné à dose insuffisante.

L'alcoolaté de chloral, d'une saveur un peu moins âcre, agit comme l'hydrate.

Prép. — Dose de 1 à 4 gr. Sol. en toutes proportions. Capsules et perles.

℞ Hyd. de chloral............ 50
Eau dist................... 45
Sp. de sucre à froid........ 900
Esprit de menthe........... 5

Sp. de chloral à 1/20 (Codex).

℞ Hydrate de chloral......... 60
Alcool à 65°............... 50
Eau distillée.............. 380
Sucre blanc................ 760
Essence de menthe......... XX

Par cuill. (Follet).

℞ Hydrate de chloral........ 4
Glycérine.................. 30
Sp. de framboise........... 150
Essence de menthe........ XXV

Par cuill. (Bardet).

℞ Hydrate de chloral........ 2 à 4
Sp. de groseille........... 25
Eau........................ 25

Pot. anesthésique (Bouchut).

℞ Hydrate de chloral......... 4
Sp. de morphine............ 40

Pot. hypnotique (Trélat).

℞ Chloral hydraté........... 2 à 5
Eau dist................... 150
Sp. de sucre............... 30

En 3 ou 4 fois (Bouchardat).

℞ Hyd. de chloral............ 2
Eau de menthe.............. 10
    —   tilleul.............. 100
Sp. de fl. d'oranger........ 30

Pot. (Fonssagrives).

℞ Chloral 2
Hyd. de laitue............. 109
Eau de menthe............. 30
Sp. de lactucarium........ 20

Pot. (id.).

℞ Sp. de chloral.......... ⎫
Sp. de morphine....... ⎬ ãã 30
E. dist. de tilleul...... ⎭
Eau de fl. d'oranger.... 10

Pot. calmante (Dieulafoy).

℞ Lait de poule............. 150
Hydrate de chloral........ 1 à 3

A prendre en une fois.

℞ Eau sucrée............... 150
Hydrate de chloral....... 1 à 3
Orange exprimée......... n° 1

En une fois (Bardet).

℞ Lait .... 1 verre.
Chloral .... 2 à 4 gr.
Eau.................. 50 gr.
Lav. avec ou sans laud., III à V.

℞ Chloral.................. 1 à 2
Gomme pulv............. 3
Huile d'amande........... 5
Eau 150
Lav. (Vigier).

℞ Hydrate de chloral....... 2 à 5
Hydrolat de laitue....... 150
Mucilage de gomme adrag. q. s.
Lav. (Gallois).

℞ Beurre de cacao........... 2
Blanc de baleine........... 3
Hydrat. de chloral......... 3
Suppositoire (Craindre l'irritation topique).

℞ Chloral hydraté....... 10
Eau .... 10 à 100
Inj. intra-veineuses (Oré, Vulpian).

Sol. aq. à 1/2; glycéré à 1/5 p. inj. hypodermique.

Croton-chloral.

Anesthésique et analgésique bien plus qu'hypnotique. Sol. dans l'eau, l'alcool et la glycérine.

Dose de 0,50 à 1 et 4 gr.

℞ Hydrate de croton-chloral... 1
Bromure de sodium......... 4
Eau dist.................. 250
Cuill. toutes les 2 heures.

℞ Croton-chloral.............. 2
Glycérine chaude........... 6
Ext. de réglisse............ 4

Eau 45
Sp 45
Petite cuill. dans du lait (Weill).

℞ Croton-chloral............. 1
Glycérine pure............. 60
Eau 60
Essence de menthe........ III
Sp 25
Petite cuill. par 1/2 h. (Worms).

℞ Croton-chloral............. 4
Alcool à 90°.............. 40
E. de laurier-cerise........ 30
Essence de menthe........ IV
E. dist.................. 50
Petite cuill. dans du lait, ou 1/4 dans un lait de poule.

(Bardet.)

℞ Croton-chloral.......) āā 0ᵍʳ,05
Poud. de réglisse.... } à 0 ,10
Conserve de roses....)
Pil. 4 ou 5 à la fois (Weill).

℞ Croton-chloral............ 1,60
Glycérine................. 16
E. de laurier-cerise........ 16
Inj. hypod., 1 gr. 0,05 (Léoni) (Sol. irritante).

Glycéré à 1/30, id.

Chloroforme.

Liquide incolore, dense, très peu sol. dans l'eau, sol. dans l'alcool et l'éther, pas dans la glycérine, très volatil.

Le plus employé des anesthésiques. En inhalations, il produit rapidement l'hypnose ; topiquement, il est irritant et, après absorption, calmant. A l'intérieur, il agit de même, et son action anesthésiante est surtout marquée et prolongée, quand on l'administre en même temps que les opiacés (Cl. Bernard, Nussbaum, Rabuteau).

Il est de plus antispasmodique et antiseptique.

Prép. — En nature, à l'intérieur, de 2 à 4 gr. Perles.

Eau chloroformée à 1/100 de 50 à 60 gr.; eau chloroformée saturée, 15 à 30 gr.; glycérine chloroformée, 1 à 4/100.

℞ Chloroforme pur............. 3
Alcool pur................. 120
Sp. simple................. 300

Sp. par cuill.

℞ Eau chloroformée saturée... 60
E. de fl. d'oranger.......... 60
Sp. de morphine............ 30

Pot. calmante (de Beurmann).

℞ Eau chloroformée diluée..... 100
E. de menthe............... 50

Par cuill. moy. (Ferrand).

℞ Eau chloroformée diluée.... 150
Teint. de badiane........... 5
Eau....................... 100

Par cuill. (Regnault et Lasègue).

℞ Chloroforme................ 0,50
Alcool à 85°................ 2
Julep gommeux............. 115

Par cuill. (H. P.).

℞ Chloroforme................ 1
Alcool à 90°................ 8
E. de laurier-cerise......... 10

E. de laitue................ 120
Sp. de fl. d'oranger......... 30

Par cuill. (Tourasse).

℞ Chloroforme................ 1
Alcool à 85°................ 8
Sp. simple................. 30

Élixir (Bouchut).

℞ Chloroforme 2
Glycérine.................. 20

Par cuill. à café dans l'eau sucrée ou dans une infusion.

℞ Eau chloroformée saturée... 50
E. de fl. d'oranger......... 50
E. de tilleul............... 50
Bromure de potassium...... 1
Bromure de sodium........ 1
Sp. diacode............... 20

Pot. enfants (Duj.-B.).

℞ Chloroforme................ 2
Huile d'amandes........... 8
Gomme arabique pulv...... 4
Sp. de fl. d'oranger......... 30
E. dist.................... 60

Émuls. par cuill. (Dannecy).

℞ Chloroforme................ 2
Alcool à 85°................ 16
Eau....................... 250

Lav. (Bouchut).

℞ Chloroforme .... 1 à 2
Gomme arab.............. 8
Jaune d'œuf.............. n° 1
Eau...................... 125

Émuls. pour lav. (Aran).

℞ Chloroforme................ 2
Vaseline liq. méd........... 8

Inj. hypod.

Coquelicot.

Papaver rheas, pavot rouge, doit son action à la *rhéadine;* est aussi béchique qu'hypnotique.

Prép. — Infusion 5 à 10/1000. Sp. à 1/30, 2 à 3 cuill. Conserves.

N. B. Les sirops composés de Briant (fruits pectoraux, fl. d'oranger et coquelicots); de Lamouroux (mou de veau, espèces pectorales et fruits pectoraux); de Flon (faible dose de morphine avec eau de laurier-cerise, coloré par la cochenille) sont des préparations plus pectorales qu'hypnotiques.

Éther (Éther hydrique, éther vinique et improprement éther sulfurique).

Liquide incolore, très volatil et combustible. Sol. dans l'alcool et dans 9 p. d'eau; insol. dans la glycérine et dans le chloroforme.

Action comparable à celle du chloroforme. Hypnotique en inhalation, mais moins puissant; il est, lorsqu'on l'administre à l'intérieur, un antispasmodique stimulant et ne calme guère que par substitution.

Appliqué sur la peau, surtout en pulvérisation, il détermine une véritable anesthésie locale, plus facilement que le chloroforme, à cause de sa grande volatilité.

(V. ind. III. *Méd. antispasmodique.*)

Hypnone.

Acétone mixte; liquide incolore, crist. insol. dans l'eau. Sol. dans l'alcool, l'éther, la glycérine, les huiles, le chloroforme, les essences (Duj.-B. et Bardet).

C'est un hypnotique et un anesthésique, et il agit assez profondément pour être contre-indiqué chez les cardiaques.

Prép. — Dose de 0,10 à 0,50, de préférence dans une infusion.

Capsules et perles à 0,05. Sp. à 1/25. De 1 à 3 cuill.

Laitue.

Lactuca sativa, scarola et *virosa*. 3 variétés, dont le principe actif paraît être le *lactucin*. Leurs feuilles sont sédatives et le suc concentré qui en découle est calmant et hypnotique.

Le suc propre extrait par simple incision est le *lactucarium*, et celui qu'on obtient après broiement et concentration, la *thridace*.

Incompat. — Les alcalis.

Prép. — Hydrolat de laitue, 100 à 150 gr.

Ext. (thridace), 0,20 à 2 gr. Lactucarium, 0,10 à 0,30. Lactucin, de 0,005 à 0,02. Sp. (thridace), 50 gr. Sp. de lactucarium, 30 à 50 gr. Ext. alcoolique, 0,10 à 0,20. Teint. de lactucarium. Sp. de lactucin, 0,01 p. cuill. Granules de lactucin, à 0,003.

℞ Lactucarium................ 0,60
   Gomme.................... 4
   Eau....................... 200
   Sp. d'écorces............. 30
Par cuill. (Hildebrand).

℞ Ext. alcool. de lactucarium. 1,50
   Ext. d'opium............. 0,75
   Sucre blanc 2,000
   Eau de fl. d'oranger...... 40
   Eau dist................. q. s.
   Ac. citrique............. 0,75
Sp. de lactucarium opiacé (Cod).

℞ Ext. hydro-alcool. de lactuca-
   rium pulvérisé........... 2
   Ext. d'opium............. 1
   Alcool à 56°.............. 80
Filtrer après macérat.
Teint. de lactucar. opiacée 2 à
4 gr. (Falières).

℞ Lactucarium................ 0,05
   Sucre de lait............. 1
Dose sédative, de 2 en 2 h.
              (Gumprecht).

Méthylal.

Liquide incolore, aromatique,
volatil. Sol. dans l'eau, l'alcool,
l'éther, le chloroforme, les huiles.

Hypnotique puissant et anesthésique. — Contre-poison de
la strychnine.

Prép. — De 0,50 à 1 gr.
Sp. à 1 1/2 p. 100.

℞ Sp. de groseille............ 40
   Méthylal.................. 1
   Eau dist.................. 110
Pour pot.

℞ Eau gommeuse............. 125
   Méthylal.................. 1
Pour lav.

Opium.

Le roi des médicaments : suc
épaissi, extrait par incision des
capsules du *Papaver somnife-
rum.*

Les diverses sortes d'opium
(de Smyrne, de Constantinople,
d'Égypte, d'Inde, de Perse) et
l'*affium* ou opium indigène,
sont titrés selon leur richesse
en morphine.

Sol. en partie dans l'eau et
dans l'alcool, agit surtout par
ses alcaloïdes.

Ceux-ci, classés par ordre soporifique, sont : la morphine, la
narcéine et la codéine. Les autres sont toxiques et convulsivants.

L'action de l'opium en nature n'en est pas moins, à dose
moyenne, calmante et hypnotique.

Incompat. — Les alcalis et
leurs carbonates ; les sels d'argent, de mercure, de fer, de
plomb ; le tannin, l'iode et le
chlore.

Prép. — Poud. d'opium brut
0,05 à 0,20.

Élixir parégorique, 0,05 par
10 gr. 1 à 10.

Laudanum de Sydenham,
XXXIII gtt = 1 gr., 0,05 à 1 gr.

Laudanum de Rousseau,
XXV gtt. = 1 gr., 0,05 à 0,50.

Gouttes noires anglaises, II à
V gtt.

Teint. thébaïque, alc. d'ext.
d'opium au 12e, V, à XV gtt.

Ext. thébaïque, ext. aq. d'op.

0,02 à 0,10. Se donne surtout en pil.

℞ Opium brut............... 40
Safran.................... 20
Cannelle.................. 3
Girolle................... 3
Vin de Malaga............. 320

Laudanum de Sydenham (vin d'opium).

℞ Opium de Smyrne.......... 5
Miel blanc................ 11
Eau chaude................ 74
Levûre de bière........... 5
Alcool à 60°.............. 5

Laudanum de Rousseau (par fermentation).

℞ Opium................... 100
Muscade................... 25
Safran.................... 8
Sucre..................... 50
Vinaigre dist............. 600

Gouttes noires anglaises (par macérat.).

℞ Camomille............... 60
Opium à 10 p. 100......... 8
Safran.................... 1
Cannelle.................. 1
Alcool à 80°.............. 300

Gouttes rouges, V à XX (Lecointe).

℞ Ext. d'opium sec........ 8
Ac. benzoïque............. 3
Camphre................... 2
Huile essent. d'anis...... 3
Alcool à 60°.............. 650

Élixir parégorique (par digest.), 2 à 10 gr.

℞ Ext. d'opium............ 2
Eau dist.................. 8
Sp. de sucre.............. 990

Sp. d'opium ou thébaïque, 10 à 40 (Codex).

℞ Sp. d'opium............. 100
Teint. de succin.......... 0,50

Sp. de Karabé, 10 à 40 (Codex).

℞ Ext. d'opium............ 2
Alcool à 56°.............. 25
Sp. de sucre.............. 975

Sp. d'opium (Falières).

℞ Ext. d'opium............ 0,50
Eau dist.................. 4,50
Sp. de sucre.............. 995

Sp. diacode, 20 à 100 (Codex).

℞ Ext. d'opium............ 0,01
Ext. de ciguë............. 0,02
Poud. de valériane........ q. s.

Pil. calmantes, 2 à 6 par jour.

℞ Ext. d'opium............ 0,01
Ext. de belladone......... 0,01
Thridace.................. 0,02
Poud. de guimauve......... q. s.

Pil. narcotiques, 1 à 4 par j.

℞ Camphre................. 0,20
Ext. d'opium.............. 0,02
Mucilage.................. q. s.

Pil. calmantes (Ricord).

℞ Ext. d'opium............ 0,02
Ext. de jusquiame......... 0,05
Poud. de cannelle......... q. s.

Pil.

℞ Ext. d'opium............ 0,02
Semences de jusquiame..... 0,02
Ec. de rac. de cynoglosse. 0,02
Myrrhe.................... 0,93
Oliban.................... 0,024
Safran.................... 0,006
Castoreum................. 0,006
Miel...................... 0,007

Pil. dites de cynoglosse, 2 à 4 (Codex).

℞ Opium brut pul............ 6
Poud. de carvi........... 22
— de gingembre........ 15
— de poivre long....... 8
Sp. simple.............. 180
Élect., 2 à 4 gr. (Ph. Lond).

℞ Ext. d'opium........ }
Ext. de belladone... } ãa 1 gr.
Ext. de datura...... }
Eau dist., laurier-cerise............. 12 gr.
VI à XX gtt. (Yvon).

℞ Sp. d'opium.......... 10 à 30
Sp, de fl. d'oranger ou de laurier-cerise...... 20
Hydrolat de tilleul...... 120

℞ Sp. d'opium ou sp. diacode. 15
Sp. de sucre 10
Fl. de tilleul........... 4
Eau bouillante........... 150
Julep diacode (H. P.).

℞ Pot. gommée...... n° 1
Alc. d'ext. d'opium. 0,50 à 1 gr.
Cuill. pure ou dans un peu d'eau.

℞ Julep gommeux........ 150
Sp. d'opium.......... 10 à 30
Eau dist. laurier-cerise.. 5 à 10
Julep calmant, par cuill.

℞ Looch blanc.......... 150
Sp. d'opium.......... 10 à 30
Looch opiacé, par cuill.

℞ Ext. d'opium...... 0,02 à 0gr,05
Teint. de digitale. 0,50 à 1 gr.
Sp. simple....... 30
Par cuill. (Duménil et Lailler).

℞ Pot. gommeuse....... n° 1
Teint. d'ext. d'opium.. XXX gtt.
(H. M.)

℞ Alc. d'ext. d'opium........ 1
Décoct. émolliente......... 500
Lav. (H. M.).

℞ Laudanum de Sydenham........ X à XXX gtt.
Décoct. guimauve ou lin........ 250 gr.
Idem.

℞ Lav. d'amidon..... 200 gr.
Laudanum........... V à XX gtt.
Idem.

℞ Laudanum de Sydenham........ XX gtt.
Décoct. ratanhia... 290 gr.
Idem.

℞ Alc. d'ext. d'opium........ 1
Infus. émollient........... 100
Inj. (H. M.).

Codéine.
Très peu soporifique et analgésique, peu active.
Sol. dans 60 d'eau et très sol. dans alcool et éther.
Prép. — Poudre, de 0,01 à 0,05.
Sp. à 2/1000, de 20 à 50 gr.

℞ Codéine.............. 0,02
Amidon............... 6,10
Miel................. q. s.
Pil. de 5 à 10.

℞ Inf. béchique.............. 100
Sp. de codéine........... 40
Pot. par cuill.

Sol. de chlorhydrate ou de phosphate de codéine à 1/120. Inj. hypod.

Morphine.

Le plus hypnotique des alcaloïdes de l'opium, sept ou huit fois plus actif que l'ext. d'op. et comme lui anexosmotique et analgésique ; poudre blanche sol. dans 1,000 d'eau, 40 d'alcool, presque insol. dans l'éther, le chloroforme et les huiles essentielles.

Incompat. — Tannin, iodure de potassium ioduré, et toutes celles des alcaloïdes.

Prép. — Poud. de morphine, 0,01 à 0,05.

Sp. de morphine à 1/2500, 15 à 30 gr.

Pil. de morphine, de 0,01.

Usage ext. — Huile de morphine à 1/100.

Acétate de morphine.

Mêmes propriétés et mêmes doses que la morphine. Très sol., peu usité.

Prép. — Poud. de 0,01 à 0,05.

Sp. d'acétate de morphine à 1/2000, 15 à 30 gr.

♃ Acétate de morphine..... 0,75
  Ac. acétique............ I gtt.
  Glycérine............... V —
  Eau dist................ 30 gr.

Inj. hypod.

♃ Amidon................... 10
  Eau 500
  Acétate de morphine....... 0,02

Lavement (Bailly).

Bromhydrate de morphine.

Sel sol. Encore plus hypnotique. Mêmes applications. Dose, 0,005 à 0,03.

Chlorhydrate de morphine.

Le plus usité des sels alcaloïdes hypnotiques ; poudre blanche qui a les mêmes applications que la morphine, mais est sol. dans 20 d'eau froide. — 100 gr. de ce sel = 80 de morphine.

Prép. — Poud. de 0,01 à 0,05.

Sp. 1/2000, de 10 à 50 gr.

Sol. p. inj. hypod. à 2/100 ; 1 gr. = 0,02

♃ Sucre porphyrisé... 2
  Chlorhyd. de morphine............. 0,05 à 0,10

Poud. narcotique à priser.

(Raimbert.)

♃ Chlorhyd. de morphine.... 0,10
  E. de laurier-cerise........ 5

Gouttes blanches (Gallard).

I à V gtt. sur du sucre.

♃ Chlorhyd. de morphine..... 2
  E. dist.................... 10
  Alcool à 83°............... 5

Dose, de II à VI gtt. (Ph. Britt).

♃ Chlorhyd. de morphine.... 0,01
  Sucre de lait.............. 0,01
  Miel blanc................. q. s.

Pil. de 1 à 3 (Codex).

♃ Chlorhyd. de morphine. . 0,005
  Ext. de jusquiame........ 0,005

Ext. de bellad one. 0,005
Baume de Tolu.......... q. s.

Pil. de 1 à 4.

℞ Sp. de morphine........... 25
E. de laurier-cerise......... 5
Eau de tilleul,............ 80

Pot. en 3 ou 4 fois.

Sol. diverses pour inj. hypod.

℞ Eau dist................... 125
Chlorhyd. de morphine..... 1

(Codex.)

℞ Eau dist................. 20
Eau de laurier-cerise...... 20
Chlorhyd. de morphine... 0,80

℞ Eau de laurier-cerise...... 20
Chlorhyd. de morphine... 0,40
Sulf. n. d'atropine........ 0,02

℞ Eau dist................. 1
Chlorhyd de morphine.... 0,02
Chloral hydraté.......... 0,04

℞ Chlorhyd. de morphine... 0,10
Hyd. de menthe.......... 9
Alc. de — 1

Sulfate de morphine.

Très analogue au précédent.
Mêmes applications. Sol. dans
32 d'eau froide.

Prép. — Poud. de 0,005 à
0,03.

Sp. de 20 à 60 gr.

℞ Sulf. de morphine........ 0,01
Amidon.................. 0,10
Miel blanc.............. q. s.

Pil. (Jeannel).

℞ Asa fœtida................ 0,10
Sulf. de morphine........ 0,005

Pil., de 1 à 3, c. l'insomnie.
                (Green.)

℞ Sulf. de morphine........ 0,01
Ext. de laitue............ 0,02
Poud. de guimauve....... q. s.

Pil., 1 le soir (Duj.-B.).

Sulf. de morphine en inject.
hypod. Mêmes formules que le
chlorhydr.

℞ Sulf. de morphine.......... 1
Eau dist....... 33

℞ Sulf. de morphine........ 1
Ac. salicylique........... 0,02
Eau dist................. 19

Narcéine.

Alcaloïde peu soluble, assez
hypnotique et de plus analgésique et anexosmotique.
Prép. — Poud. 0,02 à 0,10 et
0,20.
Sp. à 1/1000 = 0,02 par cuill.
Pil. de 0,01 à 0,02.

℞ Narcéine................. 0,01
Poud. de guimauve....... 0,05
Ext. de réglisse.......... q. s.

Pil.

℞ Chlorhydrate de narcéine.. 0,10
Eau dist................. 10

Sol. p. inj. hypod., de 1 à 2 gr.

Papavérine.

Soporifique. Inusitée. 0,02 à
0,10.
Sol. p. inj. hypod. = 0,01 par
gtt.

Paraldéhyde.

Liquide limpide incolore. Sol. ou émulsionnable dans l'eau. Sol. dans alcool, éther. Les acides la changent facilement en aldéhyde.

Bon hypnotique, inférieur cependant, surtout contre la douleur, à la morphine et au chloral.

Prép. — En solut. ou en capsules, dose de 2 à 4 gr.

Solut. 15 pour 250. Par cuill. à prendre dans du grog.

℞ Paraldéhyde	10
Alcool à 90°	20
Eau bouillie	30

Solut. par cuill.

℞ Paraldéhyde	2
Eau de tilleul	70
Teint. de vanille	XX
Sp. de laurier-cerise	30

Pot. par cuill. (Yvon).

℞ Paraldéhyde	10
Alcool à 90°	48
Teint. de vanille	2
Eau	30
Sp. simple	60

Élixir (Yvon).

℞ Paraldéhyde	2
Jaune d'œuf	n° 1
Eau de guimauve	120

Lavement (Keraval).

℞ Paraldéhyde	1
Paraffine	q. s.

Supposit.

℞ Paraldéhyde	5
E. dist., laurier-cerise	5
E. dist	15

Sol. p. inj. hypod. (Keraval).

℞ Paraldéhyde	1
Vaseline liq	9

Idem.

Pavot (*Papaver somniferum*).

Une des espèces narcotiques du Codex et dont l'opium est le principe actif. Les capsules sont sédatives et hypnotiques; les feuilles sont hypnotiques et même narcotiques.

Prép. — Ext. alcool, de 0,10 à 0,40 (inusité).

Infusé (sans les graines), 10/1000.

Décocté, 20/1000.

℞ Ext. de pavot blanc	1
Alcool à 60°	3
Eau dist	34
Sucre	63

Sp. de pavot blanc (Codex).

℞ Caps. de pavot	20
Eau bouillante	500

Inf. ou déc. p. lavement.

℞ Tête de pavot	n° 1
Eau	250
Laudanum	X

Décoct. p. lavement.

Protoxyde d'azote.

Gaz dont les propriétés anesthésiques et hypnotiques fugaces ne sont guère applicables qu'aux opérations courtes et sans perte de sang (Davy). Employé surtout par les dentistes. Mais le sommeil dû au protoxyde d'azote se compliquant d'un certain degré d'asphyxie ne peut être prolongé. Dangereux, inapplicable à la thérapeutique des maladies médicales.

Sulfonal ou **Sulphonal.**

Poudre blanche, cristalline, peu sol.

Prép. — 1 à 4 gr. en cachets ou suspendu dans un liquide.

Uréthane.

Corps solide, blanc, cristallin.

Sol. dans eau, alcool et éther. Hypnotique.

Prép. — De 3 à 4 gr. et de 0,50 à 1 gr. pour les enfants (Huchard).

Solut. à 1/5 ou 1/10.

℥ Eau 100
   Uréthane.................... 4
   Sp. de fl. d'oranger........ 30

Pot. en 1 ou 2 fois (Vigier).

℥ Eau de tilleul............. 40
   Sp. de fl. d'oranger....... 15
   Uréthane .... 2 à 4

Pot. en 1 ou 2 fois (Huchard).

B. — MÉDICATION NARCOTIQUE.

Les agents narcotiques paraissent n'agir qu'indirectement sur le cerveau. Leur action porte directement sur les éléments musculo-nerveux, et en particulier sur ceux des vaisseaux (vaso-moteurs); ils paralysent, avec ou sans excitation préalable, les nerfs et les muscles. Ils éteignent d'abord la sensibilité et le pouvoir réflexe, et en dernier lieu la motilité.

Ils sont donc analgésiques, et, probablement par stase vasculaire, ils produisent un sommeil (narcose) accompagné d'asphyxie, et distinct de la simple résolution du sommeil naturel (hypnose). Aussi l'action de ces agents est facilement toxique.

Les solanées vireuses et les espèces narcotiques du Codex, les cyaniques, les papavériques et les alcooliques à haute dose sont les principaux narcotiques.

Régime somnifère. — (V. *Méd. hypnotique.*)

Agents de la médication narcotique :

Aconit.
   Aconitine.
Alcooliques.
Amandes amères.
Belladone.
Atropine :
   Sulfate.
   Valérianate.
   Oléate.

Ciguë.
   Cicutine.
   Bromhydrate de cicutine.
Cyanhydrique acide.
   Cyanure de potassium.
   — de zinc.
Datura.
Douce-amère.
Dracontium.

Duboisia myoporoïdes.
Éthoxycaféine.
Gelsemium.
Hachisch.
   Cannabine.
   Tannate de cannabine.
Jusquiame.
   Hyosciamine.
Laurier-cerise.

Mandragore.
Morelle.
Narcotiques (espèces).
Nicotiane.
   Nicotine.
Nitrite d'amyle.
Opium.
Papavériques.
Pituri.

Aconit (*Aconitum napellus*).

Renonculacée vénéneuse dont l'action stupéfiante ne se produit qu'à haute dose; son influence nervo-vaso-motrice est modératrice ou paralysante, ce qui en fait un modificateur actif des circulations capillaires. Son principe le plus actif est l'*aconitine*, après lequel vient la *napelline*. On emploie les fleurs, les racines et les feuilles. Les préparations de racine sont plus régulièrement actives.

Prép.—Poud. de racines, 0,01 à 0,10; poud. de feuilles, 0,05 à 0,25.

Alcoolature de racines, V à XXX; id. de f., 1 à 5 gr.

Teint. de racines, V à XXX; teint. de f., 2 à 4 gr.; teint. éthérée de f., 2 à 4 gr.

Extr. de racines, 0,01 à 0,05; extr. de f., 0,05 à 0,25.

Sp. d'aconit (f.), 15 à 30; saccharure, 1 à 4.

Pil. d'extr. alcool, 0,02 à 0,05. De 2 à 4 par j.

℞ Ext. d'aconit............ 0,005
  Sublimé................. 0,005

2 pil. par j. (Duj. B. Yvon).

℞ Alcoolature d'aconit....... 100
  Sp. de sucre............. 1,000

(E. Ferrand.)

℞ Alcoolature d'aconit...... 1 à 4
  Infusé de mélisse......... 100
  Sp. diacode.............. 30

Par cuill. (Bouchardat).

℞ Ext. alc. d'aconit........ 0,10
  Eau..................... 100
  Sp. diacode.............. 40

Par cuill.

℞ Bromure de potassium...... 2
  Teint. de racines d'aconit... X
  Eau dist................. 100

En une fois; céphalalgie.

℞ Alcoolature d'aconit........ 1
  Alcoolat. de mélisse......... 10
  Sp. de fl. d'oranger........ 30
  Eau...................... 100

Par cuill.; céphalée (Duj. B.).

ãã Teint. de columbo.......... 10
  —   de belladone........ 5
  —   d'aconit............ 5
  Elixir parégorique.......... 5

V à X gtt. avant le repas (J. Simon).

℞ Alcoolature d'aconit. 4
  Bisulfat. de quinine........ 2
  Eau 120

Par cuill. dans les 24 h. (Duj. B.).

———

℞ Ext. alc. d'aconit.......... 0,1
  Eau dist.................. 6

Inject. hypod.

Aconitine.

Amorphe ou cristallisée. Celle-ci beaucoup plus active que l'autre. Amorphe : 1 milligr., et cristallisée : 1/4 de milligr. Presque insoluble dans l'eau froide.

Sédatif puissant; un peu mydriatique. Facilement toxique (Spécifier la dose en toutes lettres).

Prép. — Granules d'aconitine amorphe à 1 milligr.

Teint. 2 1/1000 de 0,50 à 1 gr, (Bouchardat).

V. Ind. IV, *Méd. analgésique.*

Alcooliques.

A haute dose, provoquent aussi des effets narcotiques, mais toxiques.

V. Ind. II et III, XXII et XXIII.

Amandes amères.

V. Ind. X, *Méd. émolliente.*

Prép. — Loochs.

℞ Amandes douces...... } ãã 5
   —   amères......
  Sucre................ 60
  Eau.... 500

Émuls. ou lait d'amandes.

———

Usage ext.

℞ Essence d'amandes...... } ãã 5
  Beurre de cacao........

Pommade calmante.

———

℞ Poud. de tourteau d'amandes
   amères................... q. v.
  Eau tiède................. q. s.

Cat. calmant.

Belladone.

De la famille des Solanées (*Atropa belladona*) dont on emploie les feuilles surtout, et aussi les racines et les semences. Elle a pour principe actif *l'atropine.*

De son action anesthésiante sur la sensibilité, jointe à une certaine excitation des fibres lisses, résultent ses effets sur les vaso-moteurs : congestions superficielles et acriniques à la peau et aux muqueuses, mydriase oculaire, diminution rapide des réflexes, et, à dose toxique, coma.

Incompatibilités. — Toutes les substances qui peuvent fournir de l'iode ou du chlore.

Prép. — Poud. de f., 0,02 à 0,10; poud. de racines, 0,05 à 0,10.

Ext. aq., 0,02 à 0,10; ext. alcool. de semences, 0,01 à 0,10; ext. avec le suc, 0,02 à 0,10.

Teint. alcool., V à XXV gtt.
Alcoolature, V à XXV gtt.
Teint. éthérée, V à XXV gtt.
Sp., 10 à 25 gr.

℞ Ext. d'opium......... } āā 0,02
— de belladone.... }
Sucre vanillé......... 0,50
Doses 1 à 2 p. j.

℞ Teint. de belladone.......... X
Eau de laurier-cerise......... 5
V gtt. 3 fois par j. (Bamberger).

℞ Ext. de belladone........ 0,60
— jusquiame........ 1
— stramoine........ 1
E. de laitue............. 2
E. de laurier-cerise....... 12
Mixture, V à XV gtt. 3 fois par
j. (Liégard).

℞ Ext. de belladone........ 0,15
Eau dist.................. 30
II à III gtt. matin et soir (Go-
delle).

℞ Teint. de belladone.... X à XXX
Sp. d'aconit.......... 30
Inf. pectorale........ 150
Pot. (Duj. B.).

℞ Sp. de coquelicot............ 25
Teint. de belladone........ 5
3 à 6 cuill. à café p. j. (Dezau-
lières, Bouchut).

℞ Ext. de belladone......... 0,01
Ext. de valériane......... 0,15
Pil. calmante (Ricord).

℞ Ext. de belladone........ 0,015
Chlorhyd. de morphine... 0,005
Pil. chaque heure (Sandras).

℞ Ext. alc. de belladone...... 0,10
Infus. de camomille........ 125
Lavement (Ricord).

℞ Lavement............... 1/4
Teint. de belladone...... V à X

℞ Teint. de belladone...... 0,80
Sel ammoniac.......... 5
Eau dist............... 400
Gargarisme (Gauber).

V. Ind. IV, *Méd. analgési-*
que.

Atropine.
Alcaloïde peu sol. dans eau,
sol. dans alcool, narcotique et
analgésique.
Incompat. — Iode, chlore,
brome, tannin.
Prép. — Granules au milligr.
Teint. à 1/200.
Sp. 0,05/1000.

℞ Atropine.................. 0,001
Poud. guimauve.......... q. s.
Miel.................... q. s.
Pil. 1 à 5.

℞ Atropine.................. 0,05
Huile d'olive............. 12
Pour frict.

Supp. de 0,001 à 0,002.

℞ Atropine............... 0,10
Alcool faible........... 500 gtt.
Sol. p. inf. hypod.

℞ Atropine.................. 0,01
Chloroforme............... 1
Vaseline liq.............. 9
Idem.

Sulfate d'atropine (*Neutre*).
Sel blanc très sol. dans l'eau,

assez dans l'alcool, peu dans l'éther.

Peu employé à l'intérieur.

℞ Sulf. n. d'atropine........ 0,001
Chlorhyd. de morphine... 0,01
Ext. de gentiane.......... q. s.

Pil. contre la toux (Vinder-vogel).

℞ Sulf. d'atropine...... 0,001
E. dist............. } ãã 0,2
Glycérine........... }
Poud. de g. adrag.. } q. s.

Pil. contre l'urticaire (Shwei-nemer).

Usage externe.

℞ Sulf. d'atropine.......... 0,10
Glycérolé d'amidon....... 15

(Müller.)

Solut. p. i. h.; sol. à 1/1000.

℞ Sulf. n. d'atropine........ 0,01
Chlorhyd. de morphine... 0,10
E. de laurier-cerise....... 20

1 gr. = 1/2 mmg. (Duj. B.).

℞ E. de laurier-cerise...... 10
Sulf. de morphine........ 0,10
Suf. n. d'atropine....... 0,005

1 gr. = 0,01 morphine et 0,0005 d'atropine.

℞ Chlorhydrate de morphine. 0,20
Sulf. n. d'atropine........ 0,02
Eau dist................. 10

(Ferrand.)

Valérianate d'atropine.

Très sol., agit surtout par son alcaloïde. Mêmes doses.

Oléate d'atropine.

℞ Atropine,............... 0,30
Ac. oléique............. 30

Ciguë.

Conium maculatum, ciguë commune; *Cicuta aquatica*, ciguë vireuse; *Ethusa cynapium*, petite ciguë, toutes ombellifères, vireuses. Plus usitée comme altérant résolutif que comme narcotique, la ciguë est cependant un agent nervomusculaire, comme les précédents. On emploie les feuilles et les fruits, et son principe actif, la *cicutine*.

Prép. — Poud., 0,05 à 1 gr.
Ext. aq., ext. alcool., 0,05 à 0,20.
Teint. alcool., X à XXX.
Teint. étherée, alcoolature, X à XX.
Pilules dragéifiées de Guillermont.

℞ Ext. de suc de ciguë...... 0,10
Poud. de f. de ciguë...... 0,10

Pil. 1 à 4 (Storck).

℞ Poud. de semences de ciguë. 0,05
Thridace................... 0,15
Réglisse pulv............. q. s.

(Velpeau.)

Cicutine ou Conicine.

Base liquide, incolore, brunit à l'air, oléagineuse, sol. dans alcool et éther, peu sol. dans l'eau. Elle a les mêmes propriétés que la ciguë; moins altérante cependant et plus stupéfiante.

Prép. — De 1 à 5 mmg.
Granules de 1 mmg.

℞ Coniciue...................... III
    Alcool à 60°.................. 15
V à X gtt. 3 fois par j.

Bromhydrate de cicutine.

Sel dont l'action, plus antispasmodique que narcotique, procède des deux agents qui le composent. Sol. dans 2 p. d'eau et d'alcool.

Prép. — 0,01 à 0,10 en pot. Granules à 2 milligr. Sp. à 1/1000 (Duj. B.).

℞ Bromhyd. de cicutine....   0,20
    Eau de menthe..........   50
    Eau dist................   250
Solut. une cuill. = 0,01.

℞ Conine....................   0,025
    Alcool rect..............   2
    Eau dist................   15
Inject. hypod.

℞ Conine....................   0,04
    Alcool dilué............   5
    Eau dist................   5
Idem.

℞ Bromhyd. de cicutine crist.   0,50
    Alcool..................   1,50
    Eau de laurier-cerise.....   23
Idem 1 gr. = 0,005 (Duj. B.).

Cyanhydrique (Acide) ou prussique.

Liquide incolore, très volatil, exhalant l'odeur d'amandes amères pilées dans l'eau. Soluble dans l'eau et dans l'alcool. Action sédative, et toxique narcotique ou stupéfiant.

Incompatible avec le chlore et la plupart des sels métalliques.

Prép. — Solut. officin. à 1/100, V à X gtt. Sp. d'acide cyanhydrique 1/200, 30 gr.

℞ Inf. d'espèces béchiques.....   100
    Sp. de Tolu.........   20
    Ac. cyanhydrique..........   XII
Par cuill.

℞ Ac. prussique médicinal.....   XV
    Inf. de lierre terrestre......   100
    Sp. de gomme.............   30
Pot. de Magendie, par cuill. moyennes.

Sol. à 5/30. Inject. hypod.

Cyanure de potassium et les autres cyanures alcalins.

Semblent n'agir que par leur acide cyanhydrique, ils ont les mêmes propriétés physiologiques. Très sol. dans l'eau.

Incompatible avec les acides et les iodures et les sels de fer et de mercure. Facilement altérable et devenant alors violemment toxique.

Prép. — En sol., 0,01 à 0,05.

℞ Chlorhyd. de morphine....   0,01
    Cyanure potassium........   0,01
    Asa fœtida................   0,20
    Savon méd..............   q. s.
Pil. calmante, 1 ou 2 le soir.

℞ Cyanure de potassium.....   0,10
    E. dist. de laitue..........   60
    Sp. de guimauve.........   30
Sol. à 1/100. Inject. hypod.

Cyanure de zinc.

Comme le cyanure de mercure, agit plutôt par son ac.

cyanhydrique : sédatif ou stupéfiant.

Insol. dans l'eau et l'alcool et sol. dans l'ammoniaque.

Incompatible avec les acides et les iodures.

Prép. — Poud., 0,05 à 0,10.

♃ Cyanure de zinc........... 0,02
Magnésie calcinée.......... 0,20
Cannelle. 0,10
Dose (Duj. B. et Yvon).

♃ Cyanure de zinc.......... 0,02
Poud. de guimauve........ 0,10
Sp. de gomme........... q. s.
Pil. sédative (Luton).

Pom. 0,20/10.

Datura.

Stramoine ou pomme épineuse. Solanée dont on emploie la racine, la feuille et la semence. La *daturine* est son principe actif.

Son action, comparable à celle de la belladone, est narcotique, avec une détermination plus accentuée du côté de l'innervation pulmonaire.

Prép. — Poud., 0,05 à 1 gr.
Sp., 10 à 30.
Ext. aq., 0,02 à 0,20; ext. alcool., 0,01 à 0,10.
Teint. alcool,, V à XXX gtt. ; teint. éthérée et alcoolature, idem.
Pilules. — V. *Belladone.*

♃ Extrait de stramoine........ 1
Eau dist.................. 60
Inj., VI à XV gtt.

♃ Daturine.................. 0,05
Chloroforme.............. 3
Vaseline liq.............. 7
Inj. hypod.

Douce amère (*Solanum dulcamara*).

Très peu narcotique, mais éliminatrice (diaphorétique, diurétique, dépuratif). La tige est seule employée; son principe actif est la solanine et la dulcamarine.

Prép. — Ext. inusité.
Inf. à 2/100.
Sp. à 1/1000, 20 gr.

Dracontium fœtidum.

Rhizome d'une aroïdée narcotique et antispasmodique.
Poud., 0,60 à 1,20 en 3 ou 4 fois.

Duboisia myoporoides.

Arbuste solanée de l'Australie. On n'emploie guère que son alcaloïde, la *duboisine*, comme succédané de l'atropine, et à l'état de *sulfate de duboisine.*

Elle est susceptible d'accumulation.

Prép. — 1/4 de mmg. à 1 mmg.
Granules de 1/2 mmg.
Et en collyres.

♃ Sulfate de duboisine...... 0,01
Eau dist. bouillie........ 20
Sol. p. inject. hypod. (Duj. B.).

♃ Duboisine................. 0,05
Chloroforme.............. 1
Vaseline.................. 9
Idem.

Ethoxycaféine.

Substance cristalline, produit de substitution de la caféine.

Prép. — 0,25.

℞ Ethoxycaféine............. 0,25
Salicylate de soude....... 0,25
Chlorhyd. de cocaïne..... 0,10
Eau de tilleul........... 60
Sp. de capillaire......... 20

Pot. en 1 fois (migraine).

℞ Éthoxycaféine 0,80
Salicylate de soude....... 1
Eau dist................ 8

Inj. hypod. (Duj. B.).

℞ Éthoxycaféine............. 0,40
Salicylate de soude........ 0,50
Eau dist................ 19

Idem.

Gelsemium.

V. Ind. IV, *Médication analgésique.*

Hachisch.

Extrait des feuilles du chanvre indien, *Cannabis indica;* jouit d'une action irritante à petite dose, sédative à dose plus élevée et même stupéfiante à haute dose. On en a retiré, comme principe actif, la *cannabine.*

Prép.—Ext. gras de hachisch, 1 à 4 gr.

℞ Teint. de haschisch......) P. E.
Eau dist................)

Inj. hypod., III à VI gtt.

Feuilles pour cigarettes (Fonssagrives).

Cannabine ou **hachischine.**

Résine du chanvre indien, suffit aux usages médicaux et doit être seule employée (Fonssagrives). Sol. dans l'alcool.

Mêmes indications.

Prép. — Teint. à 1/10, la meilleure préparation à employer. Dose de X à XXX gtt. Pil. de 0,05.

Le *Tannate de cannabine* serait un excellent hypnotique, qu'on peut donner de 0,10 jusqu'à 1 gr. (Fronmüller, Pusinelli).

Jusquiame (*Hyosciamus niger*).

Succédanée de la belladone, beaucoup moins active. On emploie les feuilles surtout, et rarement les racines et les semences. On l'associe volontiers aux purgatifs âcres, pour en atténuer l'irritation topique. Elle a pour principe actif l'*hyosciamine.*

Prép. — Poud. de f., 0,20 à 0,50.

Iufusion, 1/100.

Teint. alcool. ; teint. éthérée ; alcoolature, 1 à 4 gr. ãã.

Extrait aq., 0,10 à 0,25.

Sp., 25 à 50.

℞ Ext. de jusquiame........ 0,05
Ext. de ciguë............. 0,05
Poud. de réglisse......... q. s.

Pil.

Hyosciamine.

Alcaloïde amorphe et cristallin de la jusquiame ; soluble

dans l'eau, l'éther et le chloroforme. Mêmes propriétés que la jusquiame. On emploie de même le sulfate.

L'*hyoscine*, produit de son dédoublement, jouit de propriétés analogues.

Prép. — Hyoscyamine liq., 0,002 à 0,010; id. crist., 1/4 à 1/2 mmg.

Granules de 1 mmg., 1 à 4.
Sp., 10 à 30.

Sol. p. inject. hypod.

℞ Sulf. d'hyosciamine....... 0.02
  E. dist.................. 10
Un gramme = 2 mmg.

℞ Hyosciamine.............. 0.12
  Chloroforme.............. 1
  Vaseline liq.............. 9

℞ Hyoscine................. 0,01
  Chloroforme.............. 1
  Vaseline liq. méd......... 9
Id., mieux tolérée.

℞ Iodhydrate d'hyoscine... 0,06
  Eau dist.............. CC gtt.
Idem (J. Russet).

Laurier-cerise.

Laurier amandier, *Cerasus, lauro-cerasus*. Arbuste dont les feuilles contiennent tout d'abord, et surtout après fermentation, de l'acide prussique et une huile essentielle aussi toxique que cet acide.

Calmant, simplement hypnotique à petite dose, devient facilement narcotique et toxique à dose plus élevée.

Prép. — Eau dist., 1 à 15 gr.
Huile volatile, I gtt.
Sp., 10 à 50 gr.

℞ Eau de laurier-cerise....... 5
  E. de laitue.............. 80
  Sp. diacode.............. 20
Pot. calmante, par cuill.

℞ Hyd. de laurier-cerise.... 4 à 8
  Sp. de fl. d'oranger...... 30
  Eau de laitue........... 100
Pot. calm. (Fonssagrives).

℞ Alcool à 32°................ 180
  Eau de laurier-cerise...... 16
  Eau simple............... 240
  Sucre.................... 120
Mixt. de Pigeaux. 1 cuill. après le repas.

℞ E. de laurier-cerise......... 4
  Teint. de noix vomique..... II
(Mixt. de Kroyher.)

Mandragore (Racine de).

Solanée du genre *Atropa*, renferme de l'atropine. Succédanée de la belladone.

Inusitée aujourd'hui.

Morelle.

V. Ind. IV, *Méd. analgésique*.

Narcotiques (Espèces).

℞ Feuilles de belladone...
   — de ciguë.......
   — de jusquiame... } P. E.
   — de morelle.....
   — de nicotiane....
   — de pavot.......
Inf., 1 à 6/100. Lot. fomentat.

Nicotiane.

Tabac. *Nicotiana tabacum*.

Narcotico-âcre par excellence, irritant topique, narcotique général ; souvent nauséeux et purgatif. Les feuilles sont employées.

Prép. — Poud., 0,05 à 0,10.

Inf. jusqu'à 1/100 en lavem.

Teint. alcool., 1/5 ; teint. éthérée, 1/3.

℞ Racine d'angélique......... 10
Feuilles de nicotiane........ 5
Réglisse 15
Eau bouillante............. 250

Inf., 1 cuill. chaque heure (Fischer).

℞ F. de tabac............... 1 à 5
Eau...................... 250

Lavement (Abercrombie).

℞ F. de tabac...........   2
Valériane............. } ãã 4
Séné .... {
Eau bouillante........   100
Huile de camomille... } ãã 25
Vinaigre,............. {
Jaune d'œuf.......... n° 1

Lav. Etrangl. herniaire. (Ewald.)

F. tabac, 1 g. pour une cigarette.

Nicotine.

Liquide incolore qui brunit vite à l'air ; a les propriétés du tabac, éminemment toxique ; a été donnée plus spécialement en cas de tétanos et de paralysie de la vessie.

Prép. — De I à III gtt.

Usage ext. = Teint., 1/50.

℞ Nicotine................... I gtt
Mie de pain............... 0,50

Pil., de 1 à 10 graduellement.

℞ Nicotine   I
Alcool   5
Eau sucrée...............   120
Sp. de Tolu..............   50

Pot. (Foussagrives).

℞ Nicotine................... 0,03
Eau dist.............. 7,50

Inject. hypod.

℞ Eau dist................ 300
Mucilage................ 30
Nicotine................ 0,60

Pour inj. (Pavesi).

Nitrite d'amyle.

Éther amyl-nitreux. Liquide jaunet, volatil antisyncopal. Anesthésique.

En inhalat., IV à X gtt.

Capsules ou tubes.

Dangereux (Rabuteau).

℞ Nitrite d'amyle.............   1
Alcool...................   3

Inject. hypod.

Opium.

V. *Méd. hypnotique.*

Papavériques.

V. Ind. I, *Méd. hypnotique.* A haute dose, produisent des effets narcotiques. Non sans quelque danger toxique.

Toutefois le mélange, dans une même formule, des opiacés et des narcotiques, donne de bons effets analgésiques (V. Ind. IV, *Méd. analgésique*).

Pituri.
Feuilles d'une solanée ligneuse de l'Australie. *Duboisia Hopwoodi.* Encore peu employée.

Agit comme la duboisine sur le système nerveux, mais en excitant les sécrétions comme la pilocarpine.

IIᵉ INDICATION

HYPOSTHÉNIE CÉRÉBRALE

État caractérisé par la défaillance des fonctions du système nerveux central ; se rencontre dans l'asthénie simple, dans l'adynamie, la syncope et le collapsus nerveux.

A. — MÉDICATION NÉVROSTHÉNIQUE OU STIMULANTE CÉRÉBRALE

Cette médication comprend tous les agents appelés jadis des *céphaliques*, susceptibles de provoquer l'activité fonctionnelle du système nerveux et en particulier les fonctions cérébrales. La plupart sont aussi des *agrypnotiques* (qui combattent le sommeil) (Foussagrives) ; il en est qui sont des *noosthéniques*, des *exhilarants*, des *inébriants*.

La plupart de ces agents sont encore des stimulants de l'innervation périphérique, qu'ils agissent sur la sensibilité générale, ou sur un appareil spécial, la peau ou les muqueuses, ou quelque appareil de la vie organique (digestif, bronchique ou génital). Tels sont, par exemple, les antispasmodiques excitants (V. Ind. III) et les excitants de la nutrition (V. Ind. XX).

Éviter l'accoutumance et le besoin que crée tout excitant devenu d'un usage habituel.

Le *régime stimulant* comprend la distraction, une alimentation généreuse, une température assez élevée, de l'exercice gymnastique, l'entraînement et les pratiques stimulantes de l'électrisation et de l'hydrothérapie.

Agents de la médication névrosthénique :

Ail.
Alcool.
Ammoniaque.
    Acétate.
    Benzoate.
    Carbonate.
    Chlorhydrate.
Aneth.
Anis vert.
Angélique.
Antimoniaux.
Arnica.
Aromatiques (Espèces).
Avoine.
Badiane.
Buchu.
Café.
Cajeput.
Camphre.
Camphre de menthe.
Camphres artificiels.
Cannelle.
Carbonique (Acide).
Cardamome.
Carvi.
Cascarille.
Coca.
Coriandre.
Cubèbe.
Cumin.
Curcuma.
Essences de fruits.
Éther.
Eucalyptus.
Faam.
Fenouil.
Galipot.
Genièvre.
Germandrée.

Gingembre.
Girofle.
Guaco.
Inhalations.
Laurier.
Lavande.
Lioriodendron tulipifera.
Macis.
Maniguette.
Marjolaine.
Marrube.
Maté.
Matricaire.
Mélisse.
Menthe.
Muscade.
Œillet.
Origan.
Palommier.
Phosphore.
    Phosphure de zinc.
    Ac. phosphorique.
Piment.
Poivres.
Romarin.
Sauge.
Serpentaire.
Serpolet.
Sulfureux.
Térébenthine.
Thé.
Thym.
Vanille.
Verveine.
Vins.
Vulnéraires.
Winter green.
Zédoaires.

Ail.

Liliacée dont le bulbe est alimentaire et renferme une huile volatile sulfureuse (sulfure d'allyle).

Action rubéfiante, topique; action excitante générale.

Prép. — En nature, cuit ou cru.

Teint. alcool., 10 à 15.
Sp., 30 à 60.
Oxymel, 30 à 60.
Usage ext. — (Vinaigre des Quatre-Voleurs).

Alcool.

Alcool de vin, esprit-de-vin, produit de la distillation du vin

ou de plusieurs autres substances fermentescibles.

Il forme la base des teintures,
des alcoolatures, des élixirs,
etc., et de beaucoup de liniments.

Il agit primitivement sur le
système nerveux; à dose modérée, comme stimulant; comme narcotique, à dose toxique.
Il agit secondairement sur la
nutrition.

Prép. — Dose de 4 à 60 gr.

Élixir de garus; élixir alkermès; élixir de santé; élixir parégorique; chartreuse, etc.

V. Ind. XXII, *Méd. antipyrétique;* Ind. XXIII, *Méd. antiphlogistique.*

♃ Alcool à 90°	60
Sp. tartrique	60
Eau	880

Limonade alcoolique (H. P.).

♃ Eau-de-vie de Cognac...	ãã 90
E. dist. de cannelle	
Jaunes d'œufs	n° 2
Sucre blanc pulv	15

Mixture (Dorvault).

♃ Élixir de Garus	30 à 50
Inf. de thé	120

Mixture (Duj. B.).

♃ Ext. de qquina	4
Cognac	40
Julep	100

Pot. antiphthisique (Peter).

♃ Thé	10
Eau (inf.)	250
Rhum	150

Suc de citron	n° 1
Sp. de sucre	150

Punch.

♃ Sucre	1500
Eau	800
Thé	8
Ac. citrique	1
Citron frais	n° 1
Rhum	1500

Sp. de punch, par cuill.
P. E. d'eau bouillante = punch.

♃ Aloès	5
Myrrhe	2
Girofles	3
Muscade	10
Cannelle	20
Safran	5
Alcool à 80°	5000

Alcoolat de Garus.

♃ Alcoolat de Garus	1000
Vanille	1
Safran	0,05
Capillaire	20
Eau de fl. d'oranger	200
Sucre	1000

Élixir de Garus.

♃ Vin blanc	
Eau-de-vie	P. E.
Eau chaude	

Lavement.

Ammoniaque, ou Alcali volatil.

Gaz dérivé d'un radical sup-
posé, *l'ammonium*, en solution
dans l'eau (ammoniaque liquide). Sol. dans l'alcool.

Stimulant diffusible quant à
son action générale; particulièrement diaphorétique (V. Ind.
XVII) et antispasmodique (V.

Ind. III). Irritant et caustique quant à sou action topique.

Incompatible avec les acides, les aluns, les sels métalliques et organiques.

Prép. — Solut., V à XX gtt.

Alcoolat aromatique d'ammoniaque, XXX à LX gtt.

℞ Ammoniaque liq......... 70
Alcool à 36°............. 5
Huile de succin......... 0,10
Savon blanc..........) ãã 0,05
Baume de la Mecque ..)

Eau de Luce, X à XX gtt.

℞ Ammoniaque liq......... 1 gr.
Alcool à 90°............. 2

Alcoolé d'ammoniaque.
0,50 à 2 gr. en pot.

℞ Ammoniaque liquide......... 1
Eau dist.................... 2

Am. diluée (Ph. Édimbourg).

℞ Alcool à 50°............... 150
Sel ammoniac............. 15
Carbonate de potasse....... 25

Distillez pour recueillir 75.
Dose : 1 à 2 gr. (Ph. Loud.).

℞ Éther sulf...............) P. E.
Ammoniaque.............)

1 à 2 gr., en pot.

℞ Ammoniaque liq...... 2 à 5 gr.
Sp. d'éc. d'oranges.... 50
Inf. froide de camomille. 1000

Tisane.

℞ Alcool à 85°............ 96 — 4
Essence d'anis.......... 3 — 1
Ammoniaque pure...... 24 — 5

X gtt. et inject. hypod.
Esprit ammoniacal anisé (Ph. Germ.) (Yvon).

℞ Éc. fraiches d'orange....... 10
— de citron...... 10
Vanille.................... 3
Cannelle de Ceylan........ 1,50
Giröfles.................... 1
Chlorhyd. d'ammoniaque..: 50
Carbonate de potasse...... 50
Eau de cannelle........... 50
Alcool à 80°............... 50

Esprit de Sylvius, XXX à XL gtt.
Stimulant diaphorétique.
(Codex.)

℞ Eau commune....... 100
Sp. de sucre........ 30
Ammoniaque liquide. 0,50 à 1 gr.

P. une pot. (Codex).

℞ Inf. de camomille......... 125
Sp. d'éc. d'oranger........ 25
Éther nitrique........... 1
Ammoniaque............. 1,5

Par cuill. tous les 1/4 d'heure.
(Delacroix.)

℞ Eau dist.................... 150
Esprit ammoniacal anisé..... 2
Sp. d'éc. d'oranges......... 20

Une cuill. de 2 en 2 heures.

℞ Chloroforme.............. 3
Ammoniaque liq............. 1
Alcool à 90°................ 2

Inhalat. (Richardson).

Usage ext.

℞ Ammoniaque liq............ 200
   Teint. de camphre......... 200
   Sel de cuisine............. 3000
Bain stimulant (Jeannel).

℞ Baume de Fioravanti.... 40
   Alcoolat de romarin...... 40
   Ammoniaque liq......... 3 à 18
Embrocat. stimul. (Roux).

V. Ind. XI, *Méd. irritante;*
Ind. XIX, *Méd. résolutive.*

Acétate d'ammoniaque.

Esprit de Mindererus. Vinaigre ammoniacal de Boerhaave.

Sol. dans eau et dans alcool. Stimulant puissant; diaphorétique et diurétique.

Incompatible avec alcalis et acides.

Prép. — Solut. off. à 1/5.
Dose, 5 à 30 gr.

℞ Acétate d'ammoniaque...... 30
   Eau de fl. d'oranger......... 30
   Inf. de tilleul.............. 120
   Sp. simple................. 60
Par cuill. à bouche.

℞ Acétate d'ammoniaque liq.... 20
   Eau de tilleul.............. 09
   Eau de menthe............. 20
   Sp. simple................. 30
Pot.

℞ Acétate d'ammoniaque....... 10
   Chlorure de sodium.......... 4
   Inf. de café (forte).......... 50
   Sp. simple................. 20
En 2 fois, contre l'ivresse.

℞ Chloroforme............... 1
   Alcool.................... 8
   Acétate d'ammoniaque...... 10
   Eau...................... 110
   Sp. de chlorhydr. de morphine.................. 40
Par cuill., contre l'algidité.
        (Desprez.)

℞ Liq. d'Hoffmann........... 9
   Acétate d'ammoniaque....... 8
   Teint. de cannelle.......... 5
   Cognac ou rhum............ 40
   Hydrolat de mélisse........ 60
   Sp. de menthe............. 30
Par cuill. chaque 1/2 h., contre choléra.

℞ Acétate d'ammoniaque.... 3 à 5
   Ext. mou qquina.......... 3
   Pot. cordiale............. 150
Pot. stimulante tonique.

℞ Acétate d'ammoniaque. 10
   Teint. de cannelle.......... 5
   Ext. de qquina............ 2
   E. dist. de mélisse........ 120
   Sp. d'écorces d'oranges...... 30
Pot. tonique, contre pneumonie (Duj. B. et Yvon).

℞ Acétate d'ammoniaque....... 2
   Eau de chaux.............. 30
   Eau dist................. 50
   Sp. de coings............. 30
Pot. choléra infantile. (Parrot.)

Benzoate d'ammoniaque.

Stimulant de la muqueuse respiratoire.

V. *Méd. eupnéique, balsamique et dialytique.* Ind. IV, XVIII, XXIV.

Carbonate d'ammoniaque ou Sesquicarbonate.

Alcali volatil concret. Sel volatil anglais.

Sol. dans 4 p. d'eau.
Stimulant et rubéfiant.
Expectorant et diaphorét.
Prép. — Dose, 0,05 à 2 gr.

♃ Carbonate d'ammoniaque....	8
E. dist.....................	200
Sp. de guimauve.............	40

Pot. stimulante (Stahl).

♃ Carbonate d'ammoniaque..	2 à 5
Rhum	20
Eau commune...............	100
Sp. simple................	20

Pot. (Bouchardat).

♃ Eau	1000
F. de mélisse..............	120
Follic. de séné............	15
Infusez et prenez..........	300
Sucre......................	570
Carbonate d'ammoniaque...	4

Sp. de Peyrilhe.

Chlorhydrate d'ammoniaque.

Chlorure d'ammonium. Sel ammoniac. Sol. dans 3 p. d'eau et peu dans alcool.

Est surtout employé comme modificateur stimulant des fonctions ou de la muqueuse bronchique, et aussi comme résolutif.

Prép. — 1 à 2 gr.
(Appareil de Lewin, p. inhalat.).

Aneth.

(Aneth odorant, fenouil puant). Ombellifère herbacée dont les fruits agissent comme l'anis et le fenouil. On emploie fruits, feuilles, sommités.

Prép. — Poud., 1 à 2 gr.
Eau dist., 50 à 100 gr.
Huile essent., 0,25 à 1 gr.
Usage ext. — Lot., catapl.

Angélique.

Ombellifère aromatique, *Angelica archangelica*, plante herbacée à tige cannelée dont on a employé autrefois les fruits et dont on n'emploie plus guère que la racine et la tige. Son principe actif est une huile volatile, stimulante. Elle entre dans beaucoup de mixtures stimulantes.

Prép. — Tiges confites.
Poud. de racine.
Inf., 10 à 30 pour 1000.
Teint. à 1/6, 2 à 10 gr
Vin à 1/16, 58 à 200 gr.

♃ Rac. d'angélique............	8
— de valériane	2
Baies de genièvre............	2
Alcool à 85°.................	48
Eau..........................	24
Macérez 24 h., distillez p. f...	48
Ajoutez camphre............	1

Hyd. d'ang. comp., 5 à 20 gr.
(Ph. allem.)

Anis vert.

Ombellifère aromatique. *Pimpinella anisum*, plante herbacée qui croît en Asie et en Afrique. Le fruit est employé à cause de son huile essentielle, dont l'action est excitante, carminative.

Prép. — Hydrolat, 100 gr.
Infusion, 10 p. 1000.
Poud., 1 à 4 gr.
Sp., 15 à 60 gr.

Huile essentielle, I à X gtt.
Alcoolat, 1 à 15 gr.
Alcoolat d'anis comp., 5 à 25 gr.
(avec angélique) (Ph. Loud.).

℞ Soufre...................... 1
   Essence d'anis............... 4
Baume de soufre anisé, VI à
VIII gtt.

℞ Huile vol. d'anis............ 1
   Sucre blanc................ 20
Oléosaccharure.

℞ Alcoolat d'anis............ 10
   Pot. gom................. 150
Pot. (Bouchardat).

℞ Essence d'anis...... V à XV gtt.
   Alcool à 60°........ 10 gr.
   Sp. de gomme...... 60
   Eau.............. 120

℞ Essence d'anis.......... X gtt.
   Éther sulf.............. XX
   Laudanum Sydenham... XII
   Sp. diacode............ 50 gr.
   Inf. de badiane........... 150
       (Duj. B. et Yvon.)

Arnica (*Arnica montana*).
Tabac des Vosges, plantain
des Alpes, etc., herbe aux chu-
tes. Composée ou synanthérée,
herbacée.
On emploie les fleurs, lesquelles renferment, comme
principes actifs, l'huile essentielle et l'arnicine. Elles sont
stimulantes et même fébrifuges.
Incompatible avec les acé-
tates de plomb, les acides minéraux, les sulfates de fer et de
zinc (Yvon).

Prép. — Poud., 0,25 à 2.
Infus., 2 à 8 pour 1000.
Teint. à 1/5, de 1 à 20 gr.
Teint. éthérée, de 1 à 10 gr.
Ext. hyd. alcool., 0,50 à 2 et
4 gr.

℞ F. d'arnica.............. ⎫ 4 gr.
   Fl. d'arnica............ ⎭
   Eau.................... 750
   Sp. de citron.......... 60
Inf. à prendre en 4 fois (Ph.
Esp.).

℞ Teint. d'arnica.............. 5
   Eau........................ 100
   Sp. de polygala............ 15.
Par cuill. (Hanner).

℞ Poud. de meum...... ⎫ ãã 1 gr.
   Poud. d'arnica....... ⎭
   Sp. d'anis .... q. s.
Bols, 2 à 6 (Duj. B. et Yvon).

℞ Fl d'arnica.............. 30
   Cannelle................ ⎫
   Girofle................. ⎬ ãã 10
   Gingembre.............. ⎭
   Anis................... 100
   Alcool................. 1000
Macérat., 2 à 3 cuill. par jour
dans de l'eau sucrée.

℞ Poud. arnica.............. 2,50
   — camphre.......... 0,50
   — sel ammoniac...... 10
   — sucre,........... 30
Poud. expect. et emménag.
           (Berens).

Usage externe.

℞ Eau........................ 60
   Teint. d'arnica.............. 10
Lotion.

Aromatiques (*Espèces*).

℞ F. et som. d'absinthe.... ⎫
　　　　— d'hysope...... ⎪
　　　　— de menthe poi-
　　　　　　vrée........ ⎪
　　　　— d'origan...... ⎬ P. E.
　　　　— de romarin ... ⎪
　　　　— de sauge...... ⎪
　　　　— de serpolet.... ⎪
　　　　— de thym...... ⎭

Bain aromat. = 500 à 1000 d'esp. aromat.

____

V. Ind. XXVII, *Méd. antiseptique.*

Avoine (*Avena sativa*).

Graminée herbacée dont l'épisperme contient un principe aromatique, huile grasse odorante ou vanille indigène (avénine).

Ce principe en fait un agent stimulant.

Prép. — Décoction pour tisanes.

Badiane.

Anis étoilé, succédané de l'anis vert. Magnoliacée dont on emploie le fruit, lequel contient une huile grasse volatile. Stimulant moins excitant que l'anis.

Prép. — Poud., 1 à 4 gr.
Infusion, 1 par 100 gr.
Alcoolat, 5 à 20 gr.

Buchu.

V. Ind. XVII, *Méd. diurétique.*

Café.

Graine du *Cafea arabica*. Employée surtout après torréfac-

tion, ce qui diminue la *caféine* qu'elle contient et y développe de la *caféone.*

Le café torréfié est plus excitant que tonique. Son usage est surtout hygiénique ; on l'oppose aux narcotiques et aux hypnotiques.

Prép. — Infusion, 2/100.
Tisane, 50 à 100 p. 500.
Décoction, sirop.

____

℞ Café torréfié............... 50
Eau bouillante............. 500
Eau-de-vie................ 50
Infusez p. tisane (Bouchardat).

____

℞ Café torréfié............... 15
Eau bouillante............. 115
Sp...................... 30
Pot. par double cuill. (H. M.).

____

℞ Vinaigre de vin............. 50
Café torréfié................ 20
Faites bouillir, ajoutez sucre.. 10
A prendre par cuill. (Swediaur).

____

℞ Café torréfié 20
Eau bouillante............. 1000
Ext. de qquina............. 4
Pour tisane (H. P.).

____

℞ Inf. de café noir........ 150
Tannin................ 0,25
Sucre................ q. s.
Potion antidote de l'opium ou de la morphine.

Cajeput (Huile de).

Obtenue par distillation des feuilles d'une myrtacée (*Melaleuca minor*) et très analogue à l'huile ou essence d'eucalyptus.

Prép. — X à L gtt., dans une infusion aromatique.

℞ Huile de cajeput 0,20
   Ext. de gentiane 0,60
   Poud. de f. d'oranger ...... q. s.

P. une pil., 2 à 5 par j. (Yvon).

Usage ext. — En toutes proportions.

Camphre (des Laurinées).

V. Ind. III, *Méd. antispasmodique.*

Camphres divers (stéaroptènes). Camphre de Bornéo (ou *Dryobalanops camphora*).

Camphres de menthe (menthol).

Camphres artificiels. Obtenus par réaction de l'acide chlorhydrique sur l'essence de térébenthine.

Cannelle (Écorce de).

Écorce d'un arbuste toujours vert (*Laurus cinnamomum*), des Laurinées, originaire de Ceylan, ou bien d'un arbre de la Chine (*Cinnamomum cassia*).

Elle renferme, outre du sucre, du mucilage, de la mannite et de l'acide tannique, l'essence de cannelle, à laquelle elle doit ses propriétés puissamment stimulantes.

Elle entre dans l'esprit-devin de Mathioli, l'alcoolat de Sylvius, l'élixir de Garus, l'eau de Cologne, l'eau de mélisse, l'eau de Botot, etc., et différents baumes; dans le sirop

antiscorbutique, le laudanum, la potion cordiale des hôpitaux.

Prép. — Poud., 0,5 à 5 gr,
Tisane, 8 gr. pour 1000.
Eau dist., 10 à 60 gr.
Teint. alcoolat., 5 à 15 gr.
Sp., 30 à 60 gr.
Vin P. E., 2 à 8 gr.
Essence, I à II gtt.

℞ Essence de cannelle 1
   Sucre blanc 20

Oléosaccharure, 1 à 10 gr.

℞ Gingembre pulv 10
   Cannelle pulv 20
   Anis pulv 40
   Cascarille pulv 10

Div. en doses de 0,60, 1 à 2.
Poudre stimulante. (Bouchardat.)

℞ Vin de Banyuls 110
   Sp. d'éc. d'oranges ameres .. 40
   Teint. de cannelle 10

Pot. cordiale (Codex).

℞ Alcoolat de cannelle 15
   Confection d'hyacinthe 5
   Sirop d'œillet 30
   Eau de menthe 60
   Eau de fl. d'oranger 60

Pot. cordiale (Codex).

℞ Teint. de cannelle 10
   Vin de Malaga 60
   Eau de menthe 30
   Eau de mélisse 30
   Sp. d'éc. d'or. amères 30

Pot. cordiale (Delioux).

℞ Vin rouge 10
   Alcoolé de cannelle 8

Alcoolé de mélisse......... 6
Sp. simple................ 36
Vin de cannelle comp. (H. P.)

℞ Cannelle................ 10
Poivre noir.............. 2
Cardamome............... 2
Quinquina gris........... 30
Ratanhia................. 20
Vin de Lunel............ 1000
Vin cordial (Mayet), 2 verres à madère par j.

℞ Cannelle de Ceylan pulv.... 8
Muscade râpée.............. 6
Safran desséché........... 6
Girofle................... 8
Cardamome................. 2
Sucre..................... 250
Dose, 10 à 50 gr. (Ph. Brit.).

℞ Cannelle.................... 4
Cardamome................. 3
Gingembre................. 2
Poivre long............... 1
Dose, 0,05 à 1 gr. (Ph. Lond.)

℞ Cannelle pulv............... 5
Petit cardamome pulv......... 3
Gingembre — 2
Angélique — 2
Doses. de 0,20 à 1 gr. On en peut faire un opiat avec sp. de gentiane ou sp. d'écorce (Duj. B. et Yvon).

Carbonique (Acide).
C'est un excitant général, mais un anesthésique local.
Prép. — Eau gazeuse.

℞ N° 1. Bicarbonate de soude. 2/65
N° 2. Acide citrique........ 2/65
Potion antiémétique de Rivière.
Donner une cuill. de chacune de ces 2 potions à part, ou mê-

ler au moment de boire. V.
Ind. XVI, *Méd. antiémétique.*

℞ Suc récent de citron........ 15
Bon vin.................... 30
Bicarbonate de potasse pulv.. 4
Pot. de Boerhaave (Gaubius).

℞ Bicarbonate de soude pulv.... 4
Acide tartrique pulv......... 4
Poud. gazogène neutre.

℞ Bicarbonate de soude pulv. 25
Sucre blanc............. 200
Acide tartrique pulv..... 24
Essence de citron........ XI gtt.
Poud. effervescente acide.
(Jeannel.)

℞ Bicarbonate de soude pulv... 2
Ac. tartrique.............. 1,3
Pour un verre d'eau.
Poud. gazogène alcaline. Soda.

Cardamone.
V. Ind. VIII, *Méd. eupeptique.*

Carvi (*Carum carvi*).
Ombellifère herbacée dont les semences renferment de l'huile volatile (carvène et carvol). Fort peu usité.
Prép. — Semences, 2 à 4 gr.
Huile essent., IV à VI gtt.

Cascarille (Écorce de).
Écorce d'une Euphorbiacée (*Croton eleutheria*). Renferme une huile volatile, une résine et un principe amer, la *cascarilline*. On a voulu en faire un succédané du quinquina, mais c'est plutôt un excitant toni-

que. Elle faisait partie de l'é-lixir de Stoughton et de l'élixir antiseptique de Chaussier.

Prép. — Poud., 1 à 4 gr.
Inf., 10 p. 1000.
Teint., 4 à 30 gr.

Coca.

Feuilles de l'arbrisseau *Erytroxylon coca*. Paraît être un excitateur de la nutrition plus qu'un stimulant nervin. Possède aussi cette particularité qu'il agit topiquement comme un analgésique. Son principe actif, la *cocaïne*, jouit surtout de cette propriété analgésiante et anesthésiante locale.

Prép. — Poud. de f., 4 à 6 gr.
Inf., 5 à 10 p. 1000.
Ext., 2 à 4 gr.
Teint., 5 à 15 gr.
Élixir et vin, 15 à 30 gr.

℞ Feuilles de coca............	50
Thé noir.................	10
Eau bouillante............	200
Vin de Lunel......	1800
Sp. simple...............	100
Alcool à 90°..............	60

Pour un vin comp. (Yvon).

Coriandre.

Ombellifère herbacée, infecte à l'état frais, mais dont les fruits renferment une huile fine et une essence aromatique après dessiccation. Peu usitée.

Prép. — Inf., 10 pour 1000.
Teint. alcool. à 1/8, 2 gr.
Huile essent., 0,50 à 1 gr.

Cumin.

Ombellifère herbacée et rameuse. Les fruits renferment huile grasse, résine et huile volatile; ils sont stimulants. Peu usités.

Prép. — Poud., 1 à 5 gr.
Inf., 10 p. 1000.
Teint. éthérée. 0,50 à 1 gr.

Curcuma.

Souchet, safran des Indes. Rhizome d'une amomée aromatique; excitant, diurétique. Peu usité.

Cubèbe.

Fruit séché d'une Pipéracée (*Piper cubeba*). Poivre à queue. Renferme une résine *cubébine*, et une huile volatile, laquelle dépose un camphre. C'est un irritant local, et surtout des muqueuses; un stimulant général, antiblennorrhagique, antidiphthéritique et même un hypermnésique tout spécial (Foussagrives).

Prép. — Poud., 8 à 30 gr.
Inf., 20 pour 1000.
Opiat, 10 à 25 gr.
Ext. oléo-résineux, 1 à 3 gr.;
ext. alcool. Idem. (Puche).

℞ Alcool rectifié à 38°........	300
Ext. oléo-résineux de cubèbe	100

Essence concentrée, en perles, 5 à 15 gr.

Bols, avec la cire.

Essences de fruits.

En distillant les fruits mûrs

au bain-marie, on obtient 1/20 d'eau aromatisée du parfum de ces fruits : framboises, abricots, pêches, ananas, etc. De même que pour les noyaux de cerises et les feuilles de thé. Ces essences, légèrement stimulantes, servent plus aux confiseurs qu'aux médecins.

Éther.
V. Ind. I et III.
Prép. — Gouttes, X à XL.

℞ S. de sucre à froid........... 70
Alcool à 90°................ 5
Eau dist.................... 23
Éther off.................. 2

Sp. (Codex), 2 à 20 gr.

Perles.
Inject. hypod.
Pulvérisation.

℞ Éther.................... ⎱ P. E.
Alcool.................. ⎰
Mêmes doses que l'éther.
Liqueur d'Hoffmann.

℞ Eau de menthe............. 20
— de fl. d'oranger........ 40
— de mélisse............ 60
Sp. de tolu................ 30
Éther sulf................ 2

Pot. dite antispasmodique.
(Delioux.)

℞ Eau de menthe.. 60
Sp. simple............... 30
Liq. d'Hoffmann.......... 2
Vin d'opium comp........ 0,60

Pot. (H. M.)

℞ Sp. de limons.............. 30
Suc de citron.,............. 15

E. dist. de fl. d'oranger..... 15
— tilleul 60
Laudanum de Sydenham..... 1
Éther sulf................ 6
Mêlez et ajoutez bicarbonate de potasse 2

Potion de Rivière additionnée par Guibourt, à prendre en 3 ou 4 fois.

℞ Éther sulf................ 4
Jaune d'œuf.............. n° 1
Eau fraîche............. 125

Pour un lavement.

Eucalyptus.
Arbre des Myrtacées (*Eucalyptus globulus*) dont les feuilles renferment, outre du tannin et de la gomme, un principe amer et une résine. L'essence ou *eucalyptol* est un liquide peu dense, à peine sol. dans eau, sol. dans alcool. C'est un excitant fébrifuge.
Prép. — Poud., 4 à 16 gr.
Inf., 20 pour 1000.
Eau dist., 60 à 120 gr.
Ext. alcool., 0,50 à 2 gr.
Alcoolature, 4 à 16 gr.
Teint. alcool., 1 à 10 gr.
Sp., 30 à 100 gr.
Vin, 30 à 150 gr.
Perles d'essence, 4 à 10
= (0,75 à 3 gr.).

℞ Alcoolature d'eucalyptus.... 2
Julep diacode.............. 120

Pot. par cuill. (Bucquoy).

Usage ext. — Cigarettes, q. v.

℞ Eucalyptol............... 5
Alcool à 90°............... 25
Eau..................... 100

Pour inhalations.

———

℞ Huile d'olive........... XX gtt.
Essence................ 5 gr.
Huile d'eucalyptus...... 21
Cire blanche........... 14
Beurre de cacao........ 14

Pour 12 pessaires (Ploan).

Faam.

Feuilles d'une orchidée, *An-græcum fragrans*, thé de Madagascar ou de Maurice. Elle doit à la *coumarine* son action excitante, analogue à celle de l'ayapana.

Prép. — Inf., 4/250.

Fenouil.

Ombellifère aromatique; les feuilles, les racines et les séminoïdes renferment une essence aromatique.

Forme avec l'anis, le carvi et la coriandre les espèces carminatives ou semences chaudes du Codex.

Elle fait partie du sp. des cinq racines.

Prép. — Hydrolat, 25 à 50 gr.
Inf., 10 p. 1000.
Huile essent., I à X gtt.
Usage ext. — Pommade avec poud., 1 à 5 gr.
Huile essent., XXX gtt.

Gaultheria procumbens. — V. *Palommier*.

Galipot.

Extrait du *Pinus maritima.* — V. *Goudron.*

Entre dans quelques topiques.

Genièvre. — V. Ind. XVII, *Méd. diaphorétique.*

℞ Beurre de muscade......... 5
Huile vol. de girofle......... 5
Esprit de genièvre.......... 90

Lin. de Rosen.

Germandrée (*Teucrium chamædrys*).

Petit chêne. Labiée aromatique, dont les fleurs sont excitantes, amères et toniques.

Prép. — Poud., 2 à 8 gr.
Inf., 10 à 20 p. 1000.
Ext., 2 à 4 gr.

Gingembre.

Rhizome d'une Amomée herbacée (*Zinziber officinale*), contient une résine et une huile volatile, qui en font un stimulant général et un irritant local.

Prép. — Poud., 1 à 2 gr.
Teint., 2 à 10 gr.
Inf., 1/100.
Bière, 2 gr. p. 100.
Teint. de gingembre comp.

———

℞ Gingembre ,.............. 7
Calamus aromaticus........ 5
Cannelle................. 1
Eau bouillante........... 100
Sp. d'écorces d'oranges..... 25

Pot. stimulante.

———

℞ Essence d'anis......... XII gtt.
Sucre blanc........... 4 gr.
Alcoolé de gingembre. . 8

Hydrolat de menthe poi-
vrée........ 250

Pot. carminative (Ainslie).

Girofles.

Clous de girofles. Fleurs cueil-
lies en bouton, du giroflier, arbre des myrtacées (*Caryophyl-
lus aromaticus*). Renferment
beaucoup d'huile essentielle qui
est elle-même un mélange
d'*Eugénol* (essence oxygénée
qui se retrouve dans les can-
nelles et autres plantes aromatiques), et d'essence légère de
clous de girofle. Bien qu'étant
un puissant stimulant, elle est
plus employée comme condiment.

Prép. — Poud., 0,50 à 2 gr.
Inf., 1 à 10 p. 1000.
Eau dist., 30 à 60 gr.
Huile volatile, I, à XII gtt.
Teint., 10 gr.

♃ Girofle	3
Cannelle...................	6
Noix muscade.............	6
Cardamome	1,50
Safran	6
Craie préparée	48
Sucre pulv...............	74

Confect. aromatique (Ph. Lond
à prendre dans eau, q. s.).

♃ Girofle...................	42
Cannelle...................	113
Muscade...................	85
Safran....................	85
Cardamome................	28
Sucre....................	453

Poud. aromat., 2 à 5 gr. (Britt).

Guaco.

C'est une Eupatoire à tige
grimpante, de l'Amérique du
Sud, où on la regarde comme
iocratique.

Elle aurait facilité la réaction
du choléra.

Prép. — Inf., 30 p. 1000.
Teint. à 1/4.
Usage ext. — Décoct. concentrée pour panser les plaies atoniques.

Inhalations stimulantes.

— V. *Ammoniaque.*

♃ Ac. acétique crist..........	1200
Camphre..................	120
Essence de cannelle	2
— de girofle.........	4
— de lavande........	1

Vinaigre anglais (Codex).

♃ Chlorure d'ammonium......	2
Carbonate de potasse........	3
Essence de menthe.........	q. s.

Sel volatil d'Angleterre.

♃ Carbonate d'ammoniaque....	25
Ammoniaque liq............	50
Ess. de muscade...........	3
— de citron..............	4
Alcool à 90°..............	568
Eau dist..................	60

Sel volatil (Miller).

| ♃ Carbonate d'ammoniaque. | 125 |
| Ammoniaque liq......... | 125 |
| Ess. de bergamote.......XXV gtt. |
— de roses............	X
— de cannelle.........	X
— de girofle...........	X
— de lavande.........	XV

Toutes ces mixtures sont employées en flacons de poche.

Laurier.

On emploie les baies surtout

et plus rarement les feuilles de cette Laurinée, à feuilles toujours vertes (*Laurus nobilis*).

Dans le fruit, huile grasse et volatile. Leur action est stimulante et tonique. Elles sont un des principaux éléments du baume de Fioravanti et de l'esprit carminatif de Sylvius.

Prép. — Iuf., 4 à 18 gr. par 1000.

Huile, I à XII gtt.

Usage ext. — Feuilles en nat.

℞ Feuilles récentes de laurier... 5
Baies de laurier 5
Axonge................... 10

Pom.
Huile de même.

Lavandes.

Trois espèces de Labiées employées surtout en parfumerie.

Prép.

℞ Ess. de lavande............. 5
Ess. de romarin............. 1
Cannelle................... 10
Muscade................... 10
Santal rouge............... 10
Alcool à 85°............... 944

Teint. comp., 10 à 30 gr. (Ph. Britt).

———

℞ Ess. de lavande.......... 20
— de bergamote....... 5
Teint. de musc......... 1,50
Alcool à 50°............ 500

Idem.

Lioriodendron tulipifera.

Arbre de l'Amérique du Nord. Magnoliacée.

L'écorce est stimulante et tonique.

Prép. — Poud., 2 à 8 gr.
Teint. alc., 4 gr.

Macis.

Arille ou faux arille de la noix muscade, dont il est le succédané. Excitant aromatique.

Prép. — V. *Muscade.*

℞ Cannelle................. 25
Macis................... 15
Muscade................. 4
Girofle................. 4
Alcool à 88°........... 4000
Après 8 j. de digest., distillez,
ajoutez sucre............ 6000
Eau.................... 3000
Eau de roses............ 2500

Alkermès, liq. des Italiens, 15 à 30 gr.

Maniguette.

Graine de Paradis, de l'*Amomum meleguetta*. Contient résine et huile essentielle. Succédané de la cannelle.

Inusité en France.

Marjolaine (*Origanum majorana*).

Labiée, dont les sommités fleuries renferment une huile essentielle stimulante.

Prép. — Poud.

℞ Poud. de f. d'asarum.....
— de marjolaine..... } P. E.
— de fl. de muguet...

Poud. sternutatoire. (Codex.)

Marrube (*Marrubium vulgare*).

Marrube blanc. Remède populaire, stimulant, antispasmodique (Gubler).

Prép. — Poud. 4 à 8 gr.
Ext. alcool., 1 à 2 gr.

Maté.

Thé du Paraguay. Iuf. des f.

d'un Ilex. Action enivrante, comparable au café, au kawa, au guarana.

V. *Form. B.*

Prép. — Inf., 3 à 4/100.

Matricaire. V. Ind. VIII, *Méd. aphrodisiaque.*

Mélisse (*Melissa officinalis*).

Citronnelle. Labiée herbacée à souche vivace; renferme un principe amer, une résine et une huile volatile. — La plante s'emploie entière ; aromatique et stimulante, c'est un agent céphalique et même un hypermnésique (Fonssagrives).

Prép. — Eau distil.

Inf., 10 p. 1000.

Alcoolat de mélisse comp. ou eau de mélisse des Carmes.

Élixir de la Grande-Chartreuse.

℞ F. de mélisse sèches	10
Réglisse	10
Fruits d'anis	2
— de fenouil	2
— de coriandre	2
Eau bouillante	1000

Inf. de mélisse comp. (Copland) par verres.

℞ Mélisse fraiche	90
Zestes de citron	15
Cannelle	8
Girofle	8
Muscade	8
Coriandre	4
Cac. d'angélique	4
Alcool à 80°	500

Eau de mélisse des Carmes.

Et avec addit. de teint. de safran, 5, c'est l'eau de mélisse jaune (Codex).

℞ F. fr. de mélisse	8
— d'hysope	8
— d'angélique	4
Éc. de cannelle	2
Safran	5
Muscade	5
Alcool	125
Sucre blanc	19

Élixir de la Grande-Chartreuse (Dorvault).

℞ F. de mélisse	20
— menthe poivrée	20
— thé perlé	40
Anis vert	6
Cumin	3
Carvi	3
Éther sulf. à 60°	24
Alcool à 60°	750
Sp. simple	600

Élixir de santé de Bonjean.

Menthe.

Labiée dont une espèce surtout, la *Menthe poivrée*, est usitée comme aromatique et stimulant diffusible. On emploie les feuilles et les sommités, qui renferment un principe amer, une résine et une huile essentielle. Cette huile est composée d'une essence liquide et d'un camphre cristallisable, le *menthol*, sorte d'alcool monoatomique qui peut être encore dédoublé en *menthène*.

Prép. — Inf., 10 p. 1000.

Hydrolat, 20 à 100 gr.

Alcoolat, 2 à 10 gr

Huile volatile, II à X gtt.

Teint. d'essence, esprit 2/98, 2 à 8 gr.

Sp., 20 à 100 gr.

Past.

Alcoolat de menthe comp. de Spielmann. — V. ci-dessous.

℞ F. de menthe 8
Eau bouillante 250
Infusez 1/4 d'h., passez, ajou-
   tez sucre................. 8
Teint. de cardamome comp. 15

Tisane à prendre en 2 fois (Ph. Lond).

℞ Alcool à 56°....... 500
Essence de menthe......... 15
F. fraiches d'épinards....... 10

Macérez, passez, 2 à 5 gr. dans un verre d'eau (Ph. Britt).

℞ Alcool de menthe.......... 20
Sp. de gomme 100
Eau de cannelle........... 50

Pot. par cuill. (Yvon).

℞ Huile volat. de menthe.... 1
Sucre blanc............... 5
Alcool à 95°.............. 5
Triturez l'huile et le sucre,
   ajoutez l'alcool, puis eau. 1000

30 à 100 gr. pour pot. (H. M.)

℞ Menthe crépue.......... ... 750
Absinthe................. 90
Basilic.................. 60
Menthe pouliot........... 60
Romarin.................. 8
Lavande................. 8
Cannelle................. 15
Girofle.................. 4
Coriandre................ 4
Alcool à 85°....... 4800
Hyd. de menthe........... 1875

Alc. de menthe comp. (Spiel-mann).

Muscade ou **Noix muscade** avec ou sans le *macis* (arille qui l'enveloppe).
Graine d'un arbre des Indes

(*Myristica fragrans*) et plusieurs autres de la même famille (my-risticacées).

Elle renferme une sorte de matière grasse (beurre de mus-cade) et une essence aroma-tique, stimulante et carmina-tive. On s'en sert comme épice, et elle entre dans beaucoup d'élixirs et de baumes.

Prép. — Poud., 0,20 à 4 gr.
Usage ext. — Beurre de mus-cade.

Œillet.

Œillet rouge (*Dianthus caryo-phyllus*) des caryophyllées ; to-nique légèrement excitant.

Prép. — Sp. 15 à 60 gr.

Origan.

Marjolaine sauvage. Labiée indigène. Excitante. Peu usi-tée. Décoct., 2/100.

Palommier.

Thé du Canada. Éricinée (*Gaul-theria procumbens*), dont le principe actif est l'essence de *Winter green* ou salicylate de méthyle. Stimulant.

Prép. — Inf., 1/100.
Ess. V. Ind. XXVII, *Méd. an-tiseptique.*

℞ Essence de gaultheria.... } P. E.
Huile d'olive........... }

Lin. anodin. Rhumatismes.

Phosphore.

Solide très volatil. Sol. dans l'huile, dans sulfure de carbone, dans chloroforme. Peu sol. dans alcool et éther. Insol. dans eau.

Excitant général et surtout nerveux. Aphrodisiaque, anti-adynamique. Dangereux.

Prép. — 0,001 à 0,005 milligr.
Éther phosphoré, 1/250.
Huile phosphorée, 1/1000.
Capsules d'huile phosphorée, 0,001 de 1 à 5 capsules.

♃ Phosphore.......... 0,10
Ether 15
Essence de menthe... XXIV gtt.

2 à 3 gtt. sur du sucre (Jourdan).

♃ Phosphore............... 0,001
Sulfure de carbone........ 0,01
Beurre de cacao. 0,10
Poud. de réglisse......... q. s.

P. une pil., 1 à 5 (Dannecy).

♃ Huile phosphorée à 1/100... 1
Gomme arab. pulv.......... 8
Eau de menthe............ 100
Sp. de sucre 50

Par cuill. (Soubeyran).

♃ Huile d'amandes douces... 10
Phosphore. ..., ... 0,10
Sp. de gomme.... 90
Gomme................. 2

Par cuill. à café (Tavignot).

♃ Phosphore............... 0,06
Alcool absolu.......... .. 10
Glycérine 24,80
Alcool faible.... 4
Essence de menthe....... 2,50

Sol., 2 à 3 gr.

♃ Phosphore............... 0,001
Sulfure de carbone....... 1/2 gtt.

Huile d'amandes........ 0,08
Magnésie calc .... q. s.

Pil. (Mandl, Gobley).

♃ Phosphore 0,001
Huile d'amandes......... 0,080
Beurre de cacao.......... 0,080
Poud. de guimauve....... q. s.

P. une pil., 4 à 6 (Tavignot).

♃ Phosphore............... 0,001
Suif de mouton.......... 0,2
Poud. de savon............ q. s.

Pil., 1 à 5.

Usage ext.

♃ Huile d'amandes........ 100
Naphthe................ 25
Phosphore 0,20

Lin. pour frict. (Tavignot).

Pommade à 1 p. 100.

♃ Phosphore. 1
Vaseline liq................ 99

Inject. hypod., 0,002.

♃ Iodure de phosphore......... 1
Vaseline liq................ 99

Idem, 0,005.

Phosphure de zinc.

Bien plus maniable que le phosphore. Il a les mêmes propriétés, 8/1. Insol. dans eau. Sol. dans acide chlorhydrique.

Prép. — 0,005 à 0,02.

♃ Phosphure de zinc pulv.... 0,008
Poud. de réglisse......... 0,012
Sp de gomme............ 0,01

Pour une pil. (Vigier).

Acide phosphorique.

C'est plutôt un stimulant de

la nutrition en général, et de l'appareil génital en particulier, ou encore un antihémorrhagique.

V. Indic. IV et XII.

Prép. — A l'int., 0,20 à 3 gr.

Limonade phosphorique, 2 gr. par 1000.

Piment (*Capsicum annuum*).

Graine d'une solanée, renfermant un extr. oleo-résineux (Capsicène) qui est très stimulant. Analogue d'ailleurs au piment de Cayenne.

Prép. — Extr. aq., 0,30 à 0,60.

Teint. alcool. 2/100, X à XXX à 10 gr.

———

2⁄ Capsicum pulv............ 0,01
Poud. de réglisse......... q. s.
Miel..................... q. s.

Pil., 5 à 10, hémorrhoïdes.
(Alègre.)

———

2⁄ Capsicum pulv............ 1
Ethiops minéral........... 15
Cannelle................. 5
Columbo................. 5
Ext. de camomille......... q. s.

Div. en pil. de 0,10, 5 à 10.
(Dorvault.)

———

2⁄ Alun pulv................. 6
Teint. de capsicum.......... 2

Poud. — Amygdalite.

Les poivres.

Poivre noir, poivre blanc, poivre long, toutes pipéracées peu usitées en médecine, contiennent cependant, outre le *pipérin*, une résine et une huile essentielle, et sont, à ce titre, des irritants topiques et des stimulants généraux, plus souvent employés comme condiments.

Prép. — Dose, 0,05 à 2 gr.

2⁄ Poivre noir.............. } ãã 37
   Aunée.................. }
   Semences de fenouil..... 111
   Miel........ } ãã 74
   Sucre.................. }

4 à 8 gr., 2 ou 3 fois par jour.
(Ph. Lond.)

———

2⁄ Acide arsénieux porphyrisé. 0,005
Poivre noir pulv.......... 0,05
Gomme 0,01
Eau..................... q. s.

Pil. asiatiques (Codex).

———

Usage ext.

2⁄ Poivre en poud.............. 10
Axonge...................... 40

Pommade (Soubeiran).

Romarin (*Romarinus officinalis*).

Arbuste des Labiées. Contient principe amer, résine et huile essentielle, dont précipite un camphre ou stéaroptène. Stimulant analogue à la menthe.

Prép. — Inf., 10 à 20 p. 1000.

Essence, IV gtt.

———

2⁄ Essence d'oranges....... VI gtt.
Essence de romarin...... VI
Alcool................. 10 gr.
Sp. de gomme.......... 50
Eau..................... 150

Par cuill. (Yvon).

———

℣ F. fraîches de romarin........ 2
    Alcool à 80°................. 6
    Eau de romarin 2
Eau de la reine de Hongrie.

Usage ext. — Teint. d'essence.

℣ Essence de romarin......... 10
    Essence de citron.......... 20
    Alcool rectifié............. 150
Pour frictions.

Sauge (*Salvia officinalis*).
Thé d'Europe, herbe sacrée.
Petite labiée, dont les feuilles
et les fleurs produisent un principe amer et une huile volatile
composée d'un hydrocarbure et
d'un camphre. Action stimulante tonique ; prise autrefois
pour une panacée : *Cur morietur homo, cui salvia crescit in
horto.* Peu usitée aujourd'hui.
Prép. — Infus., 15 à 30 p. 1000.
Eau dist., 30 à 100 gr.
Vin de sauge, 60 à 100 gr.
Huile essent., 0,10 à 0,20.
Usage ext.
Fumigat. (Debreyne).

Serpentaire de Virginie.
Aristolochiée dont la souche
d'odeur camphrée et de saveur
aromatique est excitante, sudorifique et fébrifuge.
Prép. — Poud., 2 à 8.
Inf., 2 à 4 p. 100.

℣ Serpentaire 15
    Eau bouill. (Inf.).......... 150
    Sp. d'éther................ 5
    Sp. de baume du Pérou..... 25
Pot. (Ewald).

Serpolet (*Thymus serpillum*).
Thym sauvage. Petite Labiée
vivace, renferme, outre le tannin et un principe amer, l'essence de thym, laquelle se dédouble par distillation ou par
cristallisation en *Thymol* dont
l'action est comparable à celle
du phénol. Aromatique excitant.
Prép. — Inf., 10 p. 1000.
Poud., 2 à 4 gr.

Sulfureux. — V. Ind. XVIII,
Méd. balsamique.

Térébenthine (Essence de).
Térébenthène. Huile essentielle extraite du *Pinus maritima* (conifère) et du *Pistacia terebinthus* (térébinthacée). Liquide insol. dans eau, peu sol.
dans alcool, très sol. dans éther
et miscible aux huiles grasses et
volatiles.
Elle jouit d'une propriété irritante topique, sur la peau et
sur les muqueuses, et d'une action stimulante générale, en
même temps qu'elle est antinévralgique, antihémorrhagique, vermifuge et contre-poison
du phosphore. Elle fait partie
de beaucoup d'onguents et
d'emplâtres.
Prép. — 4 à 8 gr. en capsules,
etc.
Alcoolat., 5 p. 25, 2 à 20 gr.
Sp. à 1 p. 10, 20 à 100 gr.
Antidote du phosphore jusqu'à
30 et 40 gr.
Par l'addition de 1/32 de ma

gnésie on en fait masse pilulaire.

Pil. de 0,20, 2 à 20 par j.

℞ Cire blanche................ 1
   Téréb. de Venise............ 5
Bols de 0,50.

℞ Essence de téréb....... } āā 0,20
   Cire blanche.......... }
   Sucre pulv............   q. s.
P. 1 pil., 4 à 5 (Dannecy).

℞ Essence de térébenthine..... 6
   Huile de ricin.............. 9
   Eau........................ 100
Pot. par cuill. Adynamie (Graves).

℞ Essence de térébenthine.. 5 à 10
   Jaune d'œuf.............   Nº 1
   Sp. de menthe..........   50
      ou Sp. d'éc. d'oranges.
   Eau....................   100
Émuls., par cuill. à soupe.

℞ Essence de térébenthine.. 5 à 15
   Poud. de g. arabique..... 5 à 15
   Sucre pulv......   50
   Eau de menthe poivrée...   100
Autre émuls. par cuill.

℞ Essence de térébenthine...... 15
   Éther sulf................... 30
De 1 à 2 et 4 gr. par j. (Durande et Whytt).

℞ Essence de térébenthine.... 12
   Sp. de menthe............   64
   Sp. de fl. d'oranger........   32
   Sp. d'éther................   22
   Teint. de cannelle.........   2
   Jaune d'œuf...............   Nº 2
2 à 3 cuill. par j. (Blondel).

℞ Émuls. d'amandes..........   60
   Sp. diacode...............   20
   Essence de térébenthine... 1 à 4
Mixture (Rayer).

℞ Térébenthine 5
   Vaseline liq................ 20
Inj. hypod.

Usage ext. — Liniments en toutes proportions.

℞ Alcoolat de Fioravanti....... 40
   Huile d'amandes douces......   40
   Alcool camphré..............   15
   Ammoniaque..................   5
Lin. excitant (Codex 66).

℞ Savon dur.................. 70
   Camphre 35
   Ess. de romarin............ 10
   Alcool..................... 425
   Eau dist................... 56
Lin. stimul. — Baume de vie.

℞ Alcoolat de Fioravanti....... 50
       —   de romarin......... 50
   Teint. de cantharides........ 10
Lin. stimul. résol. (Bouch.)

℞ Térébenthine du mélèze 50
   Résine élémi..............   10
       —   tacamaque.......... 10
   Succin....................   10
   Styrax liq................   10
   Galbanum.................   10
   Myrrhe..................   10
   Baies de laurier..........   10
   Aloès...................   5
   Galanga   5
   Gingembre...............   5
   Zédoaire.................   5
   Cannelle.................   5
   Girofle..................   5
   Muscade.................   5
   Dictame de Crète..........   5
   Alcool à 80º.............. 300
Baume de Fioravanti.

Thé.

Feuilles séchées de l'arbrisseau, *Thea sinensis.* — Variétés : noir (moins excitant) et vert, selon la rapidité de la dessiccation. A pour principe actif la caféine ou théine.

Prép. — Inf., 5 à 10/1000.

Simple ou alcoolisée.

Incompat. — Eau de chaux, gélatine, le fer et ses sels.

Thym (*Thymus vulgaris*).

Labiée, variété comparable à la précédente. Doit son activité à son essence, laquelle donne le *thymol* ou acide thymique, lequel peu sol. dans eau est soluble dans alcool, éther, acide acétique et est un succédané de l'acide phénique.

V. Indic. XXVII, *Antiseptiques*.

Vanille.

Capsules d'une orchidacée grimpante (vanille du Mexique et vanille bâtarde). Elles renferment, outre le sucre et la gomme, des matières grasses et de la résine et enfin la *vanilline*, principe odorant cristallisable, assez sol. Fort usitée en parfumerie ; elle est stimulante, eupeptique (Fonssagrives), aromatique et aphrodisiaque.

Prép. — Poud., 2 à 8 gr.

Teint., 2 à 10 gr.

Vanilline, 0,05 à 0,25, en pot.

2⟍ Vanilline.................... 2
Sucre pulv................... 98

Sucre vanillé, 2 à 8 gr.

2⟍ Sucre vanillé............ 50
Cannelle.................. } āā 10
Muscade..................
Ambre gris............... 2

Div. en 16 doses, 2 à 3 par j.
(Bouchardat.)

Teint. de vanille........ } āā 10
— de cannelle.......
Vin de Malaga.......... 100
Sp. d'éc. d'oranges...... 30

Pot. stimulante.

2⟍ Teint. de vanille........... 10
Élixir de Garus............. 30
Eau 120

Idem.

Usage ext. — Fumigatoire.

2⟍ Vanille 8
Musc 0,40
Cannelle.................. 4
Safran.................... 12
Ambre gris............... 4
Girofle................... 4
Cubèbe................... 30
Gingembre 12
Macis.................... 23
Mucilage à l'eau de roses.. q. s.

Past. dites du sérail.

Verveine.

Deux variétés, la bleue et la commune, beaucoup usitées jadis, ne le sont guère maintenant. Elles sont cependant amères, stimulantes et sudorifiques.

Prép. — Inf., 5 à 10 p. 1000.

Ext. fluide, 2 à 5 gr.

Vins.

Les vins les plus stimulants sont le Champagne et les vins mousseux en général, le Marsala, le Madère, le Xérès, le

Porto, etc., c'est-à-dire surtout les vins blancs, et dans la proportion où ils renferment l'acide carbonique et l'alcool.

A dose modérée, ce sont des stimulants toniques, et à dose plus élevée ou toxique, ce sont des narcotiques. V. Indic. Iʳᵉ.

Vulnéraires. —V. Ind. XXVII, *Méd. antiseptique.*
Winter green. — V. *Palommier.*
Zédoaires.
Racine de plusieurs amomées, entre autres le *Curcuma aromatica.* Excitants peu employés.

IIIᵉ INDICATION

ATAXIE CÉRÉBRALE

Liée en général à l'hyposthénie, l'ataxie se mêle souvent à des phénomènes d'excitation; aussi est-elle constituée par une hyperexcitabilité fonctionnelle, unie à une débilité nutritive; deux éléments difficiles à concilier dans une médication.

MÉDICATION ANTISPASMODIQUE

Médication aussi complexe que l'élément ataxie auquel elle a pour but de répondre.

Elle comprend des calmants de l'excitabilité fonctionnelle et des stimulants de l'activité nutritive (V. Ind. XX, *Méd. eutrophique*).

Les stimulants dominent dans cet ensemble parce que, tout en relevant le taux de l'activité nutritive, ils modifient par une sorte de substitution l'activité fonctionnelle.

Un grand nombre des agents de cette médication sont d'ailleurs, à dose légère, des stimulants, et, à dose élevée, des dépresseurs de l'activité fonctionnelle, tandis qu'à dose moyenne ils paraissent en être de simples régulateurs. Beaucoup d'entre eux se retrouvent à la fois dans ces trois médications, mais avec des variantes, et dans leur posologie et dans leur mode d'administration.

Les principaux antispasmodiques calmants sont : les bromiques, les cyaniques, les hypnotiques et les éthers; les stimulants sont : les sels ammoniacaux, les éthers, les alcools et les essences, le camphre, la valériane, etc.

Le *régime antispasmodique* comporte une alimentation réparatrice, un exercice modéré, la gymnastique, la régularité et le calme physique et moral, les distractions, les bains et l'hydrothérapie.

Agents de la méd. antispasmodique :

Alcools.
Ambre gris.
Ammoniacaux.
   Carbonate.
   Corne de cerf.
Anis vert.
Asa fœtida.
Bromiques.
Bromure de camphre.
Tribromure d'allyle.
Camomille.
Camphre.
Camphorée.
Castoréum.
Chanvre indien.
   Haschich.
Chloroforme et chloral.
Sulf. de cuivre am.
Cyaniques.
Essences.
Ether.
 — acétique.
 — amyl-nitreux.
 — amyl-valérianique.
 — bromhydrique.
 — nitrique.
Galbanum.
Gomme ammoniaque.
Heracleum lanatum.
Hypnotiques.
Ivette musquée.
Jusquiame.

Lavande.
Mélilot.
Millefeuille.
Millepertuis.
Musc.
Naphtaline.
Opium.
Opoponax.
Oranger.
Pétrole.
Pivoine.
Primevère.
Safran.
Sagapenum.
Selin des marais.
Succin.
Sureau.
Tilleul.
Trinitrine.
Valériane.
   Ac. valérianique.
   V. d'ammoniac.
   — de fer.
   — de quinine.
   — de zinc.
Zinc.
   Oxyde.
   Sels divers.
   Sulfates.
   Lactate.
   Phosphure.
   Valérianate.

Alcools.

V. Ind. II, *Méd. névrosthénique.*

Ambre gris.

Plus employé par la parfumerie, ce produit se rencontre flottant sur les côtes de Chine, et dans le cæcum du cachalot macrocéphale ; il contient une substance balsamique stimulante.

Sol. dans alcool froid et surtout chaud, insol. dans l'eau.

Prép. — Poud., 0,25 à 1 gr.

Teint., 2 à 10 gr. ; teint. éthérée, 1 à 4 gr.

Ammoniaque et ses sels.

V. Ind. II, *Méd. névrosthénique.*

℞ Eau dist. de tilleul.......... 60
         de laurier-cerise........ 10
   Sp. de fl. d'oranger......... 30
   Ammoniaque liq........... XII

Pot. ; épilepsie (?) (Lem.).

———

℞ Ether sulf................ (P.E.
   Ammoniaque liq.......... \
Éthérolé 1 à 2 gr.

Ammoniaque (Carbonate d') empyreumatique ou Sel volatil de corne de cerf.

S'obtient, ainsi que *l'esprit volatil de corne de cerf* et *l'huile volatile de corne de cerf* ou *huile animale de Dippel,* par distillation sèche de la corne de cerf concassée. Inusités ou à peu près. Doses, 0,2 à 2 gr.

Corne de cerf.

Bois d'un ruminant mammifère (*Cervus elaphus*) employé surtout comme antidiarrhéique. La corne de cerf calcinée se donne en poudre; on lui préfère le phosphate de chaux, quand on ne recherche pas l'action antispasmodique due à l'odeur empyreumatique.

La distillation sèche des matières organiques provoque la formation de produits empyreumatiques et antispasmodiques.

Le sel volatil de corne de cerf, qui n'est autre chose que du carbonate d'ammoniaque empyreumatique, le sel volatil de succin, la liqueur de corne de cerf succinée, produits aujourd'hui peu usités; ceux que l'on emploie davantage, le pétrole, le naphte, et, parmi ses dérivés, la naphtaline, sont plus usités comme antiseptiques (V. Ind. XXVII) et aussi le *gazéol,* qui se dégage des épurations du gaz.

Anis vert.

V. Ind. II, *Méd. excitante.*

℞ Essence d'anis.............. XL
   Teint. de valériane........ 25
   Teint. d'opium............ 3
   Magnésie carbonatée. ...... 4 à 6
   Eau de menthe............ 75

Mixt. antispasm. de Green : par petites cuill.

Asa ou Assa fœtida.

Gomme résine provenant d'une ombellifère (*Ferula asa fœtida*), d'une odeur forte (*Stercus diaboli*), constitue, avec les suivantes, une des gommes résines fétides se rapprochant des essences.

Elle renferme de la gomme, une résine abondante et une huile essentielle : C'est, en outre, un diacritique, emménagogue, aphrodisiaque et vermifuge.

Incompatible avec les cyaniques et les amandes amères.

Prép. — Poud., 0,50 à 2 gr.

Alcoolé à 1/5 ; éthérolé à 1/5,
1 à 8 gr.
Lavements, 2 à 5 gr.

℞ Asa fœtida...................... 10
Eau commune............... 300

Émulsion (Ph. Lond).

℞ Asa fœtida................ 1 à 4
Jaune d'œuf............... n° 1
Eau..................... 30 à 100
Sp. d'orgeat.............. 30

Émuls. (Foussagrives).

℞ Asa fœtida................. 1
Eau dist. de menthe........ 12
Teint. de valériane ammon.. 2
Teint. de castoréum........ 3
Ether sulfurique........... 1

1 cuill. à café chaque heure.
(Ph. Lond.)

℞ Teint. d'asa fœtida......... 15
Teint. de castoréum 12
Teint. d'ext. d'opium........ 4

Qq. gtt. ou 1 à 2 gr.

℞ Ammoniaque liq............. 5
Teint. de castoréum...... } āā 20
Teint. d'asa fœtida....... }

Mixt. ; par 1/2 cuill. à café.
(Bouch.)

℞ Asa fœtida.................. 8
Acétate d'ammoniaque...... 30
Eau de menthe............. 90
Sp. de safran.............. 30

Pot. par cuill. (Millar).

℞ Asa fœtida................. 1
Hyd. de menthe............ 12
Alc. ammoniacal de valé-
riane 2

Alc. de castoréum.......... 3
Éther sulf................. 1

Par petite cuill. ; mixt. antihystérique (Ph. Lond).

℞ Asa fœtida................ 1
Rac. d'angélique.......... 1
Acore vrai................ 1
Eau commune............... q. s.
Alcool à 90°.............. 3

Hydrolat d'asa fœtida comp.
(Hayer), 20 à 100 gr., en pot.

℞ Camphre................. 0,01
Asa fœtida.... 0,01
Ext. d'opium............. 0,01
Ext. de belladone........ 0,05 (?)

Pil. antispasm. (Debreyne).

℞ Asa fœtida................ 0,20
Savon méd................ q. s.

Pil. ; 1 chaque heure.

Asa fœtida................ 0,05
Galbanum................. 0,05
Myrrhe................... 0,05
Thériaque................ 0,02

2 à 4 pil. par j.

āā Aloès pulv............. }
Asa fœtida............. } āā 0,05
Poud. savon méd .. .. }
Confect. de roses........ q. s.

1 à 4 pil. par jour (Ph. Lond).

℞ Ext. valériane.......... }
Asa fœtida .... } āā 0,06
Galbanum.............. }
Castoréum .... }

8 pil. par j. (Rayer).

℞ Camphre................ } āā 0,01
Asa fœtida............ }
Ext. de belladone....... q. s.

De 1 à 6 pil. par j. (Debreyne).

℞ Asa fœtida..............
Oxyde de bismuth..... }
P. vol. de valériane.... } āā 0,50
Conserves de roses......   q. s.

F. pil. de 0,50; 5 à 10 chaque 2 heures (Albers).

℞ Assa fœtida..............   0,05
Fer porphyrisé...........   0,015
Castoréum................   0,015
Ext. de quassia..........   q. s.

3 à 4 pil. par j. (Heim).

℞ Sulfate de morphine.......   0,005
Assa fœtida..............   0,01

Pil. sédatives ; 1 à 5 par j.

℞ Sagapenum   30
Galbanum..................   30
Savon.....................   30
Rhubarbe..................   30
Emétique   1
Suc de réglisse...........   30

P. pil. de 0,60 (Schmucker).

℞ Assa fœtida...............   5
Jaune d'œuf..............   n° 1
Decoct. guimauve   250

Lavement.

℞ Assa fœtida ....   4 à 8
Savon....................   4 à 8
Décoct. guimauve........   90

Lavement (Miller).

℞ Assa fœtida..............   6
Vinaigre ordinaire   15
Miel.....................   60
Décoct. orge.............   150
Jaune d'œuf..............   q. s.

Lav. ; constipations nerveuses.
              (Lippich.)

℞ Galbanum...............   2
Assa fœtida..   1
Poix blanche....   1
Cire jaune   1

Empl. ; hystérie (Guibourt).

Les Bromiques.

V. Ind. I et IV.

Bromure de camphre.

(Camphre monobromé.) Solide sol. dans alcool et dans éther ; fond à 76°, exhale odeur de camphre.

Succédané du camphre et bon antispasmodique ; sédatif et hypnotique.

Prép. — 0,50 à 1,50 en pil. ou dragées ou capsules.

℞ Camphre monobromé.......   3
Alcool...................   25
Glycérine................   22

Inject. hypod., XXX à XL gtt.
            (Bourneville.)

Tribromure d'allyle.

Liq. incolore neutre ; soluble dans éther.

Prép. — Capsules de V gtt., 2 à 4.

℞ Ether......   1
Tribromure d'allyle......   II à IV

P. inj. hypod.

Camomille.

La meilleure et la plus usitée est la camomille romaine (Synanthérée ou composée) (*Matricaria* ou *Anthemis nobilis*) dont les capitules renferment une huile essentielle. Antispasmodique, névrosthénique, stomachique, carminative.

Prép. — Poud., 1 à 8 gr.

Inf., 5 pour 1000.

Hydrolat, 25 à 100 gr.

Sp., 10 à 50 gr.

Ext., 0,25 à 1 gr.

Huile volatile, I à X gtt.

Usage ext. — Huile de camomille et huile de C. camphrée.

Camphre.

Substance solide, blanche, onctueuse, cristallisant à sa surface. Produite par un arbre des Laurinées (*Laurus camphora* ou *Cinnamomum camphora*). Nous vient surtout de l'île Formose, du Japon et de la Chine. Il fond à 175°, brûle facilement. C'est le type des stéaroptènes. Insol. dans eau, très sol. dans les essences, l'alcool, l'éther.

Irritant local et, à dose légère, stimulant du système nerveux central; c'est plutôt, à dose ordinaire, un calmant tonique.

V. Ind. II, *Méd. névrosthénique.*

Incompat. : Résines, gommes résines, musc, etc.

Prép. — Poud., 0,05 à 8 gr,

Eau camphrée, 2/1000 (10 gr.).

Alcool, 1/10.

Eau-de-vie camphrée, 1/50.

Éther, idem, ou $\tilde{a}\tilde{a}$ ou jusqu'à saturat.

Huile, 1/10.

Vinaigre, 25/1000.

Pommade, 1/5.

Glycéré, 1/2.

℞ Camphre........................ 1
Eau dist....................... 100
Alcool à 90°................... I

Eau camphrée (Codex).

℞ Eau gazeuse.................. 1000
Camphre pulv................ 0,50

Eau gazeuse camphrée ; par verre.

℞ Emulsion sucrée............ 500
Camphre div. avec jaune d'œuf.................. } $\tilde{a}\tilde{a}$ 0,50
Sp. de sulfate de morphine. 20

Pot. par cuill. ; chaque heure.

℞ Camphre........................ 1
Alcool à 56°................... 12

Esprit de camphre.

Esprit de camphre............ 23
Alcoolé de safran............ 1

2 à 10 gr. en pot. (Hager).

℞ Camphre........................ 1
Ether acétique............... 12
Teint. d'opium............... 3

Anticholérique ; X à XV gtt.

Poud. de castoreum.......... 0,40
Poud. de camphre........... 0,10
Ext. d'opium................. 0,005
Sp. de sureau................ q. s.

Bols antispasmod. ; 4 à 10 par j.

℞ Gomme pulv.............. } P. E.
Camphre................... }
Miel...................... q. s.

Pil. de 0,20.

℞ Camphre en poud 1,30
Musc en poud.............. 0,40

℞ Ext. d'opium............... 0,10
Sp. simple................ q. s.
Pour 6 pil.; antiseptique.
(Dupuytren.)

℞ Ext. de quinquina.......... 3
Cachou 4
Camphre.................. 4
Assa fœtida.............. 1
Ext. de genièvre........... q. s.
F. pil. de 0,25 ; 3 par j.
(Dubois.)

℞ Campre................} ãã
Thridace ....}
Pil. (Ricord).

℞ Camphre pulv............. 0,10
Nitre.................... 0,10
Miel.................... q. s.
Bol tempérant (H. M.).

℞ Camphre pulv............. 0,50
Gomme pulv.............. 5
Pot. gommeuse........... 125
(H. P.)

℞ Ether sulf................ 5
Camphre................. 5
Baume du Pérou.......... 10
Alcool à 90°............. 20
Mixt. ; fumigat. à 1/1000.
(Debreyne.)

℞ Camphre............... 0,50 à 1
Huile d'amandes 5
Gomme arab........... 10
Eau 500
Émuls. (Fonssagrives).

℞ Camphre............... 0,25 à 1
Jaune d'œuf............ n° 1
Décoct. de guimauve.... 500
Émul. p. lavem. (Bouchardat).

℞ Camphre................. 0,50
Ext. d'opium.............. 0,05
Jaune d'œuf.............. n° 1
Eau tiède................ 200
Émul. idem (Ricord).

℞ Camphre................. 0,50
Ether sulf............... 4
Eau dist................ 4
Injection hypod.

℞ Camphre................. 0,50
Huile d'amandes d........ 10
Idem.

℞ Camphre pur............. 0,10
Vaseline liq. méd......... 10
Idem.

℞ Axonge.................. 9
Cire.................... 1
Camphre................. 2
Pom.

Camphorée ou Camphrée de Montpellier.

Sommités fleuries aromatiques.

Prép. — Inf. 3 à 5/100 (Debreyne).

Vin, 10 à 15/500.

Castoréum.

Matière d'aspect résineux sécrétée par les glandes de deux poches annexées à l'appareil génital du castor (*Castor fiber*). Contient résine, huile volatile, des sels, la castorine, etc.

Prép. — Poud., 0,05 à 1,50.

Teint. alcool., 2 à 5 gr. ; T. éthérée, idem.

Hydrolat, 10 à 60 gr.

℞ Poud. de castoréum........ 0,25
— de cannelle.......... 0,05
— de sucre............ 0,50

Dose antispasmod.

℞ Alcool rectifié............ 150
Castoreum................ 20
Assa fœtida.............. 10
Esprit de corne de cerf.. } āā 5
Opium................ }

Dose : 4 gr. ; en pot. Élixir fétide de Fulda.

℞ Sp. d'armoise comp......... 30
Teint. de castoreum......... 2
Hyd. de valériane........... 60
Fl. d'oranger............... 60

Pot. ; hystérie (Codex).

Usage ext. — Huile de castoreum.

Chanvre indien.

Sommités fleuries d'une urticée (*Cannabis indica* ou *sativa*). Renferme résine (cannabine et huile essent. (cannabène). Le *haschich* est une sorte d'extrait obtenu avec ses feuilles et dont on a tiré la *haschichine*. Ses propriétés le rapprochent à la fois de l'alcool et de l'opium. C'est aussi un anesthésique local.

Prép. — Ext., 0,05 à 0,50.
Teint., 2 à 10 gr.
Ext. gras de haschich, 2 à 4.
Haschichine, 0,05 à 0,10.
Teint. alcool. de haschichine à 1/10, X à XL gtt.

℞ Ext. de cannabis.......... 0,01
Lupulin................... 0,20

Pil., 2 à 4 (Deboul).

℞ Ext. alcool. de cannabis... 0,25
Inf. légère de café........ 60
Sucre................... q. s.

Pot. antispasmod. (Berthier).

Chloroforme et chloral.

V. Ind. I, *Méd. hypnotique.*

Cuivre (Sulfate de) ammoniacal.

Ammoniure de cuivre ; dissolution de sulfate de cuivre dans l'ammoniaque avec addition d'alcool. Sel sol. dans eau.

Antispasmod., astringent, diurétique, antinévralgique et akinésique.

Prép. — 0,10 à 0,20.
Sol. à 1,50/25, II à V gtt.
(Neumann.)

℞ Sulf. de cuivre amm....... 2
Eau 100
Sp. de sucre.............. 40
Laudanum de Syd.......... 5

Sol. ; 2 à 3 petites cuill.
(Trousseau.)

℞ Mie de pain.............. 0,15
Sulf. de cuivre amm....... 0,02

Pil. bleues allem. ; 2 à 3.
(Swediaur.)

Cyaniques.

V. Ind. II, *Méd. narcotique.*

Cyanhydrique (Acide).

℞ Ac. cyanhydrique méd. au 10°.................... V à X
Eau dist. de tilleul....... 120
Sp. de fl. d'oranger....... 30

Pot. par cuill.

Cyanure de potassium.

℞ Cyanure de potassium...... 0,05
Hyd. de laitue............ 120

Hyd. de laurier-cerise...... 2
Sp. simple............... 30

Pot. une cuill. = 0,001 de cyanure.

Amandes amères.
V. Idem. Ind. I.

Essences.
V. Ind. II, *Méd. névrosthénique.*

℞ Essence de romarin....... 1 à 3
Ess. de thym .... 1 à 3
Alcool.................. 30

Bain (Topinard).

Éther acétique (Acétate d'éthyle).
Sol. dans alcool, dans éther, dans 14 p. d'eau.

Peu actif comme anesthésique, mais inébriant (c'est lui qui hâte l'ivresse du vin blanc).

℞ Pot. gommeuse........... 100
Ether acétique............ XX

Pot. à prendre en 3 f.
(Turnbull.)

℞ Ether acétique ....) P. E.
Alcool à 85°............)

En frictions surtout.

______

Usage ext.

℞ Savon.................... 4
Ether acétique............ 30

Dissolvez au B.-M., ajoutez
camphre................ 4
Essence de thym.......... 0,4

Pour frict. (Pelletier). Baume acétique camphré.

Éther azoteux.
Éther nitrique peu sol., X à XL gtt.

Éther amyl-nitreux (Nitrite d'amyle).
Liq. volatil, qu'on emploie surtout en inhalation à la dose de II à XV gtt.; en ampoules de verre.

Éther amyl-valérianique.
Antispasmodique, utile contre les coliques nerveuses et diverses ; en capsules.

Éther bromhydrique (Bromure d'éthyle).
Sol. dans alcool et dans éther, insol. dans eau.

Employé en inhalations contre les névroses convulsives.

Éther nitreux ou nitrique.
X à XL gtt.

℞ Alcool à 90°................ 2
Ac. azotique............... 1

Éther nitreux alcoolisé.
(Soubeiran.)

Éther sulfurique.
Éther.
V. Ind. I, *Méd. hypnotique;* II, *Méd. névrosthénique.*
Prép. — 2/150; pot. antispasm.

℞ Sp. de fl. d'oranger 30
Eau de fl. de tilleul........ 90
— d'oranger....... 30
Liq. d'Hoffmann............ 4
Avec ou sans laudanum..... 0,80

Pot. antisp. (Codex).

______

℞ (Ether.................) P. E.
(Alcool...............)

Éther alcoolisé. Liq. d'Hoffmann, 2 à 12 gr. (Codex).

______

℞ Sp. d'opium................ 15
   — simple................. 10
   Eau de fl. d'oranger........ 15
   Éther sulf................. 1
   Eau....................... 100

Pot. antisp. op. (H. P.)

———

℞ Eau....................... 100
   Sp. de fl. d'oranger........ 15
   Sp. diacode............... 20
   Éther..................... 2

Pot. par cuill.

———

℞ Sp. de fl. d'oranger........ 30
   Eau de menthe............. 60
   — de tilleul 60
   Éther sulfurique........... 2
   Laudanum de Rousseau.... 0 à X

Idem.

———

℞ Sp. de morphine......... 20 à 40
   Eau de tilleul............ 150
   Éther sulf............... 2

Idem.

———

℞ Éther sulf....... œuf... 1
   Laudanum de Syd........ 0,60
   Eau de menthe.......... 60
   Sp. simple.............. 30

                    (H. M.)

———

℞ Hyd. de menthe............ 20
   — de fl. d'oranger........ 40
   — de mélisse............ 60
   Sp. de tolu............. 30
   Éther sulf............... 2

                    (Delioux.)

———

℞ Éther sulf. 3
   Vaseline liq................ 7

Inject. hypod.

Galbanum.

Gomme résine d'une ombellifère (*Bubon galbanum*). 2 variétés : sec et mou. Renferme mucilage, huile et résine.

Il entre dans la composition de plusieurs baumes et emplâtres (diascordium, thériaque, Fioravanti).

Prép. — 0,50 à 2 gr.

℞ Galbanum................. 2
   Myrrhe................... 3
   Sagapenum 3
   Assa fœtida............. 1
   Savon................... 2
   Sp................... q. s.

Pour pil. de 0,20 (hystérie), 3 à 4 (Murray).

Gomme ammoniaque.

V. Ind. VIII, *Méd. eupnéique.*

Dose : 2 à 6 gr.

℞ Teint. de gomme ammoniaque à 1/5............... 5
   Sp. de gomme............. 30
   Eau..................... 120

Pot.

———

℞ Gomme ammoniaque........ 4
   Jaune d'œuf.............. n° 1
   Eau..................... 200

Lavement.

Heracleum lanatum.

Racine d'une ombellifère stimulante et antiépileptique.

Dose : 6 à 9 gr.

Les Hypnotiques.

V. Ind. I, *Méd. hypnotique.*

Ivette musquée.

Fl. d'une labiée. Inusitée.

Jusquiame.

V. Ind. I.

℞ Ext. de jusquiame........ 0,025
   Poud. de jusquiame...... 0,025
   Poud. de digitale........ 0,020

Pil. antispasmod. (Œsterlen).

Lavande.

Sommités fleuries d'une labiée (*Lavandula vera*); plusieurs espèces. Renferme une huile volatile, laquelle se compose d'un hydrocarbure et d'un camphre.

Aromatique et stimulante peu usitée, sauf en parfumerie.

V. Ind. II, *Méd. névrosth.*

Mélilot.

Sommités fleuries d'une légumineuse (*M. off.*).

Action calmante et tempérante.

Prép. — Inf., 10 à 20.

Usage ext. — Eau dist., q. v.

Lot. collyres, etc.

Inf. à 1/100.

Millefeuille.

Synanthérée (*Achillœa millefolium*). Herbe aux coupures. Ses sommités fleuries sont toniques et excitantes.

Prép. — Inf., 20 pour 1000.

Millepertuis.

Chasse-diable (*Hypericum perforatum*). Ses sommités fleuries sont excitantes et vulnéraires.

Prép. — Inf., 20 pour 1000.

L'huile de M. entre dans le baume du Commandeur.

Musc.

Produit concrété de la sécréion d'une glande annexée aux organes génitaux du chevrotain porte-musc (*Moschus moschiferus*).

Il renferme de l'ammoniaque et des sels, une huile volatile et une résine amère, etc., et jouit d'une grande fragrance d'odeur.

Incompat. : les cyaniques, la moutarde et les antimoniaux.

Prép. — 0,05 à 2 et 4 gr.

Teint. alcool., 4 à 10 gr.; teint. éthérée, 1 à 4 gr.

℞ Musc. pulv.................. 4
   Valériane pulv............... 6
   Camphre pulv.............. 2

Doses ou pil. 0,20 à 0,30.
  Poud. *Tonquin.*

℞ Musc. pulvérisé............ 0,05
   Camphre.................. 0,02
   Conserve de roses.......... q. s.

Pil. 12. (Hunter).

℞ Musc.................. } ãã 0,10
   Ext. valériane......... }
   Ext. d'opium........... 0,05

Pil. antispasmod.; 1 à 2.

℞ Musc.................... 0,10
   Camphre................. 0,05
   Ext. quinquina........... q. s.

Pil.; 1 à 10.

℞ Musc.................... 0,50
   Jaune d'œuf.............. n° 1
   Sp. d'orgeat............. 30
   Eau de laitue............ 120

Pot.

℞ Musc................ 0,50 à 2
   Carbonate d'ammoniaque. 3
   Gomme arabique......... 5
   Eau de cannelle.......... 150
   Sp. d'écorces d'oranges... 50

Pot.; 1 cuill. chaque heure.

℞ Inf. de valériane.......... 90
Musc.................... 1 à 4
Sp. de fl. d'oranger....... 30
Pot. ; 1 cuill. chaque heure.
(Guibourt.)

℞ Vin rouge................. 60
Eau. 60
Alc. de musc............ 4 à 10
Ext. de quinquina........ 4
Sp. de tolu............. 30
Pot. (Delioux).

℞ Fl. d'oranger........... ⎫ ãã 1
Safran incisé............ ⎭
Eau bouillante........... 145
Sp. simple.............. 45
Musc.................... 0,30
Carb. d'ammoniaque...... 0,15
Pot. ; par cuill. (Ph. Esp.)

℞ Musc 0,50
Camphre................. 1
Gomme arabique.......... 3
E. dist. de menthe 100
Sp. de gingembre 25
Pot. (Ewald).

℞ Musc pulv............... 0,05
Valériane pulv........... 0,05
Opium 0,01
Doses : de 2 à 10,
(Duj. B. et Yvon.)

℞ Racine de guimauve..... 4
Eau commune, q. s. pour 200
Musc.................... à 2
Jaune d'œuf............. n° 1
Lavement.

℞ Musc................. .... 1 à 2
Jaune d'œuf............ ... n° 1
Décoct. guimauve........ 200
Hyd. de chloral......... 2 à 4
Lavement.

℞ Musc.................... ⎫ ãã 1
Camphre................. ⎭
Jaune d'œuf............. n° 1
Décoct. de lin........... 250
Lavement.

℞ Musc.................... 0,50 à 1
Jaune d'œuf.... ...... n° 1
Inf. de valériane........ 200
Laudanum............. V
Lavement.

℞ Eau dist................. 1
Teint. de musc........... 40
Inject. hypod. ; 3 seringues.

Naphtaline ou **Acide naphtalique** dit à tort le **Naphtol médicinal.**
Carbure d'hydrogène solide. Insol. dans eau froide ; sol. dans alcool, éther, huiles diverses, etc. C'est surtout un antiseptique. V. Ind. XXVII.

Prép. — Poud., 0,50 à 5 gr.

℞ Naphtaline purifiée....... 0,25
Sucre blanc........ 0,25
Essence de bergamote.... 0,005
Pour une dose ; 5 à 50 par j.
(Rossbach.)

Opium.
V. Ind. I, *Méd. hypnotique.*

℞ Rac. d'asarum........... 30
— de sassafras... 30
Bois d'aloès........ 15
Opium brut.............. 10
Carbonate d'ammoniaque... 2
Alcool à 85°............. 504
Gouttes anodines ; 1 à 10 gr.
(Ph. angl.). Par digest.

♃ Opium brut............ 6
Semences de carvi.. 22
Gingembre................. 15
Poivre long........... 8
Gomme adrag............. 1
Sp...................... 180
Élect. ; 2 à 4 gr. (Ph. Lond).

Opopanax.

V. Ind. XVIII, *Méd. balsamique*.

Oranger.

Feuilles, fleurs et fruits du *Citrus aurantium* et du *C. Bigaradia* (bigaradier). Renferment une huile essentielle dite Essence de Petit-Grain.

V. Ind. VIII, *Méd. eupnéique*.

Prép. — Poud. de feuilles, 2 à 10 gr.

Inf. de feuilles, inf. de fleurs, 5 pour 100.

Eau dist. de fl., 15 à 100.
Essence de fl., II à V gtt.
Sp. de fl., 30 à 60 gr.

♃ Fl. de tilleul.............. 4
Fl. d'oranger.............. 4
Eau.................... 1000
Sp..................... 60

Tisane.

♃ Fl. de tilleul............. 2
Fl. de camomille.......... 2
Fl. d'oranger............. 2
Eau 1000
Sp. simple............... 100

Tisane.

Orange.

V. Ind. VIII, *Méd. tempérante*.

Orange amère.

V. Ind. XX, *Méd. tonique*, et Ind. VIII, *Méd. eupeptique*.

Pétrole

(Naphte médicinal, huile de Gabian).

Huile minérale naturelle, mélange de différents carbures d'hydrogène.

Sol. dans éther, huiles, essences ; insol. dans eau, alcool, acides et alcalis. Peu toxique, si ce n'est pour les animaux inférieurs.

Prép. — V à XXX gtt. ; en capsules.

Caps. de Gardy de 0,25 ; 2 à 6.
En inhalations.

Pivoine.

(*Pæonia communis.*)
Teint., 1 à 4 gr.

Primevère.

(*Primula veris.*)
Inf. de fl., q. v.
Et toutes les espèces stimulantes.

Safran.

Styles d'une Iridée (*Crocus sativus*) formant un chevelu épais et rouge brun, aromatique et amer. Agit par sa matière colorante dans laquelle se forme une huile essentielle et un camphre (*Safrol*).

Stimulant général et emménagogue.

Prép. — Poud.. 0,20 à 2 gr.
Tisane ; par tasse, 0,50.
Teint., 4 à 20 gr.

♃ Safran.................... 25
Vin de grenache............ 440
Sucre.................... 560

Sp. (Codex), 20 à 60 gr.

Électuaire comp., 5 à 20 gr.
Ext. (inusité), 0,10 à 1 gr.

Sagapenum.

Gomme résine d'une ombellifère (*Ferula persica*) (gomme séraphique). Devient rare et peu usitée. Entrait dans la composition de plusieurs emplâtres.
Prép. — 0,10 à 1 gr.
V. *Galbanum* et *Asa fœtida*.

℞ Sagapenum 30
Galbanum 30
Savon méd. 30
Rhubarbe 36
Emétique 1
Suc de réglisse 30

Pil. de 0,60 (Schmucker).

℞ Gomme ammoniaque .....)
Galbanum .... }
Sagapenum .... } P. E.
Myrrhe ....)
Huile vol. de succin .... q. s.

Pil. de 0,20 (Boerhaave).

Selin des marais.

Herbe et racine d'une ombellifère, autispasmodique; employée surtout contre l'épilepsie.
Prép. — Poud. de racine, 1 à 5 gr.

Succin ou Ambre jaune.

Résine fossile; donne par distillation sèche le *sel volatil de succin* ou *acide succinique impur*, l'*huile volatile de succin*, aussi inusités. Dose : 0,25 à 0,50.

Le *succinate d'ammoniaque* ou liqueur de corne de cerf suc-

cinée, peu usitée ; II à **XX** gtt.

℞ Essence de lavande 1,46
— de marjolaine 1,46
— de citron 1,46
— de girofle 1,46
— de macis 0,73
— de cannelle 0,25
Huile vol. de succin rectifiée. 0,73
Baume du Pérou 2,19
Alcoolat de mélisse com 420

Baume de vie d'Hoffman (Ph. Autrich), 1 à 5 gr. en pot. ; 10 à 25 gr. en frict.

Sureau.

Arbre des Caprifoliacées dont ou emploie l'écorce, les fleurs et les fruits (*Sambucus niger*). Les fleurs sont excitantes, nervines; les fruits sont sudorif., et l'écorce moyenne est purgative.
Prép. — E. dist., q. v.
Inf. de fl., 5 p. 1000.
Usage ext. — Inf. de fl., 20 à 50 pour 1000.

Tilleul.

On emploie les fleurs avec ou sans bractées de plusieurs espèces de tiliacées; huile aromatique. Fait partie des *espèces antispasmodiques*, lesquelles comprenaient encore la camomille, l'oranger, la mélisse.
Prép. — Inf., 1 pour 1000.
Eau dist., q. v.

℞ Fl. de tilleul ....)
Fl. d'oranger .... } ãã 4
Inf. dans l'eau 1000
Ajoutez sp 60

Tisane.

Bain, 500 gr.

Trinitrine.

V. Ind. IV, *Méd. akinésique.*

Valériane.

(*Valeriana officinalis.*) Herbe aux chats. Plante suffrutescente. Son rhizome renferme de la résine et une huile essentielle qui contient elle-même un camphre et d'autres éléments, parmi lesquels se forme facilement l'acide valérianique. Elle est stimulante, antispasmodique, non toxique, et agit sur les centres nerveux. On l'a dite fébrifuge et vermifuge.

Prép. — Poud., 1 à 10 gr.

Infus., 10 pour 1000.

Ext., 1 à 10 gr. et plus.

Teint. alcool., 2 à 30 gr. ; teint. éthérée, 2 gr.

Sp., 20.

Décoct., 30 p. 1000.

Essence de valériane, I à II gtt.

℞ Valériane pulv............... 5
   Alcoolat ammoniacal aromat. 30

Alcoolé ou teint. antispasm. de Kent, 5 à 20 gr. (Ph. Lond.)

℞ Racine de valériane........)
   —   de benoite......... } ãã
   Feuilles de menthe........ {
   —   d'oranger.........)

Espèces nervines (Hufeland).

℞ Poud. de valériane........ } ãã 1
   — de racine d'armoise. |

P. une dose.

℞ Poud. de castoreum.....)
   — de valériane ..... } ãã 0.15
   — d'opium........)

P. une dose ; antispasmod.
      (Duj. B. et Yvon.)

℞ Poud. de valériane......... 0,50
   Oxyde de zinc............. 0,10
   Poud. de belladone........ 0,02

P. une dose ; 2 à 3 p. j. (Id.)

℞ Musc................... 0,10
   Ext. de valériane......... 0,10
   — d'opium............. 0,005

Pil. ; de 1 à 5 p. j.

℞ Ext. de valériane......... 0,125
   Camphre................. 0,025
   Poud. de valériane........ q. s.

Pil. ; de 1 à 6 p. j.

℞ Valériane pulv.......... 8
   Galbanum...............)
   Sagapenum............. } ãã 4
   Assa fœtida.............)

F. des pil. de 0,20 ; 3 à 4 par j.

℞ Ext. de valériane........)
   Assa fœtida............ } P. E.
   Galbanum .... {
   Castoreum.............)

Pil. de 0,20 ; 3 par j. (Rayer).

℞ Valériane pulv............ 0,25
   Cannelle pulv............. 0,05
   Miel..................... q. s.

P. un bol ; 4 à 20 par j.

℞ Ext. de valériane........ } ãã 4
   Poud. de vatériane...... |
   — de f. d'oranger..... q. s.

Électuaire (Yvon).

℞ Valériane concassée........ 8
Eau bouillante.............. 150
Inf., filtrez, ajoutez eau dist.
de cannelle............. 60
Liq. d'Hoffmann........... 8
Sp. simple................ 40

Pot. par cuill. ; chaque 1/2 h.

℞ Racine de valériane........ 10
Eau bouillante............. 150
Acétate d'ammoniaque..... 15
Sp. diacode............... 30

Pot. (Duj. B. et Yvon).

℞ Essence de valériane..... 0,30
Sp. de menthe............ 15
Huile d'amandes douces.. 15
Eau dist................ 60

Par cuill.; chaque 1/2 h.

(Rabuteau.)

℞ Rac. de Valériane......... 3
Moutarde noire............ 18
F. sèche de romarin....... 9
— de sauge......... 9
Rac. de serpentaire........ 6
Bière blanche............. 4000

Bière céphalique (Cadet).

Usage ext. — Décoct., 30 p. 1000.

℞ Racine de valériane........ 10
Eau bouillante............ 200
Inf. 1/2 h. et ajoutez carbo-
nate de potasse........ 0,50
Assa fœtida.............. 1
Jaune d'œuf.............. n° 1

P. lavement (Miahle).

℞ Valériane................ 20
Eau bouillante............ 250
Musc.................... 1
Jaune d'œuf.............. n° 1

Lavement.

℞ Racine de valériane....... 30
Eau bouillante............ 250
Assa fœtida.............. 4
Jaune d'œuf.............. n° 1

Lavement antispasmodique.

℞ Poud. de rac. de valériane. 10
Eau tiède................ 200
Camphre pulv............ 1
Laudanum de Syd........ 1
Jaune d'œuf.............. n° 1

Lav. ; hystérie.

Acide valérianique ou valérique.

Très sol.; employé surtout en sels.

Prép. — II à VI gtt.

Valérianate d'ammoniaque.

Sel cristallin, peu stable, très sol. dans eau, alcool et éther. Peu actif quand il est pur.

Prép. — 0,05 à 0,50 en pil., etc.

℞ Valérianate d'ammoniaque.. 0,10
Ext. de valériane.......... 0,10
Poud. de valériane........ q. s.

P. une pil.

℞ Valérianate d'ammoniaque.. 1
Sp. de menthe............ 20
Eau de tilleul............ 125

Pot. par cuill.

℞ Acide valérianique.......... 3
Carbonate d'ammoniaque q. s.
pour saturer.
Ext. alcool. de valériane.... 2
Eau .... q. s.

2 à 3 cuill. à café (Pierlot).

℞ Valérianate d'ammoniaque... 3
  Sp. de tolu................. 24
Cuill. à café.

———

℞ Racine de valériane........ 125
  Alcoolat ammoniacal....... 900
Teint.

Valérianate de fer.

Pas préférable aux autres agents ferrugineux (Rabuteau).
Prép. — 0,10 à 0,50.

℞ Valérianate de fer........ 0,05
  Miel.................. } āā q. s.
  Poud. de guimauve.... }
2 à 10 pil. par jour.

———

℞ Ext. de jusquiame 0,05
  Valérianate de fer......... 0,10
3 pil. par jour (Duj. B. et Yvon); antichoréique.

Valérianate de quinine.

Sel à la fois antispasmodique et fébrifuge, peu soluble.
·Prép. — 0,30 à 1 gr.

℞ Valérianate de quinine. 0,30 à 0,40
  Inf. de cascarille..... 125
4 cuill. par jour (Neligan).

———

Valérianate de quinine........ 0,10
Ext. de quinquina............ q.s.
Pil.; de 2 à 5 par jour.

———

℞ Valérianate de quinine.. 0,50 à 1
  Inf. de valériane........ 150
Pour lavement.

Valérianate de zinc.

Sel cristallin sol. dans 50 p. d'eau, dans alcool; paraît n'agir pas beaucoup plus que les au-

tres sels de zinc (Rabuteau); antispasmodique.
Prép. — 0,10 à 0,40 en poud.

℞ Valérianate de zinc........ 0,05
  Sucre vanillé............. 3
P. une dose; 1 à 4 par jour.

———

℞ Valérianate de zinc........ 0,10
  Ext. de belladone.......... 0,01
  Miel...................... q. s.
De 1 à 5 pil.

———

℞ Ext. de jusquiame......... 0,05
  Valérianate de zinc........ 0,10
  S.-nitrate de bismuth...... 0,05
  Miel blanc................ q. s.
Pil.; 3 à 5 par jour.

———

℞ Valérianate de zin..... }
  Ext. de quinquina..... } āā 0,10
  — de gentiane....... }
  — de fl. de belladone.. 0,01
Une pil. matin et soir.
        (Bouchardat.)

———

℞ Valérianate de zinc.. 0,10 à 0,40
  Eau dist............ 120
  Sp. 30
Pot. par cuill. (Deway).

Zinc.

Métal non employé en nature, mais à l'état d'oxyde et de sels divers, dont beaucoup sont antispasmodiques.

Oxyde de zinc.

(*Lana philosophica, nihil album*, fleurs de zinc.) Poudre blanche, insipide et insol.

Douée d'une action topique astringente, absorbant de liquides, et d'une action modératrice sur le système nerveux central (antispasmodique).

Incompatible avec les acides.

Prép. — Poud., 0,10 à 2 gr.

℞ Ext. de semences de jus-
quiame............. 0,05
Ext. de valériane........ 0,05
Oxyde de zinc.......... 0,05

Pil. de Méglin; 2 à 10 par j.

℞ Oxyde de zinc.......... 0,20
Calomel................ 0,10
Valériane.............. 0,10

Doses : 1 à 2 par j.

Zinc. Sels divers : acétate, bromure, cyanure, chlorure.

V. Ind. IV, *Méd. akinésique.*

Sulfate de zinc.
(Vitriol blanc, couperose blanche.)

Action topique astringente, émétique à dose élevée (0,25 à 0,50), antispasmodique à petites doses.

V. Ind. XII, *Méd. astring.*

Incompatible avec les alcalis et leurs carbonates.

Prép. — Poud., 0,15 à 0,25.

℞ Ext. d'opium.............. 0,05
Sulf. de zinc............. 0,10

2 pil. par j. (Dupuytren).

℞ Sulf. de zinc............. 0,15
Térébenthine.............. 0,15
Magnésie.................. q. s.

Pil. de Graham; 3 par j.
(Bouchardat.)

Lactate de zinc.
Insol. dans alcool; sol. dans 58 p. d'eau.

Action antiépileptique et antispasmodique.

Prép. — 0,20 à 2 gr.

Phosphure de zinc.
V. *Phosphore* (Ind. II).

Valérianate de zinc.
V. *Valériane* et *Méd. névrosthénique* (Ind. II).

IVe INDICATION

HYPERSTHÉNIE SENSITIVO-MOTRICE

L'hyperexcitabilité fonctionnelle du système spinal se traduit par l'exagération du pouvoir sensitivo-moteur. De là une indication double, qui s'adresse à la fois à l'hyperesthésie sensitive, c'est-à-dire à l'hyperesthésie et à la douleur, et aussi à l'hyperesthésie motrice, c'est-à-dire à la plupart des formes morbides du mouvement (convulsions, contractures, spasmes, etc.).

A. — MÉDICATION ANALGÉSIQUE.

La douleur (algésie) est la plus fréquente et la plus considérable des indications. On peut l'attaquer dans les éléments sensibles de la périphérie ou sensoriels, dans les cordons nerveux sensibles ou œsthésodiques, et dans les centres de perception.

Dans le premier cas, c'est surtout à l'aide des moyens d'analgésie locale; dans le dernier cas, à l'aide des moyens d'anesthésie générale.

La plupart des agents de la médication analgésique sont empruntés ou aux hypnotiques, ou aux narcotiques, ou aux antispasmodiques, ou même aux névrosthéniques, mais avec des formes médicamenteuses et une posologie qui les rendent propres à l'analgésie.

On peut encore obtenir la suppression de la douleur par le fait d'une vive excitation portée dans son voisinage (soit par révulsion, soit par inhibition).

Régime analgésique : En tout analogue au régime calmant ou hypnotique. Évitez les excitants, même, autant que possible, les excitants physiologiques.

Agents de la médication analgésique :

Acétone.
Aconit.
    Aconitine.
    Napelline.
Ammoniaque.
    Acétate.
    Carbonate.
    Chlorhydrate.
Antipyrine.
Asa fœtida.
Belladone.
    Atropine.
    Sulfate.
Brucine.
Caféine et éthoxycaféine.
Camphre.
Carbonique (Acide).
Carbone (Sulfure de).
Chaleur.
Chloral.
    Butylchloral.
Chloroforme.
Ciguë.
    Cicutine.
    Bromhydrate.

Coca.
    Cocaïne.
    Chlorhydrate.
Cuivre (Sulfate de).
Cyanhydrique (Acide).
Cyanure de potassium.
    —   de zinc.
Datura.
Essences.
Éthers.
Froid.
Gelsemium.
Guarana.
Hedyosmum.
Hypnone.
Iodoforme.
Jusquiame.
Kawa.
Laurier-cerise.
Menthol.
Méthylal.
Ményanthe.
Morelle.
Nicotiane.
Nicotine.

Opium.
    Morphine, etc.
Osmique (Acide).
Pavot.
Pétrole.
Peuplier.
Quinine.

Safran.
Salol.
Solanine.
Théine.
Vératrine.
Zinc.
Chlorure de zinc.

Acétone.
Voy. Ind. XXVIII, *Méd. anthelmintique.*

Aconit.
Voy. Ind. I, *Méd. narcotique.*
Usage externe.

℞ Teint. d'aconit.......... }
Chloroforme. .... } P. E.
Glycérine .... }

Antinévralgique (Ferrand).

℞ Teint. d'aconit.......... .. 20
Teint. de coca.............. 10
Chloroforme 5

Contre les névralgies.

℞ Alcoolat de mélisse comp.... 4
Alcoolature d'aconit........ 2
Chloroforme. 1

Mixture calmante (G. de Mussy).

℞ Alcoolature d'aconit.... 1
Chloroforme 1
Axonge.................... 4

Pom. antinévralgique (Geay).

℞ Ext. alc. d'aconit.... 3
Axonge................. 8
Idem.

℞ Ext. alc. d'aconit......... 3
Ammoniaque X
Axonge.................... 12
Idem. (Turnbull).

℞ Pom. stibiée........ 20
Ext. d'aconit............. 2,50

Pom. contre sciatique (Debourge).

Aconitine.
V. Ind. I, *Méd. narcotique.*
Solut., 0,05 p. 100.
Teint. à 1/1000.

℞ Aconitine amorphe. 0,002
Réglisse................. 0,05
Sp.................... .. q. s.

Pil. antinévralgiques.

℞ Aconitine amorphe....... 0,0005
Sulf. de quinine. 0,05
Ac. tannique............ 0,05

Pil. migraine (H. de Chégoin).

℞ Aconitine.... 0,12
Alcool 7,50
Eau dist.................. 7,50

Inj. hypod.

℞ Aconitine crist........... 0,005
Chloroforme............. 5
Vaseline liq............. 20

Idem ; 1 gr. = 1/5 de milligr.

Usage ext.

℞ Aconitine amorphe.......... 1
Alcool rectifié............. 8

Pour frict. (Turnbull).

℞ Aconitine............... 1
Alcool................. 2
Axonge................. 40
Pom. antinévralgique (Turn-
bull).

℞ Aconitine amorphe........ 1
Axonge................. 100
Contre sciatique (Oppolzer).

Azotate d'aconitine crist.

Mêmes effets, avec plus de rapidité parce que ce sel est plus soluble. — Mêmes doses.

Prép. — Granules à 1/4 de milligr.

℞ Sulf. de quinine........ 0,20
Azotate d'aconitine crist. 0,00025
Ext. de quinquina...... q. s.
Pil. névralgie faciale, 2 à 3 en 24 heures (Laborde).

℞ Nitrate d'aconitine....... 0,005
Eau dist............... 10
Inj. hypod., 1 gr. 1/2 milligr.

Napelline.

Autre alcaloïde de l'aconit (Laborde), moins toxique ; ayant les mêmes indications, avec un dosage plus facile ; à employer avec prudence cependant.

Prép. — Pil. de 0,002 à 0,005 à donner toutes les 3 heures environ.

℞ Napelline................ 0,05
Eau dist............... 5
Sol. pour inj. hypod.

℞ Napelline................ 1
Alcool à 90°............ 43
Eau dist............... 56
Idem.

Ammoniaque. V. Ind. II, *Méd. névrosthénique.*
Usage ext.

℞ Huile d'amandes.......... 9
Ammoniaque liq.......... 1
Lin. (Codex).

℞ Ammoniaque liq.......... 1
Alcool camphré.......... 20
Lin. ammoniacal camphré (Ph. Edimbourg).

℞ Ammoniaque liq..........
Huile camphrée.......... 30
Alcoolé d'ext. d'opium...... 5

℞ Alcool camphré.......... 100
Ammoniaque liq.......... 25
Laudanum de Rousseau..... 10

℞ Ammoniaque.......... 5 à 10
Chloroforme.......... 10
Baume de Fioravanti..... 100

℞ Ammoniaque... 43
Camphre................. 23
Essence de lavande........ 1
Alcool à 85°............. 118
(Ph. Brit.)

℞ Huile camphrée........ 90
Ammoniaque............. 10
(Codex.)

℞ Ammoniaque liq........ 1
Alcoolat de Fioravanti...... 48
Huile d'amandes.. 48
Alcool camphré........... 13
(Codex.)

℞ Camphre................. 20
Ammoniaque liq.......... 20
Alcool rectifié............ 300

Essence de camomille....... 3
Essence de genièvre........ 3
(Lin. de Richardin.)

2⁄ Ammoniaque liq........... 4
Teint. de noix vomique..... 15
(Magendie.)

V. Ind. XI, *Méd. irritante.*

Acétate d'ammoniaque.
V. Ind. II, *Méd. névrosth.*

2⁄ Acétate d'ammoniaque liq.   15
Teint. d'écorces d'orange.) ãã 20
Sp. d'écorces d'orange...)
Eau dist................ 50
Pot. céphalalgie (Wright).

Carbonate d'ammoniaque
V. Ind. II, *Méd. névrosth.*

Usage ext.
2⁄ Cérat simple.............. 40
Carbonate d'ammoniaque.... 5
Cérat de Rochoux.

2⁄ Carbonate d'ammoniaque....
Eau......................
Alcool camphré...........
Fomentation (Ph. allem.).

2⁄ Carbonate d'ammoniaque....   5
Camphre pulv.............   1
Axonge..................   30
Pom. (G. de Mussy).

Antipyrine ou Analgésine.
V. Ind. XXIII, *Méd. antipyré-tique.*
Cachets de 0,50.

2⁄ Antipyrine................ 0,75
Cocaïne.................. 0,01
Eau dist................. 2
P. inj. hypod. — Doul. du tra-vail (Imbert de la T.)

Asa fœtida.
V. Ind. III, *Méd. antispasmo-dique.*
Cachets de 0,50.

2⁄ Asa fœtida................. 4
Vaseline 40
Pom. (Yvon).

Belladone.
V. Ind. I, *Méd. narcotique.*

2⁄ Belladone pulv........... 0,015
Sulf. de quinine.......... 0,10
Ext. de digitale........... 0,005
— de valériane........ 0,10
Miel.................... q. s.
Pil.; migraine, 4 (Fort).

2⁄ Ext. de belladone........ 0,015
Chlorhyd. de morphine.... 0,005
Pil. névralgies (Sandras).

Usage ext.
Emplâtre de belladone (Codex).
Huile belladonée.

2⁄ Ext. de belladone.......... 1
Cérat jaune................ 9
Pour frict. (Codex).

2⁄ Ext. de belladone.......... 1
Glycérine.................. 10
Topique calmant.

2⁄ Ext. de belladone.......... 1
Glycéré d'amidon........... 9
Idem.

2⁄ F. sèches de belladone.)
— de jusquiame. } ãã 15
— de morelle..)
Eau bouillante....... 1000
Inf. pour fomentat.

℞ F. sèches de belladone...... 15
— de stramoine...... 15
Eau 750
Décoct. et réduire à........ 500
Laudanum de Rousseau..... 2

Pour inj. vaginale.

℞ F. de belladone.......... 2 à 4
Eau (infus.) 200
E. de laurier-cerise....... 2 à 6

Pour lotion (V. Ammon.).

℞ Ext. d'opium............... 2
— de belladone........... 4
— de jusquiame........... 6
Axonge................... 50

Pom. antirhumat. (G. deMussy).

℞ Ext. de jusquiame.......... 3
— de belladone........... 3
— de ciguë............... 4
Axonge................... 40

Idem.

℞ Ext. de belladone.......... 4
— de jusquiame.......... 4
Glycérine................. 30

Frict. antinévralgiques (Ricord).

℞ Ext. de jusquiame.......... 2
— de belladone........... 2
Ong. populœum........... 20

Pom. calmante (Duj.-B.).

℞ Ext. de belladone........ } ãã 4
— de jusquiame........ }
Ong. napolitain.......... 30

Pom. calmante (Ricord).

℞ Ong. populœum............ 5
Baume tranquille,.......... 5
Ext. de belladone.......... 1
Laudanum de Rousseau...... 1

Liniment anodin.

℞ Pommade mercurielle à p. é.. 2
Ext. de belladone.......... 1
d'opium.................. 1

Contre le panaris (Debreyne).

℞ Ext. de belladone.......... 12
— d'opium............... 2
Axonge................... 12

Antinévralgique (Debreyne).

℞ Ext. de belladone........... 6
Teint. d'iode............... 6

Résolutif et sédatif (Diday).

℞ Ext. de ciguë............. 15
— de jusquiame........ 7
Poudre de belladone....... 2
Acétate d'ammoniaque..... q. s.

Épithème anticancéreux (Richter).

℞ Emplât. diachylon...... } ãã 2
— de thériaque ... }
Ext. de belladone....... 1

(G. de Mussy.)

℞ Ext. de belladone.......... 0,10
Teint. d'opium............ 0,50

Tampon utérin (Trousseau).

℞ Ext. de belladone.......... 4
— d'opium............... 1
Ong. populœum............ 30

Pom. calmante antihémorroïdale (Debreyne).

℞ Ext. de belladone.......... 0,01
Axonge................... 0,5
Cire..................... 1
Beurre de cacao.......... 3

Supp., id. (Barnouvin).

℞ Ext. de belladone....... } ãã 5
· Acétate n. de plomb....
Axonge................ 30

Contre fissure anale (Gallois).

℞ F. de stramoine.......... 20
— de jusquiame 20
— de morelle 20
— de nicotiane.......... 20
— de pavot............. 20
H. ess. d'absinthe....... 0,05
— d'hysope........ 0,05
— de marjolaine.... 0,05
— de menthe 0,05
— de rue 0,05
— de romarin....... 0,05
— de sauge........ 0,05
— de thym.... 0,05
Huile d'olive........... 500

Baume tranquille (Codex).

Atropine.
V. *Méd. narcotique.*
Pommade, 0,05 à 0,30 p. 30
Huile à 1/1000.

℞ Atropine................ 0,10
Vératrine............... 0,05
Baume Nerval........... 15

Frict. Névralgie faciale (Yvon).

℞ Valérianate de zinc...... 0,10
Atropine............... 0,005
Miel................... q s.

Pil., 1 à 5 à 10 (Bouch.).

Sulfate d'atropine.

℞ Sulf. d'atropine.......... 0,10
Glycéré d'amidon........ 15

Pour onctions (Muller).

℞ Sulf. d'atropine.......... 0,10
Carbonate de potasse..... 0,10
Iodure de potassium...... 0,50
Cérat 10

(Duj.-B. et Yvon.)

℞ Glycéré d'amidon......... 25
Sulf. de morphine........ 0,10
— n. d'atropine........ 0,01

Friction, dans la goutte.

Pil. inj. hypod.
V. *Méd. narcotique.*

Brucine.
En inj. hypod.
V. Ind. V, *Méd. excito-motrice.*

Caféine.
Le citrate de caféine surtout est employé comme antinévralgique et antimigraineux.
V. Ind. XIII, *Méd. cardiaque.*

℞ Citrate de caféine......... 0,10
Poud. de sucre........... 1

Doses contre la migraine.

℞ Sulf. de quinine.......... 0,10
Citrate de caféine......... 0,10
Sucre.............. 1

Doses antinévralgiques (Banberger).

Ethoxycaféine.
V. Ind. I, *Méd. narcotique.*

Camphre.
V. Ind. III, *Méd. antispasmodique.*
Usage ext.

℞ Camphre................. 28
Huile d'olive............. 102

Huile camphrée.

℞ Huile camphrée........... 30
Ess. de térébenthine........ 30
Teint. d'opium............ 10

℞ Camphre.................... 90
  Ess. de lavande............. 3
  Ammoniaque.............. 130
  Alcool.................... 355
Lin. (Ph. Britt).

———

℞ Éther sulf.............) ãã
  Camphre pulv.........)
Contre l'érysipèle.

———

℞ Camphre.......... 1
  Ac. tannique.............. 1
  Éther sulf................. 8
Idem (Cavazzani).

———

℞ Amidon.... 60
  Camphre.............. 2 à 10
Pour topique.

Acide carbonique.
V. Ind. II, *Méd. stimulante.*

C'est un bon analgésique surtout pour les muqueuses avec lesquelles il reste en contact. On peut l'employer sous forme de douches de gaz pur, ou d'eau gazeuse, et en injections ou en lavements.

———

℞ Bicarbonate de soude....) ãã 4
  Acide tartrique..........)
Pour une bouteille d'eau.
Poudre gazogène neutre.

Sulfure de carbone.
Employé de même en lavements gazeux, seul ou mêlé d'acide carbonique (Bardet). En permanence sur la peau, il est sinapisant.

———

℞ Sulf. de carbone..... 10
  Eau dist................... 500
  Essence de menthe........ V
Eau sulfocarbonée (Duj.-Beaumetz).

Chaleur.
Topiques chauds (vers 50°).

Chloral.
V. Ind. I, *Méd. hypnotique.*
Solut. diverses.

———

℞ Hyd. de chloral............ 4
  Glycérine neutre........... 20
Collut. ou lin. (Jeannel).

V. form. C et E.
V. Ind. XXVI et XXVII.

Butylchloral.
℞ Butylchoral............... 2,5
  Esprit de vin.............. 10
  Glycérine.................. 20
  Eau dist 120
Par cuill. (Liebreich) Névralgies.

Chloroforme.
V. Ind. I, *Méd. hypnotique.*

———

℞ Chlorhyd. de morphine..... 1
  Chloroforme............... 10
  Teint. de benjoin.......... 20
    — de digitale.......... 20
  Alcool à 80°.............. 60
Baume antinévralgique (Duj.-B. et Yvon).

———

℞ Chloroforme...........) ãã
  Blanc d'œuf...........)
Gélatine (Ruspini).

———

℞ Huile morphinée........... 22
  Teint. d'aconit............ 5
  Chloroforme 3

♃ Chloroforme............... 15
Teint. d'aconit............. 15
— d'opium camphrée.... 15
Alcool camphré............. 5

♃ Chloroforme............... 3
Ext. de belladone.......... 2
Glycérine 15

Lin. antinévralgique (Gallois).

♃ Chloroforme............... 10
Cire blanche.............. 5
Axonge.................... 85

Pom. (Codex).

♃ Cire blanche............ 15
H. d'amandes........... 5
Axonge 20
Chloroforme 12
Acétate de morphine 0,10

Pom. calmante (Bourdon).

♃ Chloroforme............... 1
Teint. de safran............ 1
Glycérine 30

Pour frict. (Debout).

♃ Huile d'amandes 9
Chloroforme 1

Pour frict. (H. P. — Codex).

♃ Chloroforme 10
Laudanum................. 10
Baume de Fioravanti........ 80

Frict. calmantes.

♃ Baume de Fioravanti....... 80
Chloroforme 20

Frict. calmantes après excitation topique.

♃ Chloroforme................ 10
Liniment camphré.......... 6′

Frict. calmante (Ph. Britt).

♃ Alcool.................... 5
Chloroforme....... 10

Contre fissure (Trousseau).

♃ Ammoniaque liq........... 5
Chloroforme............... 10
Camphre.................. 15
Teint. d'opium............. 5
Alcool à 90°............... 75

**Lin. calmant et rubéfiant.
(Mayet).**

♃ Ess. de térébenthine 250
Chloroforme .... } ãã 8
Laudanum de Rousseau. }

Lin. calmant révulsif (Laborde).

Ciguë.
V. Ind. I, *Méd. narcotique.*
Infusé, 25 à 50/1000.
Emplâtre avec ext., 3/4.
Ou par coction (cataplasme).
Glycéré d'ext. de ciguë.
Huile de ciguë, 1/2.

♃ Poud. de ciguë............ 200
Eau chaude.............. q. s.

Cataplasme (Trousseau).

♃ Ext. alcool. de ciguë....... 3
Résine élémi 2
Cire blanche.............. 1

Pour emplâtre (Codex).

♃ Emplâtre de ciguë........ . 50
— de diachyl. gommé. 50
Poud. de thériaque......... 40
Camphre.................. 10
Soufre en poudre... 2

Emplâtre de Ranque.

♃ Éther cicuté.............. 10
Évaporez et ajoutez axonge.. 20

Baume cicuté.

♃ Ext. de ciguë.......... 4
— de stramoine...... ⎫
— de jusquiame...... ⎬ ãã 2
— de belladone...... ⎭
Ong. populœum........ 30
Pom. calmante (Duj.-B.).

___

♃ Ext. de ciguë............. 10
Cérat.................... 40

(Laboulbène.)

___

♃ Ext. de ciguë.......... ⎫
Ext. de belladone...... ⎬ ãã 4
Iodure de potassium.... ⎭
Axonge............... .. 32

___

♃ Ext. de ciguë............. 2
Chlorhyd. d'ammoniaque.... 2
Axonge.................... 20
Pom. calmante et résolutive.

___

♃ Alcoolé de semences de ciguë. 10
Eau. de chaux.............. 90
Sol. pour injection.

Cicutine.
V. *idem*.

♃ Cicutine.................. XX
Chl. de morphine......... 0,10
Baume Nerval........... 40
Pour frict. (Duj.-B. et Yvon).

Bromhydrate de cicutine.
V. Ind. I, *Méd. narcotique*.

Coca.
Feuilles d'une Linacée du Pérou (Erythroxylon coca). Elles renferment une résine aromatique et la cocaïne, et quand elles sont altérées, diverses ammoniaques composées.

Excitant à dose minime, de-

vient facilement anesthésiant des surfaces. L'habitude crée le cocaïnisme, à éviter.

Prép. — Poud. de feuilles, 4 à 6 gr.

Inf., 5 à 10 p. 1000.

Ext. hyd. alc., 2 à 4 gr. (Préférer l'extrait fluide).

Teint. alcool., 5 à 15.

Elixir et vin, 15 à 30.

Cocaïne.
Principe actif de la coca. Bon analgésique.

Sol. dans alcool, éther, huiles, vaseline, peu dans l'eau.

On emploie les sels, chlorhydrate et sulfate.

Prép. — Sol. à 1/20 et à 1/50.

Oléate à 1/10.

Pom. à 1/20.

___

♃ Feuilles de coca......... 2
Eau bouillante.......... 200
Infusez, passez, ajoutez chlorhydrate de cocaïne. 0,50
Miel rosat.............. 20
Pour gargarisme.

___

♃ Chlorhyd. de cocaïne..... 0,50
Eau..................... 300
Pot., 2 cuill. de 4 en 4 h. (Duj.-Beaumetz).

___

Pour inject. hypod., solut. à 1/20, à 1/50 et à 1/100.

___

♃ Cocaïne pure............. 2
Vaseline liq. méd.......... 100

___

♃ Antipyrine 2
Chlorhyd. de cocaïne...... 0,04
Eau dist................. 4
Analgésique obstétrical, etc.

___

Solut. d'usage ext. : (C. Paul, H. P.).

Pour anesth. de l'œil, 2/100.

— du larynx, 1/10.

— du pharynx, 1 à 2/10.

— des fosses nasales, 2/10.

— de l'oreille moy., id.

— de l'urèthre, id.

Cuivre (sulfate de) ammoniacal.

V. Ind. III, *Méd. antispasmodique*.

℞ Eau dist................ 100
Sp. de fl. d'oranger...... 30
Sulf. de cu. ammon...... 0,15

Pot. 3 cuill. à chaque repas.
Névralgie faciale (Féréol).

Cyanhydrique (acide).

V. Ind. I, *Méd. narcotique*.

℞ Ac. cyanhydrique méd...... 4
E. dist. de laitue.......... 500

Pour lot. (Magendie).

℞ Ac. cyanhydrique à 1/100... 20
Lait d'amandes............ 250

Pour lot. (Duj.-B.).

Cyanure de potassium.

V. *idem*.

Lot., 1/40.

℞ Cyanure de potassium..... 0,10
Cérat.................... 30

Cérat calmant.

℞ Cyanure de potassium.. 0,50 à 1
Emuls. d'amand. amères. 100

Pour lot. (Biett).

℞ Cyan. de potassium.. 0,05 à 0,10
Vaseline............. 20

Contre le prurit (Hardy).

℞ Huile d'amandes d......... 8
Cyanure de potassium....... 6
Axonge.................. 2

Pour onct. calmantes.

℞ Cyanure de potassium ... 0,20
Eau dist................ 100

Solut. pour compresses (Roger).

Cyanure de zinc.

Pom., 1 p. 50.

Datura stramonium.

V. Ind. I, *Méd. narcotique*.

℞ Semences de stramoine. ⎫
— de belladone. ⎬ ãã 0,02
Sulfate de quinine..... ⎭

Pil. antinévralgiques, 1 à 4 par jour (Œsterlen).

℞ Ext. de stramoine.......... 0,02
— d'opium 0,01
Oxyde de zinc............ 0,20

Pil. antinévralgiques, de 1 à 5.

℞ Ext. de stramoine.......... 0,01
— d'opium 0,01
Oxyde de zinc............ 0,10

Pil. antinévralgiques, 1 à 8.
(Trousseau.)

Cérat de stramoine, 1/10.

℞ Ext. alcool. de datura...... 9
Résine élémi.............. 8
Cire blanche............. 1

Pour emplâtre (Planche).

Électrisation.

V. Form. I.

Essences diverses.

Usage int. et ext.
V. Ind. II et III.

℞ Camphre râpé.............   3
  Cire blanche.............   1
  Axonge...................   9
Pom. camphrée (Codex).

℞ Piment des jardins........   20
  Ammoniaque liq...........   10
  Ess. de thym.............   1
  Hyd. de chloral..........   1
  Alcool à 60°.............   100

En frict., pur ou mêlé.
X à XX gt. à l'int.
(Apone du Dr Poulet.)

℞ Moelle de bœuf............   350
  Huile d'amandes d........   100
  Beurre de muscade........   450
  Huile vol. de romarin......   30
     —   de girofle........   15
  Camphre..................   15
  Baume de Tolu....   30
  Alcool à 80°..............   60
Baume nerval.

Ethers.
  V. Ind. I, *Méd. hypnotique.*
    — III, *antispasmodique.*
  Réfrigération par l'éther pul-
vérisé (V. ci-dessous).

Ether amylvalérianique.
  En capsules. V. Ind. III.

Ether bromhydrique.
  (V. Ind. III).
  En pulvérisations. Le seul
analgésique local qui permette
l'emploi du thermo-cautère.
            (Terrillon et Yvon.)

Ethoxycaféine.
  V. *Caféine.* Ind. XIII.

**Froid. Moyens de réfrigé-
  ration.**
  Bon moyen de modifier la
sensibilité des surfaces.

Procédés d'analgésie par le
froid :
  1º Douche froide capillaire ;
  2º Compresses froides et glacées ;
  3º Application de glace ;
  4º Application de mélanges
réfrigérants.

℞ Chlorure de potassium
      pulv.................. } āā
  Eau....................

℞ Azotate   d'ammoniaque
      pulv........ .... } āā
  Eau...................

℞ Azotate   d'ammoniaque
      pulv ....
  Carbonate de soude crist. } āā
      pulv ....
  Eau...................

℞ Sel marin.................   1
  Neige ou glace pulv........   3

℞ Neige   3
  Ac. sulf. étendu...........   1

℞ Sulfate de soude...........   8
  Acide chlorhydrique........   5

℞ Sulfate de soude...........   3
  Acide azotique étendu.......   2

℞ Sulfate de soude...........   6
  Acétate d'ammoniaque......   5
  Acide azotique étendu......   4

℞ Phosphate de soude........   9
  Acide azotique étendu   4

℞ Chlorure de calcium pulv...   4
  Glace pilée ou neige........   3

5° Projection d'éther avec un pulvérisateur, ou de *chlorure de méthyle* avec un siphon.

(Se méfier de la gangrène que détermine un *jet quelque peu soutenu.*

Gelsemium sempervirens.

Jasmin sauvage. Loganiacée de la Caroline. Rhizome et tige. La *gelsémine*, son principe actif, est crist., peu sol., toxique. Antinévralgique, narcotique et fébrifuge.

Prép. — Poud., 0,05 à 0,40.
Teint. à 1/5, X à LX gtt.

℥ Gelsemium............... 0,05
   Glycérine................ q. s.
   Alcool .... q. s.
Pil., 1 à 6.

℥ Teint. de gelsemium........ 5
   Sp. simple............... 100
Sp., 2 à 3 cuill. (Emery).

℥ Chlorhyd. de gelsémine.... 0,1
   Eau dist................. 20
Inj. hypod.

Guarana.

Semences d'une liane du Brésil (*Paullinia sorbilis*) des Sapindacées. Agit comme le café vert, grâce à la caféine qu'il renferme.

C'est un tonique antinévralgique.

Prép. — Poud., 0,20 à 2 gr.
Décoct., 3 gr. par tasse.
Teint. alcool., 10 à 20 gr.
Ext. alcool., 0,10 à 1 gr.

Sirop à 1/100 d'ext.
Pastilles de 0,10.

Hedyosmum nutans.

Feuilles d'une pipéracée antinévralgique.

Prép. — Huile volatile.
Usage ext. — Feuilles.

Hypnone.

V. Ind. 1. *Méd. hypnot.*

℥ Hypnone.................. 5
   H. d'amandes............. 10
Frict. (Vigier).

Iodoforme.

Indépendamment de ses autres propriétés, c'est un anesthésique local.

Sol. dans l'eau et dans la glycérine, peu sol. dans l'alcool, assez sol. dans l'éther, sol. dans les huiles et dans le chloroforme. Dans le but de masquer son odeur on l'unit à des essences variées.

Prép. — Chloroforme iodoformique à 1/10 ou à saturat.
Éther iodoformique à 1/6, à 1/20.
Perles de solut. éthérée d'iodoforme.
Collodion élastique à 1/16.
Glycéré à 1/10.
Huile d'amandes à 1/200.

℥ Iodoforme................. 2
   Amidon................... 1
Poud. à insuffler.

♃ Iodoforme............... 1
   Cocaïne pure............ 0,05

Poud. analgésique.

♃ Vaseline................ 5
   Iodoforme............... 1 à 2

Pom.

♃ Camphre................. 5
   Essence de menthe........ 2
   Iodoforme................ 15

♃ Iodoforme............... 100
   Essence de menthe........ 5
   — de néroli........... 1
   — de citron........... 2
   Teint. de benjoin........ 1

♃ Iodoforme............... ı gr.
   Essence de roses........ II gtt.

♃ Alcool à 85°............. 30
   Savon animal............. 4
   Iodoforme................ 1
   Huile vol. de menthe...... 1

Lin. pour frict. (Duj.-B. et Yvon).

♃ Iodoforme............... 1
   Baume du Pérou.......... 3
   Alcool ou glycérine....... 12

Lin. (Gallois).

♃ Iodoforme.............. 10
   Éther sulf............. } āā 20
   Alcool................. }

♃ Iodoforme............... 3
   Café.................... 3
   Paraffine............... 10

Pom.

♃ Iodoforme............. 2 à 4
   Cérat ou vaseline....... 30
   Essence de roses....... II à IV

Pom. (Duj.-B. et Yvon).

♃ Iodoforme................ 4
   Axonge benzoïnée.......... 20

Pom. contre fissure.

♃ Iodoforme......... 0,05 à 0,50
   Beurre de cacao..... 5

Pour un supp.

Jusquiame.
V. Ind. I, *Méd. narcotique.*

♃ Ext. de jusquiame......... 0,04
   Valérianate de zinc........ 0,03

Pil. névralgie (Green).

Décoct., 5/100.
Glycéré d'extrait, 1/10.
Huile, 1/3.
   Baume tranquille (huile de jusquiame composée). V. p. 74.
Cataplasme (50 gr. de f.).

♃ Ext. de jusquiame.......... 1
   Cérat..................... 9

Cérat de jusq. (Codex).

♃ Ext. de jusquiame.......... 1
   Alcoolé de jusquiame........ 1
   Axonge benzoïnée.......... 4

Pour frict.

♃ Ext. de jusquiame.......... 90
   Résine de pin.............. 20
   Emplâtre diachylon......... 20

(Avec ou sans ext. d'opium).

♃ Ext. de jusquiame.......... 10
   Glycérine.................. 50
   Eau pure................... 450

Lot. calmante.

℞ Jusquiame.... ....)
    Morelle.......... .... } ãã 5
    Stramoine........ ...... |
    Belladone..............)

Décoct. dans 1000 d'eau.

℞ Huile de jusquiame........ 80
    Chloroforme.............. 10
    Teint. d'opium............ 10

Pour onct. calmante.

℞ Glycérine.................. 30
    Ext. de jusquiame.......... 4
    — de belladone.......... 4

(Ricord.)

℞ Huile de jusquiame....... 200
    Camphre ....)
    Laudanum de Rousseau.. | ãã 4
    Ext. de belladone........ |
    Chloroforme............)

Lin. sédat. (Ricord).

℞ Ext. de jusquiame...... | ãã 5
    Tannin .... |
    Ong. populœum........ 90

Ong. antihémorroïdal (Duj.-B.).

℞ Ext. de jusquiame......... 0,07
    Laudanum IV
    Beurre de cacao.......... 3

Pour un supp. (Reliquet).

Hyosciamine.
V. Ind. I, *Méd. narcot.*

Kawa ou Kava-Kava.
Liqueur résineuse obtenue de la racine du *Piper methysticum*. Jouit de propriétés anesthésiantes locales ; mais c'est surtout comme anticatarrhal qu'on l'emploie.

Prép. — Ext. hydro-alcoolique, 1 à 2 gr.
Inf., 0,10 p. 1000.

℞ Ext. alc. de Kawa......... 0,10
    Poud. de Kawa........... 0,10
Pil., 10 à 12 (Fournier).

Laurier-cerise.
V. Ind. I, *Méd. narcotique.*

℞ F. fraîches de laurier-cerise. 125
    Eau tiède (Inf.)............ 1000
    Mellite simple............ 125

Pour lot., anticancéreuse.
(Cheston.)

℞ E. dist. laurier-cerise....... 50
    Teint. de coca............ 10
    Eau..................... 100

Lot. calmante.

℞ Essence de laurier-cerise.... 1
    Axonge.................... 8

Pom. de James.

Menthol.
Camphre solide de l'essence de menthe. Sol. dans alcool, éther, chloroforme.
Antinévralgique.
V. Ind. XXVII, *Méd. antiseptique* et Ind. II.
Prép.
Usage int.

℞ Menthol.... 0,10 à 0,15
    Alcool..... q. s. p. dissoudre
    Eau dist.... 180

Par cuill.

℞ Alcool de vin............. 30
    Mentrol................. 7,50
    Glycérine...... 4
    Sp....................... 4

Par petites cuill. dans l'eau chaude (Donna).

Applicat. ext.
Crayon migraine.
Pommades.

Menyanthe.
Tréfle d'eau, f. d'une gentianée.
V. Ind. XIX, *Méd. antiscor-*
butique.

___

♃ F. sèches de ményanthe..... 50
Eau bouillante.............. 250
Sp. de valériane.......... 20
Inf. Migraine (Teissier).

Méthylal.
V. Ind. I, *Méd. hypnotique.*

♃ Huile d'amandes........... 85
Méthylal.................. 15
Pour frict.

___

♃ Alcool à 80°............... 110
Essence de lavande........ 5
Méthylal.................. 10
Liniment.

___

♃ Baume tranquille.......... 8
Méthylal.................. 2
Mixt. otalgique.

___

♃ Axonge 30
Cire..................... 3
Méthylal................. 5
Pom. (Duj.-B. et Yvon).

Morelle.
Solanum nigrum. Peu em-
ployée, a pour principe actif la
solanine. — Narcotique émol-
lient.
Inusité à l'intérieur.
Prép. — Usage ext.
Décoct., 5/100 en inject.

___

♃ F. sèches de morelle....... 15
Capsules de pavot.......... 15
Eau bouillante............. 1000
Inf. pour fomentat.

Nicotiane ou Tabac.
V. Ind. I, *Méd. narcotique.*
Décoct. à 1/100.
Fomentat. à 1/10.

___

♃ Tabac 4
Ciguë.................... 2
Eau bouillante............. 250
Lot. antipsorique (Wenzel).

___

♃ Ext. de nicotiane.......... 4
Cérat simple.............. 28
Antinévralgique (Chippendale).

Nicotine.
V. Ind. I, *idem.*

♃ Nicotine 1
Alcool faible.............. 50
En compresses (Gowe).

Opium.
V. Ind. I, *Méd. hypnotique.*

♃ Cataplasme émoll....... . 204
Teint. d'ext. d'opium...... 2 à 0
Cataplasme opiacé (H. M.).

___

♃ Savon blanc............... 60
Opium brut 15
Alcool................... 500
Camphre.... 30
Essence de romarin........ 10
Baume anodin de Bath (Britt).

___

♃ Ext. d'opium...........)
 — de jusquiame....... } āā 5
 — de ciguë..........)
Emplâtre diachylon..... 50
Térébenthine.......... q. s.
Emplâtre calmant.

℞ Ext. d'opium............ 9
  Résine élémi............. 1
  Cire blanche............. 2

Emplâtre d'ext. d'opium.
(Codex.)

℞ Poix blanche............. 18
  Emplâtre simple........... 80
  Opium brut............... 3

Emplâtre d'opium (Ph. Lond).

℞ Digestif simple........... 9
  Laudanum 1

(H. P.).

℞ Ext. de belladone.......... 0,10
  Teint. d'opium............ 0,05

Topique stupéfiant (Trousseau).

℞ Solut. d'ichtyocolle à 1/30.. 30
  Ext. d'opium............. 3

Mouches calmantes(Schaeuffele)

℞ Opium brut............... 1
  Eau bouillante........... 125

(H. P.)

℞ Opium brut pulv..... 1
  Huile de jusquiame........ 128

(Neuber.)

℞ Ext. d'opium ou laudanum... 3
  Glycéré d'amidon.......... 30

(Codex.)

℞ Huile camphrée............ 8
  Cérat.................... 1
  Teint. d'opium........... 1

(Codex.)

℞ Ext. d'opium............. 2
  — de belladone.......... 4

E. de laurier-cerise......... 20
Glycérine 30

(Delioux.)

℞ Laudanum................. 1
  Glycérine ou glycéré d'amidon..................... 10

℞ Ext. d'opium............. 1
  Eau..................... 1
  Cérat................... 98

(H. M.)

℞ Cérat de Galien........... 9
  Laudanum 1

Cérat laudanisé (H. P.)

℞ Baume tranquille....... 25
  Cérat de Galien.........
  Ext. de belladone...... } ãã 6
  Laudanum......
  Chloroforme.........

(Jeannel.)

℞ Baume tranquille........... 70
  Chloroforme. 20
  Laudanum 10

℞ Ext. d'opium............. 1
  Ext. de belladone......... 2
  Glycérine................ 20
  Huile de camomille camphrée. 60

℞ Teint. d'ext. d'opium........ 5
  Huile d'arachides.......... 30

(H. M.)

℞ Baume tranquille.......... 8
  Laudanum 1

(H. P.)

℞ Camphre................. 12
  Opium.... 4
  Alcool à 40°.............. 200

(Duj.-B.)

♃ Feuilles de ciguë............ 20
Décoct. eau................. 500
Teint. d'opium............. 5
Eau dist. laurier-cerise..... 10

Lot. calmante.

♃ Ext. d'opium.............. 1
— de belladone.......... 1
— de datura............ 1
Eau de laurier-cerise........ 12

Lot. névralgies.

♃ Vin aromatique............. 250
Ext. d'opium............... 2

Pour fomentat. (Ricord).

♃ Laudanum de Rousseau..... 5
Décoct. de lin.............. 500

Pour inject.

♃ Alcoolé d'ext. d'opium...... 1
Décoct. émolliente.......... 160

Pour inject. (H. M.)

♃ Eau simple................. 250
Opium brut................. 30

Pour inject. (Ricord).

♃ Ext. d'opium............. 0,10
— de jusquiame 0,20
Eau de roses........... 180

Pour inject. sédative.

♃ Décoct. d'orge........... 200
Mellite simple........... 40
Teint. d'opium.......... 2 à 5

Garg. calmant.

♃ Alcoolé d'ext. d'opium....... 1
Mellite simple 30
Décoct. émoll.............. 100

Idem (H.M.).

♃ Ext. d'opium........ 0,05 à 0,15
Chlorate de potasse... 4
Sp. de mûres....... 30
Décoction de gui-
mauve........... 200

Idem.

Codéine.
V. Ind. I, *Méd. hypnotique.*

Narcéine.
V. *idem.*

Morphine et ses sels.
V. *idem.*

Chlorhydrate de morphine.
Employé localement en collodion, en pommade, en suppositoires, et en injections sous-cutanées.

♃ Collodion élastique.. 30
Chlorhyd. de mor-
phine............. 0,50 à 1

(Duj.-B.)

♃ Chlorhyd. de morphine..... 1
Axonge benzoïque.......... 30

Pom. (Jeannel).

♃ Beurre de cacao........... 5
Chlorhyd. de morphine pulv. 0,02

Pour un supp.

Injections hypodermiques. V. *Méd. hypnotique.*

Sulfate de morphine.
Usage ext.

♃ Glycéré d'amidon.... 60
Sulf. de morphine........ 1

Pour onctions (Muller).

Osmique (acide).

Lentement sol. Antinévralgique.

Prép. — 0,005 à 0,01.

℞ Ac. osmique............... 0,01
Eau dist.................. 1

Sol. pour inj. hypod.

Pavot.

V. Ind. I, *Méd. narcotique.*

℞ Caps. de pavot......... 30 à 50
Eau.................... 100

Inf. ou décoct. pour foment.

———

℞ Caps. de pavot vides....... 25
F. sèches de jusquiame...... 50
Poud. émolliente.......... 100
Eau 600

Pour un cataplasme calmant.

———

℞ Têtes de pavot concassées... n° 2
Graine de lin............. 5
Décoct. dans eau.......... 100
Sp. de miel.............. 20

Garg. calmant.

Pétrole.

V. Form. C. *Dermatologique.*
Usage ext.

℞ Pétrole américain........... 1
Pétrole des Barbades........ 3
Huile de cade............ 4
— de succin............ 4
— de lin.............. 8
Essence de térébenthine..... 8

Lin. antirhumat. (Ph. angl.)

———

℞ Huile camphrée........ ⎫
Essence de térébenthine. ⎬ ãã
Pétrole raffiné......... ⎭

Lin. (Fonssagrives).

Peuplier (bourgeons de).

Populus nigra. Grand arbre indigène des Salicacées.

Ses bourgeons renferment résine, huile volatile, mat. colorante, salicène, etc.

Vulnéraire et balsamique.
Prép.

℞ Bourgeons de peuplier...... 8
F. fr. de pavot............. 5
— de belladone......... 5
— de jusqniame......... 5
— de morelle........... 5
Axonge.................. 40

Ong. populœum ʼCodex).

———

Le *charbon de peuplier* est employé comme poudre absorbante.

V. Ind. VIII, *Méd. eupeptique.*

Quinine.

V. Ind. XXIII, *Méd. antipyrétique.*

℞ Ext. de valériane...... ⎫ ãã 0,10
— de quinquina.... ⎭
Oxyde de zinc........ 0,05
Ext. thébaïque........ 0,01
Sulf. de quinine..... 0,05

Pil. Névralg. (Duj.-B. et Yvon).

———

℞ Valérianate de zinc........ 0,05
— de quinine..... 0,10
Ext. d'opium............. 0,01
— de belladone......... 0,01

Pil. Névralgies (Idem).

Safran.

V. Ind. III, *Méd. antispasmodique.*

———

℞ Safran pulv.... 0,50
  Borate de soude porph.... 1
  Teint. de myrrhe.......... X
  Glycéré d'amidon.......... 10
Collut. (Delioux).

Safrol.
Camphre du safran comme le menthol.

Salol.
V. Ind. XXVII, *Méd. antiseptique.*
Dose analgésique, 3 à 6 gr.

Solanine.
Glycoside extrait des germes de la pomme de terre (*solanum tuberosum*).
Sol. dans eau acidulée, peu sol. dans alcool, éther, huiles.
Ses solut. sont caustiques (dangereuses).
Prép. — Pil. de 0,05 à 0,10, de 1 à 2.

℞ Solanine 0,005
  Chloroforme.............. 3
  Vaseline liq............. 7
Sol. inject. hypod.

Théine.
En inject. hyp.
V. Ind. II, *Méd. névrosth.*

Vératrine.
V. Ind. IV, *Méd. contro-stimulante.*

Usage ext. — Pom., 0,05 p. 10.

℞ Vératrine................ 0,30
  Chlorhyd. de morphine.... 0,20
  Glycérolé d'amidon........ 30
Pom. antinévralgique (Bertrand).

___

℞ Vératrine................ 0,04
  Bisulfate de quinine...... 1
  Vaseline.................. 15
Idem.

___

℞ Vératrine................ 0,15
  Ext. thébaïque........... 0,75
  Essence de térébenthine... 2
  Essence de menthe........ X
  Axonge................... 30
Contre cardialgie (Bohin).

Zinc.
Sels divers, acétate, bromure, cyanure.
V. Ind. IV, *Méd. akinésique.*

Chlorure de zinc.
V. Ind. XI, *Méd. irritante.*
— XXI, *Méd. anérésique.*

℞ Chlorure de zinc pur........ 1
  Alcool absolu............. 2
  Éther sulf................ 4
Éther zincé (Mayer).
VI à VIII gtt. en pot. Antimigraineux.

___

℞ Chlorure de zinc...........
  Eau dist.................. 10
Inj. hypod.

B. — MÉDICATION TEMPÉRANTE.

Plus complexe, cette médication s'adresse à l'impressionnabilité sensitive et à l'excitabilité motrice, pour en abaisser le taux.

La plupart de ses agents influencent non seulement le système cérébro-spinal, mais aussi la nutrition ; toutefois leur effet le plus direct semble porter sur la circulation. Aussi confinent-ils aux contro-stimulants et aux altérants, indépendamment de leurs relations avec les médications analgésique et akinésique.

Le *régime tempérant* est surtout une diète hydrique ou lactée, et comporte les aliments et boissons acidules et alcalines.

Agents de la Méd. tempérante.

Airelle.
Acides.
    acétique.
    borique.
       borax.
    carbonique.
    chlorhydrique.
    citrique.
    lactique.
    malique.
    nitrique.
    oxalique.
       Bioxalate de Ko.
    phosphorique.
    sulfurique.
    tartrique.
    tartrate acide de Ko.
       borico-potassique.
Cerises.

Citron.
Coing.
Cynorrhodon.
Epine-vinette.
Fraises.
Framboises.
Froid. Glace.
Grenades.
Groseilles.
Mûres.
Nitre.
Opium.
Orange.
Oseille.
Pomme.
Prune.
Tamarin.
Verjus.
Vinaigre.

Airelle ou **Myrtille**.

Arbuste des Éricacées (*Vaccinium myrtillus*), dont on emploie les feuilles et surtout les fruits. Renferme de l'acide quinique. Acide et astringent.

Prép. — Poud., 4 gr. chaque 2 ou 3 h.

Ext., 1 à 2 gr.

Teint. à 1/10, un verre à liq. Sp., 5 gr. d'ext. pour 1000.

Acides divers.

Acide acétique.

Un des plus répandus dans les végétaux. Trois variétés :

1° Cristallisable ou monohydraté ;

2° Du commerce ou ac. pyroligneux ;

3° Vinaigre officinal ou de vin (V. ci-dessous).

Stimulant en inspiration, il est tempérant étendu d'eau.

Action topique, irritante, antiseptique.

V. Ind. XI, *Méd. irritante.*

V. Ind. XXVII, *Méd. antiseptique.*

℣ Camphre...................... 1
  Acide acétique............... 1
  Vinaigre..................... 40
Vinaigre camphré (Codex).

Acide borique,
Acide faible. V. Ind. XXVII,
Méd. antiseptique.
Prép. — 0,25 à 2 gr. en pot.

Borate de soude (Borax).
Peu soluble.
V. Ind. XIX, *Méd. altérante.*
V. Ind. XXVII, *Méd. antiseptique.*
Prép. — 0,50 à 4 gr.

℣ Borax 15
  Sirop de sucre.............. 300
Sp. (Trousseau).

℣ Borate de soude pulv........ 5
  Glycérine pure.............. 10
  Sp.......................... 95

℣ Borax 30
  Emuls. d'amandes........... 480
  Eau d. de laurier-cerise..... 20
Solut. boratée.

Collut. P. E.
Garg. à 8 gr.

Acide carbonique.
V. Ind. IV. *Méd. analgésique.*
N'est pas seulement un analgésique, mais encore un bon contro-stimulant, qui marque la transition des acides végétaux aux acides minéraux.
Prép. — Employé surtout en dissolution dans l'eau (eau de seltz).

Lavements et injections d'acide carbonique simple, ou d'eau de seltz.
Idem, d'acide carbonique chargé de sulfure de carbone.

℣ Sucre râpé................ 50
  Ac. citrique....... 3
  Bicarbonate de soude...... 2
  Eau 1000
Limonade gazeuse en poud.

Potion alcaline n° 1 :
℣ Bicarbonate de potasse....... 2
  Eau 65

Potion acide n° 2 :
℣ Acide citrique.............. 2
  Eau 65
Pot. de Rivière.

℣ Bicarb. de soude............ 2
  Ac. tartrique............... 2
Poud. gazogène neutre (Codex).

℣ Bicarb. de soude............ 2
  Acide tartrique............. 1,3
Poud. gazogène alcaline. Soda powder.

℣ Bicarb. de soude 25
  Sucre pulv............. 200
  Ac. tartrique.......... 24
  Essence de citron....... II gtt.
Poud. gazogène acide (Jeannel).
Limonade sèche.

℣ Chlorure de calcium..... 0,33
  —   de magnésium.. 0,27
  —   de sodium...... 1,10
  Carbonate de soude crist.. 0,90
  Sulfate de soude........ 0,10
  Eau gazeuse simple...... 650
Eau acidule saline.

℞ Bicarbonate de potasse.... 0,8
—   de soude...... 2,2
     Alcool de vin à 90°....... 30
     Sp. de gomme........... 50
     Eau commune........... 800
     Alcool nitrique.......... 0,5
     Ac. tartrique............. 5,5

Cidre artificiel.

℞ Suc récent de citron........... 15
     Bon vin rouge............. 30
     Bicarbonate de potasse pulv.. 4

Pot. efferv. de Boerhaave (Gaubius).

℞ Chlorure de calcium fondu   0,540
     Chlorure de magnésium.   0,057
     Chlorure de sodium.....   0,902
     Carbonate de soude crist.   1,677
     Limaille de fer porph....   0,006
     Eau à 5 vol. d'ac. carbonique............... 625,000

Eau de seltz artif. (Lefort).

On peut en rapprocher sous ce rapport les eaux de Pougues, de Chateldon, de Saint-Galmier, etc.

Acide chlorhydrique.

Sa solution officinale contient 34 p. 100 ou 460 litres de gaz chlorhydrique.

Il est toxique, caustique, mais moins que les acides sulfurique et azotique ; très dilué, passe pour tempérant.

Incompat. : alcalis et leurs carbonates, sels mercureux, de plomb, d'argent.

Prép. — 1 à 2 gr. en solut. Limonade, 2/1000.

℞ Acide chlorhydrique...... 2 à 4
     Sp. de sucre............. 125
     Eau dist................. 875

Limonade chl.

Acide citrique.

Abondant dans les fruits des hespéridés, se trouve aussi dans les fruits rouges.

Sol. dans alcool et dans partie égale d'eau froide. C'est un bon tempérant.

Incompat. avec carbonates alcalins, alcalis, émulsions, lait, etc.

Prép. — 2 à 6 gr. en limonade, pot., etc.

Sp., 1 p. 100.

℞ Sp. d'acide citrique.......... 1
     Eau...................... 9

℞ Ac. citrique............... 1
     Eau dist............... 1
     Sp...................... 18

Sp. d'ac. citrique.

℞ Sp. d'ac. citrique.......... 20
     Alcoolat. de citron.......... 2

Sp. de limons.

℞ Acide citrique............. 1
     Eau aromatique de citron.... 30
     Sp. simple................. 60
     Eau...................... 900

Limonade citrique.

℞ Limonade citrique. 750
     Vin rouge................. 250

Limonade vineuse.

℞ Sp. d'ac. citrique gommeux.   60
     Eau 1000
     Alcoolat de citron........ 1

Limonade citrique (H. P.).

℞ Acide citrique............. 2
     Gomme arabique............ 6
     Eau dist.................. 10
     Sp. de sucre.............. 82

Sp. citrique gommeux, 50 à 60 gr. p. 1000 (H. P.).

Acide citrique............ 5
  Sucre.................. 150
  Essence de citron....... X gtt.
Limonade sèche.
Une cuill. par verre d'eau.

Acide lactique.

Se trouve dans le lait aigri et dans beaucoup de produits végétaux. Très soluble; c'est un bon tempérant, antidyspeptique, dissolvant des exsudats diphtériques.

Prép. — XX à LX gtt.

℞ Eau commune........ ... 1000
  Sp. simple.............. 60
  Ac..lactique.. .... 4 à 8
Pour une limonade (H. des enfants.

℞ Ac. lactique pur......... 5 à 20
  Eau aromatique........ 20 à 30
  Eau de fontaine........ 1000

                    (Duj.-B.)

℞ Ac. lactique........ X à XX gtt.
  Eau .... 100 gr.
Pour pot. (Haufield).

Acide malique.

Un des acides végétaux les plus répandus dans la nature, souvent uni à l'acide citrique, dont il est un succédané et auquel il pourrait souvent être substitué avec avantage (Bouchardat).

Acide nitrique ou Azotique.

Concentré, c'est un caustique puissant; étendu d'eau, c'est un tempérant qui n'est pas désagréable.

Prép. — X à XX gtt. dans 200 gr. de véhicule.

℞ Ac. nitrique pur.......... 2
  Eau.................... 1000
Eau oxygénée (Alyon).
(Ne pas confondre avec le bioxyde d'hydrogène, ni avec l'eau chargée d'oxygène.)

℞ Eau............... 100
  Sp 60
  Ac. nitrique........ X à XII gtt.
Limonade nitrique (H. P.).

℞ Ac. nitrique off............. 78
  Alcool à 90°.............. 300
  Eau dist................ 22
Acide nitrique alcoolisé, 1 à 4 gr.
Esprit de nitre dulcifié.

℞ Ac. azotique alcoolisé....... 4
  Eau dist................ 875
  Sp. de sucre............. 125
Limonade (H. P.).

℞ Ac. azotique pur.......... 15
  Sp. de sucre 1000
Sp. d'ac. azotique, 60 gr. p. 1000.

Acide oxalique.

Se trouve en particulier dans les rumex et dans les poils du pois chiche. Sol. dans alcool, assez sol. dans eau.

Il est rafraîchissant et tempérant. Toxique.

Prép. — 0,10 à 1 gr.

℞ Acide oxalique.......... 1,50
  Sucre aromatisé au citron. 60
  Eau.................... 940
Limonade (Duj.-B. et Yvon).

℞ Acide oxalique........ 5
   Sucre................. 250
   Essence de menthe ..... X gtt.
   Mucilage de g. adragante q. s.
Pastilles (Soubeyran).

Bioxalate de potasse.

Sel d'oseille. Peu soluble. Même action thérapeutique.
Incompat. : sels de chaux.
Prép. — 0,50 à 1 gr.

℞ Oxalate de potasse...... 12
   Sucre en poudre........ 500
   Mucilage de g. adragante q. s.
   Essence de citron....... XX gtt.
Pastilles (Yvon).

℞ Eau dist................. 180
   Bioxalate de potasse...... 0,25
   Mucilage............... 30
Une cuill. chaque heure.

Acide phosphorique.

Peu employé, et cependant utile dans les fièvres graves.
Incompat. : Sels de chaux, de bismuth et de fer. Alcalis et leurs carbonates.
Prép. — 0,20 à 2 gr.
Limonade phosphorique, 2 p. 1000.

℞ Décoct. de salep à 1/100... 1000
   Teint. d'opium.......... 1 à 2
   Sp. de Tolu............. 70
   Eau d. de laurier-cerise .. 5
   Ac. phosphorique sec...... 2 à 4
Tisane phosphorique.
Un verre chaque 2 h. (Hoffmann).

Acide sulfurique.

Astringent et même fort caustique lorsqu'il est peu hydraté, et par conséquent hémostati-que et antiseptique. Quand il est suffisamment dilué, c'est un bon tempérant.
Incompat. — Alcalis, carbonates, sulfures, oxydes, azotates, sels de chaux, de baryte, de plomb, émulsions, lait.
Prép. — Limonade sulf., 2 gr. p. 1000.
Élixir vitriolique de Mynsicht, 1 à 3 gr. (Codex).

℞ Acide sulf. à 66°............ 1
   Alcool à 90°................. 3
Eau de Rabel, dose, 4 gr.
Ou acide sulfurique alcoolisé.

℞ Acide sulf. dilué à 1/10.. ⎱ P. E.
   Alcool à 80°............. ⎰
Élixir de Haller.

Sulfate double d'alumine et de potasse.
V. *Méd. astringente.*

Acide tartrique.
Sel essentiel de tartre, acide de tartre, se trouve surtout dans le raisin.
Rafraîchissant et tempérant.
Incompat. — Sels de plomb, de chaux, de baryte, de potasse et eau commune.
Prép. — 2 à 6 gr.
Limonade à 1/1000 q. v.
Sp. à 1/100, 50 à 100 gr.

℞ Ac. tartrique............... 1
   Eau dist................... 1
   Sp......................... 98
Sp. tartrique.

℞ Sp. tartrique... ....   1 à 6
Eau simple..............   100

Limonade tartrique (H. P.).

———

℞ Vin rouge   250
Sp. tartrique............   60
Eau.................   700

Lim. tartrique vin (H. P).

———

℞ Acide tartrique...   1
Ac. azotique alcoolisé... ...   1
Sp. simple...............   30
Eau   100

Pot. par cuill.

———

℞ Acide tartrique...........   100
Huile volatile de citron.....   3
Alcool à 95°..............   15
Sp. simple...............   6000

Sp. tartrique (H. M.).

Tartrate acide de potasse.
Crème de tartre. Peu sol.
Légèrement tempérant, il est
plus usité comme purgatif et
aussi comme dentifrice.
V. Ind. XVII, *Méd. purgative.*
Prép. — 2 à 4 gr.

———

℞ Bitartrate de potasse..........   8
Nitrate de potasse...........   8
Sucre....................   8

Div. en 8 doses, 1 chaque heure.
Poud. antiphlogistique (Rust).

———

℞ Bitartrate de potasse........   50
Sucre blanc............. ...   100
Bicarbonate de soude.......   22
Alcoolature de citron.......   q. v.

Cuill. à café dans un demi-verre
d'eau sucrée, chaque 1/2 h.

Poud. tempérante, laxative, gazeuse.

———

℞ Crème de tartre...........   4
Eau....................   940
Sp. de limons.............   60

Tisane impériale.

**Tartrate borico-potassi-
que.**
Crème de tartre soluble.
V. Ind. XVII, *Méd. purgative.*

℞ Crème de tartre sol........   10
Nitrate de potasse.........   2
Sucre   50
Eau   1000

Pot. tempérante, par verres.
                (Bouch.)

Cerise.
Fruit d'une rosacée (*Cerasus
vulgaris*), employé surtout sous
forme de sirop, comme rafraîchissant et tempérant ou encore les pédoncules (queues de
cerises) avec ou sans le fruit,
comme diurétique et légèrement astringent.

℞ Cerises rouges..............   10
Cerises noires..............   1

Suc de cerises.

Citron.
Fruit d'une aurantiacée (*citrus medica*). Rafraîchissant et
astringent.
Prép. — Tisane à froid ou à
chaud.
(Limonade proprement dite).
2 citrons par litre; et par litre
d'eau bouillante. Limonade
cuite.

Suc de citron, 60 à 100 gr.
Oléosaccharure à 1/10, 5 gr.
Alcoolature de zeste à 1/3, 2 à 15 gr.

℞ Huile vol. de citron........ 1
Sucre 5
Alcool à 60°.............. 5
Eau 1000

Hyd., 30 gr. (H. M.)

Coing.

Fruit d'une rosacée (*cydonia vulgaris*).

Le fruit en gelée ou en conserves est tempérant et stomachique. La semence (pépins) donne un mucilage émollient et astringent.

Tisane ou sp.

Cynorrhodon.

Fruit du rosier sauvage.
Se donne en conserves.
V. Ind. XII, *Méd. astringente.*

Epine-vinette.

(*Berberis vulgaris.*) Les fruits acidules se donnent en conserves, sp., ext.

Employé aussi comme succédané du quinquina.
V. Ind. XXIII, *Méd. antipyrétique.*

Fraise.

Fruit du *Fragaria vesca*, surtout alimentaire Stimulant en tant qu'aromatique. Tempérant en tant qu'astringent et diurétique.

Se donne en sp., conserves, alcoolat, 10 à 30 gr.

Framboise.

Fruit d'un arbuste des rosacées (*Rubus idæus*), rafraîchissant et tempérant.

Prép. — Sucre, q. v.; sp. Alcoolat, 10 à 30 gr.

℞ Framboises.................. 4
Cerises rouges........... 1

Suc de framboises.

℞ Framboises.................. 3
Vinaigre blanc.............. 2

Macérez 10 jours, filtrez.
Vinaigre de framboise, 20 à 50 gr. pour garg. et tisanes.

Froid et glace.

V. Ind. IV, *Méd. analgésique.*

Grenade.

Fruit d'une myrtacée (*Punica granatum*).
Tempérant astringent.
Sp. de grenadine.

Groseille.

Fruit d'une saxifragée.
Rafraîchissant, tempérant.
Prép. — Comme la framboise.

℞ Groseilles rouges............ 20
Cerises rouges.............. 2
Cerises noires.............. 1

Suc de groseilles.

Mûre.

Fruit du *Morus nigra*. Édulcorant et un peu astringent. Employé comme sirop, surtout en gargarisme.

On emploie de même le fruit du mûrier sauvage (*Rubus fruticosus*).

Nitre.

V. Ind. XVII, *Méd. diurétique.*

℞ Sulfate de potasse............ 9
Nitrate de potasse............ 9
Cinabre..................... 2

Poud. temp. de Stahl.

———

℞ Camphre en poudre,....... 0,10
Azotate de potasse pulv..... 0,10
Miel blanc................. q. s.

Bol tempérant.

Opium.

V. Ind. I, *Méd. hypnotique.*

℞ Sp. d'opium................ 50
— d'orgeat 250
— de Tolu............... 100
Nitrate de potasse.......... 10

Sp. tempérant, une cuill. dans de l'eau.

Orange.

Fruit du *Citrus aurantium*, des hespéridés. S'emploie beaucoup comme rafraîchissant.

Prép. — Limonade crue ou cuite (orangeade), 2 par litre.

Sp. q. v., suc q. v.
Alcoolature, 5 a 20.
Huile vol., II à V gtt.
Écorce d'orange, 2 à 10 gr.
Alcoolat. d'éc. à 1/6, 2 à 15 gr.

Oseille commune.

Les feuilles du *Rumex acetosa* contiennent de l'oxalate acide de potasse, qui en font un acidule tempérant, et, avec la racine, c'est un diurétique.

Prép. — Inf., 10 p. 1000.

℞ Oseille..................... 40
Laitue..................... 20
Poirée..................... 20
Cerfeuil 20
Eau 1250
Beurre..................... 5
Sel....................... 2

Apozème d'oseille comp.
Bouillon d'herbes.

Pomme.

Fruit du *Poma vulgaris.*
S'emploie en gelée et en tisane (décoction).

Prune, pruneaux.

Fruits verts et secs du *Prunus domestica.* C'est un laxatif acidule.

Employé en tisane et en conserves.

Tamarin.

Fruit d'une légumineuse cultivée en Afrique et aux Indes (*Tamarinus indica*), dont on emploie la pulpe comme laxatif acidule.

Prép. — 20 à 50 gr.
Conserve, 25 à 100 gr.
Tisane, 20 p. 1000.
Sp., 40 à 100 gr.

———

℞ Pulpe de tamarin..........
Petit lait bouillant......... 1000

Délayez, passez.

———

V. Ind. XVII, *Méd. purgative.*

Verjus.

Raisin vert (*Vitis vinifera*).
Donné autrefois sous forme de suc de verjus.

Vinaigre.

Liquide acide, dont le meilleur type résulte de la fermentation acide du vin (*Mycoderma aceti*) et qui sert à la préparation des vinaigres médicinaux.

Incompat. — Carbonates alcalins et terreux, alcalis.

Prép. — Étendu d'eau. Oxycrat. H. P.

Sp. au 1/3, 10 à 50 gr.

℞ Sp. de vinaigre.......... } ãã
Sp. de framboises....... }

20 à 100 gr. par jour.

℞ Vinaigre blanc.............. 3
Eau....................... 87
Sp. de groseilles........... 10

Oxycrat.

℞ Vinaigre blanc............ 30
Sp. de sucre............. 100
Eau..................... 1000

Limonade au vinaigre.

℞ Vinaigre blanc.............. 5
Miel blanc................. 20

Oxymel simple, 60 gr.

C. — MÉDICATION CONTRO-STIMULANTE

Elle fait suite, pour ainsi dire, à la médication tempérante, agissant comme elle, en sens inverse sur l'activité nutritive et sur l'activité fonctionnelle, pour refréner la seconde en respectant la première, mais avec plus de portée d'action.

Ses agents sont empruntés d'ailleurs aux modérateurs du cœur et de la circulation (digitale, scille, diurétiques à haute dose), aux dépresseurs de l'action nerveuse (antimoniaux, nauséeux) et aux altérants de la nutrition (antimoniaux, alcalins à h. d.).

Le régime de la médication contro-stimulante comprend la diète et la suppression de toute cause d'excitation interne ou externe.

Agents de la médication contro-stimulante.

Aconit.
Alcalins.
Antimoniaux.
   Oxyde blanc.
   Pentasulfure.
   Émétique.
   Kermès.
Bromure.
Calomel.
Chlorure de baryum.

Chloral.
Colchique.
Digitale.
Ipéca.
Nitre.
Quinine.
Scille.
Vératrum.
Veratrine.

Aconit.
V. Ind. I, *Méd. narcotique*, etc.

Alcalins à haute dose.
V. Ind. VIII, *Méd. eupeptique* et Ind. XIX, *Méd. altérante*

℞ Carbonate de potasse.....   0,50
  Pot. gomm...............   250
  Sp. diacode.............   30
Pot. contro-stimulante (?) (Bouchardat).

Usage ext. — Bicarbonate de soude 250 gr. Bain de Vichy.

Sous-carbonate de soude 500. Bain alcalin.

Antimoniaux.
V. Ind. XIX, *Méd. altérante.*

Antimoine (Oxyde blanc d'), ou Antimoine diaphorétique lavé. Sel peu actif, et préféré dans les localisations bronchiques de l'irritation, à cause de son action expectorante unie à l'action contro-stimulante. V. Ind. VIII, *Méd. eupnéique.*
Incompat. — Acides, sels acides, sulfures et chlorures solubles.
Prép. — 1 à 6 gr. en pot.

℞ Looch blanc du Codex....   150
  Antimoine diaph. lavé....   4 à 5
Par cuill. chaque 2 h. (Trousseau).

℞ Antimoine diaph. lavé.....   4
  Ext. thébaïque...........   0,05
  Hydrolat de laitue........   75
  — de laurier-cerise .   15
  Sp. de polygala.........   20
Pot. par cuill.

℞ Oxyde d'antimoine par précipit.   1
  Phosphate de chaux par précip.   2
Poud. de James, 0,30 à 0,50.

Antimoine (Pentasulfure d').
Soufre doré d'antimoine.
Même action que l'oxyde blanc et même incompat.
Prép. — 0,05 à 1 gr

℞ Soufre doré d'antimoine....   0,03
  Calomel à la vapeur.......   0,03
  Ext. de réglisse...........   q. s.
P. une pil., de 1 à 5 par j.
Pil. de Plummer.

℞ Calomel à la vapeur.....   } ãã
  Soufre doré d'antimoine.
0,30 à 0,50 par jour.
Poud. altérante de Plummer.

Émétique.
Tartre stibié, tartrate de potasse et d'antimoine. Peu sol.
Employé surtout comme vomitif. C'est un puissant contro-stimulant à haute dose.
L'addition de l'opium et de quelques substances aromatiques facilite la tolérance de l'émétique à haute dose; on la favorise encore en donnant l'émétique par doses très divisées et filées.
Incompat. — Acides et sels acides, alcalis et sels alcalins, astringents, tanniques et eau de chaux.
Prép. — 0,25 à 0,75.
Contro-stimulant.

℞ Émétique................   0,30
  Inf. de f. d'oranger   150
  Sp. de gomme..........   40
Par cuill. chaque quart d'heure.
(Laennec.)

℞ Émétique................ 0,30
 Inf. de f. d'oranger....... 150
 Sp. simple............. 40
Par cuill. chaq. heure (Rasori).

℞ Émétique............. .. 0,30
 Sp. de polygala.......... 25
 Sp. diacode............ 25
 Inf. de f. d'oranger...... 200
Par cuill.

℞ Émétique............ 0,30
 Inf. de tilleul orangé. ... 150
 Sp. diacode........... 30
Par cuill. chaq. heure (Louis).

℞ Solut. de gomme....... 125
 Tartre stibié........... 0,15
 Sp. diacode........... 16
Cuill. chaque 2 heures (Rayer).

℞ Emétique....... 0,05 à 0,30
 Teint. d'opium... XXX gtt.
 Eau........... 240
 Sp. de fl. d'oranger 20
Par cuill. chaq. 1/2 h. (Peysson).

℞ Tartre stibié......... 0,50
 Hyd. de fl. d'oranger.)
  — de menthe...... } āā 15
  — de cannelle.....)
 Sp. de gomme....... 30
 Inf. de tilleul........ 150
Pot. contro-stim. (Delioux).

℞ Tartre stibié............ 0,10
 Sp. diacode............ 8
 E. de laurier-cerise 1
 Eau.................. 120
Pot. rasorienne (Fonssagrives).

℞ Eau de tilleul.......... 150
 Tartre stibié.......... 0,30
 Sp. diacode.......... 15
 Essence d'anis........ II gtt.
Contre l'ataxie grave (Breschet).

℞ Ext. d'opium pulv......... 0,01
 Emétique................ 0,01
 Sucre.................. 10
Poud. stibio-opiacée.

℞ Emétique.............. 0,001
 Ext. alc. de digitale....... 0,01
 Thridace................ 0,01
 Ext. de polygala.......... 0,10
Pil. (Carrière).

℞ Emétique................ 0,10
 G. adragante........... 0,10
 Sp. de guimauve.......... q. s.
Pil. contro-stimul. (Boudet).

℞ Emétique................ 1
 Vin de Malaga 300
Vin stibié (Codex).

Usage ext.

℞ Emétique.............. 0,30
 Inf. d'arnica............ 300
Lavement (Bouchardat).

Kermès.
Oxysulfure d'antimoine hydraté, alkermès, poudre des chartreux. Insol. Surtout employé comme expectorant. Mais c'est aussi un contro-stimulant à dose un peu élevée.

Incompat. — Acides et sels acides, sulfates et chlorures sol., crème de tartre.

Prép. — 1 à 2 gr. (contro-stimulant).

℞ Looch blanc............ 150
 Kermès................ 0,50 à 1

℞ Inf. de f. d'oranger...... 200
 Gomme adragante........ 0,50
 Kermès minéral........ 1
 Sp. diacode........ 40
Pot. par cuill.

℞ Kermès................. } ãã 0,01
  Ext. alcool. de digitale.
Une pil. d'h. en h.
Contre pneumonie (Millet).

Bromures.
V. Ind. I, *Méd. hypnotique.*

Calomel.
V. Ind. XIX, *Méd. altérante.*

℞ Calomel à la vapeur....... 0,005
  Sucre.................... 0,2
Un paquet chaque heure (Jeannel).

℞ Calomel à la vapeur 0,05
  Poud. de digitale.......... 0,07
  Ext. d'opium............. 0,05
Pil. (Duj.-B. et Yvon).

Chloral.
V. Ind. I, *Méd. hypnotique.*
Peu d'effet nutritif.

Chlorure de baryum.
Sel sol. dans 3 d'eau.
Contro-stimulant applicable, surtout aux scrofuleux.
V. Ind. XXV.

Colchique.
A haute dose.
V. Ind. XVII, *Méd. diurétique.*

Digitale.
V. Ind. XIII, *Méd. cardiaque.*
  — XVII, *Méd. diurétique.*
Sp., 50 à 60 gr.

℞ Poud. de f. de digitale.. 1,50
  Eau à 70°.............. 1000
Inf. cuill. par 1/2 h. (Hirtz).

℞ Poud. de f. de digitale... 0,50
  Eau chaude............. 120
  Sp. de digitale.......... 30
Inf. cuill. par 1/2 h. (Jaccoud).

℞ F. de digitale..... 2
  Inf. dans eau...... 200
  Azotate de potasse.......... 4
  Teint. de bulbe de colchique 8
  Sp. des cinq racines........ 30
Par cuill. (Schonlein).

℞ Poud. ipéca...... 0,05
  — de digitale......... . 0,05
  — de sucre........... 0,50
Dose contro-stim. (Duj.-B. et Yvon).

℞ Digitale............ 1,50
  Inf. dans eau........ 150
  Ext. ratanhia........ 2 à 4
  — d'opium....... 0,05 à 0,10
  Sp. citrique 30
Contre hémoptysie (Lebert).

℞ Poud. de digitale......... 0,01
  Calomel................. 0,005
  Oxyde de zinc.......... .. 0,01
  Ext. de chiendent... .... q. s.
Pil. contre méningite.

Ipéca.
V. Ind. XVII, *Méd. évacuante.*
Prép. Poud. 1 à 2 gr.

℞ Ipéca concassé........... 1 à 2
  Écorce d'oranges amères.. 2 à 4
  Inf. dans eau............. 150
  Sp. diacode............. 8 à 15
Pot. (Broussonet).

℞ Ipéca pulv................. 6
  Alcool à 85°................ 10
  Vin de Malaga......... 90
Vin, 5 à 15 gr. (Ph. belge).

℞ Rac. d'ipéca.............. 30
  Vin de Xérès.............. 500
Vin par macérat. (Ph. Britt).

℞ Ipéca pulv................... 0,10
  Kermès min................. 0,05
  Camphre pulv............. 0,10
  Sucre de lait.............. 1

Dose contro-stimul.

Nitrate de potasse.

V. Ind. XVII, *Méd. diuré-tique.*

A haute dose.

℞ Poud. de valériane......... 0,60
  Nitre 0,15
  Camomille................. 0,30

Dose antispasmod.

———

℞ Calomel.................. 0,10
  Nitrate de potasse......... 0,50

Dose contro-stimul. (Bouchardat).

———

℞ Nitrate de potasse....... ⎰ āā 0
  Sulfate de potasse....... ⎱
  Cinabre................. 2

Poud. tempérante de Stahl, 1 à 5 gr.

Quinine.

A haute dose.
V. Ind. XXVI, *Méd. antipyrétique.*

Scille.

A haute dose.
V. Ind. XVII, *Méd. diurétique.*

Vératrum.

Varaire ou Ellébore (rhizome du). Herbe vivace des Liliacées (*Veratrum album*). On emploie en Amérique le *Veratrum viride.*

Agit surtout par la vératrine qu'il contient, et comme contro-stimulant.

Prép. — Poud., 0,03 à 0,10.
Teint., X à XXX gtt.
Usage ext. — 0,25 à 0,50.

Vératrine.

Principe actif du vératrum, extrait surtout de la cévadille.

Presque insol. dans eau, sol. dans alcool, éther, chloroforme.

Fort contro-stimulant et anti-névralgique.

Prép. — 0,010 à 0,025.
Teint. à 1 p. 100.
Sol. aq., 0,05 p. 60.

———

℞ Vératrine 0,004
  Poud. de guimauve 0,16
  Ext. de chiendent......... q. s.
  Avec ou sans ext. d'opium. 0,01

Pil., 1 à 3 par j. (Magendie).

———

℞ Vératrine 0,0025
  Ext. d'opium............ 0,005

Pil.

———

℞ Vératrine................ 0,005
  Gomme pulv............ 0,25
  Sp..................... q. s.

Pil., 1 à 3.

———

℞ Vératrine 0,05
  Alcool à 85°............. q. s.
  Eau dist 70
  Sp. simple 30
  E. de fl. d'oranger........ 30

1 cuill. de 2 en 2 h. (Aran).

———

℞ Vératrine................ 0,05
  Alcool dilué............. 5
  Eau dist................ 5

Inject. hypod.

———

Pom., 0,50, 40.

D. — MÉDICATION AKINÉSIQUE OU PARALYSO-MOTRICE.

Cette médication s'attaque à l'hyperexcitabilité motrice, soit dans son élément musculaire, soit dans ses cordons kinésodiques, soit enfin dans ses centres moteurs.

Elle comprend tous les paralyso-moteurs ou curarisants auxquels la physiologie permettra probablement d'ajouter les ammoniums quaternaires et les alcaloïdes composés, enfin l'aniline, la trinitrine, etc.

Ces produits agissent surtout sur la plaque motrice terminale et sur le système nerveux moteur. Les bromures semblent être capables d'agir sur tous les éléments de la chaîne réflexe.

Quant aux sels métalliques en général, aux sels de potassium surtout et à la vératrine, ils appartiennent encore plus à la médication contro-stimulante, que complète en effet la médication akinésique.

Le *régime de la médication akinésique* est d'ailleurs le même que celui des autres médications de cette indication.

Agents de la médication akinésique.

Acétanilide.
Aconit.
Aconitine.
Aniline.
Argent (Sels).
Armoise.
Asa fœtida.
Belladone.
    Atropine.
    Solanine.
Bromures.
Chanvre indien.
Chénopode.
Chloral.
Ciguë.
    Cicutine.
    Bromhydrate.
Coque du Levant.
    Picrotoxine.
Cotylédon ombilicus.
Cuivre (Sulfate).
Curare.
Emétique.

Fève de Calabar.
    Esérine.
Galium.
Guachamaca.
Indigo.
Inée.
Jalap.
Nitroglycérine.
Nitrite de sodium.
Opium.
Ratanhia.
Séneçon.
Staphysaigre.
    Delphine.
Tabac.
    Nicotine.
Trinitrine.
Valériane.
Zinc.
    Bromure.
    Cyanure.
    Lactate.
    Oxyde.

Acétanilide.

V. Ind. XXVII, *Méd. antipyrétique.*

Aconit.

V. Ind. I, *Méd. narcotique.*

— VIII, *Méd. eupnéiqne.*

Aconitine.

Plus paralyso-moteur que l'aconit.

V. *Aconit.*

Aniline.

Premier terme d'une série d'alcaloïdes aromatiques (Bardet). Se retire des produits du goudron de houille. Liq. incol. brunit à l'air ; odeur aromatique, saveur âcre. Toxique. A été employé contre la chorée et contre l'épilepsie.

Prép. — 0,05 à 0,15, 3 fois par jour pendant quelques semaines (Turnbull) dans l'eau acidifiée par l'ac. sulfurique.

Argent (sels d').

V. Ind. V, *Méd. excito-motrice.*

Oxyde d'argent.

℞ Oxyde d'argent............ 0,01
Carbonate de fer.......... 0,01
Ext. de valériane.......... q. s.

Pil., Épilepsie, 1 à 5.

Chlorure d'argent.

V. Ind. V, *Méd. id.*

℞ Azotate d'argent.......... 0,03
Chlorure d'ammonium...... 0,06
Ext. de gentiane.......... q. s.

Pil., Épilepsie, 1 à 3 (Socquet).

℞ Azotate d'argent.......... 0,01
Chlorure de sodium........ 0,04
Amidon.................. 0,03
Gomme arab.............. 0,01
Eau .... q. s.

Pil., Épilepsie, 1 à 10 (Mialhe).

Argent (azotate d').

V. Ind. V, *Méd. excito-motrice.*

℞ Azotate d'argent.......... 0,05
Bromure de pot.......... 1,25
Sp. de sucre............ 120
Hyd. de menthe........ 100
Eau dist................ 780
Blanc d'œuf.............. N° 1

Pot. (Deniau).

℞ Ext. d'opium................ 0,04
Camphre................. 0,05
Musc.................... 0,025
Azotate d'argent.......... 0,004

Pil., Convulsions (Mérat).

Armoise.

V. Ind. VII, *Méd. emménagogue.*

℞ Poud. de rac. d'armoise..... 5
Sucre pulv................ 20

4 petit. cuill., poud. de Bresler). Épilepsie.

Arsenic.

V. Ind. XX, *Méd. eutrophique.*

Arséniate de soude

1 à 10 milligr. Chorée (Roger).

Asa fœtida.

V. Ind. III, *Méd. antispasmodique.*

℞ Camphre................. 0,10
Asa fœtida.............. 0,033
Ext. d'opium............ 0,01

Pil., 1 à 5, chorée (Debreyne).

Belladone.
V. Ind. I, *Méd. narcotique.*

℞ Ext. de belladone.......... 0,10
Oxyde de zinc............. 0,25
Pil., épilepsie, 1 à 3 (Bal.).

———

℞ Lactate de zinc............ 0,20
Ext. de belladone.......... 0,05
Pil., id. (Hart.).

———

℞ Ext. de belladone.......... 0,01
Poud.   —   0,01
Pil., idem, 1 à 4 (Trousseau).

———

℞ Poud. de rac. de belladone. 0.01
— de castoréum 0,02
Armoise pulv.............. 0,15
Rac. de valériane pulv..... 0,40
Sucre pulv............... 0,30
Dose, Chorée (Réveil).

———

℞ Ext. de belladone......... 0,03
Ext. de stramoine........ 0.03
Camphre................ 0,015
Opium 0,015
Pil. antiépileptique (Leuret).

———

℞ Camphre................ 0,10
Asa fœtida............... 0,10
Ext. de belladone.......... 0,03
— thébaïque............ 0,01
Sp. de gomme......... .... q. s.
Pil. antihystérique, 1 à 6 (Debreyne).

———

℞ Asa fœtida.............. 0.06
Ext. de valériane........ 0,06
Oxyde de zinc,........... 0,02
Castoréum................ 0,04
Ext. de belladone........ 0,005
Pil., Chorée, 2 à 4.

———

℞ Ext. d'opium............. 0,01
— de belladone.......... 0,01

Thridace... 0,02
Poud. inerte............. q. s.
Pil., 1 à 5, Chorée (Rilliet et Barthez).

———

℞ Ext. de belladone.......... 0,01
Poud. noix vomique........ 0,02
— fer réduit......... . 0,02
Ext. de quinquina......... q. s.
Pil., Incont. urin., 1 à 4.

———

℞ Ext. de belladone........ 0,005
Camphre................. 0,10
Castoréum 0,10
Pil., idem (Fauvel).

———

℞ Ext. de belladone.... 0,01
Poud. de rac. de bell. 0,01 à 0,02
Pil., idem (Blache).

———

℞ Poud. rac. de belladone.... 0,04
— de cubèbe.......... 0,60
Camphre pulv............. 0,04
Dose, Spasme vésical (Beyran).

Atropine.
Pil. de 0,001, 1 à 10.

———

℞ Valérian. d'atrop.. 1 à 1/2 mmg.
Sp. de sucre...... 20
Eau de tilleul..... 120
Pot. (Bosredon).

Solanine.
V. Ind. IV, *Méd. analgésique.*
Alcaloïde glucoside. Extrait des baies de plusieurs solanées.

Se rapproche de l'atropine, mais elle est moins toxique.

Elle agit surtout sur la plaque motrice terminale des nerfs de la vie organique, mais elle est aussi calmante et analgésique.

Efficace contre les spasmes musculaires et les tremblements convulsifs.

Prép. — 0,05 à 0,30 et jusqu'à 0,50 graduellement.

En pil. ou en cachets.

Bromure.

V. Ind. I, *Méd. hypnotique.*

Le *bromure de potassium* est le plus actif parmi les agents qui diminuent l'excitabilité réflexe; il atteint même l'excitabilité musculaire.

Avec les bromures de sodium et d'ammonium auxquels on peut joindre encore le bromure de zinc, il est un des meilleurs modérateurs du système nerveux central.

Sel sol. dans 2 d'eau, 4 de glycérine. Peu sol. dans alcool, insol. dans éther, chloroforme.

Prép. — 1 à 4 et jusqu'à 10 gr.

Sp. 20 à 100 gr.

℞ Brom. de pot.............. 5
Eau dist................... 5
Sp. d'éc. d'or............. 90

Sp. (Codex).

℞ Bromure de potassium...... 20
Sp. de laurier-cerise........ 180

℞ Bromure de potassium...... 20
Sp. d'écorces d'oranger...... 180

2 gr. par cuill.

℞ Bromure de potassium...... 10
Eau dist. de laurier-cerise... 20
Eau dist................... 130

1 gr. par cuill.

℞ Bromure de potassium.... 2 à 4
Eau de laitue.............. 100
Sp. de laurier-cerise...... 30

Par grandes cuill.

℞ Bromure de potassium . 1
Musc................. 0,20
Hydrolat de tilleul..... } āā 50
— de fl. d'orang. }
Sp. simple............ 20

Une cuill. à café chaque quart d'heure.

℞ Bromure de potassium...... 1,5
Ext. de nymphæa.......... 3
Sucre.................... 8

P. 12 doses, 1 toutes les 3 h. Contre convuls. (Simon).

℞ Bromure de potassium...... 0,02
Eau dist................. 1

Inject. hypod.

Usage ext.

℞ Bromure de potassium........ 1
Mellite.................... 8

Pour collutoire.

℞ Glycérine.................. 20
Bromure de potassium........ 4

(Malice.)

℞ Bromure de potassium.... 2
Cérat.................... 20
Camphre.................. 0,20

Pom. 1/15, 2,50.

℞ Bromure de potassium... 10 à 20
— de sodium..... 10 à 20
— d'ammonium .. 10 à 20
Eau...................... 300

(Yvon.)

Prép. des Bromures associés.

Élixirs divers à base de bromure.

Bromure de sodium.
0,05 à 0,50 et 4.

Bromure d'ammonium.
0,50 à 5.

Bromure de nickel.
0,30 à 0,60.

Bromure de zinc.
0,50 à 2.

Chanvre indien. Haschich.
V. Ind. III, *Méd. antispasmodique.*

℞ Ext. de chanvre indien... }
Lupulin récent........... } P. E.
Sucre................... }

Doses de 0,30. Chorée.
2 à 3 (Frerichs).

Chénopode.
V. Ind. III, *Méd. antispasmodique.*

℞ Chénopode................	4
Eau (Inf.).................	500
Sp. de fl. d'oranger........	50

Tisane, Chorée, (Rilliet et Barthez).

Chloral.
V. Ind. I, *Méd. hypnotique.*

℞ Musc	0,20
Camphre...............	1
Hyd. de chloral........	0,50
Jaune d'œuf............	N° 1
Eau...................	150

Lavement, Convulsions.

Ciguë.
V. Ind. I, *Méd. narcotique.*

Cicutine ou Conicine.
V. *idem.*
Jouit d'une action paralysante qui porte d'abord sur les mouvements volontaires, puis sur les mouvements organiques. Elle atteint aussi la sensibilité. Utile dans les affections spasmodiques, surtout sous forme de *bromhydrate.*
Prép.

℞ Conicine................	III gtt.
Alcool à 60°............	15 gr.

V à XV gtt., 3 fois par jour.

___

℞ Cicutine	XX gtt.
Chlorhydrate de morph.	0,10
Baume Nerval..........	45

Baume de conicine, pour frict.

Bromhydrate de cicutine.
V. *idem.*
Prép. — 0,01 à 0,10.
Inj. hypod., 0,01 à 0,02.

Coque du Levant.
Fruit d'une grande liane, *Anamirta cocculus*, des Ménispermées.
Son principe le plus actif et toxique est la *picrotoxine*, sorte d'agent catalepsiant (Gubler). La *ménispermine* l'accompagne, beaucoup moins toxique.
Antiépileptique, parasiticide et anthelmintique. Amer stomachique à petites doses.
Prép. — Poud.
Teint., alc. à 1/5, II à XXX gtt.

Picrotoxine.
Dose, 1/2 à 2 milligr. et jusqu'à 5 ou 6 en granules, etc.

℞ Picrotoxine............. 0,03
   Alcool................. 10
   Eau dist.............. 110
Sol. par 1/4 de petite cuill.

Cuivre (sulfate de) ammoniacal.
V. Ind. IV, *Méd. antispasmodique.*

℞ Sulf. de cuivre amm....... 0,02
   Ext. de valériane......... 0,10
Pil., 1 à 4. Épilepsie (Biett).

Cotyledon ombilicus (suc de).
15 à 30 gr.

Curare.
Extrait sirupeux ou solide, brunâtre, d'odeur empyreumatique, saveur amère; poison indien.
Sol. dans l'eau, en partie sol. dans l'alcool et le chloroforme, insol. dans l'éther ; paraît provenir surtout du suc de certains *strychnos.* Son principe actif est la *curarine*, corps alcalin, cristallin, sol. comme le curare.
Antagoniste de la strychnine (moins efficace que le chloral). Antitétanique.
Lentement absorbé par l'estomac et bien moins dangereux quand il est pris par cette voie que par injection sous-cutanée.
Prép. — Inj. hypod. de 0,01, par inj. de un cent. cube, jus-

qu'à 0,10 et même 0,15 graduellement.
A peu près abandonné.
Formules pour inject. hypod.
Sol. aq. de 1/4 à 1/100.

℞ Curare 1
   Eau dist.................. 50
   Glycérine................. 50

℞ Curare................... 0,1
   Eau dist.................. 5
   Ac. chlorhydrique.......... 1

℞ Curarine 1
   Eau dist.................. 50

℞ Sulfate de curarine........ 0,10
   Eau dist. laurier-cerise..... 1
   Eau dist................. 8

Émétique.
V. Ind. XVII, *Méd. vomitive.*
V. *Méd. contro-stimulante.*

℞ Pot. gommeuse...... 150
   Emétique .... 0,20 à 0,50
Pot. par petites cuill. Chorée (Gillette).

℞ Tartre stibié............ 0,50
   Julep 120
Pot., Chorée (Bouley).

℞ Pot. gommeuse...... 125
   Emétique .... 0.20 à 0,60
Pot., idem. (Gillette).

℞ Emétique............... 0,40
   Inf. d'arnica............. 150
   Sp. diacode............. 30
Pot., Tétanos, cuill. par heure.
(Bouch.)

℞ Emétique,.................... 0,40
Teint. d'opium............ L gtt.
Eau........................ 250
Sp......................... 10

Pot., Éclampsie (Collin).

Fève de Calabar.

Graine ou *Fève d'épreuve* d'une légumineuse (*Physostigma venenosum*). Liane du Calabar, a pour principe actif l'*ésérine*.

Elle agit assez rapidement sur le grand sympathique qu'elle paralyse comme les autres nerfs moteurs cérébro-spinaux.

Employé surtout en collyre comme antagoniste de la belladone et de l'atropine.

Prép. — Poud., 0,05 à 0,30.
Ext. alcool., 0,001 à 0,01.

℞ Ext. de fève de Calabar.... 0,005
Bromure de potassium 0,50
Sucre de lait.............. 0,50

P. une dose, 1 à 2 par j.

Sol. aq. d'ext. de f. de Calabar, 0,20/2,50.
Sol. glycéré, id., 1/60.
En inject. hypod.

Ésérine.

Base cristalline de la fève de Calabar. Peu sol. dans eau, sol. dans alcool, éther, chloroforme. Agit comme la fève.

On emploie surtout le *sulfate neutre d'ésérine* et le *bromhydrate*. Ses préparations s'altèrent rapidement à l'air.

Prép. — Ésérine, 0,001 à 0,004.
Bromhydrate, 0,002 à 0,006.
Sulfate, 0,001 à 0,005.
Inj. hypod., 0,001 à 0,01.

℞ Esérine 0,05
Chloroforme............... 3
Vaseline liq.............. 7

Inject. hypod.

Galium palustre (suc de).

Antiépileptique (?), 2 cuill.

Guachamaca.

Apocynée, dite *toxifera*, dont un principe, la guachamanine, est comparable sinon identique au curare.

Indigo.

Pâte tinctoriale insoluble, d'origine végétale, 1 à 30 gr.

℞ Indigo..................... 0,2
Castoreum 0,2
Asa fœtida... 0,4
Sp........................ q. s.

Pil., 5 à 20 (Podrecca).

℞ Indigo pulv............... 15
Poud. arom................ 2
Sp........................ q, s.

Opiat, Épilepsie (Idler).

Inée.

Poison muscul. comparable au curare. Ext. du *Strophantus*.
V. Ind. XIII, *Méd. cardiaque*.

Jalap.

V. Ind. XVII, *Méd. purgative*.

℞ Ext. de jalap............. 0,075
Scammonée................. 0,075

Pil. antichoréique de Rasori, 1 à 2 (Bouchut).

Nitrite de sodium.

A rapprocher du suivant. Encore peu usité.

Prép. — 0,10 à 0,30.

Nitroglycérine.
V. *Trinitrine*.

Opium.
V. Ind. I, *Méd. hypnotique*.

Ratanhia.
V. Ind. XII, *Méd. astringente*.

℞ Beurre de cacao.............. 5
Ext. de ratanhia............ . 3
Supp., fissure anale ou vaginale.
(Bouchut.)

Seneçon.
Synanthérée vulgaire donnée comme antihystérique.
Inusitée.

Staphysaigre.
Renonculacée (*Delphinium staphysagria*) dont la semence a été employée en poudre à l'int. (0,10 à 0,20) et surtout à l'ext. comme parasiticide (?).

Delphine.
Alcaloïde ext. de cette semence. Amorphe. Peu sol. dans eau, sol. dans alcool.

Elle paralyse les nerfs moteurs et atteint un peu la sensibilité; elle a été employée contre le tic douloureux de la face.
Prép. — 0,005 à 0,02.
Usage ext.

℞ Axonge.................. 10
Delphine................. 0,05
(Rabuteau.)

Tabac et nicotine.
V. *Méd. analgésique*.
V. Ind. I, *Méd. narcotique*.

Trinitrine ou nitroglycérine.
Substance huileuse, presque incolore, aromatique; peu sol. dans eau, sol. dans alcool, éther. Détone par la chaleur et par le choc.
Toxique, anticonvulsif, analogue au nitrite d'anyle.
Prép. — Teint. à 1/100, 0,03 à 0,10 et 0,50.
Tablettes au chocolat à 1/2 milligr.

℞ Sol. alc. de trinitrine à
　1/100. .... XXX gtt.
　Eau............... 300
3 cuill. par jour (Huchard).

℞ Sol. alc. de trinitrine à
　1/100................ XXX gtt.
　Eau de laurier-cerise... 8 à 10 gr.
Inject. hypod.

Valériane.
V. Ind. III, *Méd. antispasmod.*

℞ Valériane 2
Sel ammoniac............. 0,20
Magnésie 0,20
Huile de cajeput.......... 0,20
Dose, Épilepsie, 1 à 3 (Ragolo).

Zinc.
V. Ind. III, *Méd. antispasmodique.*

Zinc (acétate de).
Astringent, antispasmodique, et vomitif.
Prép. — 0,50 à 1 (peu usité).

℞ Acétate de zinc........... 0,04
Asa fœtida............... 0,07
Ext. de valériane.......... q.s.
Pil. antiépileptique de Richter.

Zinc (Bromure de).
Sel donné surtout contre l'é-
pilepsie.
Prép. — Poud., 0,50 à 2 gr.
Sp. à 1 p. 40.

Citrate de zinc.
Peu sol., 0,20 à 2 gr.

Lactate de zinc.
Sel assez sol. Antiépileptique.
Prép. — 0,20 à 2 gr.

℞ Lactate de zinc............ 0,20
   Ext. de belladone......... 0,05
Pil. antiépileptique (Hart).

   Lactate de zinc............ 0,20
℞ Poud. de cannelle.......... 0,02
   Sucre.................... 1
Dose, id.

Cyanure de zinc.
Peu sol., a été employé surtout contre l'épilepsie. Insol.
dans eau et alcool, sol. dans
ammoniaque.
Prép. — 0,20 à 1 gr. de poud.

   Cyanure de zinc.......... 0,025
   Guimauve en poud........ 0,5
℞ Sp. de gomme........... q. s.
P. une pil. (Luton).

℞ Cyanure de zinc........... 0,02
   Magnésie calcinée.......... 0,20
   Cannelle.................. 0,15
A prendre en 1 fois.
Poud. antispasmodique.

Zinc (Oxyde de).

℞ Oxyde de zinc............ 0,15
   Sucre.................... 0,20
Doses antiépilept., 3 par jour.
       (Herpin.)

℞ Oxyde de zinc............ 0,05
   Camphre.................. 0,03
   Ext. de belladone.......... 0,03
Pil. antiépileptiques, 1 matin et
soir (Récamier).

℞ Oxyde de zinc......... ⎫
   Asa fœtida............ ⎬ āā 0,00
   Ext. de valériane...... ⎭
Pil., 2 à 6 par j., antichoréique
       (Lebert.)

Vᵉ INDICATION

HYPOSTHÉNIE SENSITIVO-MOTRICE

L'hyposthénie du pouvoir sensitivo-moteur, dite encore asthénie médullaire ou simplement asthénie, se traduit par l'affaiblissement des facultés du centre cérébro-spinal, sensitives ou
motrices. De là, l'utilité des deux médications qui suivent.

A. — MÉDICATION STIMULANTE NERVEUSE.

Ses agents ne sont autres que les agents de la *médication névrosthénique*, dont la plupart n'ont d'effet que par l'intermédiaire de leur impression sur la sensibilité périphérique ou centrale, et les agents de la *médication antispasmodique excitante*.

Leur série se continue avec les agents de la médication suivante :

B. — MÉDICATION EXCITO-MOTRICE.

Elle a pour objet de réveiller les aptitudes motrices, soit dans les muscles, soit dans les cordons kinésodiques, soit dans les centres moteurs.

Ses agents, dits excito-moteurs, agissent plus ou moins directement sur quelques-uns de ces trois éléments. L'effet moteur produit par ces agents tient souvent à une influence qui a agi d'abord sur la sensibilité, pour se réfléchir sur le mouvement. Aussi la plupart méritent-ils le nom d'*excitateurs du pouvoir réflexe* (Rabuteau).

Ce sont les strychniques; certaines préparations de l'opium, le phosphore, l'argent, l'ergot, etc., et plusieurs substances qui portent de préférence leur excitation sur le grand sympathique et sur les muscles organiques; enfin les agents physiques d'excitation électrique et mécanique.

Le *régime de la médication excito-motrice* ne diffère pas du régime de la médication névrosthénique (Ind. II), il est déterminé surtout par les conditions étiologiques de l'hyposthénie sensitivo-motrice.

Agents de la médication excito-motrice.

Agents physiques.
    Électrisation.
    Acupuncture.
    Massage.
    Gymnastique.
Argent.
    Oxyde.
    Azotate.
    Chlorure.
    Hyposulfite.
    Albuminate.
    Iodure.

Cévadille.
Ergot de seigle.
    Ergotine.
    Ergotinine.
Fève Saint-Ignace.
Hoang-nan.
Noix vomique.
Strychnine.
    Sulfate.
    Arséniate.
    Azotate.
    Iodure.

Brucine.
Opium.
    Thébaïne.
    Papavérine.

Narcotine.
Phosphore.
Rhus ou sumac.

Agents physiques excito-moteurs.

Électrisation faradique, musculaire ou musculo-cutanée.
Acupuncture.
Électro-puncture.
Manipulations.
Massage.
Gymnastique.
V. les formulaires spéciaux F. G. H.

Argent.

Les sels d'argent solubles et l'oxyde se transforment dans l'estomac en chlorure insoluble, mais qui se réduit peu à peu, et le métal se fixe dans les organes (Rabuteau). Leur usage est souvent inutile et parfois dangereux. Agissant topiquement comme toniques, astringents, cathérétiques, caustiques, selon la dose, ils sont de plus excito-moteurs, et à dose assez élevée, ils produisent des effets modérateurs et akinésiques.
V. Ind. IV, *Méd. akinésique.*

Oxyde d'argent (protoxyde).

Sol. dans ammoniaque et dans 3,000 d'eau.
Prép. — 0,02 à 0,05 en pil.

Azotate d'argent.

Sel sol. dans eau, dans glycérine, dans alcool. Jouit de toutes les propriétés des sels d'argent (V. *Argent*).

Incompat. nombreuses : alcalis et leurs carbonates, chlorures, bromures, iodures et cyanures, sulfates et phosphates, ac. tartrique et chlorhydrique, matières organiques. Éviter la lumière.
Prép. — 0,01 à 0,10.

℞ Azotate d'arg.. crist..   0,01 à 0,02
   Eau dist............   30
   Sp.................   20
Pot. par cuill. à café (Trousseau).

———

℞ Nitrate d'argent.....   0,02 à 0,05
   Eau dist............   100
   Glycérine..........   20
Pot. par cuill. (Duj.-B. et Yvon).

———

℞ Nitrate d'argent............   0,01
   Mie de pain...............   0,20
Pil., 1 à 2 par jour (Boudin).

———

℞ Nitrate d'argent crist.   0,02
   Eau dist.............. } ãã q. s.
   Gomme arabique..... }
Pil., 1 à 3 par j. (Trousseau).

———

℞ Azotate d'argent..........   0,01
   Poud. de gluten..........   0,02
   Ext. de chiendent........   q. s.
Pil. (Duj.-B. et Yvon).

———

℞ Nitrate d'argent............   0,01
   Nitrate de potasse.........   0,01
   Mucilage de g. arabique...   q. s.
Pil. (Vée).

———

℞ Nitrate d'argent crist......   0,025
   Phosphore...............   0,002

Haschich................. 0,015
Mie de pain frais......... q. s.
Pil. excito-mot.

℞ Nitrate d'argent.........   1
   Eau dist................ 5 à 10
Inject. hypod., V à XX gtt.

Lavements : mode à préférer le plus souvent pour donner le nitrate d'argent. Employez une seringue de verre.

℞ Nitrate d'argent..... 0,05 à 0,15
   Eau dist............   150
Pour lavement (Trousseau).

✠ Nitrate d'argent..... 0,05 à 0,15
   Eau dist............   120
   Glycérine..........   30
Lav. (Duj.-B. et Yvon).

℞ Blanc d'œuf.............. nº 1
   Eau dist..............   250
Dissolvez. Filtrez.
   Azotate d'argent.... 0,10 à 0,30
Dissolvez. Ajoutez.
   Chlorure de sodium. 0,10 à 0,30
Lav. d'albuminate (Delioux).

V. Ind. XXIII, *Méd. irritante.*

Chlorure d'argent.

Sel blanc, insol. dans eau, sol. dans les chlorures et dans les hyposulfites alcalins.

Subit réduction dans l'estomac.

Outre son action drastique, il est donné comme modificateur nerveux plus que comme excito-moteur.

Prép. — 0,15 en pil.

℞ Chlorure d'argent........ 0,10
   Ext. d'opium............. 0,005
   Conserve de roses........ q. s.
1 à 2 pil. par j.

Pom. à 1/100.

On devrait employer encore mieux :

L'*hyposulfite d'argent*, sel soluble dans un excès d'hyposulfite de soude et l'*albuminate d'argent.*

(V. ci-dessus la formule de Delioux.)

Quant à l'*iodure d'argent*, il est insoluble dans l'eau et ne mérite guère d'être conservé.

℞ Iodure d'argent.......... 0,01
   Extrait de salsepareille.... q. s.
Pil., 1 par j.

Brucine.

V. *Noix vomique.*

Cévadille.

Fruits et semences d'une Liliacée (*Schœnocaulon offi.*), herbe vivace du Mexique.

Renferme la vératrine et la sabadilline.

Irritante et toxique pour les muscles ; agent de diacrise d'ailleurs et parasiticide.

Prép. — 0,10 à 0,30.

Usage ext. — Poud. des capucins.

Ergot de seigle.

Champignon recourbé en forme d'ergot de coq (*mycelium du claviceps purpurea*).

Agit moins pour réveiller l'influx nerveux que pour provoquer la contraction des fibres lisses en général, celles des vaisseaux et des viscères et en particulier celles de l'utérus.

A pour principe actif l'*ergotine*, qui jouit des mêmes propriétés et dont les principales variétés sont celle de Wiggers (ext. éthéré), celle de Bonjean (ext. aqueux) et celle d'Yvon.

De là son emploi dans la thérapeutique utérine, dans les hémorrhagies capillaires et dans les paralysies des organes à fibres lisses (Duboué).

Prép. — Poud., 2 à 6 gr., antipyrétique. 2 à 4, hémostatique.

0,50 à 4, obstétrical.
Ext., 0,50 à 4 gr.
Sp., 0,50 à 2/100.

———

Vin à 2 ou 5 p. 100.
Vin de Balardini.

———

℞ Élixir de Garus ou chartreuse......... 50
Eau 50
Poud. récente d'ergot. 2 à 4
Par cuill. (Dufremy).

———

℞ Poud. récente d'ergot..... 0,20
Beurre de cacao.......... q. s.

Pil., 2 par j.

———

℞ Seigle ergoté............ 0,10
Camphre................. 0,05
Savon méd............... q. s.

Pil. (Robert).

———

℞ Seigle ergoté.........⎫
Borate de soude.......⎬ āā 0,50
Oléosaccharure de camomille...........⎭

Div. en 6 doses, 1 par quart d'heure.
Poud. ocytique (Schmidt).

———

℞ F. de coca............... 2 à 5
Ergot pulv.............. 1 à 2
Eau bouillante 100
Sp. déc. d'orange........ 25

Pot. Paraplégie (Verardini).

———

V. Ind. XII. *Méd. hémostatique.*

Ergotine.

℞ Ergotine 0,01
Poud. réglisse........... q. s.

Pil.

———

℞ Ergotine................. 1 à 4
Vin cordial.............. 100
Sp. d'éc. d'or. am........ 30

Pot. par cuill.

———

℞ Sp. de fl. d'oranger......... 200
Ergotine.................. 5

0,50 par cuill., 2 à 4 par j.

———

Solut. p. i. h.

℞ Ergotine................. 2
Glycérine................ 15
E. de laurier-cerise........ 15
(Lucas-Championnière.)

———

℞ Ergotine................. 1
E. de laurier-cerise........ 5

———

Ergotinine.

Alcaloïde crist., ext. de l'ergot (Tanret).

Prép. — 1/4 de milligr. à 1 milligr.

℞ Ergotinine............... 0,05
Acide lactique........... 0,10
Eau dist................. 5
Sp. de fl. d'oranger...... 995

Par cuill. à café = 1/4 de milligr.

______

Solut. p. i. h.

℞ Ergotinine............... 0,01
Ac. lactique............. 0,02
E. de laurier-cerise....... 10

1 milligr. par gr. (Tanret).

Fève Saint-Ignace.

Semence d'une strychnée (*Strychnos Ignatii*), ayant les mêmes principes actifs et le même mode d'emploi que la noix vomique, mais à dose plus faible.

Prép. — 0,01 à 0,10.

Peu usitée à cause de ses dangers toxiques.

Hoang-nan.

Ecorce d'un strychnos de Cochinchine. Renferme strychnine et surtout brucine.

Stimulante, antirabique.

V. Form. C.

Prép. — Poud., 0,05 à 0,20 et 1,50, suivant la pureté de la poudre.

Ext. alcool.

℞ Alun.................... 0,025
Réalgar................. 0,05
Hoang-nan 0,05

Pil.

Noix vomique.

Semence d'une Loganiacée (*strychnos nux vomica*) qui vient de l'Inde orientale.

Tonique et astringente, elle doit ses propriétés excito-motrices à ses alcaloïdes, la strychnine, la brucine et l'igazurine. En nature, elle est surtout employée contre certaines dyspepsies. V. Ind. VIII.

Prép. — Poud., 0,02 à 0,20.
Teint., 0,50 à 2.
Ext. alcool., 0,02 à 0,10.

℞ Ext. de noix vomique...... 0,01
Oxyde noir de fer......... 0,15
Poud. de quassia.......... 0,15
Sp. d'absinthe............ q. s.

Pil. contre incontinence d'urine.
(Grisolle.)

______

Usage ext.

℞ Baume de Fioravanti........ 10
Teint. de noix vomique..... 10
Ammoniaque 1

Lin. excito-moteur.

Strychnine.

Le principal alcaloïde des strychnées, peu sol. dans eau froide, un peu plus dans alcool et dans benzine, presque insol. dans éther, très sol. dans chloroforme.

Excito-moteur par excellence, agent tétanisant.

Les incompatibilités des alcaloïdes en général. Stomachique à petite dose.

Prép. — Dose, 0,005 à 0,025.
Granules de 1 milligr.
Teint. alcool. à 1 p. 20.

℞ Strychnine 0,004
Conserve de roses 0,10
Pour une pil. (Magendie).
1 à 2 matin et soir.

Usage ext. — Pommade, 1/30.
Huile, 1/1000.

Huile à 1/25 (Maligan).
XII gtt. en frict.

℞ Huile d'olive 120
Ammoniaque liq 8
Baume de Fioravanti 15
Strychnine 0,30
Lin. de Furnari.

Arséniate de strychnine.
Comme le sulfate.

Azotate de strychnine.
Plus sol. et plus actif que le
sulfate. Employé surtout en
pommade.

℞ Baume Nerval 8
Nitrate de strychnine. 0,10 à 0,20

Frict. sur la col. vertéb.

Sol. pour inject. hypod.

℞ Nitrate de strychnine 0,05
Eau dist 10

**Iodure d'iodhydrate de
strychnine.**
Action plus stable et moins
toxique.
Prép. — 0,01.

℞ Iodure d'hydrate de stry-
chnine 0,01
Conserve de roses .... q. s.
Pil. (Bouch.).

Strychnine (Sulfate de).
Sel sol. dans 10 d'eau.
Tonique amer. Excitant médullaire.
Prép. — Granules de 0,001.
0,002 à 0,10. Excit. médullaire.
Sp., 0,005 par cuill., 15 à
30 gr.

℞ Sulf. de strychnine 0,001
Conserve de roses .... q. s.
Pil., 1 à 2.

℞ Sulf. de strychnine ... 0,01 à 0,025
Eau 125
Lav. (Lopez).

Sol. 0,025/100, inject. vésicale.

℞ Sulf. de strychnine ... 0,12 à 0,30
Eau dist 30

℞ Sulf. de strychnine 0,10
Eau de laurier-cerise 10
Eau dist 10

℞ Sulf. de strychnine 0,05
Eau dist 10
Sol. p. inj. hypod.

Brucine.
Un des alcaloïdes des strychnées. Peu sol. dans eau, sol.
dans alcool.
Mêmes propriétés que la
strychnine. S'emploie comme
elle, à dose plus forte. Peu
usitée.

Opium.
En nature.
V. Ind. I et IV, *Méd. hypnoti-
que, analgésique, etc.*

Il est une préparation liquide d'opium, le *laudanum de Sydenham*, dont l'excipient (vin de Malaga) dissolvant une plus forte proportion de thébaïne que de morphine, joint à l'action soporifique des autres bases une influence toni-stimulante plus accusée. C'est aussi l'effet de l'opium donné à haute dose ou toxique.

Prép. — Laudanum de Sydenham, X à L gtt.

———

℞ Opium............... } āā 24
Savon .... }
Muscade............. 4
Camphre............. 8
Alcoolé d'ammoniaque. 270

Teint. d'op. amm. de Warner. F. macérer 10 j.

Thébaïne, papavérine, narcotine.
Alcaloïdes de l'opium.
Soporifiques à dose légère.
Toxiques et convulsivants à haute dose.
Dangereux et inusités.
Dose, 0,05 à 0,10.

Phosphore.
C'est un excito-moteur indirect, comme toni-nutritif des éléments nerveux.
V. Ind. II, *Méd. névrosthénique.*

Sumac ou **Rhus radicans.**
Sumac vénéneux. *Rhus toxicotendron.*
Excitant employé autrefois contre la paraplégie.
Prép. — Poud., 0,05 à 0,25.
Macérat., V à XX gtt.
Ext., 0,20 à 2 gr.

———

VIᵉ INDICATION

ATAXIE SENSITIVO-MOTRICE

Il n'y a pas de médication spéciale de cet élément. On le combat selon que prédominent les phénomènes d'hyper- ou d'hyposthénie avec les agents déjà indiqués (Ind. IV et V).

La médication doit le plus souvent unir aux analgésiants (IVᵉ Ind. A) les excito-moteurs (Vᶜ Ind. B). Puis, à l'adresse de la cause, la médication altérante la plus active (Ind. XIX et XX) ainsi que les irritants révulsifs (Ind. XI).

VIIe INDICATION

HYPERSTHÉNIE SYMPATHIQUE

L'hyperexcitabilité du système sympathique, soit dans ses aptitudes motrices, soit surtout dans ses aptitudes sensibles, constitue une base d'indications qui se rencontrent fréquemment et dont le sens n'est pas toujours facile à déterminer.

Les spasmes et les viscéralgies en sont le type principal.

MÉDICATION MODÉRATRICE.

Les agents modérateurs de l'excitation sympathique sont empruntés surtout aux médications suivantes :

Ind. I. — Méd. hypnotique.
            Méd. narcotique.
Ind. III. — Méd. antispasmodique (antispasmod. calmants).
Ind. IV. — Méd. analgésique.
            Méd. akinésique.
            Méd. tempérante.

C'est l'indication qui correspond à tous les troubles viscéraux névralgiques spasmodiques et sécrétoires.

Le *régime de la médication modératrice* est aussi celui des médications ci-dessus rappelées.

Agents de la médication modératrice.

Absorbants.	Caféine.
Aconit.	Camphre.
Alcalins.	Chanvre indien.
Aloès.	Charbon végétal.
Alun.	Chaux.
Ammoniacaux.	Phosphate.
Argent.	Carbonate.
Astringents.	Chloroforme.
Belladone.	Ciguë.
Bismuth (sels).	Fer.
Benzoate de soude.	Houblon.
— d'ammoniaque.	Lupulin.
Borate de soude.	Iodoforme.
Bromures.	Iodiques.

Magnésie.
    Carbonate.
Nymphæa.
Opiacés.
Piscidia erythrina.
Potasse.
    Bicarbonate.

Quinine.
Soude:
    Bicarbonate.
    Carbonate.
Tabac.
Vératrine.
Viburnum.

Absorbants.

Agents qui ont la propriété, en s'unissant à eux, de fixer les gaz ou les liquides provenant de sécrétions exagérées ou de fermentations. Tels sont : le charbon, les poudres inertes, amidon, lycopode, talc, sous-nit. de bismuth, les sels alcalino-terreux, carbonates de chaux et de magnésie, et les alcalins. V. Ind. VIII, *Méd. eupeptique.*
— XVI, *M. antidiarrhéique.*
— XVII, *Méd. laxative.*

℞ Rhubarbe pulv............. 10
    Bicarb. de soude........... 2
    Sp. de sucre............... 50
    Hyd. de menthe........... 250

Pot. absorb. (Swediaur), 2 à 5 cuill.

Aconit. V. Ind. I et IV.

℞ Teint. ou ext. d'aconit...... 1
    Vin de sem. de colchique... 30

Céphalées.

℞ Ext. d'aconit.............. 1
    Eau....................... 100
    Eau de cannelle........... 10
    Sp........................ 30

Par cuill. Céphalées.

Alcalins.

On désigne ainsi les carbonates des métaux alcalins (potassium, sodium), lesquels, y compris l'ammonium, s'appellent *alcalis.*

Les alcalins font l'alcalinité du sang et des humeurs ; ce sont des médicaments de la nutrition.

V. Ind. VIII et XIX, *Méd. eupeptique et altérante.*

Leur action dans l'estomac et dans les voies digestives consiste à corriger l'acidité exagérée ou l'acescence des sécrétions de l'estomac, et à les fluidifier.

℞ Bicarb. de soude........ 3,12
    Bicarb. de potasse........ 0,23
    Sulf. de magnésie....... 0,35
    Chlorure de sodium...... 0,08
    Eau gazeuse simple...... 650

Eau alcaline gazeuze (Codex).

Aloès.

V. Ind. VIII, *Méd. peptique.*
— XVII, *Méd. purg.*

℞ Teint. d'aloès.............. 4
    Teint. de castoreum........ 4
    Teint. d'écorces d'oranges... 8

Par gouttes, céphalées (Hufeland).

℞ Ext. d'aloès......... 0.05 à 0,10
    Eau de menthe...... 125
    Eau d'amandes am.. 4
    Sirop.............. 30

Par cuill., id. (Pitschaft).

℞ Ext. d'aloès............... 0,05
Nitrate d'argent........... 0;01
Pil., céphalée, 1 à 2 par jour.
(Romberg.)

Alun.
V. Ind. XII, *Méd. astringente.*

℞ Alun........................ 0,10
Ext. d'opium.............. 0,01
Conserve de roses.......... 0,25
Pil., gastralgie (Saucerotte).

℞ Alun........................ 0,05
Thridace.................. 0,05
Pil., id. (Récamier).

℞ Opium.................... 0,05
Savon.................... 0,10
Alun..................... 0,15
Dose, id. (Pemberton).

Ammoniacaux.
V. Ind. II, *Méd. névrosthénique.*

℞ Chlorhyd. d'ammoniaque.. 0,20
Suc de réglisse........... 1,20
Ext. de pissenlit......... q. s.
Div. en pil. Dysphagie (Fischer).

℞ Chlorhyd. d'ammoniaque.... 8
Rob de sureau............. 60
Sp. de guimauve.......... 60
Cuill. de 1/2 h. en 1/2 h., dysphagie.

℞ Eau dist................... 150
Eau de menthe............. 20
Ammoniaque liq........... III
Pot. antiacide (Chevalier).

℞ Ammoniaque liq......... 0,50
Eau commune........... 100
Sp. de sucre............. 30
Pot. (Codex).

Argent (Nitrate d').
V. Ind. V, *Méd. excito-motrice.*

℞ Nitrate d'argent crist....... 0,01
Opium.................... 0,01
Rhubarbe 0,05
Ext. de houblon........... 0,05
Pil. gastralgie (Autenrieth).

℞ Nitrate d'argent crist........ 0,01
Ext. de jusquiame.......... 0,05
S.-n. de bismuth.......... 0,30
Pil. gastralgie, 2 par j.

Astringents.
Les astringents à petite dose ont une action tonique et antidiacritique, utile dans les hypercrinies gastro-intestinales.
V. Ind. XII, *Méd. astringente.*

Belladone.
V. Ind. I, *Méd. narcotique.*

℞ Ext. de belladone......... 0,025
Camphre................. 0,25
Sp. de gomme............ q. s.
Pil. contre hoquet (Debreyne).

℞ Ext. de belladone.......... 0,01
Carbonate de fer........... 0,04
Pil., id.

℞ Ext. de belladone... 0,05 à 0,30
Carbonate de potasse. 0,30
Eau de fl. d'oranger. 8
Mixt., id., par gouttes.

℞ Ext. de belladone......... 0,30
Sp. d'éther............... 45
Eau de fl. d'oranger....... 45
Par cuill. à café.

℞ Valérian. d'atropine. 0,001 à 0,003
Ext. de valériane.. 1

Eau de laitue...... 100
Sp. de pavots...... 25

Mixt. contre hoquet.

℞ Valérianate de zinc........ 0,05
Ext. de belladone......... 0,01

Pil., id.

℞ Hydrocyanate de zinc..... 0,025
Poud. de racines de belladone.................... 0,006

Pil., id.

℞ Ext. de belladone.......... 0,01
Lupulin.................... 0,06
Camphre.................... 0,06

Pil. Spermatorrhée, 2 à 5 (Gallois).

℞ Ext. de jusquiame.......... 0,02
Ext. de belladone.......... 0,02
Ext. de laitue............. 0,05
Ext. d'opium 0,01

Pil. Céphalée (Broussais).

℞ Iodure de potassium....... 1,20
Eau de laurier-cerise...... 24
Ext. de belladone......... 0,05

Dysphagie spasmod. Par gtt.

℞ Teint. de belladone........ 5
Teint. d'aconit............. 5
Élixir parégorique.......... 5
Teint. de colombo......... 10

V à X gtt. avant les repas.

(J. Simon.)

℞ Magnésie calcinée.......... 0,20
Poud. de f. de belladone.... 0,02

Dose peptique (Ferrand).

Bismuth (Sous-nitrate de).

Blanc de fard, magistère de bismuth. Sel blanc en poudre fine cristalline, inodore, insi-pide et insoluble, se transforme en sulfure noir au contact des gaz de l'intestin.

C'est un absorbant efficace qui marque de plus le passage aux astringents par son action topique.

Le *sous-carbonate* et le *sous-chlorure* de bismuth ont des propriétés analogues mais sont presque inusités.

Incompat. — Sulfures sol. kermès et soufre.

Prép. — De 0,50 à 10 gr. et plus.

Tablettes à 0,1.

℞ S.-n. de bismuth.......... 2
Opium brut............... 0,02

Contre gastrorrhée des tuberculeux (Peter).

℞ S.-n. de bismuth.... 0,25 à 0,50
Magnésie calcinée... 0,10
Opium brut pulv.... 0,03

Une dose avant chaque repas.

℞ S.-n. de bismuth............ 0,1
Hydrate de magnésie........ 0,1
Sucre blanc................. 0,8

Prise de Patterson.

℞ S.-n. de bismuth....... } ãã 2
Bicarbonate de soude.... }
Laudanum de Sydenham. V
Mucilage de gomme.... 100

En 2 fois, un quart d'heure avant repas (Trousseau).

℞ S.-n. de bismuth........... 5
Magnésie hydratée......... 5
Sucre en poud. fine....... 45
Mucilage.................. q. s.

P. 50 past. de Patterson.

℞ S.-n. de bismuth.........   0,20
  Chlorhyd. de morphine...   0.005
  Rhubarbe pulv..........   0,10
  Thridace...............   q. s.

Pil. antigastralgique (Millet).

℞ Sous-nit. de bismuth.. } ãã   0,20
  Ext. de valériane .....

Pil. antigastralgique (Jadioux).

℞ S.-n. de bismuth..........   0,1
  Carbonate de chaux.......   0,05
  Miel....................   q. s.

Pil., 2 à 10 (Trousseau).

℞ Sous-nit. de bismuth.......   0,15
  Opium...................   0,02
  Ipéca...................   0,02
  Magnésie calcinée..........   0,25

Dose antigastralgique (Ammann).

℞ S.-n. de bismuth..........   1
  Rhubarbe pulv............   0,10
  Valériane   0,10
  Columbo.................   0,10

Une dose à chaque repas.

℞ Ext. d'opium..............   0,01
  S.-n. de bismuth..........   0,50
  Diascordium.............   0,15
  Mucilage de g. arab......   q. s.

1 à 2 pil. de 2 en 2 h. (H. P.)

℞ S.-n. de bismuth..........   1
  G. adragante.............   1
  E. dist. de laitue..........   120
  Sp. simple..............   30

Pot. pour les enfants (Mascarel).

℞ Sous-nitrate de bis-
   muth..........   1
  Chlorhyd. de mor-
   phine..........   0,002 à 0,004

P. une dose avant le repas.
(Bonnet.)

Benzoate de soude et Benzoate d'ammoniaque.
  V. Ind. XVIII, *Méd. balsamique.*
  V. Ind. XXIV, *Méd. antiarthritique.*

Borate de soude.
  V. Ind. IV, *Méd. tempérante.*

Bromures.
  V. Ind. IV, *Méd. contro-stimulante.*
    Sol. à 1/20 (Barudel).
    Sol. à 1/10 (Letenneur).

Caféine.
  V. Ind. XIII, *Méd. cardiaque.*

℞ Caféine.............   0,05 à 0,10
  Sucre blanc........   0,50

Dose antinévralgique, 1 à 5.
(Braun.)

℞ Sulf. de quinine...........   0,10
  Citrate de caféine..........   0,10
  Sucre blanc..............   1

Dose, id., 1 à 4 (Bamberger).

℞ Café vert ou peu torréfié..   25
  Eau bouillante...........   35
  Sucre blanc..............   70
  Cinchonine..............   0,04
  Sulf. de morphine........   0,03

Pot. antinévralgique (Cadet).

℞ Inf. de thé................   150
  Sp. de citrate de caféine.....   30

Pot. migraine (Hannon).

℞ Citrate de caféine..........   0,08
  Sucre....................   3

Doses, migraine (Van den Corput).

℞ Citrate de caféine........... 4
Sp. de sucre alcoolisé....... 120
Pot. 1 à 2 cuill. (Hannon).

Camphre.

V. Ind. II, *Méd. stimulante*.

— III, *Méd. antispasmo-dique*.

℞ Camphre................... 0,06
Seigle ergoté............. 0,10
Pil., 1 à 4. Pollut. noct. (Robert).

———

℞ Camphre................. 0,25
Ext. d'opium............. 0,025
Pil., érections, ténesme, 2 à 4.
(Ricord.)

———

℞ Camphre................. 0,10
Ext. d'opium............. 0,05
Miel...................... q. s.
Guimauve pulv............ q. s.
Pil., id. (Cullerier).

———

℞ Camphre.............. 0,50 à 1
Jaune d'œuf............ No 1
Eau de laitue.......... 200
Laudanum Syd........ II gtt.
Lav. anaphrod. (Fonssagrives).

———

℞ Camphre................. 0,50
Ext. d'opium............ 0,05
Jaune d'œuf............. N° 1
Eau tiède............... 200
Lav., id. (Ricord).

Chanvre indien.

V. Ind. II, *Méd. stimulante*.

℞ Teint. de chanvre indien.... 2
Sp. de sucre.............. 30
Eau...................... 120
Pot., 4 à 5 cuill.
Métrorrhagies actives (Michel).

Charbon végétal.

Seul employé à l'intérieur.
Préférer le charbon de bois de
peuplier.
Prép. — Poud., 1 cuill.
Tablettes à 0,25.

℞ Charbon de bois lavé et
porph.................... 5
Magnésie calcinéee......... 0,50
Miel...................... q. s.
Elect.

———

℞ Charbon pulv........... 25
Quassia................... } ãã 4
Magnésie pulv........... }
2 cuill. à café par j. (Heim).
Contre le pyrosis.

———

℞ Charbon pulv.............. 0,50
Magnésie calcinée.......... 0,25
Noix vomique............. 0,02
Dose, 2 par j. (Id.)

Chaux.

Oxyde de calcium. Insol. dans
alcool, éther, chlorof., etc. Peu
sol. dans eau.
Prép. — Eau de chaux, 10 à
60 gr.

℞ Eau de chaux................ 1
Sucre..................... 3
Sp. de saccharate de chaux.
(Dorvault.)

———

℞ Chaux vive................ 80
Sucre pulv................ 160
Glycérine................. 160
Eau q. s. p. f. un litre.
Glycéré de sucrate de chaux.

———

℞ Magnésie calcinée........... 4
Eau de chaux.............. 60

Hyd..de menthe............. 60
Sp. de fl. d'oranger 30

Pot. absorb. alcaline (Fonssagrives).

____

℞ Eau de chaux 100
  Charbon de Belloc.... 2 cuill.
  Eau................. l00
  Laudanum............ III gtt.

Lav. absorb. (Id.)

Chaux (Phosphate neutre ou
bicalcique).
Insol. dans eau et dans alcool,
absorbant.

Chaux (phosphate tribasique
ou phosphate des os).
Insol. dans eau et dans al-
cool.
Prép. — De 1 à 10 gr.
Sp., 1 p. 1000.

Chaux (Carbonate de).
Craie préparée, poud. de sè-
che, poud. d'yeux d'écrevisses.
Très employée comme den-
tifrice.
Prép. — 0,50 à 2 gr.

℞ Carbonate de chaux 2
  Magnésie.................. 4
  Sucre..................... 2

Poud. de Toirac.

____

℞ Os de sèche pulv............ 80
  Craie précipitée.............. 20
  Carmin ou cochenille 5
  Huile de menthe poivrée..... 2

Poud. alc. (Lallement).

____

℞ Poud. d'yeux d'écrevisses 15
  Sucre blanc............. 30
  Ess. de menthe.......... L
  Sp. de menthe 30
  Teint. thébaïque........ 1 à 2

Sp. d'opium............ 30
Eau de menthe.......... 250

Par cuill. (Dehaen).

Chloroforme.
V. Ind. I, *Méd. hypnotique.*

℞ Eau chloroformée........ { P. E.
  Eau de menthe.........

Petite cuill. pure ou dans une
cuill. d'excipient. Antiémétique.
(Ferrand.)

℞ Chloroforme .... XX gtt.
  Huile d'amandes douces. 60
  Sp. diacode............ 30
  Sp. de menthe......... 15

Pot., hoquet.

Coca.
V. Ind. IV, *Méd. analgésique.*
Inf. tisane.

℞ F. de coca 1
  Alcool à 85°................. 4
  Sucre...................... 3
  Eau........................ 3

Élixir, gastralgie, 10 à 50 (Reis).

____

℞ Ext. de coca............... 2 à 4
  Sp. de fl. d'oranger........ 30
  Eau de tilleul............. 120

Pot., gastralgie (d'Ardenne).

Digitale.
V. Ind. XIII, *Méd. cardiaque.*

℞ Teint. de digitale......... 2,50
  Vin antimonial d'Huxham. 10

Petite cull. (Willième).

Ciguë.
V. Ind. I, *Méd. narcotique.*
— IV et VII.

Fer.
V. Ind. XX, *Méd. eutrophique.*

℞ Lactate de fer............. 0,10
Ext. de jusquiame 0,05

Pil. Gastralgie (Siebert).

℞ Sous-carbonate de fer...... 0,04
Ext. d'opium.............. 0,02
Magnésie.................. 0,10
Sp. de gomme .... q. s.

Pil. Gastralgie (Trousseau).

℞ Teint. d'acétate de fer....... 30
Gomme arab............... 30
Teint. de stramoine......... 4
Eau...................... 210

Pot., 1 cuill. par h. (Rademacher).

Houblon.

Humulus lupulus, des Ulmacées. Plante grimpante dont les fructifications en forme de cônes ou strobiles renferment avec le *lupulin* une huile essentielle et du tannin.

Aussi est-ce un sédatif et un tonique amer.

Prép. — Inf., 10 p. 1000.
Ext., 0,30 à 2 gr.
Sp., 20 à 100 gr.

Lupulin.

Poudre brune formée par les petites glandes à essence des cônes du houblon; saveur âcre et amère; renferme une huile essentielle, une résine, un principe amer et deux alcaloïdes peu connus.

C'est un tonique, eupeptique, astringent et narcotique.

Prép. — Poud., 0,25 à 2 gr.
Teint. au quart, 2 à 10 gr.
Saccharure.

℞ Teint. de lupulin....... 4 à 8
Eau de laitue........... 120
Sp. de nymphæa........ 30

Pot. (Fonssagrives).

℞ Lupulin.................. 0,10
Bromure de potassium...... 0,10
Ext. de nymphæa.......... q. s.

Pil. contre satyriasis (Duj.-B.).

℞ Lupulin.............. } āā 0,10
Ext. de houblon....... }
Camphre.............. } āā 0,01
Ext. d'opium.......... }

Pil. Pollut. noct. (Sigmund).

℞ Lupulin................. 0,10
Ext. de chanvre indien.... 0,01
Aloès 0,01
Ext. de belladone......... 0,005
Ext. de réglisse .... q. s.

Idem (d'après Frerichs).

℞ Lupulin.................. 0,06
Ext. alc. de belladone..... 0,01
Camphre................. 0,06

Pil. (Van den Corput).

℞ Lupulin.................. 0,10
Camphre................. 0,05
Ext. aq. de digitale....... 0,05

Pil. anaphrod. (Fonssagrives).

℞ Bromure de potassium ... 0,50
Teint. de digitale........ XX
Hydrolat de laitue....... 120
Sp. de nymphæa......... 30

Pot. anaphrod. (Idem).

Iodoforme.

V. Ind. IV, *M. analgésique*.
— XIX, *Méd. altérante*.

℞ Iodoforme pulv............... 2
  Beurre de cacao............. 2
  Axonge..................... 15

Pom., Vaginisme (Gallard).

℞ Iodoforme.................. 4
  Axonge benzoïnée 20

Pom., Fissure anale (Duj.-B.).

Magnésie.

Oxyde de magnésium, magnésie calcinée et son hydrate. Presque insol. dans eau. Poud. blanche, antidote de l'arsenic. Dose antiacide et dose purgative.

Prép. — 1 à 2 gr. (dose antiacide).

℞ Magnésie calcinée........... 10
  Eau (f. bouillir)............. 80
  E. de fl. d'oranger.......... 10

Lait de magnésie (Mialhe).

℞ Magnésie calcinée............ 1
  Sucre....................... 3

Granulez s. a., 1/2 à 1 cuill. à café.

℞ Magnésie................... 0,50
  Cannelle................... 0,20
  Opium brut................. 0,02

Une dose ou deux avant le repas.

℞ Magnésie calcinée.......... 0,30
  Fer réduit................. 0,20
  Rhubarbe................... 0,20

Dose antidyspept. (Guipon).

℞ Ext. d'opium............. 0,006
  Safran de mars apéritif.... 0,012
  Magnésie calcinée........ 0,025
  Sp. de gomme............ q. s.

Pil. Gastralgie (Delarue).

℞ Magnésie calcinée........... 4
  Sp. d'éc. d'orange.......... 16
  Hyd. de menthe............. 90

Pot. antiacide (Radius).

℞ Magnésie calcinée........... 4
  Eau de chaux............... 60
  Eau dist................... 60
  Sp. de fl. d'oranger........ 30

Pot. alc. absorb. (Fonssagrives).

Magnésie (Carbonate de).

Magnésie carbonatée, magnésie blanche, presque insol., absorbant, antiacide.

Incompat. — Acides et sels acides.

Prép. — 1 à 10 gr.
Tablettes de 0,20.

℞ Hydrocarb. de magnésie..... 10
  Cachou..................... 5
  Sucre...................... 85
  Mucilage de gomme adrag... 12

Tablettes (Codex).

℞ Hydrocarb. de magnésie..... 60
  Sucre pulv................. 40
  Rhubarbe pulv.............. 15
  Ess. de fenouil............ 1

Poud., 2 à 5 gr. (Ph. Germ.).

℞ Carb. de magnésie.......... 4
  E. de menthe............... 100
  Sp. d'éc. d'or. amères 15

Pot. contre pyrosis (Berend).

℞ Carb. de magnésie... ⎫
  Sulfate de magnésie. ⎪
  Bicarb. de soude.... ⎬ ãã
  Tart. de pot. et de s. ⎪
  Ac. tartrique....... ⎭

Magnésie effervescente (Moxon), 1 cuill. à café dans un verre d'eau.

℞ Magnésie carbonatée..... 4
Teint. d'asa fœtida........ 1,50
Teint. d'opium camphrée. XX gtt.
Sucre pulv.............. 8
Eau dist 50

Mixt. carminat. (Dewees).
XX à XXX gtt.

℞ Ess. d'anis.............. XXIV
Ess. de menthe........... XX
Teint. de rhubarbe....... 45
Teint. d'opium.......... 4
Rhubarbe pulv.......... 8
Carb. de magnésie........ 16
Eau dist................. 750

Mixt. rouge de Standert, 3 à 6
cuill. Coliques.

Nymphæa alba.

Nénufar ou lis des étangs. Ses fleurs et ses racines sont réputées calmantes et aphrodisiaques.

Prép. — Inf., 10 p. 1000.
Sp. 50 à 100 gr.

℞ Sp. de nymphæa........... 100
Bicarbonate de soude....... 8

Dans une tisane (Ricord).

Opiacés.

V. Ind. I, *Méd. hypnotique.*

℞ Ext. d'opium.............. 0,05
Sulfate de zinc............ 0,10

Pil. (Dupuytren).

℞ Ext. de jusquiame........ 0,025
Oxyde de zinc............ 0,025
Acétate de morphine...... 0,005

Pil., 2.

℞ Musc................... 0,10
Teint. thébaïque.......... II gtt.
Sucre................... 0,25

Dose, Hoquet.

℞ Teint. de musc......... 4
Laudanum............. XII gtt.
Eau de tilleul........... 90
Eau de menthe......... 60
Sp..................... 30

Pot. Hoquet (Lerminier).

℞ Laudanum................. 4
Teint. de valériane éthérée.... 6

Par gtt.

℞ Sp. d'opium 10
— d'anis................. 10
— d'éther............... 10
Eau de menthe............. 50
Eau simple............... 50

Pot. en 2 ou 3 fois. Coliques.

℞ Sp. de laurier-cerise 100
Ext. aq. d'opium........... 0,10

Petite cuill. Gastralgie.

Morphine.

℞ Sp. d'éc. d'oranges...... ⎫
— de chlorhyd. de morp. ⎬ P. E.
— d'éther .... ⎭

Cuill., Gastralgie.

℞ Teint. de columbo........... 50
—   quassia........... 50
—   gentiane.......... 50
—   quinquina........ 50
Chlorhydrate de morp... 0,20 à 1

Mixt. de Graves.
1 à 2 petites cuill. dans du thé.

℞ Chlorhyd. de morphine... 0,005
Sous-nit. de bismuth...... 0,25
Poud. de rhubarbe........ 0,10

Pil. antigastralgique (Millet).
2 pil. matin et soir.

℞ Acétate de morphine....... 0,005
S.-nitrate de bismuth..... 0,050

Dose antigastralgique.

♃ Acétate de morphine...... 0,05
Eau dist............... 90
Par cuill. (Monneret).

♃ Acétate de morphine.......: 0,05
Eau de laurier-cerise...... 50
Par cuill. à café.

♃ Laudanum....... L à LXXV gtt.
Teint. d'asa fœtida..... ⎰ āā 8 gr.
Teint. d'aloès........ ⎱
Mixture anticardialgique de Berne. XX à XXX gtt., 3 f. par j.

♃ Sous-nitrate de bismuth. ⎱ āā 0,50
Magnésie .... ⎰
Poud. opium brut.... 0,05
Dose antiacide.

Usage ext.

♃ Linim. de savon............ 24
Teint. d'opium............. 8
Onct. antivomitive.

♃ Huile de jusquiame...... ⎫
— pavots blancs... ⎬
Esprit de sel ammon. ou ⎬ P. E.
liq. ammoniac. succinée. ⎬
Laudanum .... ⎭
Idem (Starh).

♃ Camphre................ 4
Savon de Venise........... 4
Esprit-de-vin............. q. s.
pour dissoudre.
Teint. thébaïque............ 8
P. frict.

♃ Baies de laurier........ 30
Camphre.............: 1,20
Sol. vol. de corne de cerf 1,20
Opium................ 1,20
Huile de noix muscade.... 1,20
— menthe poivrée.. X gtt.
— girofle .... X —
Emplâtre.

♃ Ext. d'opium............... 1
— de belladone........... 4
Eau de laurier-cerise........ 20
Lin. calmant.

♃ Électuaire de thériaque..... 30
Huile de noix 30
Castoréum 4
Safran................... 4
Baume du Pérou........... 4
Huile de cèdre XX
Camphre................. 2
Onguent antigastralgique (Richter).

♃ Suif de cerf............. 30
Castoréum............... 0,50
Camphre................. 1,20
Opium 0,30
Huile de térébenthine..... 8
— camomille........ XV
Onguent id. (Schluter).

♃ Emplâtre adhésif......... 2
Thériaque............... 2
Ext. de belladone....... 0,25 à 1
Emplâtre antigastralgique.

Baume anodin (Bath). V. p. 83.

Piscidia erythrina.
Bois à enivrer. Jamaïca dogwood. Arbuste de la Martinique et du Sud-Amérique.
L'écorce de la racine est sédative.
Prép. — Poud., 4.
Ext. fl., 3 à 6.
Teint. alc. à 1/5, 1 à 5.

♃ Ext. fl. de piscidia.......... 10
Sp. d'éc. d'or. am........... 20
Sp.

℞ Teint. alc. de piscidia....)
Teint. de viburnum pru- } P. E.
nifolium ....)
XX à XL gtt. (Huchard).

℞ Sp. ci-dessus 30
Eau 120
Pot.

℞ Ext. fl. de piscidia.......... 20
Eau dist................... 50
Sp. de sucre.............. 50
Pot.

Potasse (Bicarbonate de).
Sels sol. dans 25 d'eau. Constitue un assez bon anti-acide.
Incompat. — Acides et sels
acides, tous les sels dont la base
peut produire un carbonate insoluble. Eau de chaux. Infusés
végétaux.
Prép. — 1 à 5 gr.

℞ Bicarbonate de potasse.... 4,40
Eau gazeuse à 5 vol...... 625
Eau alc. gaz. (Soubeiran).
2 à 5 verres par j.

℞ Bicarbonate de potasse....)
Teint. de cannelle........ } ãã 1
— vanille ....)
Sp. simple.............. 100
Eau 1000
Tisane alc. (Bouchardat).

℞ Carb. de potasse.......... 50
Chaux vive................ 25
Eau dist.................. 400
Liq. de potasse, X à XL gtt.
dans une inf. (Ph. Lond.).

℞ Carb. de potasse.......... 2
Ether nitrique............. XV
Laudanum XV

Eau de menthe............. 60
— laitue,.............. 60
— limons.............. 15
Sp. de sucre............. 30
Mixt. antivomitive.

℞ Carbonate de potasse. 0,30
Ext. de belladone.... 0,05 à 0,25
Eau de fl. d'oranger.. 8
2 gtt. chaque 3 heures.

℞ Carbonate de soude.... 0,60 à 1
Acétate de morphine... 0,05
Eau de laitue......... 90
— laurier-cerise ... 3
Sp. de limons......... 15
Mixt. antivomit. (Récamier).

℞ Carbon. de potasse liq... 4
Ext. de belladone........ 0,10
Eau de menthe.......... 150
Ext. aq. de rhubarbe.....) ãã 30
Sp. de rhubarbe........)
Idem (Binkmann).

Quinine.
V. Ind. XXIII, *Méd. antipy-*
rétique.

℞ Quinine...................... 1
Alcool à 80°................. 9
Teinture de cannelle........ 5
Sp. de vanille.............. 25
Antimigraine. Petites cuill.

℞ Sulfate de quinine 0,05
Caféine.................... 0,05
Ext. de qquina............ q. s.
2 à 6 pil. (Duj.-B. et Yvon).
Migraine.

Soude (Bicarbonate de).
Sel de Vichy. Sol. dans 13 p.
d'eau, dans 13 p. de glycérine.
Antiacide, digestif, et de plus
diurétique et lithontriptique.

Incompat. — Tous les acides et sels acides. Comme pour le bicarbonate de potasse.

Doses. — 0,50 à 10 gr. et plus.

Soda water, 1 p. 650.

℞ Bicarb. de soude............ 5
Sucre blanc................ 195
Mucilage de g. adrag....... 18
Past. de Vichy, 0,025. (Codex.)

℞ Bicarb. de soude.......... 2
Teint. de cannelle......... } ãã 1
— vanille.......... }
Sp. simple................ 100
Eau...................... 1000
Tisane alc. (Bouchardat).

℞ Bicarb. de soude.......... 5
Sp. d'orgeat.............. 50
Eau...................... 1000
Tisane alc. (Yvon).

℞ Bicarb. de soude........... 5
Sucre.................... 50
Ess. de citron............ IV
Pour un litre d'eau.
Tisane sèche.

℞ Magnésie calcinée......... 0,40
Bicarb. de soude.......... 0,60
Sucre.................... 0,20
Dose alcaline, 2 à 4 (Trousseau).

℞ Sucre................... 1000
Bicarb. de soude......... 20
Laque carminée, q. s. p. col.
Saccharokali (Blondeau).

℞ Magnésie calcinée........ }
Bicarb. de soude........ } P. É.
Craie................. }
Gastralgie (Trousseau).

℞ Eau dist................... 200
Sp. de fl. d'oranger........ 50
Bcarb. de soude........... 10
Pot. alc.

℞ Eau..................... 100
Bicarb. de soude......... 2
Conicine................ 0,10
Par cuill. moy.

℞ Bicarb. de soude.......... 5
Sp. d'éc. d'orange......... 45
Hyd. de menthe........... 100
Pot. gastralgie.

℞ Bicarb. de soude........... 8
Sp. simple................ 60
Sp. alc. (Bazin).

℞ Bicarb. de soude........... 5
Eau dist................. 10
Sp. simple............... 90
Sp. alc., 20 à 100 gr.

℞ Bicarb. de soude........... 10
Sp. de fl. d'oranger........ 250
1 cuill. matin et soir.

℞ Bicarb. de soude........... 10
Sp. de saponaire........... 200
Sp. alc., 1 gr. par cuill.

℞ Bicarb. de soude........ } ãã 10
Eau dist................ }
Sp. simple............... 80
Alcoolature d'écorce d'or. 1
Sp. alc. (Jeannel).

℞ Bicarb. de soude.......... 8
Eau...................... 250
Miel blanc................ 30
Garg. alc.

℞ Bicarbon. de soude.......... 10
Miel rosat.................. 60
Collut. alc.

Bain alc., 500 gr.

Soude (Carbonate de) ou sous-carbonate, cristaux de soude.
Sol. dans 2 p. d'eau et dans 1 p. de glycérine.
Mêmes incompatibilités que pour le bicarbonate.
Prép. — 1 à 4 gr.

℞ Carbon. de soude sec.... ⎫ ãã 5
Poud. de rhubarbe...... ⎬
—   gentiane....... 10
—   cannelle....... 5
Poud. alc., par cuill. à café.

℞ Carbon. de soude........ 5
E. dist. de menthe....... 100
Sp.   — 25
Teint. de gentiane..... ⎫ ãã 2,50
Ether nitrique alcoolisé. ⎬
Pot. alc., 1 cuill. de 2 en 2 h.
(Ewald.)

Tabac.
V. Ind. I, *Méd. narcotique.*

℞ Oxyde rouge de fer........ 8
Eau de nicotiane........... 50
Gomme adrag.............. 1
Eau dist.................. 250
Dose, 100 à 150 gr. Céphalées.

℞ Nitrate de soude............ 8
Esprit de tabac............. 15
Eau...................... 250
Par cuill.

Vératrine.
V. Ind. IV, *Méd. contro-stimu-lante.*

℞ Sulf. de morphine........ 0,50
Vératrine................. 0,50
Axonge 30
Pom., Incont. d'urine (Renard).

Viburnum prunifolium.
V. Ind. XII, *Méd. astringente.*
Tonique calmant de l'utérus.

VIIIᵉ INDICATION

HYPOSTHÉNIE SYMPATHIQUE

Cette indication comprend tous les troubles viscéraux qui se lient à une inertie ou à une insuffisance fonctionnelle des appareils de la vie organique. Elle répond à toute neurasthénie de l'ordre du grand sympathique.

A. — MÉDICATION EUPEPTIQUE.

Elle comprend tous les agents susceptibles de provoquer les fonctions de l'estomac en agissant sur sa contractilité, sur ses sécrétions, sur sa sensibilité.

1º Agents capables d'une digestion artificielle (malt, pepsine, acides chlorhydrique et lactique, pancréatine, papaïne, dextrine).

2º Amers : amers purs, ceux qui tiennent leur propriété eupeptique principale de cette propriété organoleptique ; amers astringents dont la faculté amère est liée à un principe qui est en même temps tannique, astringent et même fébrifuge (saule, frêne, quinquina); enfin, amers aromatiques qui sont stimulants des fonctions gastriques par l'influence diacritique que produit leur amertume et par l'influence stimulante que donnent leurs principes aromatiques.

Les purgatifs résineux à petites doses (Ind. XVII), les alcalins (Ind. VII) ont aussi une action diacritique.

Tous les stimulants (Ind. II), en particulier les excito-moteurs (Ind. V), sont des succédanés de cette médication. Les anesthésiques (Ind. IV) y jouent aussi quelque rôle.

Régime eupeptique.— Régime tonique additionné de condiments, sans agents d'irritation proprement dite.

Agents de la médication eupeptique.

Absinthe.
Acore.
Ægle marmelos.
Alcalins.
Aletris farinosa.
Aloès.
Angélique.
Angusture vraie.
Anis.
Badiane.
Belladone.
Bittera.
Camomille.
Cannelle.
Capsicum.
Carbonique (Ac.).
Cardamome.
Carminatives (Espèces).
Cedron.
Centaurée.
Chardon bénit.
Chausse-trape.
Chicorée.
Chloral.
Chloroforme.
Chlorures alc.
Chlorhydrique (Ac.).

Columbo.
Coto.
Cotoïne.
Dextrine.
Diastase.
Dorstenia brasiliensis.
Doundaké.
Espèces amères.
    — carminatives.
Fève Saint-Ignace.
Fiel de bœuf.
Frêne (Ec.).
Galanga.
Gentiane.
Germandrée.
Glands doux.
Houblon.
Ingluvine.
Ivette.
Kola.
Lactique (Ac.).
Lactate de soude.
Lichen.
Lilas.
Magnésie.
    Carbonate.
Malt.

Menthe.
Myrrhe.
Noix vomique.
— strychnine.
Opium.
Orange amère.
Oxalate de cérium.
Pancréatine.
Papaïne.
Pepsine.
Piment.
— des jardins.
Phosphates de chaux.

Poivres.
Quassia.
Quassine.
Quinquina.
Rhubarbe.
Saule.
   (Pommier, cerisier).
Scordium.
Simarouba.
Trypsine.
Vanille.
Véronique.

Absinthe (Feuilles d').

Grande herbacée indigène des composées (*artemisia absinthium*). Contient une huile essentielle abondande, formée de *terpène* et d'*absinthol* ou camphre d'absinthe.

Stomachique, stimulant diffusible, emménagogue et fébrifuge.

Incompat. — Sels de fer et de zinc et acétate de plomb.

Prép. — Poud., 2 à 5 gr.
Inf., 5 p. 1000.
Huile essent., 0,50 à 1 gr.
Teint. et alcoolat comp., 10 à 20.
Eau dist., 25 à 100.
Ext. aq., 0,20 à 2.
Sp., 50 à 100.
Vin, 30 à 125.
Bière, 15 p. 1000.

♃		
Absinthe		15
Ményanthe		15
Semences de cardamome		8
Vin blanc		250

Vin aromat. amer (Récamier).
Un petit verre avant le repas.

♃		
Sommités d'absinthe		
Chamædrys		
Racine de gentiane		ãã 25
Écorce d'oranges amères.		
Racine de rhubarbe.		
Aloès du Cap		5
Ecorce de cascarille		5
Alcool à 60°		1000

Élixir de Stoughton.
5 à 20 gr. dans un verre d'eau.

♃		
E. dist. de menthe ou vin de Malaga		250
Ext. de cascarille		
Ext. d'absinthe		
Ext. de gentiane		ãã 5
Ext. de myrrhe		
Fl. de camomille		6
Ecorce d'or. amères		10
S.-carbon. de potasse		15

Élixir tonique de Gendrin.
Une cuill. à café dans un demi-verre d'eau.

Acore.

Rhizome d'une aroïdée indigène. Roseau aromatique (*acorus calamus*). Stomachique, amer et stimulant.

Prép. — Poud., 1 à 4.
Inf., 2 p. 100.
Sp., 25 à 100.

Ægle marmelos.

Fruit d'une Rutacée, lequel

contient tannin, huile essent. et principe amer balsamique.

Stimulant des voies digestives, contre diarrhée et constipation atoniques (Duj.-B. et Yvon).

Prép. — Ext. liq., 30 à 60 gr. Ext. mou, 2 à 4.

℞ Pulpe de fruit.............. 9
Eau....................... 12
Sucre..................... 6

Mixture. En 2 fois.

Alcalins.

V. ci-dessus, Ind. VII.
V. Potasse et Soude.

A dose légère et fractionnée agissent moins comme des neutralisants de l'acidité gastrique que comme faisant appel à de nouvelles sécrétions. (Trousseau.)

℞ Bicarb. de soude......... 3,12
Bicarb. de potasse........ 0,23
Chlorure de sodium...... 0,08
Sulf. de magnésie....... 0,35
Eau gazeuse simple...... 650

Eau alcaline gaz.

Alethris farinosa.

Liliacée du Sud-Amérique. Son rhizome contient un principe amer et tonique.

Prép. — Décoct. inerte.
Poud., 0,60.
Teint., 4 à 8.

Aloès.

V. Ind. XVII, *Méd. purgative.*
Prép. — Dose tonique.
Poud., 0,05 à 0,25.
Ext., id.

Teint. simple et teint. composée, 5 à 20 gr.
Pil. de 0,05 à 0,10.

℞ Aloès.................... 0,50
Beurre de cacao 5

Supp. aloétique (Codex).

℞ Oxyde de fer noir.......... 4
Aloès socotrin.............. 3
Ext. de qquina............. q.s.

F. pil. de 0,15, 2 à 4 par j.

℞ Aloès 0,10
Myrrhe................... 0,05
Safran 0,025
Sp. d'absinthe........... q. s.

Pil. de Rufus. 1 à 5, laxatif.

℞ Ext. de trèfle d'eau........ 3
Ext. de rhubarbe.......... 3
Poud. d'aloès............. 2
Poud. de rhubarbe........ q. s.

Pil amères de 0,15 (Gall).

℞ Aloès pulv................ 0,10
Ext. de qquina............. 0,05
Cannelle pulv............. 0,02
Miel..................... 0,03

Pil. ante cibum, 1 à 3 (Codex).

℞ Aloès 0,05
Ext. de qquina............ 0,02
Cannelle 0,01

Pil., 1 à 4. (H. M.).

℞ Aloès.................... 40
Gentiane................. 5
Rhubarbe................. 5
Zédoaire................. 5
Safran................... 5
Agaric................... 5
Thériaque 5
Sucre.................... 32
Alcool à 60°.............. 1000

Élixir de longue vie, 1 à 4 gr.
Teint. comp.

Alcoolat de Garus. V. p. 31.
Élixir de Garus. V. p. 31.

Angélique.
V. Ind. II, *Méd. névrosthénique.*

Angusture vraie (Écorce d').
Fournie par un grand arbre du Vénézuéla (*Galipœa cusparia, cusparia febrifuga*).

Son principe amer est la *cusparine* ou *angusturine*, jointe à une huile essentielle.

Apéritive, stomachique et fébrifuge. Elle entre dans la composition du vin de Séguin.

Incompat. — Acides concentrés, tanniques, noix de Galle, sulfates de cuivre et de fer.

Prép. — Poud., 1 à 4 gr.

℞ Poud. d'angusture vraie....   1,20
   Poud. de cannelle..........   0,30
En 2 doses en 1 jour (Thornann).

Anis.
V. *Espèces carminatives.*

Badiane.
Anis étoilé (*Illicium anisatum*). Anis de Chine, des Magnoliacées, contient une huile volatile analogue à celle de l'anis. Stimulant, stomachique.

Prép. — Poud., 1 à 4.
Infus., 10/1000.
Alcoolat, 5 à 20 gr.

Belladone.
V. Ind. IX, *Méd. narcotique.*

℞ Ext. de belladone..........   0,01
   Bicarb. de soude   1
   Sucre blanc   1
Dose digest. (Bamberger).

℞ Ext. de belladone.........   0,02
   S.-n. de bismuth..........   0,10
   Sucre blanc   0,10
Idem.

℞ Magnésie calcinée.........   0,20
   Poud. de f. de belladone...   0,02
Idem (Ferrand).

Bittera (Bois de).
B. febrifuga. Analogue au quassia. Inusité.

Camomille.
V. Ind. III, *Méd. antispasmodique.*

Cannelle.
V. Ind. II, *Méd. stimulante.*

℞ Fer réduit.................   1.10
   Poud. cannelle............   0,05
   Poud. gentiane   0,05
   Magnésie calcinée.........   0,05
Dose stomachique, 2 (Bossu).

℞ Magnésie décarbonatée.....   0,40
   Safran pulv...............   0,30
   Cannelle pulv.............   0,10
   Sp. de sucre..............   q. s.
Bol stomachique (Parmentier).

℞ Cannelle pulv..............   8
   Muscade râpée.............   6
   Safran sec   6
   Girofle...................   3
   Cardamome.................   2
   Sucre.....................   250
Poud. aromatique, 10 à 50 gr.
Stomachique, stimul. (Ph. Britt.)

℞ Carbonate de chaux 1
Poud. aromatique 3
Poud. de craie aromat., 1 à 8 gr.
(Ph. Britt.)

℞ Poud. de craie aromatique. 4
Opium brut pulv 0,10
Idem, opiacée, 1 à 8 gr. (Ph. Britt.)

Élixir alkermes, V. p. 31.

Capsicum.

V. Ind. II, *Méd. névrosthénique.*

℞ Nitrate d'argent 0,015
Capsicum pulv. 0,05
Sulf. de quinine 0,05
Ext. de houblon .... q. s.
Pil., dyspepsie, 2 à 3 (Green).

Carbonique (acide).

V. Ind. II, *Méd. stimulante.*
— VII, *Méd. eupeptique.*

℞ Bicarb. de soude 1
Eau gazeuse simple 650
Soda-water.

℞ Bicarb. de soude 2
Ac. tartrique 1,30
Poud. gazogène alcaline (Codex).

Cardamome.

Fruit d'une amomée. Stimulant, stomachique.
Poud., 0,20 à 2.

Carminatives (Espèces ou semences).

℞ Fruits d'anis .... ⎫
— de carvi .... ⎪
— de coriandre ...... ⎬ P. E.
— de fenouil .... ⎭
Inf., 10 gr. p. 1000. Tisane.

℞ Ess. d'anis .... XII gtt.
Sucre blanc 4
Alc. de gingembre 8
Hyd. de menthe 250
Pot. carminat. (Ainslie).

℞ Laud. de Sydenham. X à XV gtt.
Sp. d'éc. d'or. am .. 30
Inf. d'esp. carmin .. 120
Pot. carminative (Duj.-B.).

Centaurée (petite).

Beaucoup plus employée que la grande. Sommités fleuries d'une petite herbacée indigène (*erythræa centaurium*) des gentianées.

Tonique, amère, apéritive et fébrifuge.

Prép. — Poud., 2 à 10 gr.
Inf., 10 p. 1000.
Ext., 2 à 4 gr.

℞ Gentiane .... ⎫
Centaurée .... ⎬ āā 5
Eau 500
Sp. de qquina 50
Apozème, par petites tasses.

Cédron.

V. Ind. XXIII, *Méd. antipyrétique.*

Chardon-bénit.

Sommités fleuries d'une synanthérée (*centaurea benedicta*).

A pour principe actif le *cnicin.* Vomitif inusité.

Amer stomachique.

Prép. — Poud., 1 à 4 gr.
Inf., 15 à 30 p. 1000.

Chausse-trape (*Centaurea calcitrapa*). Chardon étoilé, in-

digène; feuilles et fleurs très amères, contient du *cnicin* et de l'acide *calcitrapique*.

Apéritive et fébrifuge. Aujourd'hui peu employée.

Prép. — Décoct., 30 à 60 p. 1000.

Vin 100 à 150.

Suc. 100 à 150.

Ext. alcool., 1 à 2 gr.

Chicorée.

Feuilles de la base d'une herbacée (*cichorium intybus*), synanthérée indigène. On en emploie aussi les racines.

Les unes et les autres sont stomachiques, toniques et dépuratives.

Prép. — Inf., feuilles ou racines, 10 p. 1000.

Ext., 1 à 5 gr.

Suc dépuré, 50 à 250 gr.

Sp. simple et comp., 10 à 50 gr.

Chloral.

V. Ind. I, *Méd. hypnotique.*

℞ Hyd. de chloral............ 1
Glycérine.................. 20
Eau....................... 100

Ulcus gastrique (Luigi Amici).

Chloroforme.

V. *Idem.*

Surtout à l'état d'eau chloroformée.

Chlorures alcalins.

V. Ind. XIX, *Méd. altérante.*

℞ Chlorure de calcium crist. 0,33
— magnésium .. 0,27
— sodium...... 1,10

Carb. de soude crist...... 0,90
Sulf. de soude.......... 0,10
Eau.................... 650

Eau acidule saline (Codex).

Chlorhydrique (Acide).

V. Ind. IV, *Méd. tempérante.*

Constitue l'acide du suc gastrique, seul (Wurtz et Rabuteau) ou avec l'ac. lactique.

Convient dans la dyspepsie alcaline ou alcalescence.

Prép. — 1 à 2 gr. en solut.

Limonade, 2/1000.

℞ Eau commune.............. 900
Sp. simple................ 100
Ac. chlorhydrique.......... 4
Alcoolat de citron.......... 1

Limonade.

℞ Pot. gommeuse.............. 125
Ac. chlorhydrique.......... 1

Pot. dyspepsie (Trousseau).

℞ Vin de qquina.............. 100
Sp. thébaïque.............. 30
Ac. chlorhydrique.......... 1

Pot. digestive (Caron). 2 à 6 cuill.

Columbo.

Rhizome charnu d'une ménispermée (*chasmanthera palmata, cocculus palmatus*), liane d'Afrique, renferme deux principes amers : columbine et berbérine. Type de l'amer pur.

Tonique, stomachique.

Prép. — Poud., 0,50 à 4 gr.

Inf., 10 p. 1000.

Ext., 0,20 à 1 gr.

Teint., 5 à 15 gr.

Vin, 50 à 100 gr.

℞ Alcoolé de columbo.......... 50
  Alcoolé de noix vomique..... 60

1 cuill. à café dans un peu d'eau, contre inappétence(Fonssagrives).

℞ Columbo..................⎰ P. E.
  Oléo-saccharure de cannelle.⎱

2 gr. avant le repas (Wurtemberg).

℞ Columbo pulos........... 1
  Ext. d'opium............. 0,01

Dose eupeptique, 3 p. j. (Debreyne).

℞ Ext. de columbo........ ⎫
  Ext. de fiel de bœuf..... ⎬ P. E.
  Poud. de rhubarbe...... ⎭

F. des pil. de 0,04, 5 à 10.
                    (Ewald.)

℞ Ext. de columbo............ 2
  —   quassia.............. 2
  Vin de Malaga.............. 100

Vin apéritif (Gallois).

V. Ind. XVI, *Méd. antidiarrhéique.*

Coto.

Écorce d'une rubiacée du Brésil dont la cotoïne est le principe actif.

Eupeptique antidiarrhéique.

Prép. — Teint. alcool. à 1/10, X à XXX gtt. par heure.

Vin, 30/1000.

℞ Eau...................... 100
  Eau de laurier-cerise....... 20
  Jaune d'œuf............... n° 1
  Teint. de coto............. LX
  Sp. simple................ 20

Pot. par cuill.

Cotoïne.

Principe actif du coto, est une poud. crist. amère. Peu sol. sauf dans alcool, éther, chloroforme, etc.

Prép. — Poud., 0,10 à 0,20.

℞ Poudre de cotoïne......... 0,03
  Ext. de gentiane............ 0,10
  Poud. de réglisse.......... q. s.

Pil., 4 à 6 (Duj.-B.).

  Cotoïne................. 0,40
  Bicarb. sodique.......... 1
  Eau.................... 100
  Glycérine............... 20

Sol. (Albertoni).

℞ Cotoïne.................... 1
  Ether acétique.............. 4

Sol. pour inj. hypod.

Dextrine.

Poudre provenant de la transformation des matières amylacées par la diastase. Sol. dans l'eau et dans l'alcool dilué.

Sert à la confect. des appareils inamovibles et aussi comme usage ext.

Elle est peptique.

Prép. — Peu usitée à l'intérieur.

℞ Dextrine.................... 15
  Bicarbonat. de soude......... 4
  Sucre...................... 4

Poud. de Becker.

Diastase.

Ferment de l'orge germée; une partie suffit à transformer en dextrine, 2000 p. d'amidon. (Coutaret.)

Poudre blanche, incristallisable. Sol. dans eau et dans alcool faible. Assimilée par quelques-uns à la maltine.

Agent de la digestion des féculents.

Prép. — 0,10 à 0,50.

Tablettes de diastase (Coutaret).

———

℞ Diastase 0,05
Bicarbonat. de soude....... 0,05
Magnésie calcinée.......... 0,10
Sucre blanc................ 0,50

P. une dose (Yvon).

A donner pendant ou après le repas.

Dorstenia brasiliensis.

Contrayerva.

Racine du Mexique.

Antiseptique, eupeptique. Poud., 2 gr.

Doundaké.

V. Ind. XXIII, *Méd. antipyretique.*

Espèces carminatives.

V. *Carminatives.*

Espèces amères.

℞ F. de charbon bénit...... ⎫
Fl. de germandrée...... ⎬ P. E.
Fl. de petite centaurée... ⎭

Inf., 10 à 20/1000 (Codex).

Fève Saint-Ignace.

V. *Noix vomique.*

℞ Fève Saint-Ignace râpée... 500
Carbonate de potasse...... 5
Suie 1
Alcool à 60°.............. 1 000

Gouttes amères de Baumé, I à VIII.

Fiel de bœuf.

Bile de la vésicule du bœuf.

Amer stomachique. Peu usité.

Prép. — 1 à 4 gr. en pil.

Frêne (Écorce de).

De l'arbre (*fraxinus excelsior*), dont le principe actif est un glycoside amer, la *fraxine.*

Succédané du quinquina.

Les feuilles ont une action analogue.

Prép. — Poud. de f., 1 gr.

Inf. d'écorce, 10 à 15 p. 1000.

Inf. de f., 15 à 20 p. 1000.

Galanga.

Rhizome d'une amomée de l'Inde; variétés : grand, petit, léger.

Excitant, stomachique, masticatoire.

Poud., 2 à 4 gr.

Gentiane.

Racine de la plante herbacée (*gentiana lutea*), grande gentiane, vivace et indigène; renferme surtout un principe amer la *gentio-picrine*).

Douée d'une action topique excitante, elle est fort peu astringente, mais tonique, stomachique et fébrifuge.

Prép. — Poud., 0,50 à 4 gr.

Inf., 5 p. 1000.

Ext., 0,20 à 2 gr.

Teint., 2 à 50 gr.

Vin, 60 à 100 gr.

Sp., 15 à 100 gr.

———

♃ Rac. de gentiane......... 5
Fl. de camomille............ 2
Sp. d'absinthe............. 50
Eau bouillante........... 1 000

Apozème amer. Inf.

___

♃ Gentiane.................. 9
Gingembre 1
Rhubarbe 2
Ecorces d'oranges amères.. 3
Eau bouillante........... 1 000

Inf. 3 h. Apozème stomachique.
(Lond.)

___

♃ Racine de gentiane div...... 7
Ext. d'oranges amères....... 2
Semences de coriandre...... 2
Alcool à 60°................. 52
Eau dist.................... 227

Macérez 4 jours, filtrez.
Apozème de gentiane comp.
(Britt.)

___

♃ Racine de gentiane div.... 16
Ecorce fraîche de citron.... 11
Cannelle div.............. 1
Bière.................... 1 000

Bière stomachique (Cadet).

___

♃ Gentiane.................. 50
Ecorces d'oranges amères.... 25
Calamus aromaticus 10
Alcool à 40°................ 500

Élixir amer (Duj.-B. et Yvon).

___

♃ Gentiane pulv....... 80
Carbonate d'ammonia-
que................ 16
Alcool à 82°......... 530
Eau................. 1 050
Sucre.............. 1/2 partie.

Élixir (Deschamps).

___

♃ Rac. de gentiane........... 10
Carbonate de soude......... 3
Alcool à 60°............... 300

Élixir de Peyrilhe.

___

♃ Gentiane................... 10
Camomille 2
Inf. d'eau bouillante........ 125
Sp. d'écorces d'oranges 30
Élixir de Peyrilhe.......... 10

Pot.

___

♃ Gentiane................ 10
Carbonate d'ammoniaque. 2,50
Alcool à 60° 300

Teint. amm. (anc. Codex).

___

♃ Rac. de gentiane.......... 82
Ec. d'oranges amères...... 41
Cardamome 13
Alcool à 60°............. 1 000

Teint. comp., 10 à 40 (Ph. Britt).

___

♃ Ext. de gentiane.......... 0,20
Carbonate de soude........ 0,04
Gingembre pulv............ 0,02

Pil. stomachique, 2 par jour.
(Recae.)

___

♃ Fiel de bœuf épaissi........ 0,15
Ext. de gentiane........... 0,15
Rhubarbe 0,15
Carbonate de fer........... 0,05

Pil., id., 8 à 10 (Schmidtman).

___

♃ Ext. de columbo.........
— de gentiane.........
— de quassia.......... } P. E.
— de fiel de bœuf...... } q. s.
Poud. de gentiane........

Pil. de 0,20, une après chaque
repas. Pil. de Moscou (Huln).

___

♃ Vin de gentiane............. 11
Sucre 19

Sp. au vin (Béral).

___

♃ Ext. de gentiane............ 1
Sp. d'écorce d'orange....... 45
Vin de quinquina........... 150
Alcoolé de noix vomique.... V

Vin stomachique (Gallois).

___

℞ Racine de gentiane.......... 1
Ecorce d'oranges............ 1
Xérès...................... 50

Vin, id. (Yvon).

Germandrée.
V. Ind. II.

Glands doux.
Fruits du *quercus hispanica*.

℞ Glands doux torréfiés...... 15
Eau bouillante............ 1 000
Sp. de gentiane.......... 60

Café de glands doux.

Houblon.
V. Ind. VII.

Ingluvine.
V. *Pepsine*.

Ivette.
Chamæpitys du genre Ajuga.
Fleurs labiées. Amer aromatique.
Inusité.

Kola (Noix de).
V. Ind. XX, *Méd. tonique*.

Acide lactique.
V. Ind. IV, *Méd. tempérante*.
Serait l'acide du suc gastrique (Cl. Bernard). Seul ou avec l'acide chlorhydrique.
Sol. en toutes proportions.
Convient dans l'alcalescence.
Prép.

℞ Ac. lactique............... 8
Sucre blanc..... 30
Vanille.................... 1
Mucilage de g. adraq...... q. s.

Past., 1 à 4 (Soubeiran).

Lactate de soude.
Sel très sol. Antidyspeptique.

Prép. — 0,10 à 0,50.
Sp., 5 p. 200.

℞ Lactate de magnésie....... 1
Saccharure de lactate de soude 4
Sucre pulv................ 95
Mucilage de g. adragante.. q. s.

P. 100 past., 10 à 20 p. jour.
(Piétrequin.)

Lichen d'Islande.
Pourrait être classé parmi les amers, à cause de la *citrarine* qu'il contient et à laquelle il doit son amertume. Mais c'est surtout un analeptique et un pectoral.
Prép. — Poud., 2 à 4 gr.
Tisane, 10 gr. p. 1250 à réduire à 1000.
Gelée, 50 à 100 gr.
Saccharure, 20 à 60.
Pâte et pastilles.

Lilas.
(Capsules, écorce et feuilles).
Jouirait d'une action analogue.
Peu usité.

Magnésie.
V. Ind. VII, *Méd. tempérante*.

℞ Magnésie................... 4 à 8
Crème de tartre sol...... 12
Jalap pulv............... 1 à 2

Poud., dyspepsie (Guipon).

℞ Magnésie calcinée.......... 2
Alcoolat de la lavande comp.. 2
Alcoolat de carvi............ 10
Sp. de gingembre........... 12
Hydrolat de menthe poivrée.. 8

Pot. carminative (Parès).
En 1 ou 2 fois après le repas.

℞ Magnésie calcinée......... 24
   Soufre sublimé et lavé.... 6
   Poud. de rhubarbe....... 6
   Sel essentiel de tartre..... 6
   Poud. de ciguë ou d'aconit. 2 à 4

Par petite cuill. (Lentin).

Hydrate de magnésie.
V. *Idem.*

Carbonate de magnésie.
V. Ind. VII.

℞ Safran pulv................ 0,05
   Carvi..................... 0,60
   Magnésie carbonatée........ 0,60
   Iris de Florence........... 0,50
   Réglisse.................. 0,80

Poud. pour les enf. (Rosenstein).

———

Eau magnésienne, q. v.

Malt.
Poud. d'orge germée. Elle contient de la diastase et un principe plus actif encore (Dubrunfaut), la *maltine* qu'on peut isoler convient à digérer les féculents.

Prép. — 2 à 4 gr.
Bière de Malt : 1 à 2 verres à liqueur avant ou après le repas.

———

℞ Malt pulv................ 1
   Pepsine acide amylacée..... 0,50
   Chlorure de sodium........ 0,20

Dose digestive (Yvon).

———

℞ Ext. de Malt............... 2
   Sp. simple.................. 20
   Vin de Lunel............... 20

Élixir (Duquesnel).

———

Ext. de malt ou *maltine*, 0,10 à 0,50 à 1 gr.
Pastilles.

Menthe.
V. Ind. II, *Méd. névrosthénique.*

℞ Alcoolat de menthe......... 15
   —   d'anis............. 15
   Sp. de cannelle............ 30
   Eau de tilleul............. 100

Pot. stomachique, par cuill.

Myrrhe.
V. Ind. XVIII, *Méd. balsamique.*

℞ Myrrhe.................... 10
   Ext. de petite centaurée...... 5
   Baume du Pérou............. 2

Pil. de 0,20. 5 à 10 (Tronchin).

———

℞ Myrrhe................... 20
   Ec. d'oranges amères...... 15
   Vin de Grenache.......... 1 000

Vin, 2 cuill., gastralgies (Delioux).

Noix vomique.
Dite encore fausse angusture, amer, excito-moteur.
V. Ind. V, *Méd. excito-motrice.*
Prép. — Poud., 0,02 à 0,10.
Teint., 0,50 à 2 gr.
Ext. alcool., 0,02 à 0,05.

℞ Teint. de noix vomique.. }
   Teint. de castoréum..... } ãã

XII gtt. dans inf. de valériane.
(Ménager.)

———

℞ Ext. de noix vomique... } ãã 0,03
   S.-n. de bismuth....... }
   Carbonate de magnésie. 0,20
   Sucre pulv........... 0,60

P. une dose, 2 par j. (Vogt).

———

℞ Ext. alcool. de noix vomique.   0,01
Ext. de gentiane...........   0,10
Poud. de gentiane.........   q. s.
1 pil. avant le repas (Fonssagrives). Contre l'inappétence.

℞ Poud. noix vomique.   0,05 à 0,10
  —   quassia.......   0,10
Carbonate de chaux.   0,10
1 à 2 doses par j. (Trastour).

℞ Noix vomique pulv.........   0,05
Rhubarbe pulv.............   0,20
Carbonate de chaux.......   0,15
Oléosaccharure de menthe..   0,20
1 dose avant le repas (Hérard).

℞ Poud. noix vomique........   0,04
Poud. yeux d'écrevisses.....   0,10
Poud. de codéine...........   0,01
3 doses par jour.

℞ Poud. de noix vomique.....   0,05
Poud. d'opium brut........   0,05
Poud. de rac. de belladone.   0,03
Poud. peptique (Ferrand).

℞ Ext. de qquina.............   2
Teint. alc. de noix vomique.   V
Vin de Bordeaux............   200
Sp. d'écorc. d'oranges amères.   50
Pot. antianorexique   (d'après
Fonssagrives).

℞ Teint. de noix vomique......   XX
Carbonate de magnésie......   2
Sp. de fl. d'oranger.........   20
Eau de tilleul..............   80
Pot. antidyspeptique.

℞ S.-n. de bismuth..........   0,15
Qquina jaune pulv.........   0,15
Columbo pulv.............   0,10
Opium brut pulv..........   0,04
Doses antidyspeptiques, 1 après
le repas.

Strychnine.
V. Ind. V, *Méd. excito-mo-*
trice.

℞ Sulf. de strychnine.......   0,05
Sp. de menthe..........   50
Eau de menthe..........   200
Pot., cuill. 2 à 3 (Guibout).

℞ Strychnine..............   0,001
Pepsine   0,100
Poud. de cannelle........   q. s.
Pil., 1 à 2 (dyspepsie).

Opium.
V. Ind. I, *Méd. hypnotique.*
  —   VII, *Méd. calmante.*

℞ Columbo.................   5
Inf. dans eau............   150
Passez, ajoutez ac. chlo-
  rhydrique.............   V
Laudanum de Syd.......   X
Sp. diacode ....   gr. 30
Pot. dyspepsie, 2 à 3 cuill.

Thériaque : Élect. dont 4 gr.
= 0,05 d'opium brut.

℞ S.-n. de bismuth..   1
Chlorh. de morph.   0,002 à 0,005
Poud. antidyspeptique (Bon-
net).

Orange amère.
Fruit du Bigaradier.
V. Ind. III, *Méd. antispasmo-*
dique.
V. Ind. VI, *Méd. tempérante.*
  —   XX, *Méd. tonique.*
Prép. — Inf. à 1/10.
Teint. à 1/10, 10 à 40.

℞ Zestes secs d'orange amère..   1
Alcool à 60°..............   1

Eau dist.................. 10
Sucre.................... q. s.

Sp. d'éc. d'or. am., 20 à 100.

℞ Ec. d'oranges fraîches râpées.. 1
Sucre........................ 3

Confect. 5 à 20 gr. (H. M.)

℞ Grénitine 23
Eau........................ 750
Sucre...................... 375
Ac. citrique............... 2
Teint. d'orange 25

Gelée (Soubeiran).

℞ Inf. d'éc. d'or. amère à 2/100. 125
Bicarbonate de soude 2
Teint. de rhubarbe.......... 2
Teint. de cascarille........ 10
Sp. de sucre............... 30

Mixt. antidyspept. par cuill.

℞ Ext. alcool. d'éc. d'or. am.. 3
Alcoolé d'éc. d'or. am....... 1
Sp. de sucre............... 180

Sp. (Ph. de Bordeaux).

℞ Ec. d'or. am. sèche........ 15
Ec. de citron fraîche........ 8
Girofle...................... 4
Eau bouillante 500

Apozème stomachique.
(Ph. Britt.)

℞ Ec. d'orange amère........ 125
Ext. d'absinthe............. 30
— de charbon bénit 30
— de petite centaurée... 30
— de gentiane.......... 30
Carbonate de potasse...... 4
Alcoolé d'éc. d'orange..... 60
Vin d'Espagne........... 1 000

Élixir d'orange amère, 4 à 10.
Stomachique anthelmintique.
(Cadet.)

Oxalate de cérium.
V. Ind. XVI, *Méd. antiémétique.*

Pancréatine.
Le suc pancréatique traité
par l'alcool donne un précipité
abondant, sol. dans l'eau, qui paraît contenir tous les principes
actifs du suc, et n'est autre que
la pancréatine.

Elle émulsionne et dédouble
les corps gras et prend part
aux autres actes digestifs.
0,10 saccharifient 5 gr. d'amidon et peptonisent 5 gr. de fibrine.

Prép. — 0,50 à 2 gr. en pil. ou
solut. vineuse.

Papaïne ou caricine ou pepsine végétale.
Principe actif du suc laiteux
fourni par le Papayer des Mo-
luques (*carica papaya*). (Bouchut et Wurtz.) Il peut liqué-
fier jusqu'à 2000 fois son poids
de fibrine humide (Wurtz).

C'est donc un excellent agent
de digestion et de peptonisa-
tion. Le suc de papayer est à la
fois un eupeptique, un drastique et un vermifuge. L'ébullition lui fait perdre ses propriétés drastiques.

Prép. — 0,05 à 0,50.
Sp., 1 cuill.
Vin, élixir (?).
Cachets, 1 à 2.
Dragées, 2 à 4.

Pepsine.
Principe actif du suc gastri-

que qui en contient 3 millièmes.

On l'extrait de l'estomac des jeunes ruminants. L'*ingluvine* est celle qu'on retire du gésier des oiseaux.

Poud. jaunâtre, fade et acidule, à peu près sol. dans l'eau, précipite par l'alcool absolu.

Agent de la digestion des albuminoïdes ; deux formes : 1° *pepsine extractive* (0,20 peptonisent 10 gr. de fibrine) ; 2° *pepsine amylacée* (0,50 peptonisent 10 gr. de fibrine).

Prép. — 0,50 à 4 gr. (p. amylacée).

Vin à 1 gr. p. 20, 20 à 50 gr.
Élixir à 1 gr. p. 20, 20 à 50 gr.

℞ Pepsine extract............ 0,10
   Acide citrique............. 0,005
   Poud. guimauve............ q. s.

Pil. à touiser, de 1 à 4 aux repas (Yvon).

℞ Sp. de cerises............. 60
   Élixir de Garus............ 45
   Eau dist.................. 45
   Pepsine acidifiée.......... 5

Élixir de Corvisart.

℞ Pepsine amylacée.......... 6
   Eau distillée.............. 24
   Vin blanc de Lunel......... 34
   Sucre blanc............... 30
   Esprit-de-vin à 33°........ 12

Élixir de Mialhe.

℞ Pepsine médicale.......... 50
   Eau 450
   Alcool à 80°.............. 150
   Sp. simple............... 400
   Essence de menthe ou autre. q. s.

Élixir du Codex.

℞ Lactate de soude......... } ãã 1
   Lactate de magnésie..... }
   Pepsine amylacée........ 4
   Sucre................... 70

Div. en tablettes (Pétrequin).

Piment.

Piment de la Jamaïque. *Myrtus pimenta* ou *Pimenta officinalis*, des myrtacées.

Employé surtout, comme le girofle, à titre de condiment.

V. Ind. XI, *Méd. irritante.*

Piment des jardins.

V. Ind. XI, *Méd. irritante.*

℞ Ext. de capsicum.......... 0,10
   Poud. de rhubarbe........ q. s.

Pil., 4 à 8 par j.

℞ Capsicum annuum....... 1
   Oxyde de fer noir....... 15
   Cannelle............... }
   Columbo............... } ãã 4
   Ext. de camomille....... }

Pil., de 0,10, 5 à 10.
Pil. de Schneider.

Phosphates de chaux.

Phosphate basique.

Poud. insol., absorbante. A remplacé la *poudre d'yeux d'écrevisses* (concrét. calcaires de l'estomac de ces crustacés), 4 à 6 gr.

Poivres.

V. Ind. II, *Méd. névrosthénique.*

℞ Curcuma................ 25
   Coriandre.............. 25
   Poivre................. 13
   Cannelle............... 1,50
   Cumin................. 12,50
   Capsicum 7,50

Cardamome............... 3
Poivre noir......... 3
Gingembre 3

Poud. de Currie ou Kari (Dorvautl).

Quassia.

Bois amer de Surinam. Copeaux d'un arbuste (*quassia amara*) des Simaroubées ou des Rutacées. La *quassine* est son principe actif.

Puissant stomachique, tonique, ni astringent ni âcre. Fébrifuge.

Prép. — Poud., 1 à 5 gr.
Inf. ou macérat., 5 p. 1000.
Ext., 0,20 à 0,50.
Teint., 2 à 10.
(Le décocté est insecticide.)

♃ Quassia............ }
Centaurée.......... } āā 5 gr.
Qquina............. }
Eau .... 300 gr.
Sp. de gentiane.... 50 gr.

Apozème amer. Petites tasses.

♃ Teint. de quassia........ 30
Phosphate de fer et de soude. 5
Vin de Malaga........... 1 000

Vin tonique amer (Duj.-B. et Yvon).

Quassine.

Glucoside neutre cristallisable, peu sol. dans eau, sol. dans chloroforme et dans alcool. Amorphe et cristallisée.

Extrèmement amer.

Excite la fibre musculaire et les sécrétions.

Prép. — Amorphe, 0,02 à 0,20.
Crist., 0,002 à 0,02.

♃ Quassine amorphe... 0,02 à 0,05
Bicarbonate de soude. 0,50

Cachet eupeptique (Campardon).

♃ Fer réduit 0,125
Ext. de gentiane.......... 0,05
Quassina amorpha........ 0,025
Rhubarbe................ 0,06

Pil., 2 à 4 avant le repas (Id.).

Quinquina (Écorce de).

Provient d'une Rubiacée de la série des Cinchonées, grand arbre originaire de l'Amérique du Sud.

Trois variétés : grise, jaune, rouge. On reconnaît six alcaloïdes principaux du quinquina calisaya ; ce sont : la quinine, la quinidine, la cinchonine, la cinchonidine, la quinicine et la cinchonicine.

A faible dose le quinquina est eupeptique, tonique et amer.

A dose plus forte c'est un nervo-musculaire, modérateur du système nerveux, voire même un paralyso-moteur, et un antidéperditeur ou médicament d'épargne. Enfin un fébrifuge.

V. Ind. XX, *Méd. tonique.*
— XXIII, *Med. fébrifuge.*

Incompat. — Acides, alcalis, sels métalliques (fer, zinc, mercure), inf. de camomille, de cachou, de columbo, tannin, etc.

Prép. — Poud., 4 à 8 gr.
Macérat., 10 p. 1000.
Ext. aq. mou, 1 à 5.
Ext. aq. sec, 1 à 4.
Ext. hyd. alcool., 2 à 4.
Ext. alcool., 1 à 4.
Teint., 4 à 20.
Sp., 10 à 50.
Vin, 30 p. 1000.
Bière, 30 p. 1000.

℞ Poud. qquina jaune........ 100
Glycérine................. 25
Alcool et eau.............. q. s.

Ext. fluide.

℞ Cacao caraque.............. 1
Qquina calisaya............. 1
Vin Malaga................. 20
Alcool à 85°................ 4

(S. ph. Bord.)

℞ Cacao caraque.............. 10
Qquina calisaya............. 5
Qquina de Loxa............. 5
Rob de genièvre............ 1
Vin de Malaga 200
Esprit de vin à 33°.......... 40

(Bugeaud.)

℞ Qquina off................. 5
Alcool à 60°............... 10
Vin rouge................. 100

50 à 150 gr. (Codex).

℞ Sulfate ferreux pur.......... 2
Ac. citrique crist........... 2
Eau dist. chaude........... 10
Vin de qquina gris (Grenache). 990

50 à 100 (Codex).

℞ Vin d'Espagne............. 2 000
Qquina jaune pulv......... 100

Café torréfié pulv.......... 100
Lactate de fer.............. 1

Mokaquina, 10 à 60 gr. (Dannecy).

℞ Teint. de qquina jaune. 125
Teint. d'opium......... 4
Angusture vraie........ 8
Quassia amara......... 5
Vin de Malaga .... } ãã 750
Vin de Pouilly blanc... }

Vin tonique (Soubeiran).

℞ Qquina jaune concassé.. }
Écorce d'orange amère.. } ãã 1
Fleur de camomille..... }
Vin de Malaga.......... 50

Vin de Séguin.

℞ Qquina gris.......... } ãã 150
Qquina jaune........ }
Écorce de Winter.... }
Cannelle............. }
Genièvre............ } ãã 40
Écorce de citron..... }
Macérez dans vin Madère. 9 000
Carbonate de soude.... 5

30 à 60 gr. (Vin amer de Dubois).

℞ Ext. mou de qquina calisaya.. 1
Vin de Malaga ou Grenache... 43
Sucre....................... 56

Sp. au vin, 20 à 50 gr. (Codex).

℞ Poud. qquina.............. 60
Poud. cannelle............. 8
Sucre blanc............... 440
Mucilage de g. adragante.. q. s.

P. 600 tablettes, 5 à 6 par j.

℞ Quinquina jaune concassé... 20
Écorce d'oranges amères.... 5
Eau (décoct.)............... 500
Ac. sulfurique alcoolisé...... 2
Sp. de quina.............. 50

Apozème, par verres.

℞ Qquina concassé........ 30
   Ac. sulfurique ou Ac.
     chlorhydrique........ 2
   Eau pour 1 litre........ q. s.
Décoct.

———

℞ Qquina jaune ou gris....... 30
   Centaurée.................. 10
   Eau....................... 750
   Décoct. jusqu'à réduct. à.... 500
   Cannelle.................. 5
   Inf., pressez, ajoutez sp. d'éc.
    d'oranges................ 100
Décoct. comp. (Duj.-B. et
Yvon).

———

℞ Ext. de qquina gris....... 0,10
   Poud. de cannelle........ q. s.
Pil. tonique, 2 à 10 par j.

———

℞ Aloès socotrin............. 8
   Myrrhe.................... 8
   Absinthe.................. 15
   Petite centaurée.......... 15
   Qquina jaune............. 15
   Safran.................... 4
   Éc. d'orange amère........ 12
   Vin d'Espagne............ 100
   Macérez, passez, ajoutez su-
    cre blanc................ 245
Élixir tonique (Pierquin).

———

℞ Chlorure de sodium....... 0,60
   Sulfate de quinine........ 0,02
Prise, dyspepsie (Schottin),
  avant et après les repas.

Rhubarbe.

Rhubarbe de Moscovie ou de
Chine et rhubarbe indigène ou
Rhapontic, provient de diverses
espèces de Rheum de la famille
des Polygonées. Herbacée haute
et vivace, originaire du Thibet
et de la Tartarie.

La tige et la souche que l'on
emploie contiennent de l'amidon, de l'oxalate de chaux, des
acides (gallique, tannique et
chrysophanique), et des résines
(érythrorétine, phéorétine et
aporétine).

Stomachique et tonique à
dose légère, elle est purgative à
dose élevée.

Les rhubarbes de France sont
plutôt des amers astringents.

Incompat. — Eau de chaux,
émétique, infusés astringents.

Prép. — Poud., 0,30 à 0,60.
Macérat., 5 à 10 p. 1000.
Sp. simple, 10 à 50.
Sp. composé, id.
Ext., 0,10 à 0,50.
Teint., 5 à 10 gr.
Vin 6/100, 10 à 50 gr.
Tablettes de 0,05.

———

℞ Rhubarbe concassée....... 40
   Aloès..................... 24
   Semences de cardamome... 15
   Alcool à 56°.............. 1000
Teint. comp., par gtt. (P. Britt.).
Élixir sacré.

———

℞ Rhubarbe.................. 15
   Cannelle.................. 2
   Vin de Malaga............ 500
Vin, 5 à 25 (Guibourt).

———

℞ Rhubarbe concassée.... 56
   Cardamome........... ⎫
   Coriandre........... ⎬ ãã 7
   Safran.............. ⎭
   Alcool à 60°......... 518
Macération.
Teint. comp. par gtt. (P. Britt).

———

℞ Rhubarbe.................. 8
   Écorce d'orange...........

Petit cardamome........... 1
Vin d'Espagne............. 100
Macérez, passez, ajoutez su-
cre..................... 12

Vin de rhub. (Ph. Germ.).

℞ Ext. rhubarbe............. 3
Ext. d'aloès 1
Eau dist................... 4
F. dissoudre et d'autre part :
Savon de jalap............. 1
Alcool à 86°............... 4
M. les deux solut. et évaporez.

Ext. comp., 0,20 à 0,50 (P. Germ.).

℞ Rac. de rhubarbe concassée.. 6
Carbonate sodique crist..... 2
Eau dist................... 100

Inf. alc., 2 à 5 gr. (P. Autr.).

℞ Rhubarbe concassée........ 4
Éc. d'or. amère............ 4
Eau commune.............. 250

Macérat. apéritive (Foussagrives). 2 à 4 cuill. par jour.

℞ Rhubarbe................. 8
Séné..................... 2
Safran................... 0,50
Réglisse 2
Raisins secs............. 50
Alcool à 21°............. 150

5 à 10 gr. Liq. cord. de Warner.

℞ Rhubarbe................. 25
Magnésie calc.............. 75
Gingembre............... 12

Poudre comp., 2 à 10 gr. (P. Edimb.).

℞ Rhubarbe pulv............. 0,5
Gingembre pulv............. 0,5
Camomille pulv............. 1

Poud. (Hop. Lond.)

℞ Poud. de rhubarbe........ 20
Sulfate de soude.......... 10
Bicarbonate de soude....... 5
Sucre vanillé............. 3

Par cuill. à café.

Poud. de rhub. alc. (Leube).

℞ Rhubarbe pure........... 0,25
Sous-carbonate de fer...... 0,20
Poud. de cannelle......... 0,10

Pour une dose, à chaque repas.

℞ Poud. de rhubarbe........ 0,04
— d'aloès............. 0,03
— de myrrhe.......... 0,02
Essence de carvi..... 1/10 de gtt.
Savon méd............... q. s.

1 pil. matin et soir (Clerk).

℞ Rhubarbe pulv... 0,03
Aloès.................... 0,02
Myrrhe 0,015
Savon amygdalin......... 0,015
Ess. de menthe.......... 0,002
Mélasse................. 0.04

Pil., 1 à 2 (Ph. Britt.).

℞ Rhubarbe en poud.......... 4
Inf. dans eau bouillante..... 150
Bicarbonate de soude....... 10
Sp. d'éc. d'or. amère 25

Mixt. antidyspeptique (Duj.-B. et Yvon).

℞ Inf. d'éc. d'or. amère à 2/100. 125
Bicarbonate de soude........ 2
Teint. de rhubarbe........ 2
Teint. de cascarille........ 10
Sp. de sucre............... 30

1 cuill. de 2 en 2 h. (id.).

℞ Rhubarbe de Chine 20
Rac. de chicorée 20
F. de chicorée............ 30
Fumeterre 10
Scolopendre.............. 10

Baies d'alkékenge.......... 5
Cannelle................... 2
Santal citrin.............. 2
Sucre blanc............... 300
Eau dist.................. q. s.

Sp. de rhubarbe comp. (Codex).

Saule (Écorce de).

De l'arbre (*Salix alba*) etdont le principe actif est la *salicine*.

Amer, astringent etfébrifuge.
Prép. — Poud., 20 à 30 gr.
Ext., 2 à 4 gr.

Les écorces de *pommier* et de *cerisier* encore plus inusitées auraient les mêmes propriétés, ainsi que les écorces de quelques jasminées.

Scordium.

Ou germandrée d'eau. Labiée. Stomachique.

Entre dans le diascordium.
Prép. — Inf. à 2/100.

Simarouba.

Écorce d'un arbre de la Guyane (*Simarouba amara*), des rutacées. Son principe actif est la quassine.

Tonique, fébrifuge.
Prép. — Poud., 1 à 4 gr.
Inf., 50 p. 1000.

Trypsine.

Ferment du suc pancréatique. Sol. dans eau. Les acides la neutralisent.

℞ Eau 50
Ac. salicylique........... 0,01
Trypsine................. 5
Bicarb. de soude......... q. s.

Solut. des f. membr.

Vanille.

V. Ind. II, *Méd. névrosthénique.*

Véronique.

Les sommités de cette scrofulariée sont amères et aromatiques.

Prép. — Inf., 1 à 2/100.

La *Veronica beccabunga* est succédanée.

B. — MÉDICATION EUPNÉIQUE ET BÉCHIQUE.

Bien que cette médication comprenne tout d'abord les agents susceptibles de combattre les dyspnées paralytiques, j'y ai réuni tous ceux qui s'adressent aux fonctions respiratoires à titre d'excitant, d'émollient, d'altérant ou de modificateur en général. Quelques-uns agissent d'abord sur la vascularisation, d'autres sur la sécrétion de cet appareil.

Elle se complète par les agents de la médication émolliente (Ind. X), et par ceux de la médication balsamique (Ind. XVIII).

Régime eupnéique. Il doit être modéré, ou du moins divisé en petits repas, afin d'éviter la distension gastrique et même l'excitation de l'estomac,

Agents de la Méd. eupnéique.

Aconit.	Hysope.
Amande.	Iodure d'éthyle.
Ammoniaque.	— de potassium.
Anémone pulsatile.	Ipéca.
Anémonine.	Jaborandi.
Antimoniaux.	Jujube.
Antipyrine.	Jusquiame.
Apocodéine et apomorphine.	Kermès.
Arsenicaux.	Lactucarium.
Belladone.	Laurier-cerise.
Benjoin.	Ledum palustre.
Benzoate de soude.	Lichens.
— d'ammoniaque.	Lierre terrestre.
Bromure de potassium.	Limaçon.
— d'ammonium.	Lobelia.
Cacao.	Musc.
Café.	Myrrhe.
Caféine.	Nitrite de sodium.
Camphre.	Opium.
Capsicum.	Morphine.
Ciguë.	Oranger.
Conicine.	Panama.
Chénopode.	Phellandrie.
Chloral.	Phosphorés.
Chloroforme.	Piment.
Chou rouge.	Piligan.
Cochenille.	Poivre.
Cuivre (Acétate).	Polygala.
Cyanhydrique (Ac.).	Pulmonaire.
Drosera.	Pulsatile.
Émétique.	Quebracho.
Ergot.	Aspidospermine.
Erysimum.	Quillaya.
Éther.	Scille.
— iodhydrique.	Semences froides.
Espèces pectorales.	Soude (Phosphate).
— béchiques.	Sternutatoires.
Euphorbia pilulifera.	Stramoine.
Fumigat. et inhalat.	Tabac.
Genièvre.	Yerba santa.
Gomme ammoniaque.	Zinc (Oxyde).
Grindelia robusta.	— (Sulfate).
Hydrogène sulfuré.	

Aconit.

V. Ind. I, *Méd. narcotique.*

℞ Alcoolature d'aconit...... 0,75
   Iodure de potassium...... 0,90
   Sp. de tolu.............. 60

Pot. Coquelûche 1 à 8 cuill. à café par j. (Beaufort).

℞ Eau gommeuse.......... 200
   Ext. d'aconit............ 0,05
   Eau de laurier-cerise..... 4
   Sp. d'ipéca............. 30

Pot. préservative de la Coqueluche, cuill. à café ou à bouche d'h. en h.

℞ Inf. de fruits pectoraux.   100
Alcoolature d'aconit...   XX à XXX
Sirop de tolu......... } āā   15
Sp. de codéine.......

Contre l'enrouement à prendre d. la journée (Duj.-B. et Yvon).

Aconitine.
Plus paralyso-moteur que l'aconit. V. Ind. I.

Amandes.
V. Ind. X, *Méd. émolliente.*

℞ Beurre de cacao...........   60
Pistaches   15
Amandes douces..........   15
    —   amères..........   8
Sp. de violette............   30
    —   jusquiame   30
Sucre vanillé.............   4

Crème pect. (Cottereau).

Ammoniaque.
V. Ind. II, *Méd. névrosthénique.*

℞ Ammoniaque...........   1,50
Laudanum..............   1,50
Pot. gom...............   125

Cuill. de dix en dix min. (Marrotte).

———

℞ Ammoniaque liq...........   X
Sp. d'érysimum...........   45
Inf. de tilleul.............   90

Pot. Enrouement (Beauregard).

———

℞ Inf. d'arnica (8)...........   150
Liq. ammoniacale succinée..   2
Sp. d'éc. d'oranges........   30

Pot. (Oppolzer).

———

℞ Eau dist.................   30
Eau de mélisse...........   30

Acétate d'ammoniaque.....   1,20
Sp. d'oranges...........   30

Idem.

———

℞ Mixture camphrée........   120
Carbonate d'ammoniaque..   1 à 2

———

℞ Carbonate d'ammoniaque...   5
Eau dist..................   250
Sp. diacode...............   50

Asthme. Cuill. de 10 en 10 min. (Van Swieten).

———

℞ Julep béchique.............   100
Chlorhyd. d'ammoniaque..   2
Ext. de réglisse...........   4
Sp. de Tolu   30
Alc. d'opium..............   VI

Pot. pectorale (Ph. allem.).

Anémone pulsatile.
Renonculacée qui donne l'*anémonine.*

Prép. — Poud., 0,20 à 0,40.
Eau dist., 30 à 50.
Alcoolature, II à XX gtt.
Ext. alcool., 0,05 à 0,10.
Ext. aq., 0,05 à 0,30.

———

℞ Poud. de valériane........   8
    —   de fl. d'arnica.......   8
    —   d'asa fœtida........   0,60
Émétique   0,60
Ext. de pulsatile..........   2

Pil. de 0,10, Asthme, 8 à 10. (Rust.)

———

℞ Ext. de suc de pulsatile.....   2
Vin stibié.................   1

Mixt. par gtt. (Rust).

Anémonine.
Subst. crist., peu sol.
Cachets de 0,05 à 0,10.

Antimoniaux.
V. Ind. IV, *Méd. contro-stimulante.*
Ind. XIX, *Méd. altérante.*

℞ Oxyde blanc d'antimoine....   4
Inf. d'hysope..............   90
Sp. de Tolu...............   20
Pot. béchique.

℞ Looch blanc...............   125
Antim. diaphorétique lavé..   4

Oxychlorure d'antimoine.
Inusité.

Oxysulfure d'antimoine.
Pil. de Plummer.
V. Ind. XIX.

Antipyrine.
V. Ind. XXIII, *Méd. antipyr.*

℞ Eau de Vichy..........   80
Sp. de framboise.......   20
Antipyrine............   0,50 à 1
Pot., cuill. moy., Coqueluche.
(Dubousquet).

Apocodéine et apomorphine.
V. Ind. XVII, *Méd. émétique.*

℞ Chlorhyd. d'apo-
    morphine.......   0,001 à 0,003
Eau dist..........   120
Ac. chlorhyd......   V
Sp. simple........   30
Pot. expectorante. Cuill. de 2 en
2 h. (Juratz).

Arsenicaux.
V. *Fumigations.*
V. Ind. XX, *Méd. eutrophique.*

Belladone.
V. Ind. I, *Méd. narcotique.*

℞ Ext. de belladone..........   0,01
Rac. de belladone pulv....   0,01
Pil. de 1/2 h. en 1/2 h. Accès
d'asthme (Trousseau).

℞ Ext. de belladone   0,02
Myrrhe   0,04
Ipéca.........   0,04
Pil., Asthme (Bouch.).

℞ Teint de belladone.........   XV
Gomme ammoniaque........   1
Julep gommeux............   125
Par cuill. de 2 h. en 2 h. (Trousseau). Anti-asthmatique.

℞ Oxyde blanc d'antimoine.   1 à 2
Ext. de belladone.......   0,05
Sp. d'opium..........   30
Julep gommeux........   150
Pot. calm., par cuill.

℞ Ext. de belladone...   0,05 à 0,10
Kermès min........   0,25 à 0,50
Infusé de polygala..   125
Sp. de Desessarts...   50
Par cuill.

Poud. rac. de belladone....   0,20
Poud. de scille............   0,15
Kermès min...............   0,05
Fl. de soufre   0,50
Poud. d'aunée............   0,50
Dose antiasthmat. (Debreyne).

℞ Poud. de g. arab..........   1
Poud. de belladone........   0,10
Dose à priser contre la toux.
(G. de Mussy.)

℞ Ext. d'opium.............   0,15
Ext. de belladone........   0,10
Sp. de capillaire.........   90
Sp. calmant (Dubail).

♃ Teint. de belladone...... ⎫ P. E.
Alcoolat. de rac. d'aconit. ⎰

Coqueluche, X gtt 2 fois par j.
(Simon.)

♃ Poud. de rac. de belladone.. 0,05
Oxyde de zinc............ 1

En 15 doses. Coqueluche (Bouchut).

♃ Poud. rac. de belladone... 0,01
Poud. de Dower.......... 0,025
Soufre lavé............ 0,20
Sucre.................. 0,40

Dose, Coqueluche (Sée).

♃ Poud. rac. de belladone. ⎫
Poud. ciguë.......... ⎬ ãã 0,012
Oxyde de zinc........ ⎭

Dose, id., 3 par j. (Guersant).

♃ Poud. rac. de belladone... 0,01
Sulfate de cuivre........ 0,005
Sucre.................. 0,25

Doses, id., 1 matin et soir.

♃ Poud. rac. de belladone... 0,005
Opium.................. 0,003
Sucre.................. 0,25

Idem (d'après Gœlis).

♃ Sp. de belladone........ ⎫
Sp. d'ipéca.............. ⎬ P. E.
Sp. d'opium .... ⎭

(Jobert.)

♃ Sp. d'éther .... ⎫
Sp. d'opium .... ⎬ P. E.
Sp. de belladone........ ⎪
Sp. de fl. d'oranger ..... ⎭

Petite cuill. chaque heure.
(Trousseau.)

♃ Belladone pulv........... 0,025
Oxyde de zinc........... 0,025
Ext. de serpolet.......... 0,05

Pil., Coqueluche, 1 à 6 (Bouchut).

♃ Teint. de drosera......... 2
—   de belladone........ 1
Sp. diacode............... 20
Eau de tilleul............. 130

Par cuill.

♃ Ext. de belladone 0,50
Ext. de ciguë 0,20
Tannin pur............... 0,30
Infus. de séné............ 60
Eau d. de fenouil........ 30
Sp. de guimauve........ 25

1/2 cuill. de 2 en 2 h. (Bouchut).

♃ Sp. de belladone........... 30
Eau de laurier-cerise....... 15
Eau d. de tilleul........... 100

Cuill. de 2 en 2 h. (Jeannel).

♃ Hy. de laitue 125
Hy. d'oranger.............. 8
Sp. de pivoine............ 50
Sp. de belladone.......... 8
Ammoniaque liq........... VI

Cuill. par h. (Levrat).

♃ Poud. rac. de belladone.... 0,02
Sucre.................. 0,25

Dose, Coqueluche, 2 à 3.

♃ Fl. de narcisse des prés.... 0,10
Rac. de belladone.......... 0,05
Oxyde de zinc............. 0,10

Doses, idem (Brochin).

♃ Rac. de belladone........ 0,01
Cochenille................ 0,04
Bicarb. de soude 0,04
Sucre.................. 2

Dose, 2 à 6, Coqueluche (Viricel).

℞ Poud. rac. de belladone.... 0,01
  Musc pulv................ 0,04
  Camphre pulv............ 0,04
  Sucre pulv............... 0,25

Doses, id., 1 à 5 (Hecker).

℞ Poud. de rac. de belladone. 0,02
  Poud. d'ipéca............. 0,03
  Soufre lavé et sublimé..... 0,20
  Sucre de lait pulv........ 0,20

Doses, id., 1 à 3 (Kopp).

℞ Poud. de rac. de belladone.. 0,01
  Poud. de Dower........... 0,04
  Sucre.................... 0,60
  Soufre lavé.............. 0,20

Poud. de Kahleiss (Foy).

℞ Ext. de belladone........ 0,20
  Sp. d'opium.............. 30
  Sp. de fl. d'oranger....... 30

Cuill. à café (Archambault).

℞ Musc. pulv............... 0,10
  Sp. de belladone.......... 20

Petite cuill. (Roger).

℞ Sulf. de quinine........... 0,10
  Poud. de belladone........ 0,01
  Sucre 1

3 doses (Heubner).

℞ Quinine chlorhydratée.... 0,02
  Ac. arsénieux............ 0,001
  Sulf. d'atropine.......... 0,0005
  Ext. de gentiane........ q. s.

Pil., 5 par j. (Lebert).

Benjoin.
V. Ind. XVIII, *Méd. balsa-*
mique.

℞ Poud. de benjoin............. 5
  Salicylate de bismuth........ 5
  Sulfate de quinine........... 1

Insufflat. nasales. Coqueluche.
  (Moizard.)

Benzoate d'ammoniaque.
V. Ind. XVIII, *Méd. balsa-*
mique.

Benzoate de soude.
V. Ind. XVIII, *Méd. id.*

℞ Benzoate de soude.......... 5
  Eau de fl. d'oranger........ 10
  Eau d. de tilleul.......... 70
  Sp. de Désessarts.......... 30

Petites cuill., Coqueluche.

Benzoïque (Acide).
V. Ind. XVIII, *Méd. balsa-*
mique.

℞ Ac. benzoïque............. 6
  Soufre sublimé............ 4
  Ipéca pulv................ 1
  Miel...................... 600
  Sp. de polygala........... 75
  Sp. de scille............. 75

Par pet. cuill. (Sainte-Marie).
Marmelade expectorante.

Bromure d'ammonium.
Mêmes prop., prép. et doses
que le suivant, 0,50 à 5. Contre
coqueluche.

Bromure de potassium.
V. Ind. I, III et IV.

℞ Bromure de potassium...... 5
  Eau dist.................. 100

Sol. à pulv. dans la gorge..
Coqueluche (Wintrebert).

℞ Bromure de potassium.... 10
  Chlorhyd. de morphine... 0,10
  Hyd. de laurier-cerise.... 50
  Eau dist................. 450

Sol. à pulv., id.
Laryngite tub. (Fauvel).

℞ Bromure de potassium...... 2
     —   de sodium........ 4

Bromure d'ammonium...... 2
Eau 60
Sp. de chloral............. 50

1 cuill. mat. et s., Coqueluche.
(Duj.-B.)

♃ Bromure de potassium...... 6
Sp. de Tolu............... 400
Alcoolature d'aconit........ 5

Sp. Coqueluche.

Cacao.

V. Ind. X, *Méd. émolliente et Form. bromatologique.*

Café et caféine.

V. Ind. II, *Méd. stimulante.*
V. Ind. XIII, *Méd. cardiaque.*
Inf. de café vert, Coqueluche.

♃ Inf. de café noir......... 125
Sp. de sucre............. 125
Narcéine 0,12
Ac. acétique........... q. s.

Pot. Coqueluche (Laborde).

♃ Valérianate de caféine......... 0,20
Sucre pulv............... 0,02

Dose, Coqueluche (Cadet de G.).

♃ Valérianate de caféine.... 1,50
Eeau-de-vie............. 20
Sp. de café............. 250

Petites cuill. aux petits enfants et proportionnellement.

♃ Café noir.................. 50
Eau bouillante p. f......... 100
Ext. alc. de belladone...... 1
    —   d'ipéca........... 1

Sp., 10 à 40 gr., Coqueluche (Delahaye).

Camphre.

V. Ind. III, *Méd. antispasmodique.*

♃ Asa fœtida 0,10
Camphre.................. 0,10
Castoréum 0,10
Ext. d'opium.............. 0,01

Capsicum.

V. Ind. II, *Méd. stimulante.*

♃ Teint. de capsicum...... 3 à 10
Décoct. de qquina....... 60

Garg., Enrouement (Graves).

Ciguë et conicine.

V. Ind. I, *Méd. narcotique.*

♃ Conicine................. 0,05
Alcool rect.............. 1
Eau..................... 15

Par gtt. (Spengler).

♃ Conicine.................. III
Alcool 1
Eau dist.................. 20

Mixt. XV gtt. 3 fois (Froumuller).

Chénopode (*Chenopodium ambrosioides*).

Ambroisine, thé du Mexique. Sommités fleuries aromatiques contenant une essence excitante. Agit surtout sur le catarrhe pulmonaire à forme asthmatique.

Prép. — Inf., 8 à 10 p. 1000. 4 p. 500 (Rilliet et Barthez).

Chloral.

V. Ind. I, *Méd. hypnotique.*

♃ Hyd. de chloral 5
Sp. d'éc. d'oranges am..... 15
Eau dist................. 150

Pot., Coqueluche (Lorcy)

℞ Iodure de potassium...... 1 à 2
Hyd. de chloral.......... 2 à 4
Julep gommeux.......... 120
Pot., Dyspnée card. (Sée).
Cuill. de 2 en 2 h.

℞ Hydrate de chloral........ 1 à 2
Sp. de morphine......... 15
Hyd. de laitue........... 30
Pot., Coqueluche (Roger).

Chloroforme.
V. Ind. I.
Inhalations légères.

Chou rouge.
Suc et sp., peu usité.

Cochenille.
Corps desséché de la femelle d'une hémiptère, *Coccus cacti*, a la forme d'une coque grise enfermant une poudre rouge. Elle contient des mat. grasses et des mat. albuminoïdes avec de la mat. colorante (carmin).

Peu employée en médecine, sauf contre la coqueluche.

Dose, 0,50 à 1 gr. par jour.
(Laboulbène.)

℞ Cochenille 0,60
Carbonate de potasse..... 12
Eau dist................. 90
Sp 30
Par cuill. à café (Niemeyer).

℞ Eau de laitue.......... 125
Sp. de pivoine.......... 30
Ammoniaque liq......... II
Cochenille 0,50
Carbonate de potasse.... 0,50
Eau bouillante.......... 10
3 cuill. à café par j. (Sée).

Cuivre (Acétate de).
V. Ind. XI. *Méd. irritante.*

℞ Teint. d'acétate de cuivre. 4 à 6
G. adragante 1,20
Eau dist............... 250
(Rademacher.)

Acide cyanhydrique.
V. Ind. I, *Méd. narcotique.*

℞ Teint. de pimprenelle....... 30
Ac. cyanhydrique.......... II
V gtt. de 2 h. en 2 h. (Frerichs).
Dyspnées spasmodiques.

℞ Ac. cyanhydrique à 1/10 . 0,15
Créosote................ 0,15
Ess. de térébenthine...... 0,50
Mucilage de gomme....... 4
Hyd. de cannelle......... 28
Pot. Accès d'asthme (Crampton).

Inhalations. V. ce mot.

Drosera.
Plante dont la teinture a été récemment employée contre les toux spasmodiques et surtout contre la coqueluche (Lamare).

Prép. — Teint. alcool., V à XX gtt. et plus.

Émétique.
V. Ind. IV, *Méd. contro-stimulante.*
Ind. XVII, *Méd. émétique.*

℞ Tartre stibié............ 0,10
Sp. d'ipéca............. 60
Oxymel scillitique....... 12
Inf. de polygala......... 125
Sp., Croup (?) (Jourd.).

℞ Émétique............... 0,05
Sel ammoniac.......... 5
Ext. de jusquiame....... 0,10
Suc de réglisse......... 10
Eau 200
Pot., Bronchite.

♃ Émétique................   0,10
  Sp. de Desessarts........   30
  Oxymel scillitique... ...   10
  Inf. de polygala.........   150
Pot., Pneumonie.

Ergot.
  V. Ind. V, *Méd. excitatrice.*
Sp. de 0,50 à 2/80.
Coqueluche (Greepeuker).

Érysimum.
Crucifère dite herbe aux chan-
tres. Stimulante, béchique.
  Prép. — Inf. 1/100.
Sp., 30 à 60.

♃ Orge mondé..............   15
  Raisin sec................   15
  Rac. réglisse............   15
  F. de bourrache..........   20
  F. de chicorée   20
  Érysimum fr..............   300
  Rac. d'aunée............   29
  Capillaire................   5
  Som. de romarin..........   4
   —   de stœchas..........   4
  Anis vert................   5
  Sucre   400
  Miel....................   100
  Eau.......   1200
Sp. d'érysimum comp. (Codex).
20 à 100 gr. Bronchite, enroue-
  ment.

Espèces pectorales, fl. pec-
torales.

♃ Fl. de bouillon blanc.... ⎫
   —   coquelicot .... ⎪
   —   guimauve........ ⎬
   —   mauve.......... ⎪ P. E.
   —   pied de chat..... ⎪
   —   tussilage........ ⎪
   —   violette......... ⎭
Inf., 1 à 2/100.

———

♃ Fl. pectorales   125
  Gom. arab.,.,,............,   750

Eau.......................   375
Sucre......................   625
Alcoolé de Tolu.............   6
Pâte de Regnault.

———

♃ Espèces pectorales........   10
  Eau bouillante..........   120
  Sucre...................   200
  Eau d. de fl. d'oranger...   5
  Ext. d'opium............   0,03
Sp. pectoral (Codex).

Espèces béchiques, fr. bé-
chiques.

♃ Dattes sans noyau....... ⎫
  Figues.................. ⎬ P. E.
  Jujubes................. ⎪
  Raisins de Corinthe..... ⎭
Décoct., 3 à 12/100.

Espèces béchiques, fl. bé-
chiques.

♃ Capillaire............... ⎫
  Lierre terrestre........ .. ⎪
  Scolopendre............. ⎬
  Véronique............... ⎬ P. E.
  Sommités d'hysope...... ⎪
  Capsules de pavot (sans ⎪
   les semences)......... ⎭
Inf., 2 à 5/100.

Éther.
  V. Ind. I, *Méd. hypnotique.*
   —   III, *Méd. antispasmo-*
dique.
Légères inhalat.

———

♃ Éther sulf.......   5
  Camphre..................   5
  Baume du Pérou   10
  Alcool à 90°...............   20
1 gr. dans inf. pour fumigat.
              (Debreyne.)

Éther iodhydrique.
Iodure d'éthyle (V. ci-dessous).

Insol. dans eau, sol. dans alcool et éther.

En inspirations, X à XL gtt. plusieurs fois par jour. Asthme.

Euphorbia pilulifera.

Petite plante de l'Amérique tropicale, analogue à nos euphorbes indigènes.

Eupnéique.

Prép. — Tisane, par petits v. Décoct., 15/2000 + 50 gr. d'alcool.

Ext. aq., 0,04 à 0,10.
Teint. alc., X à XXX gtt.
Sp., 0,05 d'ext. par cuill.

Fumigations et inhalations.

V. Ind. XVIII, *Méd. balsamique.*

Ind. II, *Méd. narcotique.*

De vapeurs émollientes.
—   narcotiques.
—   stimulantes.

D'ammoniaque.
De chloroforme.
De cyaniques.
D'éther.
D'iode.
D'hydrogène sulfuré.

℞ Alc. de camphre............ 60
Éther acétique............ 10
Chloroforme.............. 6

Inhalat. (Cabrol).

F. de belladone, 1 gr. pour une cigarette (Codex).

℞ Datura................... 30
Sauge.................... 15

Pour fumigations (Trousseau).

℞ Papier gris non collé........ 120
Nitre.................... 60
F. de belladone............ 5
Stramoine............... 5
Digitale................. 5
Lobélie................. 5
Myrrhe.................. 10
Oliban.................. 10
Phellandrie.............. 5

Papier fumigatoire (Codex).

℞ Charbon de bois pulv...... 300
Azotate de potasse......... 8
Naphtaline............... 40
Créosote................. 32
Ac. phénique............. 16
Goudron de houille........ 40
F. d'aconit pulv........... 3
Mucilage de g. adrag...... q. s.

Trochisques de 4 gr. (Vichot), Coqueluche.

℞ Ac. arsénieux............. 1
Opium brut.............. 1
F. de phellandrie......... 2
—   stramoine........... 8
—   jusquiame.......... 8
—   belladone........... 10
Benjoin................. 8
Nitre................... 20
Gom. adrag............. 2
Eau.................... q. s.

Cônes, Asthme (Sarrazin).

℞ Chaux vive.............. 10
Chlorure d'ammonium...... 10
Eau.................... 30
Coaltar................. 15
Sable fin............... 200

Imitat. des émanat. des salles d'épurat. du gaz d'éclairage.
(Adrian.)

Sol. à 1/10 d'arséniate de soude pour cigarettes (Trousseau).

♃ F. de belladone........... 3
   Ext. d'opium.............. 0,15
   Eau de roses............. q. s.

Pour un cigare 1 à 2, Asthme.

♃ F. de belladone........... 30
   — stramoine........... 15
   — jusquiame.......... 15
   — phellandrie........ 5
   Ext. d'opium............. 13
   Hyd. de laurier-cerise..... q. s.

Cigarettes, 2 à 4 (Espic, Lancelot).

♃ F. de jusquiame........... 3
   — datura.............. 3
   — belladone........... 6
   — digitale............. 1,5
   Sauge mondée........... 1,5
   Ext. d'opium............. 0,15
   Eau dist................ 3

Idem (Soc. ph. Bord.).

♃ F. sèches de belladone..... 5
   — datura......... 5
   — digitale....... 5
   — sauge......... 5
   Alc. de benjoin........... 40
   Nitre.................... 15
   Eau.................... 1000

Papier antiasthmatique (id.).

♃ Oliban................... 17
   Styrax................... 8
   Benjoin.................. 6
   B. du Pérou.............. 4
   B. de Tolu............... 3
   Alcool à 85° (macérat.)...... 75
   Sol. de nitre saturée....... 8

Papier nitré aromatique.

Genièvre.

V. Ind. XVIII, *Méd. balsamique.*

Les fruits concassés et jetés sur des charbons ardents font une fumigation.

♃ Inf. d'hysope......... 150
   Ext. de genièvre...... 10
   Oxymel scillitique.... 30
   Ad lib. kermès....... 0,10 à 0,30

Pot. expectorante.

Gomme ammoniaque.

V. Ind. XVIII, *Méd. balsamique.*

♃ Alc. de gom. ammoniaque.. 10
   Sp. de belladone........... 15
   Sp. d'ext. d'opium........ 15
   Sp. de digitale............ 15
   Hyd. de menthe.......... 15
   — d'hysope............. 80

Pot. Asthme (Falières).

♃ Rac. d'année............. 30
   — d'iris................ 15
   Eau p. inf............... 300
   Gom. ammoniaque.......... 12
   Vinaigre scillitique......... 20
   Sp. de polygala........... 30

Pot. Bronchite-Asthme (Corput).

♃ Gomme ammoniaque...... 4
   Jaune d'œuf.............. n° 1
   Eau.................... 200
   Sp. de capillaire.......... 30

Émuls.

♃ Gomme ammoniaque..... 0,50
   Vin blanc.............. 50
   Hyd. d'hysope.......... 125

Mixt. Asthme, cuill. de 2 en 2 h. (Brunner.)

♃ Poud. de Dower........... 0,2
   Scille.................... 0,05
   Gom. ammoniaque......... 0,05
   Calomel.................. 0,05

Pil. de Latham, 3 à 6.

♃ Scille pulv................ 0,05
   Gomme ammoniaque....... 0,10
   Oxymel.................. q. s.

Pil. de Murray, 5 à 10.

Lavement, 4 à 6 gr.

Gomme arabique.
V. Ind. X, *Méd. émolliente.*

Grindelia robusta.
Herbacée des composées. Contient une résine.

Agit sur l'asthme et sur la bronchite spasmodique comme un balsamique.

Prép. — Ext. fluide, 0,50 à 2 gr. dans du lait.

Teint. XV à XX gtt.

Ext. alcool. en pil., de 0,10 à 0,20.

Hydrogène sulfuré.
Lav. donnant exhalat. pulm. avec ou sans ac. carbonique.

Hysope.
Labiée dont les sommités fleuries sont un stimulant béchique, etc.

Prép. — Eau dist., 50 à 100.

Inf., 10/100.

Sp., 30 à 60.

℞ Hysope...................... 5
Lierre terrestre............. 5
Polygala 5
Inf., passez, ajoutez sp. de
Desessarts................... 50

Tisane expect. (Duj.-B. et Yvon).

℞ Inf. d'hysope............. 100
Kermès...................... 0,1
Ext. de belladone.......... 0,1
Sp. de capillaire.......... 25
Oxymel scillitique......... 25

Pot. Asthme (Debreyne).

Iodure d'éthyle.
Liquide incol., odeur éthérée alliacée. Insol. dans eau, sol. alcool et éther.

Employé dans l'asthme et dyspnée spasmodique.

V à X gtt. en inhalat.

Jusqu'à 10 et 12 fois par j.

Iodure de potassium.
V. Ind. XVII, *Méd. résolutive.*

Sol. à 15/240.

10/250 (Trousseau).

0,25 à 2/50.

Par cuill., Asthme, pneumonie.

℞ Iodure de potassium..... 10
Teint. de lobélie......... 10
Teint. de polygala....... 10
Ext. d'opium............. 0,10
Eau..................... 300

Pot., 2 cuill., Asthme (Huchard).

℞ Iodure de potassium........ 15
Teint. de lobélie.......... 15
Eau 250

Idem (Duj.-B.).

℞ Iodure de potassium... 1,25 à 2
Hyd. de chloral....... 2 à 4
Julep gommeux....... 120

Pot., cuill. de 2 h. en 2 h. (Sée).

Sol. à 0,50/1, p. inject. hypod.

Ipéca.
V. Ind. XVII, *Méd. vomitive.*

℞ Ipéca..................... 5
Sucre.................... 245
Gom. adrag.............. 9
Hyd. fl. d'oranger......... 17

Tablettes de 0,01 (Codex).

℞ Ext. de noix vomique...... 0,02
Poud. d'ipéca............ 0,01

Pil.

℞ Sp. de pavots............. 20
   Sp. d'ipéca............... 30
   Sp. de Tolu ou de qquina.. 45

3 à 4 cuill. (Ancelon).

℞ Sp. d'opium............ ⎫
   Sp. de qquina........... ⎬ P. E.
   Sp. d'ipéca .... ⎭

Petites cuill., Coqueluche.

℞ Eau de laurier-cerise..... 4
   Ext. d'aconit............ 0,05
   Sp. d'ipéca............. 30
   Eau gommeuse 200

Petite cuill. d'h. en h. (Davreux).

℞ Kermès.................... 1
   Ipéca 2

Par doses de 0,05, Coqueluche.
(Ph. pruss.)

℞ Ipéca.................... 3
   F. de séné................ 10
   Serpolet.................. 3
   Fl. de coquelicot.......... 12
   Sulf. de magnésie........ 10
   Miel blanc............... 750
   Eau de fl. d'oranger........ 75
   Eau dist. bouill.......... 300
   Sucre blanc.............. q. s.

Sp. de Desessartz ou d'ipéca comp. (Codex).

℞ Ipéca................... 0,30
   Inf. dans eau............ 120
   Chlorhyd. de morphine... 0,03
   Eau dist. d'amandes am.. 20

Inf., par cuill., Bronchite spasmod. (Duj.-B. et Yvon).

℞ Poud. d'ipéca............. 4
   Teint. d'opium camphrée.... 6
   Inf. de rac. de serpentaire... 130

Mixt. expect. (Dickson).

℞ Poud. d'ipéca............ 0,10
   Scille pulv........ 0,04
   Gomme ammoniaque...... 0,04
   Mélasse .... q. s.

Pil., 2 à 4 (Ph. Britt.).

℞ Poud. ipéca............... 3
   Soufre sublimé............. 6
   Poud. iris................. 20
   Sp. guimauve............. 300
   Manne................... 300

Marmelade pect., petites cuill.
(Ph. pruss.)

Jaborandi.

V. Ind. XVII, *Méd. diaphorétique.*

Jujube.

V. Ind. X, *Méd. émolliente.*

Jusquiame.

V. Ind. I, *Méd. narcotique.*

℞ Teint. de jusquiame 2
   Vinaigre scillitique....... 4
   Vin d'ipéca.............. 10
   Camphre................. 0,20

(D'après Graves.)

Kermès.

V. Ind. IV, *Méd. contro-stimulante.*

Past. de 0,01, 2 à 10 (Codex).

℞ Kermès................... 1
   Sucre..................... 45
   Gom. arab................ 4
   Hyd. de fl. d'oranger....... 4

Par cuill.

℞ Looch.............. 100
   Kermès............ 0,05 à 0,50

Par cuill.

℞ Kermès................... 0,02
   Gomme ammoniaque....... 0,10
   Ext. de digitale 0,01

Pil. expect., 4 à 8.

℞ Kermès............ 0,10 à 0,20
Sucre 5
Eau de laurier-cerise. 10
Sp. de Tolu........ 30
Inf. de polygala à
 2/100 150
Pot., par cuill.

℞ Gomme adrag. pulv. 0,50
Kermès min........ 0,10 à 0,50
Sp. de Tolu........ 50
Inf. d'hysope....... 200
Idem (Duj.-B. et Yvon).

℞ Kermès 0,05
Poud. d'ipéca.............. 0,10
Rac. de belladone........ 0,01
Dose, Coqueluche, de 4 en 4 h.

℞ Manne en larmes.......... 32
Sp. de guimauve.......... 24
Pulpe de casse............. 16
Huile d'amandes 16
Beurre de cacao........... 8
Hyd. de fl. d'oranger...... 8
Kermès min............... 0,1
Petites cuill., Bronchite avec
 constipation.
Marmelade de Zanetti.

Lactucarium.
 V. Ind. I, *Méd. hypnotique.*

℞ Masse de pâte de jujubes ... 100
Ext. alc. de lactucarium.... 1
Teint. de b. de Tolu 2
Pâte, 30 à 60 gr.

℞ Ext. alc. de lactucarium. 0,15
Sucre................... 1000
Eau dist................ 500
Eau de fl. d'oranger.... 20
Sp. (Aubergier).

Laurier-cerise.
 V. Ind. I, *Méd. narcotique.*

℞ Eau de laurier-cerise........ 10
Acétate de potasse.......... 10

Sp. de Tolu................ 50
Sp. de capillaire............. 50
Sp. de gomme 150
Enrouement (Mialhe).

Ledum palustre.
Thé du Labrador. Éricacée
fort peu usitée.

Lichen d'Islande.
Mousse d'Islande, *cetraria.*
Prép. — Past., pâte, gelée, sp.
Poud., 2 à 4.
Saccharure, 20 à 50.
Tisane, 1/125, réd. à 100.

Lichen pulmonaire.
Succédané du précédent.

Lierre terrestre.
Rondote, petite labiée ram-
pante des bois, à fl. violettes.
Glecoma hederacea, béchique
et vulnéraire.
Prép. — Inf. à 1/100.
Sp., 30 à 60.

Limaçon.
 V. Ind. X, *Méd. émolliente.*

℞ Chair de limaçons dégorgés. 2
Eau dist.................... 10
Sucre...................... 10
Sp. de limaçon (Codex).

Lobelia.
Campanulacée de l'Amérique
du Nord, sommités fleuries (*Lobelia inflata*). Antidyspnéique, a
pour principe actif la *lobéline.*
Prép. — Teint. à 1/5, 1 à 4 gr.
Teint. éthérée à 1/5, id.

℞ Décoct. de polygala 3/100 ... 150
Iodure de potassium........ 8

Teint. de lobélie   25
Teint. d'opium camphrée....   25
Mixt. antiasthmatique, 4 à 16 gr. en 4 fois (Green).

♃ Iodure de potassium... } āā   10
Teint. de lobélie...... }
Eau.   550
Par cuill. à café (Duj.-B.).

♃ Lobélie   125
Ac. acétique...............   500
Macérat., 0,50 à 2 gr.

♃ Teint. de lobélie....... } āā
Oxymel scillitique...... }
XX gtt. à la fois.

♃ Teint. de lobelia......... ...   4
Liq. ammoniacale anisée....   2
Eau dist...................   90
Suc de réglisse............   6
Par cuill.

♃ Teint. de castoreum........   30
Vin d'ipéca................   30
Teint. de scille...........   4
—   lobelia...........   12
—   pimprenelle.......   2
Par petite cuill. (Naumann).

♃ Inf. de quillaya saponaria..   100
Teint. de lobélie...........   15
Iodure de potassium........   5
Teint. d'opium camphrée....   20
Petite cuill. dans une tasse d'inf. (C. Paul).

Lobelia delessea(Racine de).
Originaire du Mexique, variété et succédané de la précédente.
Nauséeux, émétique et diaphorétique.
Prép. — Décoct.

♃ Décoct. de rac. de lobelia del.   500
Sp. de Tolu..............   q. s.
Par petits verres, catarrhe.

♃ Décoct. de rac. de lobelia del.   250
Elixir parégorique.........   2
Teint. éthérée de digitale...   2
Par cuill., Coqueluche, Asthme.
        (Bardet et Egasse.)

Manne.
V. Ind. XVII, *Méd. purgative.*

Musc.
V. Ind. III, *Méd. antispasmodique.*

♃ Musc....................   0,1
Mucilage de gomme.......   8
Sp. de roses.............   8
Eau de roses............   30
Mixt. (J. Frank).

♃ Sp. de senéga............   30
Sp. de g. ammoniaque....   30
Musc....................   0,50
Petite cuill. (Lentin).

Myrrhe.
V. Ind. XVIII, *Méd. balsamique.*

♃ Ext. de suc de belladone..   0,025
Myrrhe pulv..............   0,05
Ipéca...................   0,05
Pil., 3, Asthme.

Nitrite de sodium.
V. Ind. IV, *Méd. akinésique.*

♃ Nitrite de sodium..........   1
Eau dist...................   100
Sp. d'éc. d'oranger........   25
Pot., 1 à 2 cuill., Asthme (Huchard).

Opium.
V. Ind. I et II.

℞ Eau de fenouil 30
   Teint. d'opium.......... V à X
   Sp. de cannelle 15
Petite cuill. d'h. en h. (Henke).

℞ Opium pulv. 0,25
   Ac. benzoïque........ 0,25
   Camphre............ 0,20
   Ess. d'anis. 0,20
   Alcool à 90° 60
XV à XL gtt. Toux spasmod.
           (Ph. Britt.)

℞ Poud. d'opium............ 0,01
   — de digitale........ 0,02
   — d'ipéca............ 0,02
   Ext. d'aunée............ q. s.
Pil. béchiques, 2 à 4 (Ewald).

℞ Poud. d'opium............ 0,01
   Kermès 0,02
   Ext. de polygala.......... 0,02
Pil. expect., 2 à 6.

℞ Opium pulv.............. 0,01
   Ipéca 0,01
   Ext. de jusquiame 0,02
   Chlorure d'ammonium 0,05
Pil. Toux, 2 à 4.

℞ Ext. d'opium 1
   Poud. de s. de jusquiame... 1
   — de cynoglosse 1
   — de myrrhe.......... 1,50
   — d'oliban........... 1,20
   — de safran.......... 0,40
   — de castoreum........ 0,40
   Mellite simple........... 3,50
Pil. cynoglosse op.
Pil. de 0,20 = 0,02 d'ext. d'op.

℞ Sp. d'opium............
   Sp. de qquina au vin....   P. E.
   Sp. d'ipéca.............
Sp. par petites cuillerées, Co-
queluche (Boullay).

℞ Inf. d'espèces pectorales.. 120
   Sucre.................. 200
   Eau de fl. d'oranger...... 5
   Ext. d'opium............ 0,03
Sp. pectoral (Codex 66).

℞ Ext. d'opium............ 0,04
   Ext. d ipéca 0,03
   Teint. de belladone....... 1,25
   Alcoolature d'aconit....... 2,50
   Sp. de laurier-cerise 10
   — coquelicot........ 10
   — b. de Tolu........ 80
Idem, par cuill.

℞ Poumon de veau.......... nº 1
   Lichen d'Islande........... 250
   Jujubes................. 250
   Dattes 250
   Réglisse 250
   F. de pulmonaire......... 125
   Fl. de coquelicot 167
   — violette............ 167
   — mauve............. 167
   — guimauve.......... 167
   Ext. d'opium............ 2
   Sucre................. 15000
Sp. de Lamouroux, 2 à 6 cuill.

℞ Fr. pectoraux 240
   Fl. pectorales 32
   Fl. de coquelicot.......... 16
   Gomme arab 36
   Hyd. de fl. d'oranger....... 240
   Sucre.................. 2700
   Ext. d'opium............ 1
   Eau q. s. p. f............. 4000
Sp. de Briant, 1 à 6 cuill.

℞ Espèces pectorales......... 50
   Eau 1500
   Gom. arab.............. 1500
   Sucre,................. 1000
   Hyd. de laurier-cerise...... 50
   Ext. d'opium............ 1
Pâte pect., 20 à 100 (Codex).

℞ Suc de réglisse........... 1
   Gomme arab............. 15

℞ Sucre.................... 10
Eau..................... 25
Ext. d'opium............. 0,01

Pâte de réglisse opiacée, 20 à 100 (Codex).

℞ Lichen d'Islande.......... 333
Gomme arab............. 1666
Sucre 1333
Ext. d'opium............. 1
Eau .... q. s.

Pâte de Lichen opiacée, 20 à 100 (Codex).

℞ Ext. d'opium.............. 4
Alc. de Tolu............. 15
Gomme arab............. 150
Ext. de réglisse 150
Sp. simple............... 200

Past. de 0,50 = 0,05 d'opium. (Ph. Édimb.)

℞ Amidou................. 10
Alc. d'opium............. 1

Poud. à priser, Coryza (Jeannel).

Morphine.
V. Ind. I et II.
Inject. hypod.

℞ Acétate de morphine........ 1
Ac. acétique.............. III
Alcool.................. 5
Eau 50

Gtt. de Grindle, X à XX.
Contre la toux (Ph. Britt.).

℞ Chlorure de morphine..... 0,05
Sucre vanillé............ 49
Mucilage................ 1

P. 50 past. de 0,001.

Oranger (Fl. d').
V. Ind. III, *Méd. antispasmo-dique.*

℞ Sp. simple 30
Eau de fl. d'oranger........ 20
Eau dist.................. 100

Julep simple (Codex).

Julep gommeux, V. Ind. X, *Méd. émolliente.*

Panama.
V. Ind. XVII, *Méd. diuré-tique.*

Phellandrie.
Ombellifère (*œnanthe phellan-drium*). Ciguë d'eau, persil d'eau.

Les fruits contiennent la *phel-landrine*, ils sont toniques, nar-cotiques, antiphtisiques.

Prép. — Poud., 0,50 à 2 gr.
Sp. Elect.
Teint. au 1/6, 2 à 5 gr.
(De semences fraîches).

℞ Poud. de fr. de phellandrie. 0,06
Chlorhyd. d'ammoniaque.. 0,02
Ext. de chardon bénit..... q. s.

Pil., 4 à 12 (Rothe).

℞ Sp. de phellandrie à 5/100. 100
Ext. de belladone 0,05
Ext. d'opium............ 0,06

Sp. de phellandrie comp. (Be-clère).

℞ Semences de phellandrie. 0 50
Racine de réglisse 10
Eau bouillante.......... 200
Laudanum..............

Pot. (Ewald).

Phosphorés.
V. Ind. XX, *Méd. eutrophique*

Piligan.
Lycopodium saururus ou à queue de lézard, du Sud Amé-

rique, a pour principe actif la *piliganine*, princ. émétique et convulsivant très eupnéique.

Prép. — Inf.

Chlorhyd. de piliganine, 0,01 à 0,02, à essayer dans l'asthme.

Piment.

V. Ind. VIII, *Méd. eupeptique.*
— XI, *Méd. irritante.*

♃ Teint. de poivre de Guinée. 3 à 10
Décoct. d'éc. de quinquina. 160

Garg., enrouement (Graves).

Polygala de Virginie.

P. Senega. Racine contenant résine, huile, et principe irritant, la *sénégine*, analogue à la saponine.

Stimulante, expect., vomitive.

Prép. — Poud., 0,50 à 2.

Inf. à 1/100.

Teint., 0,50 à 8.

Ext. alcool, 0,05 à 1 gr.

Sp., 20 à 60.

♃ Ext. de polygala........... 0,05
Ext. de jusquiame........ 0,005
Poud. de scille........... q. s.

Pil. de 2 en 2 h.

♃ Kermès min.............. 0,01
Ext. de polygala.......... 0,10
Poud. d'iris.............. q. s.

Pil., 2 à 10.

♃ Polygala pulv......... 5 à 10
Eau (inf.)............. 150
Kermès............... 0,10
Oxymel scillitique..... 30

Pot. par cuill. (Duj.-B. et Yvon).

Poivre.

V. Ind. II, *Méd. stimulante.*

♃ Poivre long concassé........ 2
Eau (inf.).................. 200
Oxyde blanc d'antimoine.... 2
Sp. de polygala........... 50

Pot. expect., cuill. de 1/2 h. en 1/2 h.

Pulmonaires.

F. d'une borraginée. *Pulm. off.*, f. d'une lichénée. *Lobaria pul.*, herbe aux poumons. Inusitées.

Pulsatile.

Anemone pratensis, douée d'une action irritante locale et d'une action générale mal déterminée.

Pyridine.

Liq. incol., saveur brûlante, odeur vive, sol.

Antiasthmatique.

Prép. — Capsules de 0,05.

Inhalation, 4 à 5 gr.

Quebracho.

Arbre de l'Amérique du Sud. *Aspidosperma Q.* des apocynées. Son écorce est donnée comme fébrifuge et désinfectant. Antidyspnéique. Son principe actif est l'*aspidospermine* avec la *québrachine.*

Prép. — Poud., 0,30 à 0,50.

Teint. au 1/5, 1 à 3 gr.

Ext., 0,10 à 0,20.

Extr. fluide, 0,20 à 0,40.

♃ Eau commune.......... 50
Eau de menthe......... 40
Sp. simple............. 15
Teint. de quebracho..... 1 à 2

Pot. (Duj.-B. et Yvon).

Aspidospermine.

Alcaloïde et principe actif du Quebracho. Insol. Ses sels, sulfate et chlorhydrate, sont sol. et s'emploient surtout en inject. hypod.

Prép. — 0,05 à 0,10.

———

℞ Eau dist................. 50
Aspidospermine............ 1
Ac. sulfurique............ q. s.

Sol. neutre. Un cent. cube = 0,02.

———

℞ Eau dist................. 10
Chlorhydrate d'aspidospermine 0,40

Sol., un cent. cube = 0,04 du sel.

Quillaya saponaria.

V. *Panama.* Ind. XVII.

Réglisse.

V. Ind. X, *Méd. émolliente.*

℞ Iris de Florence........... 8
Anis pul.................. 10
Réglisse 14
Ext. de réglisse........... 125
Fr. de fenouil pulv........ 6
Sucre.................... 875
Eau .... q. s.

Past. pect. (B. Richard).

———

℞ Poumon de veau.......... 1000
Dattes................... 150
Jujube.................. 150
Raisin sec............... 150
F. de pulmonaire.......... 150
Rac. de consoude.......... 50
Rac. de réglisse.......... 50
Eau 2000
Sucre blanc.............. 2000

Sp. de mou de veau (Codex).

———

℞ Réglisse pulv............ 2
F. de séné pulv........... 2

Fr. de fenouil pulv......... 1
Soufre sublimé lavé 1
Sucre pulv................. 6

Poud. pect. (Ph. allem.).
V. *Opium.*

Scille.

V. Ind. XVII, *Méd. diurétique.*

℞ F. d'hysope.............. 3
Ac. azotique alcoolisé....... 2
Oxymel scillitique.......... 15
Eau bouillante 155

Pot. expectorante (H.M.).

———

℞ Scille pulv.............. 0,05
Gomme ammoniaque...... 0,015
Oxymel scillitique........ q. s.

Pil., id., 4 à 20 (H. M.).

Semences froides (Quatre).

℞ Semences de calebasse...
— concombre..
— melon......   P. E.
— pastèque ...

Émuls., 5 à 10/100.

Soude (Phosphate de).

V. Ind. XVII, *Méd. purgative.*
— XX, *Méd. eutrophique.*

℞ Digitale............... 1 à 1,50
Eau (inf.)............. 150
Phosphate de soude.... 25
Sp. de cerise.......... 25

Pot., cuill. de 2 en 2 h. Bronchite (Forney).

Stramoine. Datura.

V. Ind. I, *Méd. narcotique.*

℞ Ext. de stramoine...........
Eau de laurier-cerise.......

(Naumann.)

Sternutatoires (Poudres).

Elles augmentent la sécrétion

et provoquent la sensibilité de la pituitaire.

Poud. de Cabaret.
— d'ellébore blanc.
— *de poivre* de pyrèthre.
— de staphysaigre.
— de tabac.
— de téli.

℞ F. sèches d'osarum.......)
— de bétoine.....)
— de marjolaine.. (P. E.
— de muguet.....)

(Codex.)

℞ Poud. de pyrèthre........... 2
— staphysaigre 2
gingembre 2
— poivre long........ 1

(Foussagrives.)

Sulfureux.

V. Ind. XVIII, *Méd. balsamique.*

Tabac.

V. Ind. 1, *Méd. narcotique.*

℞ F. de nicotiane......... 0,50
Inf. avec eau........... 180
Blanc de baleine......... 4
Mucilage de gomme...... 4
Sp. de cannelle......... 30

Par cuill. de 2 en 2 h. (Pitschaft).

℞ Ext. de nicotiane......... 0,01
Oléosaccharure de fenouil.. 0,25

Doses, 4 à 6. Coqueluche.

℞ Eau de nicotiane........... 8
Eau dist................. 120

2 à 4 petites cuill. (Rademacher).

Veau (Mou de).

V. *Réglisse.*

Veratrum.

V. Ind. IV, *Méd. contro-stim.*
Teint. de vératrum viride.
VI gtt. 2 fois par jour (Halle).

Yerba santa *(Eriodycton californicon).*

Ext. fl., 2 à 4 gr.

Zinc (Oxyde de).

V. Ind. IV, *Méd. contro-stim.*

℞ Oxyde de zinc............. 0,10
Musc................... 0,10
Sucre.................. 0,60

Dose de 2 en 2 h. (Wendt).

℞ Oxyde de zinc............. 0,05
Yeux d'écrevisses.......... 0,20
Sucre.................. 0,60

Dose, Coqueluche.

Zinc (Sulfate de).

V. Ind. XVII, *Méd. vomitive.*

℞ Sulf. de zinc 0,05
Eau.................... 100
Sp. de guimauve........ 30

Pot., Coqueluche (Ewald).

C. — MÉDICATION APHRODISIAQUE ET EMMÉNAGOGUE.

Cette double médication n'en fait qu'une ou à peu près, car les emménagogues sont des excitants utérins.

Elle comprend d'abord tous les excitants généraux (Ind. II), les antispasmodiques (Ind. III), les excito-moteurs (Ind. V,

Méd. B) et enfin des excitants plus spéciaux comme le phosphore et la cantharide.

Régime de la médication aphrodisiaque et emménagogue. — Toni-stimulant, plus important que le traitement (Fonssagrives). Alimentat. généreuse, vins, vie au grand air, exercice modéré, distractions morales.

Agents de la médication aphrodisiaque et emménagogue.

Absinthe.
Aloès et drastiques.
Ambre.
Ammoniaque.
Apiol.
Armoise.
Asa fœtida.
Belladone.
Camphre.
Cannelle.
Cantharides.
Capsicum.
Carbonique (Ac.).
Chlorure d'or et d'ammonium.
Damiana.
Excitants divers.
Eucalyptus.
Fer.
— carbonaté.

Ginseng.
Gossypium.
Iode.
Iodure de pot.
Leucæna.
Matricaire.
Millefeuille.
Muscade.
Myrrhe.
Noix vomique.
Opium.
Phosphorés.
Rue.
Sabine.
Safran.
Salicine.
Valériane.
Vanille.

Absinthe.
V. Ind. VIII, *Méd. eupeptique.*

℞ Absinthe...................   2)
Armoise...................   20
Eau bouillante............ 1000

Fumigat.

Aloès et drastiques.
V. Ind. XVII, *Méd. purgative.*
Indirectement emménagogues.

Ambre.
V. Ind. III, *Méd. antispasm.*

Ammoniaque.
V. Ind. II, *Méd. stimulante.*

℞ Décoct. d'orge.............. 400
Mucilage de gomme........ 20
Ammoniaque liq............ XL

Inject., Aménorrhée (Niseto).

———

℞ Acétate d'ammoniaque... 5 à 10
Hyd. d'oranger.......... 40
— de mélisse......... 80
Sp. de safran........... 30

Pot., Dysménorrhée (Delioux).

———

℞ Inf. de fl. de sureau........ 120
Acétate d'ammoniaque...... 15
Sp. d'opium............... 15
— de fl. d'oranger........ 15

Idem (Raciborski).

Apiol.

Liquide huileux extrait des graines du persil, *Apium petroselinum*. Racine classée autrefois parmi les cinq apéritives majeures. Insol. dans eau, sol. dans éther et alcool.

Emménagogue et fébrifuge.

Prép. — Capsules de 0,15 à 0,25. Une matin et soir.

Armoise.

Composée indigène (*artemisia vulgaris*), herbacée vivace, dont on emploie les feuilles, les racines et les fleurs. Renferme, outre le tannin, une huile volatile très odorante et un principe azoté amer.

Tonique stimulant et puissant emménagogue.

Incompat. — Sulfates de fer et de zinc.

Prép. — Poud., 2 à 8 gr.
Inf., 10 p. 1000.
Eau dist., 30 à 150.
Ext., 2 à 4 gr.
Sp., 30 à 60.

℞ Sommités d'armoise....... 10
Racine de valériane....... 10
Absinthe................. 10
F. d'ambroisie du Mexique. 10
Safran.................. 0,50

Inf. d. 1 litre.
Espèces emménagogues.

℞ Poud. armoise........... 2 à 15
— absinthe........... 4
Sp. de safran........... q. s.

Élect. d'armoise comp., à prendre le soir.

℞ Ext. d'armoise........... 0,10
Poud. — .... q. s.

Pil., 1 à 5 par jour (Duj.-B. et Yvon).

℞ F. d'armoise pulv...... } ãã 0,50
F. de millefeuil. pulv.. }
Safran pulv........... 0,25

Dose emménagogue (Gallois).

℞ Armoise 20
Eau 500

Pour lavement.

℞ Armoise 50
Eau 1000

Pour fumigat.

℞ Sommités d'armoise........ 50
Absinthe incisée........... 50
Racine de valériane........ 30
Eau bouillante............ 2000

Pour fumigat. (Gallois).

℞ Armoise 5
Safran.............. 2
Eau bouillante........ 125
Infusez, passez, ajout.)
huile essent. de rue. } ãã V gtt.
H. essent. de sabine.)
Élixir de Garus...... 30

Pot. emménagogue.

℞ Castoreum 60
Ext. d'armoise............. 20
Safran.................... 15
Carb. de potasse........... 4
Ess. d'anis............... 2
— de cumin............. 2
— d'angélique........... 2
Alcool à 85°............... 750

Élixir utérin (Crollius).

Asa fœtida.

V. Ind. III, *Méd. antispasmodique.*

℞ Asa fœtida................ 0,10
  Safran pulv............... 0,10
  Ext. de valériane........... 0,05
  Ext. d'opium.............. 0,01

Pil. emménag., 3 à 5.

℞ Asa fœtida................ 4
  Jaune d'œuf................ 20
  Laudanum de Syd 1
  Ext. de valériane........... 2
  Décoct. guimauve.......... 100

Lav., dysménorrhée.

Belladone.

V. Ind. I, *Méd. narcotique.*
— IV, *Méd. akinésique.*

La teint. de B. en lavement (V à X gtt.) est un emménagogue analgésique.

℞ Ext. de belladone.......... 0,02
  Camphre.................. 0,15
  Sulf. de quinine 0,10

Pil., Dysménorrhée (Green).
Une de 2 en 2 h.

Camphre.

V. Ind. III, *Méd. antispasmodique.*

A petite dose.

℞ Opium brut.............. 0,025
  Camphre 0,25

Pil., dysménorrhée, 2 (Pigeaux).

Cannelle.

V. Ind. II, *Méd. stimulante* et Ind. VIII, *Méd. eupeptique.*

℞ Oléosaccharure de cannelle.. 10
  Hydrolat................. 100

Pot.

Cantharides.

Insecte coléoptère du genre *cantharis* ou *meloë*, du midi de la France. Principe actif : la *cantharidine*, subst. cristallisable, insol. dans eau, peu sol. dans alcool, sol. dans chloroforme, huiles, éther. Elle forme des cantharidates.

Action vésicante locale et action générale stimulante et surtout aphrodisiaque.

Prép. — Poud., 0,02 à 0,05.
Huile cantharidée, 1/10.
Teint. alcool. ou éth., 1 à X gtt.
Ext. alcool. ou aq. ou acét., 0,005 à 0,01.

℞ Cantharides................ 1
  Vin blanc................. 500

1 ou 2 cuill. d. un verre d'eau.

℞ Solut. de gomme........... 125
  Teint. de cantharides....... XII
  Laudanum de Sydenham.... X

Mixt. canth. op. (Rayer).
Par cuill. en 24 h. (Dorvault).

℞ Inf. de raifort............. 125
  Teint. de cantharides...... VIII
  Laudanum de Sydenham... XII
  Sp. simple 16

Mixt. diurétique (Rayer).
En 3 doses dans les 24 h.

℞ Cantharides................ 5
  Petit cardamome........... 3
  Alcool.................... 40
  Ac. nitrique.............. 20

Macérat., XII gtt.
Mixt. lithontriptique de Tulp.

℞ Sucre en poudre............ 250
  Vanille en poudre.......... 61
  Ginseng 8

Teint. de cantharides....... 1
Huile essent. de cannelle.... III
Teint. d'ambre concentrée... I
Mucilage de g. adrag....... q. s.

P. tablettes de 1 gr., 5 à 6 par j.

℞ Fer réduit............. 10
Poud. de cantharides.... 0,50
Sucre en poudre........ 200
Mucilage à la vanille.... q. s.

Pour 200 past., 1 à 3 (Meisner).

℞ Cardamome.............. 3
Cannelle 3
Baume de la Mecque....... 0,2
Teint. de cantharides...... 0,1
Alcool à 21°............. 50
Sucre.................... 25

Baume de Gilead de Salomon, 1 cuill. à café dans du vin.

℞ Cantharides pulv....... 0,02
Oxyde noir de fer...... }
Aloès pulv............ } ãã 0,03
Poud. de cannelle..... 0,10

Doses contre aménorrhée, 1 à 2.

℞ Cantharidine............. 0,10
Chloroforme............. 10

Inject. hypod.

Capsicum.

V. Ind. VIII, *Méd. eupeptique.*

Acide carbonique.

V. Ind. II, *Méd. stimulante.*

Les douches d'acide carbonique légèrement excitantes pour les surfaces muqueuses ne tardent pas à les analgésier, puis à exciter le plan musculo-moteur qu'elles recouvrent.

Chlorure d'or et d'ammonium,

Sel double, excitant emménagogue.

Prép. — 0,005 à 0,010.

℞ Chlorure d'or et d'ammonium.................... 0,002
Poud. de guimauve....... 0,01
Ext. de chiendent........ q. s.

Granules.

Damiana.

Turnera aphrodisiaca. Herbacée du Mexique, fam. des Portulacées. Stimulant du cerveau et tonique génito-urinaire.

Prép. — Ext. solide, 0,30 à 0,40.

Ext. fl.

℞ Ext. fl. de damiana......)
Sp. de tolu.............. } P. E.
Glycérine pure..........)

2 à 4 gr. 3 ou 4 fois par j.

Eucalyptus.

V. Ind. XVIII, *Méd. balsamique.*

Ind. XXVII, *Méd. antiseptique.*

℞ Huile d'olives............. X
Essence................... 0,50
Huile vol. d'eucalyptus..... 2
Cire blanche............. 1,50
Beurre de cacao.......... 1,50

Pessaire excitant.

Excitants généraux.

℞ Sucre.................... 50
Mastic 1,20
Safran 0,80
Girofle................... 0,40

Past. aphrod. (Virey).

℞ Poud. vanille............. 0,50
— cannelle............. 0,50
— gingembre 0,25

Poud. macis............... 0,50
— poivre noir.......... 0,05

Dose aphrod., 1 à 2 par j. (Fous-sagrives).

Ferrugineux.

V. Ind. XX, *Méd. eutrophique.*

℞ Carbonate de fer.......... 0,05
Poud. de safran............ 0,075
Poud. d'aloès............. 0,05
Ext. d'armoise......... .... q. s.

2 à 10 pil.

℞ Carbonate de fer.......... 5
Poud. de quinquina....... ⎫
— de cannelle........ ⎬ āā 2
Magnésie calcinée........ ⎭

Doses de 2 à 4 gr. par jour.
(Duj.-B. et Yvon.)

℞ Gomme ammoniaque... ⎫
Carbonate de fer....... ⎬ āā 0,10
Aloès socotrin........ ⎭

Pil. emménag., 2 à 6 (Sichel).

℞ Tartrate ferrico-potassique.. 0,10
Aloès.................. 0,03
Miel et poud. de guimauve. q. s.

Pil., 2 à 10 (Jeannel).

Ginseng.

Racine d'une ombellifère, *Panax quinquefolia.*

Aphrodisiaque fébrifuge.

℞ Ginseng................. 30
Vanille............,..... 60
Ext. de cannelle.,,,....... X
Teint. d'ambre gris........ 2
Sucre.,,..............,.. 1000
Mucilage............. .... q. s.

Past. de Ginseng ou de Riche-lieu.

Gossypium herbaceum

(Écorce de).

Malvacée mucilagineuse.

L'écorce des racines contient une résine emménagogue et abortive.

Prép. — Décoct., 12/150.
Ext. fl., XXX à LV gtt.

Iode.

V. Ind. XIX, *Méd. résolutive.*

Iodure de potassium.

V. Ind. XIX, *Méd. résolutive.*

℞ Iodure de potassium......... 8
Vin de colchique 4
Sp. de salsepareille.......... 50
Eau dist................... 50

Pot., 5 petites cuill., Aménorrhée (Gallois).

Leucœna glauca.

Emménagogue.
Décoct., 1 verre.

Millefeuille.

V. Ind. III, *Méd. antispasmod.*.

Matricaire.

Synanthérée. *Pyrethrum parthenium.*

Stimulant, stomachique, antispasmodique et emménagogue.

Prép. — Eau dist., 30 à 100.
Inf., 4 à 10 gr. p. 1000.
Huile essent., II à VI gtt.

Muscade.

V. Ind. II, *Méd. stimulante.*

Myrrhe.

V. Ind. XVIII, *Méd. balsamique.*

℞ Myrrhe................... 0,04
Aloès ,.,........... ....,. 0,04

Fer réduit.................. 0,04
Ext. de valériane.......... q. s.
Pil., 4 à 6, tonique emménag.
(OEsterlen.)

Noix vomique.
V. Ind. V, *Méd.* B.

Opium.
V. Ind. I, *Méd. hypnotique.*
Les préparations toniques et surtout le *laudanum.*

Phosphorés.
V. Ind. II, *Méd. névrosthénique.*

℞ Ac. phosphorique off....... 0,04
Ec. de quinquina pulv..... 0,04
Camphre pulv............ 0,012
Ext. de cascarille........ q. s.
Pil. aphrod., 4 à 12 (Wulzer).

Rue (*Ruta graveolens*).
Herbe vivace, qui renferme une huile essentielle et un glucoside (rutine ou acide rutinique).

Irritant topique, et stimulant général, doué d'une action spéciale sur le système utérin (emménagogue). Entre dans le vinaigre des quatre voleurs, et dans l'onguent de rue.
Prép. — Poud., 1 gr. à 1,50.
Ext. alcool., 0,10 à 0,50.
Inf., 5 p. 1000.
Essence, I à X gtt.

———

℞ Poud. de rue.......... }
— de sabine........ } ãã 0,05
Sp................... q. s.
Pil., 2 par jour (Beau).

———

℞ Sucre.................... 30
Huile essent. de rue........ VI
—   — de sabine..... VI
Eau dist. d'armoise........ 150
— — de fl. d'oranger.... 10
Pot. emménagogue de Desbois, une cuill. chaque 2 heures.

Sabine (*Juniperus sabina*).
Arbrisseau conifère dont on emploie les jeunes rameaux à cause de leur résine et de leur essence.

C'est un irritant topique (drastique et même escharotique) et un excitant général, doué d'une action élective utérine (emménagogue), employé comme abortif et souvent toxique.
Prép. — Poud., 0,50 à 1 gr.
Inf., 5 p. 1000.
Ext. alcool., 0,10 à 0,20.
Huile essent., I à X gtt.

———

℞ Poud. de sabine........ }
— de rue.......... } ãã 0,25
— de gingembre.... }
Sucre vanillé.......... 2
Dose emménagogue, 1 à 2 par jour.

———

℞ Poud. de sabine....... 0.10
— de safran........ }
— de centaurée .... } ãã 0,05
Ext. d'armoise........ q. s.
Pil. emménagogue, 2 à 5 par jour (Cadet).

Salicine.
Principe actif du saule.
V. Ind. XXIII, *Méd. antipyrétique.*
Ind. XXVII, *Méd. antiseptique.*

℞ Salicine. 0,10
  Rhubarbe 0,05
  Conserve de roses .... q. s.
Pil. emménagogues, 1 à 3 (G.
de Mussy).

Safran.
  V. Ind. III, *Méd. antispasmod.*

℞ Safran..................... 2
  Eau bouillante........... 1000
Inf. par tasses.   (H. P.)

———

℞ Tartrate de fer et de
      potasse 0,06
  Safran pulv......... }
  Cannelle............ } āā 0,50
  Sp. d'armoise....... }
                         q. s.
Pil. emménagog., 2 à 4 par j.

———

℞ Infusion de safran à 1/100... 150
  Eau de cannelle........... 50
  Sp. de safran 50
Pot. emménagogue, en 2 fois.
      (Duj.-B. et Yvon.)

———

℞ Vin blanc................... 300
  Teint. de safran........... 20
  Acétate d'ammoniaque 20
  Sp. d'armoise.............. 125
Vin emménag., 30 gr. (Bonnet).

———

Usage ext.

℞ Chloroforme................ 1
  Alcoolé de safran.......... 1
  Glycérine.................. 30
En frict.

Valériane.
  V. Ind. IV, *Méd. antispasmod.*

℞ Rac. de valériane.......... 10
  Eau bouillante 200
  Laudanum................. X
Lav., dysménorrhée.

———

℞ Rac. de valériane.......... 4
  F. d'oranger 4
  Eau tiède................. 200
Idem.

Vanille.
  V. Ind. II, *Méd. névrosthénique.*

———

IXᵉ INDICATION

ATAXIE SYMPATHIQUE

La médication de cet élément ne diffère pas de celles qui appartiennent à la IIIᵉ et à la VIᵉ.

Ses agents sont surtout ceux de la Méd. antispasmodique et de la Méd. altérante.

———

Xᵉ INDICATION

HYPÉRÉMIE

L'indication *décongestive* comporte plusieurs moyens d'action :

1º Les émissions sanguines, générales ou locales, déplétives ou révulsives ;

2º Les saignées humorales, surtout la purgation et la diurèse (Ind. XVII) ;

3º Les contro-stimulants (Ind. IV) dépresseurs de l'activité cardio-vasculaire auxquels se rattachent les nauséeux et les diurétiques à haute dose (Ind. XVII) ;

4º Les tempérants (Ind. IV) et les sédatifs (Ind. I) ;

5º Les altérants hypotrophiques (Ind. XIX) ;

6º Les astringents (Ind. XII) ;

7º Les révulsifs (Ind. XI) ;

8º Enfin la médication émolliente.

MÉDICATION ÉMOLLIENTE.

Elle comprend tous les procédés dont l'action se résume en une atténuation de l'activité fonctionnelle et nutritive de l'organe malade, et plusieurs n'ont d'autre rôle que d'écarter les agents susceptibles de provoquer cette activité.

Tels sont les cataplasmes, fomentations, onctions, bains, isolants, etc.

Régime émollient. — Il réclame d'abord le repos de l'organe congestionné ; l'activité mesurée de toute l'économie et surtout des organes en relation sympathique avec celui qui est congestionné ; un régime alimentaire sévère et plus ou moins rapproché de la diète.

Agents de la Médication émolliente :

Albumineux.	Avoine (gruau).
Amandes douces.	Axonge.
— amères.	Bouillon.
Amidon.	Bourrache.

Capillaire.
Carottes.
Carragaheen.
Cérat.
Ceromel.
Concombre.
Cynoglosse.
Dattes.
Émulsions.
Enduits imperméables.
Espèces émoll.
Farines émoll.
Fécule.
Figues.
Fruits pectoraux.
Gélatine et gelées.
Glycérine.
Glyzine.
Gomme arabique.
— adragante.
— tréhala.
Graisses et axonge.
   Suif.
   Beurre de cacao.
   Géoline.
   Moelle de bœuf.
   Vaseline.
   Lanoline.
   Blanc de baleine.

Guimauve.
Huiles d'olive.
— d'arachide.
— d'amandes douces.
— camphrée.
— de camomille.
Jujubes.
Laitue.
Lierre.
Limaçon.
Lin.
Lys.
Maïs.
Mauve.
Molène.
Mucilages.
Œuf.
Orge.
Pied de chat.
Pomme de terre.
Raisin de Corinthe.
Réglisse.
Riz.
Salep.
Son.
Talc.
Tussilage.
Violette.

Albumineux.

L'albumine, blanc d'œuf, sol. dans l'eau après battage.

V. Ind. XVII, *Méd. antidiarrhéique.*

Prép.

℞ Albumine sèche.............. 1
Eau........................ 10
Teint. d'iode à 1/10.......... 1
Eau........................ 2

Poud. Albumine iodée (Renault).

Usage ext.

℞ Blanc d'œuf..............) P. E.
Esprit-de-vin...........)

Lin. (Christison).

V. *Gélatine.*

Amandes. 1° *Amandes douces.*

Graines de l'amandier : *Prunus amygdalus*, variété *A. dulcis.* Renferme 1/2 d'huile, avec sucre, gomme et mucilage et les ferments, émulsine et amandine.

Émollients.

Prép. — Émulsion naturelle. Huile 15 à 30 gr.

℞ Amandes douces............. 50
— amères........... 15
Sucre bl.................. 300
Eau dist.................. 160
Eau de fl. d'oranger....... 25

Sp. d'orgeat (Codex).

℞ Amandes d............... 5
Sucre blanc............... 5
Eau dist.................. 100

Émulsion.

℞ Amandes douces......... 30
— amères......... 2
Sucre blanc............. 30
Poud. de gomme adrag... 0,50
Eau de fl. d'oranger..... 10
Eau dist................ 120

Loch blanc (Codex).

℞ Huile d'amandes douces..... 15
Poud. de gomme arab...... 15
Sp. de gomme............ 30
Eau d. de fl. d'oranger..... 15
Eau dist.................. 100

Pot. émulsive (Codex).

℞ Amandes douces............ 18
— amères.......... 2
Sucre blanc............. 20
Eau d. de fl. d'oranger..... 2

Pâte à looch.

Usage ext.

℞ Huile d'amandes d.... ⎫ ãã
Eau de chaux......... ⎭

Lin. oléo-calcaire (Codex).
Brûlures.

℞ Eau de chaux............ 18
Huile d'amandes d....... 12
Ext. d'opium........... 0,10

Lin. opiacé.

℞ Amandes d. pulv.......... 100
Farine de riz............. 10
Iris de Florence.......... 10
Acajou pulv.............. 2
Savon en poud........... 2
Essence de roses .... q. s.

Pâte pour cataplasme.

Amandes. 2° *Amandes amères du Prunus amygdalus,* var. *A. Amara.*

Elles renferment un peu moins d'huile fine que les douces; beaucoup d'émulsine ou synaptase et de l'amygdaline. L'amygdaline en présence de l'émulsine et de l'eau se décompose en sucre, acide cyanhydrique et hydrure de benzoïle.

Incompat. — Acides minéraux, oxydes et chlorures de mercure, nitrate d'argent, iodures, sulfate de fer, soufre et chlore.

N'est guère employée à l'intérieur qu'à l'état d'émulsion, comme véhicule de potions calmantes et le plus souvent unie aux amandes douces.

Prép. — Eau dist., 1 à 10 gr.
Huile essentielle purifiée, 0,01 à 0,05.
V. Ind. I, *Méd.* B, *narcotique.*

Amidon.
Fécule de blé, de riz, de maïs, de pommes de terre.
Émollient et analeptique.
Prép. — Gelée, 6/100.
Lavements, 3/100.
Glycéré, 1/14.
Tisane, 8/1000.
Cataplasme, 1/10.
Bain, 500. Inject., 1/5.

℞ Amidon.................... 5
Eau d. de copahu.......... 5
Gomme pulv 1

Inject., 4 à 8.

Avoine.
Graminée (*avena sativa*) dont la semence, après décortication, constitue le *gruau*. Adoucissant et analeptique.
V. *Form. bromatologique.*
Tisane, 2 0/0.

Axonge. V. *Graisses.*

Bouillons de veau, de poulet, de limaçon.
V. *Form. bromatologique.*

Bourrache.
V. Ind. XVII, *Méd. sudorifique.*

Capillaires.
Fougères; du Canada ou de Montpellier.
Émollient et pectoral.
Prép. — Inf., 1/100.
Sp., 30 à 60 gr.

♃ Beurre de cacao	60
Sucre pulv.	15
Sp. de tolu	30
Sp. de capillaire	30

Crème pect. de Tronchin.

♃ Capillaire du Canada	128
Capsules de pavot	128
Rac. de guimauve	128
Jujubes	500
Dattes	1000
Eau (décoct.)	q. s.
Ajoutez sucre	4000

Sp. pect. anglais.

Carotte (Pulpe de).
Cataplasmes.

Carragaheen.
Fucus crispus. Mousse perlée, algue marine.

Analeptique, émollient, béchique.
Prép. — Décoct., 5/1000.
Gelée, 25/150.
Cataplasmes.

♃ Carragaheen	1
Sucre	4

Saccharure.

♃ Carragaheen	10
Eau q. s. p. f. gelée	150
Sp. de cerises	50
Ac. lactique	0,30
Eau de laurier-cerise	5

Gelée.

Cérat.
Usage ext.
Composé de :

♃ Cire blanche ou cire jaune	1
Huile d'amandes	3

Cérat blanc ou jaune (Codex).

♃ Cire blanche	5
Huile d'amandes d	10
Carmin n° 40	0,05
Huile vol. de roses	I

Cérat rosat.

♃ Blanc de baleine	60
Cire bl.	30
Huile d'amandes d	215
Eau de roses	60
Teint. de benjoin	15
Huile vol. de roses	X

Cold-cream (Codex).

Ceromel.

♃ Miel	4
Cire	1

Pour pansements.

Concombre.
Fruit d'une cucurbitacée : *cu-*

cumis sativus, dont la pulpe est adoucissante, alimentaire.

Le suc s'emploie en pom.

(Codex.)

Cynoglosse (Poudre de racine de).

V. Ind. XVII, *Méd. diaphorétique.*

Dattes.

Fruits du dattier, *Phœnix dactylifera.* Palmier.

Émollient, béchique.

Prép. — Décoct., 5/100.

Pulpe.

Émulsions.

Naturelles avec les amandes, pistaches, semences froides. Artificielles, avec l'eau (pour les gommes-résines), avec l'eau et l'alcool (pour résines et baumes), avec eau et jaune d'œuf (pour les huiles grasses et volatiles, etc.), avec la teinture de *Quillaya saponaria.*

℞ Écorce de quillaya sap..... 20
Baume de Tolu........... 200
Vanille................. 5
Zeste de citron........... n° 2
Alcool à 80°.............. 1000

Teint. émulsive, 2gr/30.

Enduits imperméables.

V. Ind. XXII, *Méd. antiphlogistique.*

Espèces émollientes.

℞ F. de bouillon blanc.....
— guimauve........
— mauve........... P. E.
— pariétaire........

Farines émollientes.

F. de lin, de seigle, de riz, d'orge, P. E.

F. de guimauve, de salep, de maïs.

Fécule. V. *Amidon.*

Figues.

Fruit du *ficus carica,* urticée.

Émoll., pectoral et laxatif.

Décoct., 5/100.

Fruits pectoraux (Les quatre).

Dattes, jujubes, figues sèches, raisin sec, P. É.

Décoct., 5/100.

Gélatine.

Substance neutre, incolore, insipide. Sol. dans eau chaude, se prend en gelée par le refroidissement.

Gélatine pure ou grénétine à 1/100, donne à l'eau consistance de gelée. Feuilles minces, blanches, transparentes, sert à faire les gelées médicinales.

Colle de Flandre. Moins pure.

Pulv. en gros grains, elle sert à préparer les bains (100 à 1000 gr.).

Incompat. — Alcool, tannin, astringents et sels métalliques.

Colle de poisson, Ichthyocolle. Vésicule desséchée de quelques poissons cartilagineux, esturgeon, etc., en lyre, en cœur, en feuilles. Sert à faire gelées et taffetas d'Angleterre.

Soluté, 5 à 10/100.

Bain émollient = Gélatine, 500.

Gelées.

Saccharolés formés de sucre et d'une matière gommeuse.

Végétales (de fécules, de fruits).

Animales (gélatines, colle de poisson, corne de cerf).

Glycérine.

Principe doux des huiles. Liquide incolore, inodore, sucré. Sol. sauf dans l'éther, et dissolvant de beaucoup de substances. Neutre quand elle est pure. Excipient des glycérés.

Incompat. — Ac. chromique, bichromate et permanganate de potasse ; avec acide nitrique, détonante.

C'est un alcool, d'action topique émolliente. Employé dans le diabète, etc.

Prép. — Dose q. v.

℞ Glycérine pure 300
Ac. citrique 2
Eau 300

Limonade glycérique (Semmola).

____

℞ Glycérine pure .... | P. E.
Eau de menthe .... |

Par cuill. (Ferrand).

____

Lavement, 10 à 30/150.

____

℞ Glycérine .... 15 à 30
Inf. de café légère 150
Sp 30

Pot. (Duj.-B. et Yvon).

℞ Suc de coings ou tout
autre 500
Agar agar .... 2,50 à 3
Glycérine 500

Conserve (Yvon).

____

Usage ext. — En nature.

℞ Biborate de soude 2
Glycérine 30
Eau de roses 120

Pour lot. (Stratin).

____

℞ Amidon pulv 1
Glycérine 14

Glycéré d'amidon (Codex).

Glycyrrhizine ammoniacale.

Glyzine, écailles brunes, sol. Saveur sucrée, édulcorant, 0,40 p. 1000.

Gomme arabique.

Fournie par plusieurs espèces d'acacias du Sénégal, de la côte arabe et des Indes (légumineuses). Rognons transparents ou craquelés. Sol. dans l'eau.

Incompat. — Alcool, borax, perchlorure de fer et acétate de plomb.

Prép. Eau ou tisane, 2/100.
Tablettes à 0,10.
Poud. q. v.

____

℞ Poud. de gomme .... | P. E
Eau dist .... |

Mucilage.

____

℞ Gomme bl 10
Eau dist 43
Sucre 67

Sp. de gomme (Codex).

____

℞ Poud. de gomme........) ãã 6
— sucre de lait......)
— de réglisse........ 2
— de guimauve......) ãã 1
— de nitre ......,....)

Poud. des voyageurs, 10 gr. p. 1000 d'eau (Codex).

℞ Gomme arab............. 3
Réglisse 2
Sucre..................... 1

Poud., 20 à 30 gr. 1/1000 (Ph. Germ.).

℞ Gomme arab.......... 150
Sucre de lait.........) ãã 100
Sucre ....)
Ext. sec de chiendent.. 25

15 gr. p. 1000 d'eau.
Tisane rafraîchissante.

℞ Sp. de gomme............. 30
Inf. d'espèces béchiques..... 120

Pot. béchique (Codex).

℞ Gomme arab. pulv......... 10
Sp. de sucre.............. 30
Eau de fl. d'oranger.. 10
Eau 100

Julep gommeux ou pot. gommeuse (Codex).

℞ Gomme arab............. 50
Sucre blanc.............. 50
Eau commune.......... 50
Eau de fl. d'oranger........ 5
Blanc d'œuf.............. 1/2

Pâte de gomme, dite pâte de guimauve (Codex).

Gomme adragante.

Gomme riche en mucilage, provenant de l'*Astragalus verus* et autres légumineuses du même genre ; variétés en plaques, en graines, en vermicelles.

Émolliente.
Prép. — 25 gr. p. 1000.

℞ Gomme adrag............. 1
Eau dist................., 9

Mucilage.

Gomme tréhala (*Trehalose*).

Substance gommeuse et sucrée provenant d'une Cynarée. Se trouve en coques maçonnées par un coléoptère du genre *Larinus*, forme avec l'eau une bouillie mucilagineuse fort employée en Orient.

Graisses et analogues.
Axonge.

Graisse de porc.

℞ Axonge............... 100
Benjoin................... 3

Axonge benzoïnée.

Blanc de baleine.

Spermaceti. Ambre blanc, béchique et émoll. Entre dans le cold-cream.
Prép. — Int. 2 à 8 gr.

℞ Blanc de baleine........... 1
Cire blanche............... 4
Huile d'olive.............. 8

Cérat au blanc de baleine.

Beurre de cacao.

Excipient de pommade et surtout de suppositoires.

Géoline.

Excipient extrait du pétrole neutre. Ne rancit pas, ne s'altère pas. Préférable aux autres excipients.

Lanoline.
V. Ind. XXVII, *Méd. antiseptique.*

Moelle de bœuf.
Comme l'axonge.

Paraffine.
Extraite des huiles lourdes de pétrole.

Suif de mouton.
Comme l'axonge.

Vaseline.
V. Ind. XXVII, *Méd. antiseptique.*

Guimauve.
Malvacée vivace et indigène (*Althæa officinalis*), dont on emploie les fleurs, les feuilles et la racine, à cause du mucilage qu'elles fournissent.
Émollient et béchique.
Prép. — Inf. 20 p. 1000.

℞ Rac. sèche de guimauve.... 5
Eau dist................. 30
Sp 150
Sp. (Codex).

———

Tablettes de 0,10.
Pâte. V. *Gomme*.

———

℞ Racine de guimauve........ 8
Mellite simple............. 30
Garg. (Codex).

———

Usage ext. — Décoct. 2/100.

Huiles.
V. Ind. XVII, *Méd. purgative.*

Huile d'arachide.
Légumineuse. Succédanée de l'huile d'olive.

Huile d'amandes douces.
V. *Amandes.*

Huile camphrée.
V. *Camphre.*

Huile de camomille.
V. *Camomille.*
Simple ou camphrée.

Huiles d'olives.
Tirée du fruit de l'*Olea europæa*. Alimentaire.
Topique émollient.
Sert à préparer liniments et emplâtres.

℞ Huile d'olive............ | P. É.
  Eau de chaux........... |
Lin. oléo-calcaire.

———

℞ Huile d'olive............... 2
  Glycéré de saccharat. de chaux. 1
Idem.

Jujubes.
Fruit d'une rhamnacée, *Zyzyphus vulgaris* ou *Rhamnus sativa*. Un des quatre fruits.
Émollients pectoraux.
Prép. — Décoct., 5/100.
Pâte, id.

Laitue.
V. Ind. I, *Méd. hypnotique.*

Lierre (*Hedera helix*).
Vulnéraire. Ses baies sont purgatives.
Inusité.

Limaçon ou **Escargot.**
Helix pomatia. Mollusque dont on fait bouillon, gelée, past., pâte, saccharolé, sp.
Peu usité.

Lin (Graines de).
V. *Méd. évacuante.*
— (Farine de). Base des cataplasmes émollients. Simples ou arrosés de laudanum, de baume tranquille, etc.

Lys.
Bulbe et fl. du *Lilium album.*
Cataplasmes ou huile.

Maïs.
Fécule.
V. Ind. XVII, *Méd. diurétique.*

Mauve.
Mauve sauvage, *Malva sylvestris,* fromageon, feuilles et fl. donnent du mucilage.
Émollient béchique.
Prép. — Inf., 10/1000.

℞ Fl. de mauve............ \
 Pied de chat............ |
 Pas d'âne.............. |
 Pétales de coquelicot..... } P. E.
 Fl. de bouillon blanc.... |
 Guimauve.............. |
 Violettes.............. /
Espèces pectorales.

———

Décoct. 2 à 5/100. Lavement.

Molène.
Verbascum thapsus, bouillon blanc, scrofulariée indigène. Fleurs et feuilles sucrées, aromatiques et mucilagineuses.

Émolliente et pectorale.
Prép. — Inf. de fl., 2/100.
Usage ext. — Catapl. de f.

Mucilages.
Préparations visqueuses dues à la suspension dans l'eau d'un principe gommeux ou albumineux.

Œuf de poule (Jaune d').
V. *Form.* B *bromatologique.*
Sert surtout pour les émulsions.
Prép. — 1 à 2 jaunes en pot., en lav.

℞ Jaune d'œuf.............. n° 1
 Sucre 20
 Eau tiède................. 200
 Eau de fl. d'oranger....... 10
Lait de poule.

Orge.
Semence d'une graminée, *Hordeum vulgare.*
Mondé : dépourvu de ses glumes.
Perlé : décortiqué.
Émoll., rafraîchissant.
Prép. — Décoct., 2/100.
Avec ou sans miel, 60.

℞ Décoct. d'orge............. 100
 Figues sèches.............. 6
 Raisin de Corinthe.......... 6
 Rac. de réglisse............ 2
 Eau commune.............. 100
Mixt. d'orge. Tisane.
Réduire à 100 (Ph. Lond.).

Pied de chat.
Antennaria dioïca. Fl. composée, aromatique, mucilag.
Émolliente, béchique.
Prép. — Inf. à 1/100.

Pomme de terre.
Solanum tuberosum. Fécule fort usitée. Émoll.

Fécule et pulpe en cataplasme. V. *Amidon.*

Raisin de Corinthe.
Variété du *Vitis vinifera.* Ampelidée. Un des quatre fruits.

Réglisse.
Racine et rhizôme d'une légumineuse (*Glycyrrhiza glabra*), plante grimpante indigène, sucrée, tannique et mucilagineuse. Contient la glycyrrhizine.

Émoll., béchique. Poud. souv. usitée comme excipient.
Prép. — Poud., 5 à 20.
Suc épaissi.
Pâte brune, pâte noire.
Inf., 15 à 60/1000.

Riz.
Semences d'une graminée (*Oriza sativa*).
Émollient antidiarrhéique.
Prép. — Décoct., 2 à 4/100.

℞ Riz mondé................ 15
   Zeste d'orange amère...... 2
   Sp. simple................ 50
   Eau q. s. p.............. 1000
Tisane (H. M.).

Salep.
Bulbe de l'*Orchis mascula.*
V. *Form. bromatologique.*

℞ Salep..................... 15
   Sucre.................... 125
   Eau...................... 400
Gelée (Soubeiran).

Son.
Pellicules provenant de la mouture du grain.
Lav., 60 gr.
Bain, 2000 gr.

Talc de Venise.
Craie de Briançon. Silicate de magnésie naturel. Mêmes usages que les poudres inertes (amidon, s. n. de bismuth).

Tussilage.
F. et fl. d'une synanthérée (*Tussilago farfara*). Pas d'âne, tacounet.
Émollient, béchique.
Prép. — Inf., 1/100.

Violette.
Fl. de quelques violariées, *Viola odorata*, etc.
Émoll. béchique.
La racine est expectorante et vomitive. V. *Méd. évacuante.*
Prép. — Inf., 1 à 1,50/100.
Sp. q. v.

XIᵉ INDICATION

OLIGHÉMIE

L'anémie générale relève de la méd. eutrophique ; quant à l'anémie locale, elle est modifiée par les agents de congestion locale.

Quand la congestion est appelée en une région de l'économie, c'est pour modifier la nutrition de cette région (substitution) ou pour dégager quelque autre région en relation sympathique plus ou moins immédiate avec la première (révulsion).

Ces méthodes empruntent leurs moyens à la méd. excitante Ind. II), à la méd. tonique (Ind. XX) et surtout à la méd. irritante.

MÉDICATION IRRITANTE.

Les congestionnants sont des agents que l'on peut classer en rubéfiants qui jouissent d'une action topique congestive, vésicants ou phlycténogènes, qui ajoutent à la congestion l'exsudation séreuse, cathérétiques qui détruisent les couches superficielles des surfaces au contact, et caustiques proprement dits, qui détruisent plus ou moins profondément les tissus. Ces derniers appartiennent plutôt à la médication escarrifiante ou anérésique. V. Ind. XXI.

Régime de la médication irritante. — N'a rien de spécial. Toutefois il doit être assez mesuré, pour que l'effet local recherché par l'application irritante ne produise pas une réaction générale trop intense.

Agents de la méd. irritante.

Acides.
— acétique.
— formique.
— chlorhydrique.
— nitrique.
— Eau régale.
— sulfurique.
Ammoniaque.
— carbonate.
— chlorhydrate.
Argent (Nitrate).
Arsenic.
Calorique (Eau chaude).

Calorique (fer rouge.
— (moxas).
— (chaux anhydre.
Cantharides.
Caustiques.
Chloroforme.
Chlorure de sodium.
Clématite.
Croton (huile).
Cuivre (sulfate).
— (acétate).
Émétique.
Essence de térébenthine.

Euphorbe.
Garou.
Huiles irritantes de cade.
—   — de croton.
Iode.
Iodure de méthyle.
Ipéca.
Moutarde.
Oignon.
Orties.

Piment.
Processionnaires.
Renoncule.
Sabine.
Soude caustique.
Sulfure de carbone.
Thapsia.
Zinc (chlorure).
— (sulfate).

Acides.

V. Ind. IV, *Méd. tempérante.*
Ind. XXI, *Méd. escarrotique.*

Les acides végétaux purs sont généralement des cathérétiques, rarement employés à cet effet ; tandis que les acides minéraux sont surtout des caustiques : cathérétiques quand ils sont étendus d'eau, et caustiques proprement dits, quand ils sont concentrés.

Acide acétique.

V. Ind. IV, *Méd. tempérante.*
Essayé comme caustique topique et en inject. intraparenchymateuses.

Prép. ext. — Vésicatoire de Beauvoisin.
Pédiluve vinaigré, 1000.
Sol. antiseptique à 1/5.

℞ Camphre...................... 1
Ac. acétique crist........... 1
Vinaigre................... 40

Vinaigre camphré.

Acide formique.

Rôle analogue au précédent.
Prép. — Sol. alcool. à 1/3.

Acide chlorhydrique.

V. Ind. IV, *Méd. tempérante.*

Prép. ext. — Bain, 1000.
Pédiluve, 1 à 2/100.

℞ Ac. chlorhydrique......... 10
Ac. nitrique............... } 3
ou Eau régale............
Eau chaude............... 2000

Pédiluve.

℞ Ac. chlorhydrique.......... 1
Miel rosat.................. 30
Eau....................... 250

Gargarisme.

℞ Ac. chlorhydrique........... 1
Miel rosat.............. 10 à 50

Collutoire.

℞ Miel rosat................. 10
Sp. de violettes 30
Ac. chlorhydrique......... XXX

Collutoire (Stœrk).

Acide nitrique.

Ne cautérise que superficiellement. Escarres blanches ou jaunes.
V. Ind. IV, *Méd. tempérante.*
Prép. ext.

℞ Ac. nitrique alcoolisé 2
Eau 200
Sp. de mûres .... } āā 20
Miel rosat ....

Collutoire.

Eau régale.
Acide chloro-azotique. Mélange des acides nitrique et chlorhydrique 8/30.
Prép. ext.

℞ Ac. chlorhydrique......... 10
Ac. nitrique............... 3
Eau chaude..... 2000
Pédiluve (Scott).

Ac. sulfurique.
V. Ind. XXI, *Méd. anérésique.*

Ail.
V. Ind. II, *Méd. névrosthénique.*

Ammoniaque.
Rubéfiant étendu d'eau et vésicant sous concentration.
V. Ind. II, *Méd. stimulante.*
Frict. ammoniacales.
Ouate imbibée d'ammoniaque sous un verre de montre.
Amadou, id.

____

℞ Huile d'amandes......... 9
Ammoniaque liquide.......... 1
Lin. rubéfiant (Codex).

____

℞ Ammoniaque liq............. 4
Glycérine.................. 30
H. M.

____

℞ Huile camphrée.......... ... 9
Ammoniaque liq............. 1
Lin. amm. camphré (Codex).

____

℞ Ammoniaque liq............. 1
Alcool camphré............. 5
Alcoolat de romarin.......... 20
Lin. am. camphré (Ph. Edimb.).

____

℞ Ammoniaque liq. à 0,90...... 5
Huile camphrée............. 30
Alcoolé d'ext. d'opium....... 5
Lin. id., opiacé.

____

℞ Ammoniaque .... 5 à 10
Chloroforme 10
Baume de Fioravanti..... 100
Liniment.

____

℞ Ammoniaque liq............ 43
Camphre.................... 23
Essence de lavande......... 1
Alcool à 85°............... 118
Lin. composé (Ph. Britt).

____

℞ Alcool camphré............. 100
Ammoniaque liq............ 25
Laudanum de Rousseau..... 10

____

℞ Ammoniaque liq............. 1
Alcoolat de Fioravanti....... 48
Huile d'amandes douces...... 48
Alcool camphré............. 13
Lin. excitant (Codex 66).

____

℞ Camphre.................... 20
Ammoniaque liq............ 20
Alcool rectifié............. 300
Essence de camomille....... 3
— de genièvre........ 3
Lin. de Richardin.

____

℞ Ammoniaque liq............. 4
Teint. de noix vomique...... 15
Lin. stimulant (Magendie).

____

℞ Ammoniaque liq........... 60
Alcool camphré............ 10
Chlorure de sodium....... 60
Eau dist.................. 1000
Eau sédative (Raspail).
Lot. ammoniacale camphrée.
(Codex.)

℞ Suif........................ 10
   Axonge......................... 10
   Ammoniaque................. 20

Pom. de Gondret (Codex).

℞ Camphre................ 4
   Ammoniaque................. 8
   Huile...................... 60

Lin. vol. camphré.

℞ Semences de moutarde noire
    pulv....................... 45
   Ess. de térébenthine......... 90
   Digest. 4 h., passez, ajoutez
    Camphre pulv............. 30

Rubéfiant (Lewin).

℞ Alcoolat de lavande......... 100
   Ammoniaque liq............ 37
   Camphre.................... 12

**Essence de Ward. Lin. de Haw-
kins.**

Carbonate d'ammoniaque.
V. Ind. II, *Méd. stimulante.*
Usage ext.

℞ Cérat simple................ 40
   Carbonate d'ammoniaque..... 5

Cérat de Rochoux.

℞ Carb. d'ammoniaque......... 50
   Eau 3
   Alcool camphré 20

Fomentat. (Ph. allem.).

Chlorhydrate d'ammoniaque.
V. Ind. II, *Méd. stimulante.*
Ind. XIX, *Méd. résolutive.*
Solut. à 1/20.

℞ Inf. de fl. de sureau........ 10
   Chlorhyd. d'ammoniaque.... 200
   Vinaigre scillitique......... 50

Fomentat.

℞ Chlorhyd. d'ammoniaque... 30
   Esprit de romarin 1000

Fomentat. de Justamond.

Argent (Nitrate d').
V. Ind. V, *Méd. excitatrice.*
Prép. ext.
Sol. caustique de 1/3 à 1/10.
Sol. faible, 1/200 à 1/500.

Inj. abortive à 1/10 (Diday).

Inject. vésicale, 0,30/125.
              (Mercier.)

℞ Eau dist................. 120
   Nitrate d'argent.......... 0,40
   Teint. de jusquiame...... 6

Inject. vésicale (Gros).

Crayons de nitrate d'argent
fondu.

℞ Azotate d'argent.......... 9
   Azotate de potasse........ 1 à 3

Crayons mitigés.

℞ Poix blanche............... 15
   Cire blanche............... 8
   Huile d'amandes d.......... 2
   Nitrate d'argent fondu....... 25

Caustique (Cazenave).

℞ Azotate d'argent fondu... ⎫
   Talc.................... ⎬ P. E.
   Lycopode.............. ⎭

Poud. caustique (Bonnafont).
Contre l'otorrhée.

Pom. à 0,20/15 (H. M.).

℞ Nitrate d'argent............. 4
Axonge.................... 30

Contre tumeurs blanches (Jobert). Frict.

℞ Nitrate d'argent.... 0,60 à 1,20
Baume du Pérou.... 0,10
Pom. à l'oxyde de zinc............ 15

Pom. (Fricke).

℞ Azotate d'argent............. 1
Oxyde rouge de mercure..... 2
Iodure de plomb............. 3
Vaseline................... 12

Pom. (O'Callaghen).

Sol. pour inhalat., 0,50 à 2/100.
(Ficber.)

Arsénieux (Acide).

Arsenic.
Poud. escharotique.
Dangers d'empoisonnement.
V. Ind. XXI, *Méd. anérésique*.
Mêmes applications et mêmes dangers pour les sulfures d'arsenic.

Bain de sable.

Calorique.

Divers degrés d'action : rubéfaction, phlycténulation, escarrification.

Caustiques thermiques :

Eau chaude (pédiluves, manuluves, fomentations, lotions).
Marteau de Mayor.
Fer rouge, thermo-caustie, galvano-caustie.
Moxas (à l'amadou nitré, au camphre, à l'ouate, à la moelle de soleil.

℞ Lycopode................ 10
Azotate de potasse........ - 5
Alcool rect............... q. s.

Moxa chinois (Larrey).

℞ Charbon léger.............. 40
Azotate de potasse.......... 3
Gomme adrag.............. 10
Eau 48

Crayon cautère (Bretonneau).

Chaux anhydre.

Cantharides.

V. Ind. VIII, *Méd. aphrodisiaque*.
Les préparations rubéfiantes et phlycténogènes sont les suivantes :
Teint. alcool. à 1/10.
Éthérolé à 1/10.
Huile cantharidée à 1/10.
Vinaigre cantharidé à 1/10.

℞ Résine élémi................ 10
Huile d'olive................ 4
Ong. basilicum............. 30
Cire jaune.................. 40
Poud. de cantharides 42

Emplâtre vésicatoire (Codex).

℞ Cantharides................ 6
Axonge.................... 60
Cire blanche............... 20

℞ Cantharides................ 1
Onguent de morelle........... 8
Cire blanche............... 2

℞ Cantharides................ 15
Axonge colorée............. 80
Cire blanche............... 20

Pour papiers épispastiques.
(Vée.)

℞ Suif de mouton.............. 24
Axonge benzoïnée 36
Cantharides 10

Papier épispast. (Codex).

℞ Mastic................ ⎰ āā 9
Térébenthine......... ⎱
Empl. diachylon....... ⎰ āā 1,50
Euphorbe pulv........ ⎱
Cantharides pulv...... 3

Emplâtre perpétuel de Janin.

℞ Cantharides 10
Chloroforme............. q. s.
Cire.................... 0,05

Vésicat. liquide (Bidet).

℞ Camphre pulv............... 2
Hyd. de chloral............. 3
Fusion à 60°, ajoutez cantha-
rides 1

Vésicat. liq. de Boni.

℞ Huile camphrée.............. 9
Teint. de cantharides......... 3
Ammoniaque................. 1

Lin., etc. (Bouch.).

℞ Cantharides pulv............ 40
Éther sulf................. 10
Éther acétique............. 10
Ac. acétique............... 1
Coton poudre............... 1

Collodion cantharidé (Yvon).

℞ Poix blanche................ 50
Cire jaune. 50
Cantharides pulv............ 50
Térébenthine du mélèze....... 10
Ess. de lavande 1
— de thym............ 1

Mouches de Milan (Codex).

℞ Résine élémi................ 20
Huile d'olive................ 8
Ong. basilicum.............. 45

Poix résine 20
Cire jaune................... 75
Cantharides................. 84

Sparadrap vésicant (Codex).

℞ Ext. alc. de cantharides... 0,50
Huile rosat............... 4
Moelle de bœuf........... 60
Ess. de citron XL

Pom. stimulante (Cap).

℞ Cantharides................ 1
Cire blanche............... 4
Ong. populéum............. 28

Pom. épispastique verte.
(Codex.)

℞ Cantharides 6
Axonge 84
Cire jaune................. 12
Curcuma................... 0,4
Huile vol. de citron........ 0,4

Pom. épispastique jaune (id.).

Cantharidine.

℞ Cantharidine............. 0,25
Collodion élastique........ 20

Collod. canth. (Gobley).

℞ Cantharidine................ 1
Chloroforme 30

℞ Cantharidine 0,50
Axonge................... 30

Pom.

℞ Cantharidate de potasse ... 0,20
Gélatine................... 2
Eau....................... 10
Glycérine. .... q. s.

Taffetas vésic. (Gobley).

Chloroforme.

Plaque d'amadou imbibée de chloroforme = vésicant.

Chlorure de sodium.
V. Ind. XIX, *Méd. résolutive.*
Sol. à 1/10.
Lavement, 30/500.
Pédiluve, 125 à 250.
Bain, 5000.

℞ Ammoniaque saturée de cam-
phre...................... 200
Sel de cuisine.............. 100
Bain de Raspail.

Clématite.
Renonculacées. Herbe aux
gueux. A peu près inusitée.

Croton (Huile de).
V. Ind. XVII, *Méd. purgative.*
Phlycténogène.
Prép. ext. — III à X gtt. en
frict.

℞ H. de croton................ 1
H. d'olives................. 5
Lin. révulsif.

℞ H. de croton................ 1
H. camphrée............... 3
Idem.

℞ Emplâtre diachylon g......... 8
Huile de croton 2
Emplâtre, id. (Chomel).

℞ Axonge.................... 5
Cire j..................... 1
Huile de croton............. 2
Pom. (Dorvault).

℞ Huile de croton............. 2
Cire 1
Beurre de cacao 1
Crayon révulsif (Limousin).

℞ Huile de croton........... 1
Alcool rectifié.............. 30
Teint. (Bouch.).

Cuivre (Sulfate de).
V. Ind. XII, *Méd. astrin-*
gente.
Ind. XVII, *Méd. émétique.*
Prép. ext.

℞ Sulfate de cuivre pulv... } āā
Gutta-percha............ }
Crayons caustiques (Bouillon).

℞ Sulf. de cuivre finement pulv.. 15
Gomme du Sénégal.......... 1
Eau dist................... 1
Idem (H. M.).

℞ Sulf. de cuivre.............. 10
Alun...................... 5
Azotate de potasse.......... 5
Idem (H.P.).

℞ Nitre 20
Alun...................... 20
Sulfate de cuivre............ 20
Camphre................... 1
Pierre divine (Codex).

℞ Sulfate de cuivre.......... { āā 6
Sulfate de zinc............. {
Eau dist................... 125
Sol. analogue à liq. de Villate.

Cuivre (Sous-acétate de).
Acétate basique. Vert-de-gris.
Peu sol.
Astringent, escarrotique.
V. Ind. XXI, *Méd. anérési-*
que.
Prép. — 0,005 à 0,01 à l'int.
Sol., 0,10/300.
Une cuill. — 0,005.
Usage ext. —

2⟨ S.-acétate de cuivre............　1
　Vinaigre....................　1
　Miel.......................　2
Miel escarrotique. Ong. égyptiac (Codex).

2⟨ Alun crist................　24
　Sulfate ferreux...........　12
　Sulfate de cuivre...........　6
　Chlorhyd. d'ammoniaque.....　1
　S.-acétate de cuivre.......　2
Pierre miraculeuse ((Wurtemberg).

2⟨ Aloès...................　1
　Myrrhe..................　1
　S.-acétate de cuivre.......　2
　Sulf. jaune d'arsenic......　3
　Hyd. de roses............　76
　Vin blanc ....　200
Collyre de Lanfranc.

Émétique.
V. Ind. IV, *Méd. contro-stimulante.*
Ind. XVII, *Méd. vomitique.*
Pom., 1/3 (Autenrieth).

2⟨ Emplàtre de poix de
　　Bourgogne..........　q. s.
　Emétique ....　0,60 à 2
Emplàtre stibié.

2⟨ Emplâtre de ciguë........　q. s.
　Emétique ....　1 à 2
Idem (Ricord).

2⟨ Poix blanche...............　40
　Colophane..................　20
　Cire......................　20
　Térébenthine..............　5
　Huile d'olive.............　5
　Emétique ....　10
Sparadrap stibié (Mialhe).

Essence de térébenthine.
P. frict. irritantes.
Ind. XII, *Méd. astringente.*

Euphorbe.
Gomme résine ou résine de plusieurs euphorbiacées.
V. Ind. XVII, *Méd. purgative.*
Elle est en outre rubéfiante et vésicante.
Prép. ext. — Poudre. Alcool et teint.. 1 à 2.

2⟨ Poix blanche................　10
　Térébenthine...............　3
　Euphorbe pulv.............　4
Emplâtre (Yvon).

2⟨ Euphorbe pulv..............　1
　Axonge...................　20
Pom. (Neligan).

Garou.
Sainbois. Écorce du *Daphne gnidium*, des Thymélacées.
Contient la *daphnine* principe amer, et une résine âcre. On emploie aussi les baies et les feuilles.
L'écorce est un irritant topique et épispastique. Sert surtout à entretenir les vésicatoires.
V. Ind. XVII, *Méd. diaphorétique.*
Prép. ext. — Ext. éthéré, alcoolique.
Papier avec l'ext.

2⟨ Axonge...............　20
　Cire jaune..............　2
　Ec. sèches de garou........　5
　Alcool à 85°.............　q. s.
Pom. épispastique (H. M.).

2⟨ Ext. de garou..............　4
　Axonge...................　90

Cire blanche............... 10
Alcool.................... 9

Pom. épisp. (Codex).

Huiles irritantes :

Huile de cade.

H. pyrogénée obtenue par distillation du bois de genévrier oxycèdre.

V. Form. C. *Herpétologique*.

Prép. — Quelq. gtt. à 1 ou 2 gr.

Usage surt. ext.

Huile de croton.

V. *Croton*.

Iode.

V. Ind. XIX, *Méd. altérante*.

Teint. d'iode en badigeon.

L'application ultérieure d'un cataplasme complète la vésication.

♃ Iodure de potassium... 2 . 10
Iode................. 1 . 10
Eau dist............. 12 . 20

Sol. rubéfiante (H. P.) et sol. caustique (id.).

♃ Iode................ 3 . 3
Iodure de pot......... 6 . 7
Eau............... 41 . 20

Idem (Lugol (Falière).

♃ Iode.................... 0,60
Iodure de pot............ 1,80
Eau.................... 30

Inject. (Brainard).

♃ Teint. d'iode............... 1
Eau...................... 2

Inject. (Velpeau).

♃ Teint. d'iode............... 30
Eau dist................. 30
Iodure de potassium........ 2

Inject. (Boinet).

♃ Iode pulv.................. 1
Glycérine................ 2

Sol. caustique (Risseberg).

♃ Teint. d'iode........... } P. E.
Glycérine.............. }

Sol. substitutive.

♃ Teint. d'iode............... 30
Iodure de potassium......... 2

Teint. abortive.

♃ Iodure de potassium .... 5 . 1
Iode................. 1 . 1
Glycérine............. 40 . 2

Glycéré caustique (H. M.) (Hebra).

Iodure de méthyle.

Liq. incol. très sol., rougit à la lumière.

Action vésicante sur la peau.

Ipeca.

V. Ind. XVII, *Méd. vomitive*.

♃ Poud. d'ipéca............... 1
Huile d'olive............. 1
Axonge benzinée............. 2

Pom. résolutive (Turnbull).

Mercuriaux.

V. Ind. XIX, *Méd. résolutive*.

Oyyde rouge.

V. idem.

♃ Oxyde rouge............... 4
Alun 4
Sabine................. 15

Poud. caustique (Plenck).

Sublimé (Bichlorure).

Poud. escarrotique. Dangers d'empoisonnement.

Sol. cathérétique, 0.4/125.

(H. M.)

———

℞ Bichlorure.................. 1
Camphre.................... 1
Alcool 15

Sol. escarrot. (Freyberg).

———

℞ Sublimé 2
Minium.................... 1
Mie de pain............... 8
Eau dist.................. q. s.

Trochisques de 0,15 (Codex).

———

℞ Sublimé 1
Amidon.................... $\frac{2}{?}$
Mucilage de g. adrag...... q. s.

Idem (H. M.).

Nitrate acide de mercure.

Puissant caustique liquide.
L'eau le décompose.
V. Ind. XXI, *Méd. anérésique.*

Moutarde.

Graine d'une crucifère (*Sinapis nigra*).

Herbacée annuelle, indigène. L'essence ou sulfocyanure d'allyle, qui est la substance active, se développe dans la farine de moutarde, au contact de l'eau froide (au-dessous de 60°), par réaction de la myrosine sur le myronate de potasse.

Prép. — Usage int., condiment (surtout mêlé au vinaigre).

Poud., 2 à 10 gr.
Teint. à 1/20.
Teint. d'essence à 1/50.

Tisane à 1/100 (inus.).
Vinaigre à 1/2.

———

℞ Graine de moutarde........ 30
Macérez d. vin blanc........ 400
Sp. antiscorbutique......... 50

Vin de moutarde (Thilenius).

———

Usage ext.

Sinapisme, 125 à 200.

———

Pédiluve, 125 à 150.

———

Sinapismes en feuilles.

———

℞ Essence de moutarde........ 1
Alcool à 85°............... 49

Teint. (Ph. Germ.).

———

℞ Ess. de moutarde........ X gtt.
Amidon................ 18 gr.
Glycérine............... 12

(Grimault.)

———

℞ Ess. de moutarde............ 1
Huile d'amandes ou alcool... 10

Lin. (Gubler).

———

℞ Essence de moutarde....... 2
Alcoolat de Fioravanti...... 100

Lin. révulsif.

———

℞ Essence de moutarde........ 2
Alcool à 30°............... 30

Érithème rubéfiant (Faure).

———

Cataplasme sinapisé.

———

Bain sinapisé, 1000.

———

℞ Essence de moutarde. II à V gtt.
Sp. de vinaigre...... 30 gr.
Eau chaude......... 200

Garg. irritant (Duj.-B. et Yvon).

———

♃ Essence de moutarde.... 4
Collodion 24
Ac. acétique .... XX gtt.
Collodion irritant.

Oignon commun.
Bulbe d'une liliacée comestible, *allium cepa.*
Rubéfiant.
Pulpe en cataplasme.

Ortie brûlante.
Urtica urens, des urticées.
Les feuilles appliquées à la peau y déterminent une éruption prurigineuse et inflammatoire; employée autrefois comme révulsive au moyen de la flagellation.
Prép. — Int., suc 50 à 150.

Grande ortie.
Urtica dioïca des urticées.
Les feuilles ont été employées contre les affections dartreuses.
Prép. — Int., suc 3 à 100.
Ext. Infusion.

Piment.
Piment rouge ou des jardins, poivre de Guinée, *capsicum annuum* des solanées.
Irritant rubéfiant en même temps qu'excitant diffusible.
V. Ind. VIII, *Méd. eupeptique.*
— *Méd. eupnéique.*
Prép. — Ext. aq., 0,50 à 1 gr.
Poudre, 0,50 à 2.
Usage ext. — Teint., 4 à 10 gr.
Papier révulsif.

Poix de Bourgogne.
Poix jaune.

Térébenth. de l'*Abies excelsa.*
Emplâtre dérivatif.
Les autres poix ont des usages analogues.

♃ Poix de Bourgogne.......... 45
Cire blanche 60
Térébenthine du mélèze...... 10
Papier à cautère.

♃ Cire jaune................... 1
Poix de Bourgogne. 3
Emplâtre de p. de B.

Processionnaires.
Chenilles dont les poils se détachent et vont provoquer de l'urtication.

Renoncule.
Inusitée.

Sabine.
V. Ind. VIII, *Méd. emménag.*
Ind. XXI, *Méd. anérésique.*

♃ Sabine fraîche.............. 8
Cire jaune.................. 3
Axonge 10
Pom. épispastique (Ph. Britt.).

♃ F. de sabine................ 1
Alun....................... 1
Calomel 1
Axonge benzinée............ 8
Pom. phagédénique (Baunier).

Soude caustique.
Oxyde de soude hydraté.
Soude caustique liq. ou lessive des savonniers.
Applicat. ext.

Sulfure de carbone.
V. Ind. XXVII, *Méd. antiseptique.*

Feuille d'ouate arrosée de sulfure de carbone = Sinapisme en 15 à 30 secondes.

Thapsia.

Qui n'est autre probablement que le *Sylphium cyrenaicum* des anciens, racine du *Thapsia garganica*, ombellifère algérienne. Contient une résine âcre, une huile essentielle et de l'amidon.

C'est un irritant violent qui, comme l'euphorbe, peut être purgatif et aphrodisiaque.

Prép. ext. — Papier.
Teinture.
Emplâtre.

℞ Cire jaune............ 42
  Colophane............ }
  Poix blanche.......... } ãã 15
  Téréb. cuite.......... }
  Téréb. du mélèze....... }
  Glycérine .... } ãã 5
  Miel blanc............ }
  Rés. de Thapsia....... 7,5

(Reboulleau et Bertherand.)

Zinc (Chlorure de).

Beurre de zinc. Substance blanche, fusible, très déliquescente.

Attaque peu l'épiderme, mais, dans les tissus, en détruit trois fois son volume.

On l'a employé en injections cathérétiques sur les séreuses et sur les muqueuses. V. Ind. XXI, *Méd. escarrotique.* Et aussi à l'int. dans certaines névralgies. V. Ind. IV, *Méd. analgésique.* C'est aussi un antiseptique, V. Ind. XXVII.

Prép. ext. — Glycéré, 1/100. Sol , 1 à 8/100.

℞ Chlorure de zinc............ 1
  Eau dist.................... 15
Contre plaques muq. (Hardy).

Chlorure de zinc ..   0,05 à 0,10
Glycérine.........   20
Eau dist..........   130
Pour inject.

℞ Collodion riciné............. 10
  Chlorure de zinc............. 1
Caustique.

℞ Gutta-percha............... } P. E.
  Chlorure de zinc........... }

    (Robiquet, Maunoury.)

Zinc (Sulfate de).

V. Ind. XII, *Méd. astringente.*
Prép. ext. — Irritante.

℞ Sulfate de zinc............. q. v.
  Glycérine.................. q. s.
Pâte cathérétique (Mackensie).

℞ Sulfate de zinc pulv....... 12
  Sulfate de cuivre......... 4
  Camphre.................. 2,60
  Safran................... 1,10
Poud. révulsive (Ivel).

XIIe INDICATION

HÉMORRHAGIE ET FLUX

Avant les indications qui ressortissent aux causes de l'hémorrhagie, celle qu'elle réclame d'abord est l'hémostase.

La médication astringente comprend les hémostatiques.

MÉDICATION ASTRINGENTE.

Elle comprend tous les agents susceptibles d'exercer sur les tissus une astriction ou condensation, de coaguler les substances protéiques contenues dans les humeurs, de restreindre le calibre des vaisseaux capillaires et de suspendre les sécrétions.

Comme médication adjuvante, il faut ajouter les méd. tempérante et contro-stimulante (Ind. IV) et la méthode révulsive dont les agents sont empruntés à la méd. irritante (Ind. XI) et à la méd. diacritique (Ind. XVII).

Le *régime de la médication astringente* est le régime tonique et plastifiant sans excitation. Le repos et un milieu calme et frais favorisent cette action.

Agents de la méd. astringente.

Acide acétique.	Busserole.
— azotique.	Cachou.
— chlorhydrique.	Cadmium (Sulfate).
— gallique.	Cannelle.
— phénique.	Chaux.
— phosphorique.	Chêne (Écorce).
— pyrogallique.	Agaric.
— sulfurique.	Jusée.
Agaric.	Tan.
Aigremoine.	Colophane.
Angusture vraie.	Consoude.
Alcool.	Copahu.
Alumine (Sulfate).	Créosote.
Alun.	Cuivre (Sulfate).
Benjoin.	Digitale.
Benoite.	Ergot.
Bismuth.	Ergotine.
Bistorte,	Ergotinine.

Espèces astringentes.
Fer (Perchlorure).
— Protochlorure.
— Oxyde.
— Sulfate.
    Tartrate ferrico-potassique.
Fraisier.
Galle (Noix).
Geranium maculatum.
Gomme.
Guaycuru.
Hamamelis.
Henné.
Hêtre.
Inga.
Kinos.
Matico.
Monesia.
Myrrhe.
Noix vomique.
Noyer.
Orties.
Peuplier (Bourgeons).
Piment.

Plomb.
—   Acétate.
—   Sous-acétate.
—   Carbonate.
—   Oxydes.
Quinquina.
Ratanhia.
Renouée.
Résines et essences.
Ronce.
Rose pâle.
—   rouge.
—   sauvage.
Salicaire.
Sang-dragon.
Tannin.
Température.
Térébenthine.
Tormentille.
Viburnum prunifolium.
Zinc (Acétate).
—   Chlorure.
—   Sulfate.

Acides.
V. Ind. IV, *Méd. tempérante.*

Acide acétique.
Idem.

Acide azotique.
Limonade, $2^{gr}/1000$.

Acide chlorhydrique.
Limonade, $4^{gr}/1000$.

Acide gallique.
Acide qui se produit par la fermentation (dite gallique) des noix de galle, par décomposition du tannin.
Astringent.
Prép. — 0,25 à 1 gr.
En pil. ou en pot.

℞ Ac. gallique.............. 0,50
  Eau...................... 125
  Sp. de ratanhia.......... 30
Pot. (Fonssagr.).

Ac. phénique.
V. Ind. XXVII, *Méd. antiseptique.*

Phénate de soude.
Idem.

Ac. phosphorique.
V. Ind. IV.

℞ Acide phosphorique........ 5
  Sp. de framboises......... 50
Mixt. petites cuill. Métrorrhagie (Ewald).

———

℞ Eau....................... 150
  Ac. phosphorique liq....... 4
  Sp. de cerises............. 60
Pot. par cuill. Hémopt. (Hoffmann).

Acide pyrogallique.
Obtenu du dédoublement de l'acide gallique par la chaleur.
Astringent.

Prép. — Usage ext.
Pom., 5 à 20/100.
Teint. alcool., 1/100.

℞ Ac. pyrogallique............ 8
   Vaseline.................... 40
   Amidon pulv.............. 8
Pom. astring. cathérétique.

Acide sulfurique.
V. Ind. IV, *Méd. tempérante.*
Limonade sulfurique et eau
de Rabel (V. p. 92).

℞ Ac. sulfurique dilué........ 4
   Hydrolat de menthe......... 180
   Sp. de framboises.......... 30
Pot. 1 cuill. chaque heure.

℞ Ac. sulfurique dilué..... 10 à 15
   Teint. d'opium......... XX
   Décoct. de ratanhia..... 150
Pos. id. (Duj.-B. et Yvon).

℞ F. de menthe poivrée.. ⎫
   —   — frisée.... ⎬ ãã   10
   Cannelle .... ⎫
   Girofle .... ⎬ ãã   5
   Gingembre .... ⎭
   Macérat. dans alcool.. 400
   Ac. sulfurique à 65°... 50
2 à 5 gr. en pot.
Élixir acide de Brugnatelli.

Usage ext.
℞ Alcool rectifié........ ⎫
   Vinaigre d'Orléans.... ⎬ ãã 750
   Ac. sulfurique dilué... 150
   Sucre blanc.......... 200
Eau d'arquebusades de Theden.

℞ Miel rosat................. 60
   Alcool sulfurique.......... 2
   Décoct. d'orge............ 250
Garg. (Codex 66).

℞ Miel rosat................. 50
   Eau de Rabel.............. 5
Collut.

Agaric ou Amadou.
Champignon du chêne.
Topique contre hémorrha-
gies légères.

Aigremoine.
Eupatoire. Rosacée (*Agrimo-
nia eupatoria*).
Active par son huile essen-
tielle et son tannin, d'où son
astringence.
Prép. — Poud., 4 à 8 gr.
Inf., 5 à 15 gr. p. 500.
Ext., 2 à 4 gr.
Usage ext. — Foment., garg.,
inject., 3 p. 30.

Airelle myrtille.
V. *Acides*, Ind. IV, *Méd. tempérante.*

Angusture vraie.
V. *Amers.* Ind. VIII.

Alcool (concentré).
Act. topique hémostatique,
astringente et antiputride.

℞ Alcool..................... 9
   Camphre................... 1
Alcool camphré.

Alumine.
Oxyde d'aluminium dont on
n'emploie guère que le *sulfate.*
Prép.

℞ Sulfate d'alumine......... 0,05
   Cachou 0,15
Pil. astring., 6.

Usage ext.

℞ Sulfate d'alumine.......... 2
 Hydrate de chloral......... 1
 Eau dist.................. 100

Inject. astring. antisept.

℞ Sulfate d'alumine......... 10
 Eau..................... 20
 Hyd. d'alumine (en gelée).. q. s.
 Benjoin pulv............. 1

Astring. à 1/10. Hémost. pur.
   (Mendel.)

Alun.

Sulfate double d'alumine et de potasse. Sol. dans l'eau, très sol. dans la glycérine, insol. dans l'alcool.

C'est un astringent et un puissant hémostatique.

Incompat. — Alcalis et leurs carbonates, lait, émétique, tanniques, sels de plomb et de chaux.

V. Ind. XXX, *Méd. antisep.*
Prép. — Poud., 0,10 à 0,50 et 1 gr.

℞ Alun................. 1 à 5
 Sp. citrique.......... 50
 Eau................. 1000

Limonade alumineuse.

℞ Alun................. 1 à 2
 Petit-lait............. 1000

Petit-lait aluné.

℞ Alun................ } āā 0,50
 Sucre............... }
 Opium 0,01

Dose astring., 2 par j.

℞ Alun.................... 5
 Cannelle................ 20
 Opium................. 0,10

Div. en 10 doses (Jahn).
Contre métrorrhagie.

℞ Alun.................... 0,25
 Chlorhyd. de morphine.... 0,005
 Sucre pulv............. 0,50

Contre hémoptysie (Oppolzer).
Une dose chaque heure.

℞ Alun................... 0,20
 Poud. de digitale......... 0,04
 Chlorhyd. de morphine..... 0,01
 Sucre.................. 0,80

Cont. hémoptysie (Bamberger).
Une dose de 2 en 2 heures.

℞ Inf. de roses rouges........ 15
 Alun................... 1

Solut. antihémorrhagique.
  (Scudamore.)

℞ Alun pulv........... 0,10
 Sang-dragon pulv.... } āā 0,05
 Miel................ }

Pil. d'Helvétius, 5 à 10 par j.

℞ Alun................ } āā 0,05
 Thridace............ }

Pil. de Récamier, 1 à 5 par j.

℞ Poud de sang-dragon..... 0,20
 Poud. d'alun............ 0,10
 Conserve de roses........ q. s.

Pil. astring. (Cullen).

℞ Alun pulv...... } āā 0,10 à 0,20
 Cachou........ }

Pil. astring. (Debreyné).

℞ Alun pulv................ 0,06
Cachou................... 0,12
Opium brut............... 0,02
Sp. de roses rouges....... q. s.

Pil. astring. (Récamier).

℞ Ext. de quinquina........ 0,10
Alun..................... 0,10
Poud. de cannelle........ q. s.

Pil. toniques astring.

℞ Alun pulv............... 0,05
Ext. de ratanhia.......... 0,05
Conserve de roses........ 0,10
Cachou pulv.............. 0,10
Sp. de tormentille........ q. s.

Pil. contre pertes hémorrhoïdales (Bucholtz).

℞ Alun.................... 4
Inf. de roses............. 120
Sp. de sucre........... } ãa 20
Sp. diacode............ }

Pot. antimétrorrhagique.

℞ Alun pulv............... 2 à 4
Eau dist................ 140
Sp. simple............. 60

Pot. astring.

℞ Alun pulv............ 0,50
Ext. de ratanhia.... 5
Inf. de roses rouges
à 1/100........... 150
Sp. de idem........ } ãa 25
Sp. de cachou...... }
Eau de Rabel...... XV

Pot. astring., 1 cuill. par h.

℞ Conserve de roses........ 0,25
Ext. de ratanhia.......... 0,10
Alun..................... 0,05
Opium.................... 0,04
Poud. de cachou.......... q. s.

Bol astring., 1 de 2 en 2 h.

Usage ext.

℞ Alun pulv............. } ãa
Sucre pulv............. }

En insufflation (Perrin).

℞ Alun pulv............. } ãa
Cachou pulv........... }

℞ Amidon.................. 5
Quinquina pulv........... 10
Alun pulv................ 2

Poud. astring. (Jacquot).

℞ Alun en poudre........... 10
Amidon................... 100

Vaginite ulc. (Récamier).

℞ Alun crist........... 0.50 à 4
Eau................. 100

Solut. pour inhalat. (Fischer).

℞ Eau dist. de roses........... 200
Alun..................... 1

Inject. pour uréthrite (Ricord).

℞ Alun................. 10 à 50
Eau................. 1000

Inject. pour vaginite (Ricord).

℞ Stramonium 15
Eau bouillante........... 1000
Alun 15

Inject. (Gallard).

℞ Alcool camphré............. 30
Alun 2
Eau dist................. 120

Pour lot. (Guépin).

℞ Ext. de sureau........... 1
Alun calciné............. 0,50
Ong. populéum.......... 16

Antihémorrhoïd. (Mallez).

℞ Alun....................... 1
  Beurre frais............... 10
Pom., id. (Sundelin).

℞ Alun crist............ ⎱ ãã 3
  Sulfate ferreux........ ⎰
  Eau chaude.......... 100
Eau alumineuse composée.

℞ Alun crist................ 15
  Sulfate de zinc............ 12
  Eau chaude.............. 1000
Idem, inject. de Pringle.

℞ Sulfate ferreux............ 15
  Alun..................... 15
  Bol blanc................ 30
  Eau...................... 300
  Vinaigre................. 60
  Mie de pain.............. q. s.
Cat. astring. (Swediaur).

℞ Alun pulv............... 0,50
  Blanc d'œuf.............. n° 1
  Eau de roses............. 40
(Yvon.)

℞ Alun............ 200 gr.
  Eau............ 6 à 8 seaux.
  Lait caillé....... 1   —
Bain contre brûlures (Most).

℞ Alun pulv............... 2 à 4
  Miel.................... 25
Pour collutoire.

℞ Poud. d'alun........... 5 à 10
  Miel rosat.............. 30
Idem (Duj.-B. et Yvon).

℞ Roses rouges................ 10
  Eau bouillante............ 250
  Alun crist................ 5
  Mellite de roses............ 50
Garg. astring. (Codex).

℞ Alun...................... 10
  Eau d'orge................ 150
  Miel rosat................ 30
Idem (Bennati).

℞ Inf. de roses............ 250
  Alun.................... 8
  Teint. d'opium......... 1 à 2
  Miel rosat.............. 30
Garg. astring.

℞ Décoct. de f. de ronces.. 200
  Alun.................... 2 à 8
  Miel rosat.............. 40
Idem (Duj.-B. et Yvon).

℞ Alun...................... 16
  Tannin.................... 4
  Miel blanc................ 32
  Eau de roses.............. 64
Idem (Pressat).

℞ Alun.................... 10
  Inf. de roses............. 120
  Miel rosat................ 50
Idem (Pringle).

Benjoin.
V. Ind. XVIII, *Méd. balsamique.*

℞ Benjoin..................... 1
  Alun...................... 2
  Eau....................... 20
Eau de Pagliari (hémostatique).

Benoîte.
Herbe de Saint-Benoît. Sanicle des montagnes, galiote, etc. Rosacée (*Geum urbanum*).
Rhizome employé surtout pour son tannin. Astringent stimulant.

Prép. — Poud., 4 à 10 gr. Décoct., 3 p. 100.

℞ Benoite............... | ãã 12
Gomme arab........... |
Kino................... | ãã 4
Cannelle .... |
Sucre pulv........... 15

Poud. de Vogel.

Bismuth (Sous-nitrate de).

V. Ind. VIII, *Méd. absorbante.*

Employé en tamponnement contre l'épistaxis, etc. (Monneret).

Bismuth (Sous-chlorure de).

A employer de même.

Bistorte.

Rhizome d'une polygonée vivace (*Polygonum bistorta*) appelée aussi faussement serpentaire et renouée. Astringent. Renferme tannin, ac. gallique, matière résineuse, etc.

Avec la tormentille et l'écorce de grenade constitue les espèces astringentes.

Prép. — Décoct., 20 p. 1000.

Ext., 1 à 4 gr.

Busserole ou Uva ursi.

Éricacée (*Arbutus uva ursi*) montagneuse.

Les feuilles sont astringentes et un peu diurétiques.

Prép. — Poud., 1 à 5.

Inf., 1 p. 100.

℞ Ext. d'uva ursi............ 1
Sucre..................... 9

Saccharolé, pour une dose.

℞ Sucre 9
Ext. d'uva ursi............ 2
Sp. de petit houx.......... 100

(Debauvais.)

Cachou.

Cachou de Pegu. Suc astringent extrait des fruits de l'*Acacia catechu*, arbre des Légumineuses et de l'*Areca catechu* (Palmiers).

Cet extrait noir à cause des impuretés qu'il contient est en partie sol. dans l'eau. C'est un astringent puissant à cause du tannin qu'il renferme. Il a ses propriétés et ses incompatibilités.

Prép. — Poud., 0,50 à 8 gr.

Teint. au 1/5, 30 gr.

Sp., 20 à 100.

Pastilles de 0,10 Grains.

Tisane, inf., 1/100.

℞ Teint. de cachou...........
Vin rouge.................. 100

Vin astring. (H. M.).

℞ Cachou concassé........... 4
Cannelle de Ceylan 4
Eau bouillante............ 1000

Tisane astring. (Debreyne).

℞ Cachou concassé....... 6 à 20
Eau bouillante......... 950
Sp. de ratanhia........ 50

Idem (A. Martin).

℞ Tisane de riz.......... | ãã 500
— de cachou..... |
Sp. de consoude...... 60

(Bouch.)

℞ Ext. de cachou............. 24
Cannelle concassée.......... 4
Eau bouillante............. 500

Inf. (Bouch.).

℞ Cachou pulv.................... 8
  Kino pulv...................... 4
  Ext. de ratanhia pulv........ 4
  Cannelle pulv................. 2
  Muscade pulv.................. 2

Poud. astring. (Gallois).

℞ Cachou pulv.................... 1
  Colophane pulv............... 4
  G. arabique pulv............. 1

Poud. hémostatique (Jeannel).

℞ Cachou 0,15
  Ext. de ratanhia........... 0,07
  Alun....................... 0,07
  Opium...................... 0,01
  Conserve de cynorrhodon... q. s.

Pil. astring.

℞ Diascordium................. 1,50
  Cachou 1
  S.-n. de bismuth........... 1
  Opium brut pulv............ 0,05
  Sp. de coings.............. q. s.

Elect. astring. (Gallois).

℞ Inf. de roses rouges.... 100
  Sp. de roses............ ⎫
  Sp. de cachou........... ⎭ āā 30
  Ext. de ratanhia....... 2
  Eau de Rabel.......... XV
  Alun pulv............. 0,50

Pot. styptique, par cuill. à b.
1 cuill. par 1/2 h. (Cadet de Gas.)

Usage ext.

℞ Inf. de sauge 100
  Teint. de cachou........... 8
  Miel clarifié.............. 30

Pour garg. astring. (Kocher).

℞ Cachou en poud....... ⎫ āā 5
  S.-n. de bismuth...... ⎭
  Eau de roses......... 200

Pour inj. astring.

℞ Cachou pulv............. 2 à 10
  Eau chaude............ 250

Pour lav. (Duj.-B. et Yvon).

Cadmium (Sulfate de).
Sel sol., astringent, peu usité;
comme le sulfate de zinc.
Usage ext.

℞ Eau dist................. 100
  Sulfate de cadmium...... 0,07
  Sous-nitrate de bismuth.. 7

Inject. (Gazeau).

℞ Eau dist............. 30
  Sulfate de cadmium. 0,05 à 0,50

Solut. pour inject.

℞ Axonge 15
  Sulfate de cadmium...... 0,15

Pommade.

Cannelle.
V. Ind. II, *Méd. névrosthénique.*

℞ Teint. de cannelle.......... 25
  Hyd. de cannelle.......... 150
  Ether acétique............. 5
  Sp. d'éc. d'oranges am..... 30

Pot. Métrorrhagie.

Chaux.
V. Ind. VII, *Méd. modératrice.*

℞ Pom. aux concombres...... 15
  Chaux hydratée............ 2
  Laudanum de Syd......... 2

Pom. Hémorrhoïdes (Guibourt).

Chêne (Ecorce de).
Du *Quercus robur* des amen-
tacées. Employée pour son tan-
nin comme astringent.
Prép. — Décoct., 5 p. 100.
Garg., inject., lot.

℞ Inf. d'éc. de chêne.......... 200
Sp. d'éc. d'oranges amères.. 50
Alun 5
Garg. astring. (H. P.).

Jusée.
Résidu liquide des tanneries.
Astringent antiphthisique (?).
Prép. — Ext., 0,20 à 1 gr.
Sp., inusité.

Tan.
Poudre d'écorce de chêne
employée dans les tanneries.
Astringente.
Prep. — 1 à 10 gr.

℞ Écorce de chêne.... 3
Scille en poud............ 2
Vanille 0,05
Amidon................... 2
Poud. de Fave, antidysenté-
rique. 2 à 5 gr., en 2 fois.

———

Surtout en *usage ext.*
Poud. = Inf., 6 p. 1000.
Décoct., 5 à 10 p. 1000.

———

℞ Tan..................... 1
Vin rouge................. 100
Décoct. p. fomentat.

———

℞ Poud. de tormentille..... } ãa 1
Poud. de chêne.......... }
Miel.................... q. s.
Pour un supp. (Reuss).

———

Cat. avec farine de lin, P. É.

Colophane.
Résidu de la distillation de
l'essence de térébenthine; c'est
une résine privée d'essence;
elle se rapproche du *galipot,*

lequel en renferme encore un
peu. Insol. dans l'eau, elle est
sol. dans l'alcool, l'éther et la
benzine.
C'est un hémostatique et la
base de plusieurs emplâtres.
Prép. — Uusage ext. Poudre.

℞ Poud. de colophane........ 100
Gomme arab. pulv.......... 25
Poud. de cachou 25
Poud. hémostat. (Bonafoux).

℞ Emplâtre simple........... 10
Colophane................ 3
Huile d'amandes d......... 3
Pour un sparadrap.

———

℞ Poix noire................ 1
Colophane................ 1
Cire jaune............... 1
Huile d'olive............. 4
Ong. basilicum.

Consoude.
Grande consoude, oreilles
d'âne, langue de vache, herbe
aux coupures. Racine indigène
vivace, borraginée (*Symphytum
officinale*).
Astringence due au tannin.
Prép. — Inf., 2 p. 100.
Sp. *ad libitum.*

Copahu.
V. Ind. XVII, *Méd. diurétique.*

℞ Copahu solidifié par MgO... 0,25
Poud. de cubèbe........... 0,25
Goudron 0,05
Ethiops martial........... 0,05
Magnésie calcinée........ q. s.
Pour un bol, 10 à 40 par j.
Bols astring. ferrug. (Soc. ph.
Bord.).

———

Bois astringents simples : les mêmes sans éthiops.

℞ Gomme arabique...... | ãã   40
Sp. de Tolu.......... |
Résine copahu........   30
Eau de roses   200
Esprit de nitre dulcifié.   4

Émuls. astring., en 2 fois.
(Cadet.)

Créosote.
V. Ind. XVIII.
— XXV.
— XXVII.

Cuivre (Sulfate de).
V. Ind. XI, *Méd. irritante.*
Prép. — Usage ext.

℞ Sulf. de cuivre..........   10
— de zinc............   35
Camphre...............   5
Safran pulv...........   2
Eau de pluie...........   11 000

Eau d'Alibour (Codex).

℞ Sulfate de cuivre....... | ãã   3
Sulf. de zinc.......... |
Mellite de roses.......   20
Eau.......   40

Liq. de Schmalz.

℞ S.-acétate de plomb liq.   30
Sulf. de cuivre........ | ãã   15
Sulf. de zinc.......... |
Vinaigre blanc........   200

Liq. de Villate (Codex).

℞ Glycérolé d'amidon...   50
Sulf. de cuivre.......   0,50 à 1

℞ Sulf. de cuivre............   1
Miel rosat................   30
E. dist. de roses...........   100

Inject. anticatarrhale (Triquet).

℞ Sulf. de cuivre............   1
Eau commune..............   200

Antileucorrhéique (Nélaton).

℞ Sulfate de cuivre.......   25
Kino .... | ãã   5
Alun.................... |
Colophane   5

Poud. hémostatique.

Cynorrhodon.
V. *Rosier sauvage.*

Digitale.
V. Ind. XIII, *Méd. cardiaque.*
— IV, *Méd. contro-stimulante.*

℞ Poud. de digitale..........   8
Eau (inf.).................   250
Sp......................   50

Par cuill. (Trousseau).
(A surveiller).

Ergot de seigle.
V. Ind. V, *Méd. excito-motrice.*
Doses de 0,20 à 0,30 (Charcot).

℞ Seigle ergoté pulv...... | ãã   2
Cannelle............... |
Sucre   10

En 3 fois dans un peu d'eau.
Ocytocique et astringent.
Mixture de Dewes.

℞ Seigle ergoté pulv.........   0,50
Ac. tannique..............   0,25

Dose antihémoptoïque (Duj.-B.).

℞ Sulf. de quinine..........   0,05
Seigle ergoté pulv........   0,20

Dose antihémoptoïque.
1 chaque heure (Gimbert).

℞ Ext. de ratanhia pulv..... 0,20
Ergot de seigle........... 0,15
Digitale................... 0,025
Ext. de jusquiame......... 0,02

Pil. antihémoptoïque.
4 à 5 par jour (G. de Mussy).

℞ Ergot de seigle pulv....... 0,10
Ac. tannique............. 0,02
Digitaline amorphe........ 0,001

Pil. antihémorrhagiques.
5 par jour (Hénion).

℞ Poud. de digitale.......... 0,03
— de seigle ergoté...... 0,12
Ext. de chiendent.......... q. s.

Pil. 6 à 8 (Duj.-B. et Yvon).

℞ Limaille de fer............. 0,25
Ergot de seigle............. 0,03

Pil. de Grimaud.

℞ Poud. de seigle ergoté...... 0,20
Beurre de cacao........... q. s.

2 pil. par j.

℞ Ext. de seigle ergoté..... 1,50
Ac. tannique............. 2
Eau dist................. 180
Sp. simple.............. 30

Pot. antihémopt. (Lange).

℞ Seigle ergoté............... 4
F. inf. dans eau bouillante.. 100
Sp. de digitale............. 20
Sp. de ratanhia 30

Pot. hémostat. (Duj.-B. et Yvon)

Lavement, 5 à 10/300.

Usage ext.

℞ Seigle ergoté concassé...... 100
Eau bouillante............. 500
Lixiviat., ajoutez alcoolat de
citron................... 5

Eau hémostatique.

Ergotine et Ergotinine.
V. Ind. V, *Méd. excito-motrice.*

Solut. titrée d'Yvon par gtt.
à l'int. et en inject. hypod.
1 cent. cube = 1 gr. d'ergot.

℞ Ergotine 0,06
Tannin.................... 0,06
Ext. d'opium.............. 0,01

Pil. hémopt., 2 à 10 (Lebert).

℞ Ext. aq. de seigle ergoté.... 0,10
Ext. de ratanhia........... 0,20

Pil. astring. nº 20, par j.

℞ Tartrate de fer....... } ãã 0,05
Ext. d'ergot.......... }

Pil. astring. nº 4, par j.

℞ Carbonate de fer...... } ãã 0,10
Ergotine............. }
Ext. g. d'opium 0,01

Pil., id., 4 par j. (Gallard).

℞ Ergotine 1
Tannin................... 0,40
Sp. de consoude.......... 40

Sp. hémostat. (Lange).

℞ Ergotine 4
Eau de menthe........... 90
Ac. gallique............. 0,50
Sp. d'ess. de menthe...... 30

Pot. (Gubler).

℞ Ergotine................... 1
Teint. de digitale.......... XV

Inf. de roses de Provins..... 90
Sp. de ratanhia............ 30

Pot. antimétrorrhagique.

℞ Ergotine.................. 1
Eau dist................. 100
Sp. d'écorces d'oranges..... 50

Contre cystite hémorrhoïdaire.
(Molfese.)

℞ Ergotine Bonjean.......... 0,50
Beurre de cacao.......... 5

Supp. (Duj.-B.).

℞ Ergotine................. 2
Glycérine 30

Inject. (Bucquoy).

℞ Ergotine.............. 2 — 1
Eau .... 15 — 5
Glycérine .... 15 — 5

℞ Ergotine................. 1
Eau de laurier-cerise....... 5

℞ Ergotine................. 2
Eau 30

℞ Ergotine................. 1
Glycérine................. 4
Eau dist................. 4
Eau de laurier-cerise........ 2

℞ Ergotine 0,10
Alcool rectifié 4
Glycérine pure........... 4

℞ Ergotine...............
Alcool...................
Glycérine...............
Eau .... } P. E.

℞ Ergotine Bonjean........ 7,50
Eau dist................. 22,50
Chloroforme 2

Ergotinine (Tanret).
Spongieuse ou cristalline.
Sol. dans alcool, éther, chloroforme.
Dose : 1/4 de mmg. à 1 mmg.

℞ Ergotinine............. 0,10
Ac. lactique............ 0.10
Alcool.................. 10
Sp. de fl. d'oranger q. s.
p. f.................. 1000

Petite cuill. = 1/2 milligr. d'ergotine et 0,50 d'ergot (Tanret).

℞ Ergotinine............. 0,20
Ac. lactique........... 0,20
Alcool .... 2 c. c.
Eau de laurier-cerise... 20 c. c
Eau dist. q. s. p. f..... 100 c. c.

Sol. Inject. hypod. (id.).

Espèces astringentes.

℞ Epicarpe de grenade..... }
Racine de bistorte....... } P. E.
— de tormentille.... }

10 à 60/100.

Fer (Oxydes de).
Font partie surtout de la méd. tonique. V. Ind. XX.

Toutefois le sesquioxyde ou peroxyde ou colcothar forme la base du *bol d'Arménie*, poud. qui n'est qu'une terre d'ocre ou colorée en rouge par cet oxyde et entre dans la composition du *diascordium*.

℞ Emplâtre simple.........
— diachylon......
Cire jaune.............. } P. E.
Huile d'olive...........
Colcothar............... }

Ong. Canet.

Fer (Protochlorure de).

Plutôt un tonique qu'un astringent.

V. Ind. XX, *Méd. eutrophique.*

Fer (Perchlorure de).

Cristallisable, mais ne s'emploie ordinairement qu'en solution officinale marquant 1,26 au densimètre et renfermant 26 p. 100 de chlorure ferrique anhydre.

Hémostatique et même coagulant, presque caustique.

Incompat. — Tous les astringents végétaux, tannin, gommes, mucilages, albumine, sels de mercure, d'argent, d'arsenic, d'antimoine.

Prép. — Dose, 1 à 4 gr.

Solut. aqueuse de 1 à 20 p. 100. 1 cuill. = 0,30.

℞ Sol. off. de perchl. de fer... 15
Sp. à froid................ 985

Sp. (Codex).

℞ Solut. de perchlorure de fer
    à 30°.................. 0,50
Sp. simple.............. 30
Eau dist................ 100

Pot. astring. (H. M.).

℞ Solut. perchlor. de fer.. 1 à 4
Eau dist.............. 100
Sp. de fl. d'oranger.... 50

Par cuill.

℞ Perchlorure de fer...... 4
Eau de Rabel.......... 2 à 4
Sp. d'opium........... 30
Eau.................. 120

Pot. hémostatique, par cuill.

℞ Perchlorure de fer anhydre.... 1
Alcool à 80°................. 4

Pour teint. alcool. ; par gtt.

℞ Perchlorure de fer sec........ 1
Liq. d'Hoffmann............. 7

Teint. de Bestuchef, par gtt.

℞ Perchlorure de fer liq...... 0,05
Poud. de guimauve........ q. s.

Pour une pil. (Deleau).

℞ Perchlorure de fer à 30°..) ãã 1
Chlorure de sodium......)
Eau dist................ 4

Liq. de Piazza, pour inject. interstit.

℞ Perchlorure de fer... 0,10 à 2
Eau dist........... 100

Sol. pour inhalat. (Fieber).

Pommade, 1 à 5 p. 30.

Collodion à 1/10.

Coton et papier hémostatique.

Lot. sol. aq. à 1/10.

Lav., 1 p. 250.

Fer (Sulfate de protoxyde de).

Sulfate ferreux, couperose verte, vitriol vert. Sel crist. Sol. dans 2 d'eau et dans 2 de glycérine.

Plus tonique qu'astringent.

V. Ind. XX, *Méd. eutrophique.*

Prép. — 0,05 à 0,50.

℞ Sulfate de fer 6
Eau 100

Sol. pour lot. Érysipèle.

           (Velpeau.)

Fer (Sulfate de peroxyde de).
Sulfate ferrique.

Plus astringent que le précédent et hémostatique. Forme la base des bols d'Arménie.

Prép.

℞ Ac. sulfurique.......... 10
Eau dist. bouillante..... 100
Sulfate ferreux......... 50
Ac. azotique........... 16
Sulfate ferrique........ 50
Eau dist., q. s. p. f...... 100 c.c.

Hémostatique de Mousel.
Moins fort que le perchlorure.

Tartrate ferrico-potassique.
V. *Méd. tonique.*
Prép.

℞ Eau dist...... 200
Tartrate ferrico-pot......... 50

Sol. (Ricord).

Fraisier (Rac. de) (*Fragaria vesca*).
Rhizome astringent.
Prép. — Décoct., 2/100.
V. Ind. IV, *Méd. tempérante.*

Galle (Noix de).
Excroissance qui naît sur les rameaux et sur les feuilles du *Quercus lusitania* après piqûre d'un insecte hyménoptère, le *Cynips gallæ tinctoriæ.*

Elle a pour principe actif le tannin et l'acide gallique ou pyrogallique. Aussi est-ce un astringent qui a les mêmes propriétés que le tannin.

Prép. — Poud., 0,50 à 2 gr.
Ext., 0,20 à 1 gr.

N'est guère employé que pour *l'usage externe.*
Décoct., 20 p. 1000.
Pom., 1/10.
Teint. à 1/5.

℞ Noix de galle............... 24
Alcool à 85°................. 40
Alc. de citron comp.......... 5

Alcoolé tannique (Lepère).

———

℞ Poud. de n. de galle........ 5
Ext. de ratanhia............ 2
Axonge.................... 40

Pom. antihémorrhoïdaire.

———

℞ Poud. de n. de galle...... 10
Camphre................. 5
Ong. populéum.......... 40
Ext. d'opium............. 0,50

Idem.

———

℞ N. de galle pulv............. 5
Axonge benzoïnée........... 32

Idem (Duj.-B. et Yvon).

———

℞ Sulf. de zinc............. }   4
Noix de galle............ }
Noix de cyprès.......... } āā 2
Éc. de grenade.......... }
Feuilles de myrrhe ...... } āā 3
Sumac .... }
Ong. rosat............. 40

Pom. virginale.

———

℞ Noix de galle concassée..... 5
Eau 250
F. bouillir, passez, ajoutez
Miel rosat............... 50

Pour garg. astring.

Géranium maculatum (Racine de).
Astringent puissant anticatarrhal et antihémorrhagique.

A pour principe actif la *géranine*.

Prép. — 1 à 2 gr.

Gomme en poudre.

Produit de diverses sortes d'acacia.

C'est surtout un mucilagineux absorbant.

V. Ind. X, *Méd. émolliente*.

Guaycuru.

Racine d'une Plombaginée du Brésil. *Statice braziliensis*, astringente.

Prép. — Décoct. à 1/1000, 20 gr.

Teint. à 1/10, 4 à 8 gr.

Hamamelis virginica ou Noisetier de sorcière.

Arbuste des Saxifragacées de l'Amérique du Nord.

L'écorce et les feuilles sont hémostatiques et antihémorrhoïdales.

Prép. — Ext. fluide jusqu'à 50 gr.

Ext. sec (hamaméline) 0,05 à 0,15.

Décoct. à 30/500.

Glycéré de teint. à 2/6.

Pil. d'ext. sec, 0,05.

℞ Ext. fl. d'hamamelis 50
    Sp. d'éc. d'oranges......... 50
    Teint. de vanille XX
Pot. par petites cuill. (Duj.-B.).

Pom. de 1/10 à 1/50.

Supp. de 0,05/5,

Henné ou Henne alhenna.

Arbrisseau des Salicariées (*Lawsonia inermis*), dont la racine est astringente et les fleurs et les fruits emménagogues.

Les feuilles employées contre les ulcères fournissent une teinte jaune orange que l'indigo fait virer au noir.

Hêtre (Écorce de).

Du *Fagus sylvatica.* Renferme le *hiéblin,* qui est purgatif.

Prép. — Décoct., 30/180.

Inga.

Écorce d'une mimosée astringente et fébrifuge, 0,50 à 2.

Usage ext. — Décoct., q. v.

Kinos.

Sucs concentrés ou gommes, souvent confondus avec les *Gambirs* et comme eux analogues aux cachous. Proviennent de certaines Légumineuses myrtacées et rubiacées.

Ce sont des astringents toniques peu employés. Analogues au tannin, ils ont les mêmes incompatibilités.

Prép. — Poud., 0,50 à 8.

Teint., 2 à 30.

℞ Kino..................... 15
    Cannelle................. 4
    Opium brut.............. 1
Poud. de kino comp.
1 gr. de 3 en 3 h. (P. Lond).

℞ Kino pulv............... 15
    Sulf. de zinc............ 1
    Axonge benzoïnée 24
Pom. (Leroy d'Étiolles).

Matico.

Feuilles du *Piper angustifolium*, arbuste de l'Amérique.

Contient huile essentielle, un principe amer (*maticine*), un acide (*arthantique*) et un peu de tannin.

Astringent, hémostatique et anticatarrhal.

Prép. — Huile essent., 0,25 à 1.

Inf., 1 p. 100.

Sp. à 1/20.

V. Ind. XVIII, *Méd. anticatarrhale.*

Ind. XXIX, *Méd. antivénérienne.*

℞ Copahu...................... 15
 Cubèbe.................... 22
 Essence de matico 1
 Sucre pulv................ q. s.

Électuaire (Duj.-B. et Yvon).

Monesia.

Écorce d'un arbre du Brésil, des Sapotacées (*Chrysophyllum glycyflœum*). Renferme surtout du tannin et de la monésine analogue à la saponine.

Astringent, stomachique et légèrement hémostatique.

Prép. — Ext., 0,50 à 4 gr.

Monésine, 0.03.

Sp. d'ext., 25 p. 1000.

℞ Ext. de monesia........ 2
 Ext. de ratanhia........ 2
 S.-nit. de bismuth...... 2 à 4
 Élixir parégorique 10
 Sp. de gomme 30
 Eau de tilleul......... 120

Pot. astring. (Duj.-B. et Yvon).

Usage ext.

℞ Ext. de monesia............ 5
 Glycérine.................. 5
 Axonge.................... 30

Pom. astring.

Myrrhe.

V. Ind. XVIII, *Méd. balsamique.*

℞ Myrrhe pulv............ |
 Calamine pulv.......... | P. E.

Poud. Ulcères canc. (Hôp. angl.).

℞ Camphre.................... 8
 Myrrhe 8
 Poud. qquina jaune.......... 16
 Charbon végétal............ 32

Poud., id. (Rust).

Noix vomique.

V. Ind. V, *Méd. excitatrice.*

℞ Ext. alc. de noix vomique.. 0,01
 Oxyde noir de fer.......... 0,10
 Poud. de quassia........... 0,10
 Sp. d'absinthe............. q. s.

Pil., 2 à 4 et à 8 (Raciborski).

Noyer.

On emploie les feuilles comme astringentes et le *brou de noix* ou péricarpe de la noix comme tonique.

Arbre indigène (*Juglans regia*).

Prép. — Tisane, 1 à 2 p. 100.

Vin, 1 p. 100.

Extr. aq. et ext. alcool.

Sp. d'ext., à 1/20.

Usage ext. — Décoct., 2 à 5 p. 100.

Inject., 3 à 5 p. 100.

♃ Ext. de noyer................. 2
  Baume Nerval............... 4
Pommade.

♃ Ext. de f. de noyer....... 30
  Axonge................. 40
  Ess. de bergamotte ...... III gtt.
Pom. (Fonssagrives).

Teint. de brou, 1/2.

Ortie blanche.
  Labiée fort commune. *Lamium album.*
  Astringent léger.
  Prép. — Inf. à 1/100, en inject.

♃ Teint. d'ortie bl............ 100
  Sp. simple................ 50
  Eau 25
Pot. par cuill.

Ortie brûlante.
  V. Ind. XI, *Méd. irritante.*
  Suc hémostat., 50 à 150 gr.

Peuplier (Bourgeons de).
  V. Ind. IV, *Méd. analgésique.*
  Prép. — Uusage ext.
  Onguent populéum (V. p. 86).

♃ Ong. populéum............. 50
  Ext. de Saturne 5
  Laudanum 5
Pom. hémorrhoïdes.

♃ Ong. populéum 10
  Ext. de belladone........... 2
  Laudanum de Syd.......... 2
Pom., idem (Jeannel).

Piment.
  Antihémorrhoïdaire.
  V. Ind. II, *Méd. stimulante.*

Plomb en feuilles pour pansement d'ulcères.

Plomb (Acétate de).
  Acétate neutre, sel de Saturne. Sel blanc, sol. dans 2 d'eau.
  Astringent, utile dans les hémorrhagies passives et les flux.
  Incompat. — Les acides sulfurique, phosphorique et chlorhydrique, ainsi que leurs sels solubles; l'acide tannique, tous les tanniques, les opiacés, les iodures, l'eau commune et le lait.
  Prép. — 0,01 à 0,10.

♃ Acétate de plomb........... 0,02
  Ext. d'opium.............. 0,005
  Ext. de ratanhia.......... 0,10
Pil. astring., 2 à 6 par j.

♃ Acétate de plomb 0,06
  Opium brut pulv........... 0,01
  Conserve de roses........... 0,01
Pil. astring. opiacées, 1 à 4.
                    (P. Britt.)

♃ Ext. d'opium.............. 0,005
  Acétate de plomb......... 0,02
  Poud. de jusquiame....... 0,04
Pil. contre hémoptysie, 2 par j.
          (Duj.-B. et Yvon).

♃ Acétate de plomb......... 0,025
  Poud. digitale............ 0,03
  Poud. opium............. 0,015
Doses contre l'hémorrhagie pulm., 2 à 6 par j. (Ewald).

♃ Acétate de plomb.......... 0,02
  Ext. d'opium............. 0,01
  Ext. de ratanhia.......... 0,50
Poud. antihémorrhagique.

Usage ext.

℞ Eau...................... 250
   Acétate de plomb........... 5
   Laudanum 2

Lot. ou fomentat. (Ricord).

℞ Acétate de plomb........... 1
   Glycéré d'amidon........... 30

(Muller.)

℞ Acétate de plomb........... 1
   Ext. de belladone 1
   Axonge..................... 6

Pom. sédative (Dupuytren).

℞ Acétate de plomb........ 0,25
   Glycérine............... 30
   Sp. de mûres........... 50
   Décoct. de f. de ronces... 200

Pour gargarisme.

℞ Acétate de plomb........ 0,50
   Laudanum de Sydenham. 0,50
   Eau 200

Pour lav.

℞ Acétate de plomb........... 5
   Décoct. d'éc. de chêne...... 150

Pour inject.

℞ Eau 100
   Acétate de plomb crist...... 1

Pour inject. (Ricord, H. P.).

℞ Acétate de plomb........ 0,50
   E. de laurier-cerise....... 10
   Eau dist................ 150

Pour inject. (Duj.-B. et Yvon).

℞ Acétate de plomb........... 1
   Sulfate de zinc............. 1
   Tannin..................... 2
   Eau dist. de roses.......... 150

Inject. plomb. composée (id.).

Sous-acétate de plomb liquide.

Acétate basique, extrait de Saturne. Sol. dans l'eau et l'alcool.

Résolutif et astringent. Usage exclusivement externe.

Incompat. — Comme l'acétate et en plus l'eau commune.

Prép. — Eau blanche, 2 p. 100.
Cérat saturné, 1 p. 10.
Eau végéto-minérale, 15 p. 1000 (H. P.).
Solut. pour lot., 5 p. 250.

℞ Sous-acétate de plomb liq.. 15
   Eau dist.................. 1000
   Alcoolat de vulnéraire...... 60

Eau de Goulard.

℞ Cire...................... 62
   S.-acét. de plomb liq......... 31
   Huile d'olives............. 125
   Camphre................... 1

Cérat saturné et camphré (Ph. Lond).

℞ S.-acét. de plomb........... 10
   Camphre................... 5
   Axonge.................... 30

Pom. saturnée camphrée.
(Baumès.)

℞ S.-acét. de plomb.......... 15
   Jaune d'œuf............... N° 2
   Huile de camomille........ 120

Liniment (Duj.-B. et Yvon).

℞ S.-acét. de plomb liq........ 1
   Huile d'olive.............. 20

Liniment saturné (Ph. holl.).

℞ Extrait de saturne....... ⎫ āā
   Glycérine............... ⎭

P. applicat. astring.

℞ Hyd. de roses............... 50
   Alcool à 56°.................. 3
   S.-acét. de plomb liq........ 3

Fomentat. (Cadet).

℞ S.-acét. de plomb........... 25
   Décoct. d'éc. de chêne....... 500
   Teint. d'opium.............. 2

Fomentat. saturnée.

℞ S.-acét. de plomb........... 5
   Ext. de jusquiame.......... 2
   Ong. populéum............. 30

Antihémorrhoïd.

Carbonate de plomb.

Céruse, blanc de plomb. Insol. dans l'eau et dans l'alcool.

Siccatif et résolutif.

Incompat. — Sulfures et iodures.

Prép. Us. ext. — Poud., 10 à 20 p. 100 en pom.

℞ Acétate de plomb....... 1,10
   Carbonate de soude..... 0,05
   Décoct. de lin 250
   Laudanum de Rousseau. IV gtt.

Lavem. de céruse (Devergie).

Tannate de plomb.

Siccatif. Insol.

Prép. — 10 p. 50 en pom.
1 p. 10 à 1 p. 2, id.

℞ S.-acét. de plomb 5
   Tannin 2
   Axonge balsamique........ 50

Pommade.

℞ Éc. de chêne pulv........... 8
   Eau (Décoct.) 40

℞ S.-acétate de pl. liq.......... 4
   Alcool à 85°................. 1

Tannate de plomb hydraté.
(P. Germ.)

Deutoxyde de plomb.

Minium.

Insol. Usage externe.

Prép. — 1 p. 8 en pom.

℞ Minium.................. 1
   Cérat simple.............. 8

Cérat de minium (Van Mons).

Protoxyde de plomb.

2 variétés :

1° *Massicot*, céruse jaune (inusité).

2° *Litharge*, insol. Usage ext. Base des emplâtres.

Prép. — Emplâtre simple au 1/3.

Tannate de plomb.

Pommade à 1/2.

Quinquina.

V. Ind. XX, *Méd. eutrophique.*

   — VIII, *Méd. eupeptique.*

℞ Décoct. qquina 6/100... 100
   Inf. roses rouges 2/100.. 100
   Teint. de myrrhe....... 8
   Ac. chlorhydrique...... X gtt.

Garg. astring. (Brande).

Ratanhia.

Racine d'un arbrisseau du Pérou (*Krameria triandra*) des Polygalées. Le tannin ou le glycoside qui est son principe actif occupe surtout l'écorce de la racine.

Astringent des plus efficaces et même hémostatique.
Prép. — Poud., 1 à 10 gr.
Inf., 20 p. 1000.
Ext., 0,50 à 5.
Teint., 5 à 20.
Sp., 10 à 100.

℞ Ratanhia................... 20
   F. bouillir dans eau........ 200
   Passez, ajoutez eau de Rabel. 10
   Sp. de ratanhia........... 50
Décoct. hémostatique.
Par cuill. chaque heure.

℞ Ext. de ratanhia........... 5
   Julep gommeux............. 150
Une cuill. chaque 1/2 heure.
Pot. (Codex).

℞ Ext. de ratanhia......... 5
   Eau commune.............. 100
   Sp. de coings 50
Idem (Codex.)

℞ Tannin.................... 1
   Eau camphrée............. 200
   Sp. d'ext. de ratanhia....... 20
   Sp. de gomme............. 20
De 1 à 12 cuill. (Prade).

℞ Ext. de ratanhia......... 4
   Ergotine 1
   Ext. thébaïque............ 0,10
   E. de fl. d'oranger........ 30
   Inf. de f. de digitale..... 100
   Teint. de cannelle........ 15
   Sp. de grande consoude.. 30
Par cuill. Chaque 3 ou 6 h.
Hémostatique (Courty).

Usage ext..

℞ Racine de ratanhia concas-
   sée..................... 5
   Eau .... q. s.
Pour un lav. (H. M.).

℞ Ext. de ratanhia........... 1
   Alcool................... 1
   Eau 125
Lav. Fissure anale. (Breton-
  neau.)

℞ Ext. de ratanhia........ 4
   Glycérine.............. 20
   Eau de roses.......... 120
   Laudanum de Syd...... XX gtt.
Pour inject. (Duj.-B. et Yvon).

℞ Beurre de cacao........... 4
   Ext. de ratanhia........... 0,50
   Chlorhyd. de morphine..... 0.02
Supp. Hémorrhoïdes.

℞ Extrait de ratanhia..... 1
   Eau chaude............ qq. gtt.
   Axonge................ 1
   Cire blanche.......... 2
   Beurre de cacao....... 1,50
Supp., idem (Barnouvin).

℞ Extrait de ratanhia........ 1 à 4
   Beurre de cacao.......... q. s.
Supp. astring.

℞ Ext. de ratanhia......... 2 à 4
   Axonge benzoïnée....... 30
Pom. astring.

Renouée.
Souvent confondue avec la bistorte (*Polygonum aciculare*). Herbe astringente.
Prép. — Inf., 5 à 10/100.

Poud., 1 à 10.

Peu usitée.

Résines (en général).

Produits qui pour la plupart dérivent des carbures d'hydrogène par oxydation (Rabuteau) et sont insolubles dans l'eau, sol. en général dans l'alcool et dans l'éther.

Les térébenthines (V. ci-dessous) extraites des conifères sont un composé de résine et d'essence.

V. Ind. XVII, *Méd. diurétique.*

Ind. XVIII, *Méd. balsamique.*

Les résines des conifères et des végétaux qui fournissent les baumes sont des astringents hémostatiques, applicables surtout en poudre. Telle est la *colophane*, qui en est le type.

Ronce.

Ronce sauvage ou noire (*Rubus fruticosus*). On emploie surout les feuilles pour leur astringence.

Prép. — Inf., 20 p. 1000, en garg. surtout.

Roses.

Rose à cent feuilles. Rose pâle (Rosacée). Les pétales de la fleur (*Rosa centifolia*) sont un (astringent léger.

Prép. — Sp., 10 a 50 gr.

Usage externe. — Eau dist. surtout pour collyre).

Roses.

R. de Provins, rose rouge.

Les pétales sont un astringent plus actif.

Prép. — Inf., 1 à 2/100.

Mellite ou miel rosat, 10 à 60.

Vinaigre rosat à 1/10, 5 à 30.

———

℞ Roses rouges.............. 1

Miel blanc................ 6

Alcool à 30°.............. q. s.

Miel rosat (par déplacement).

———

℞ Pétales de roses rouges....... 10

Eau de roses................ 20

Sucre pulv................. 65

Glycérine off................ 5

Conserve de rose, 2 à 50 gr.

———

℞ Roses de Provins........... 6

Alcool à 90°................ 10

Vin rouge................... 100

Vin astring. (H. P.).

———

℞ Teint. de capsicum........ 6

Ac. chlorhydrique.......... 2

Miel...................... 20

Inf. de roses rouges........ 150

Garg. (Copland).

———

Ong. rosat, cérat, pom. id.

Rosier sauvage.

Églantier (*Rosa canina*). Le calice appelé *cynorrhodon* forme une sorte de fruit acidule et astringent. Base de la conserve de cynorrhodon.

Souvent employée dans la confection des pilules.

Prép. — Ad libitum.

℞ Poud. de phosphate de chaux 10

Poud. de qquina......... ⎫
Poud. d'écorces d'oranges
   amères............... ⎬ ãã 25
Conserve de roses....... ⎪
Conserve de cynorrhodon. ⎭

Élect. astring. de Sainte-Marie.
  5 à 10 gr. par j. (Dorvault).

———

℞ Cynorrhodon............. q. v.
  Sucre................... q. s.
Conserve.

———

℞ Roses rouges............. 5
  Inf. d'eau bouillante....... 150
  Passez, ajoutez aloès....... 4
  Miel rosat................ 30
Garg. astring.

———

℞ Mellite de roses........... 30
  Eau...................... 200
Garg. détersif (H. M.).

———

℞ Eau commune............. 250
  Mellite de roses........... 60
  Ac. sulfurique dilué........ 20
Garg., id.

———

℞ Roses de Provins.......... 60
  Vin rouge............... 1000
Inject. ou fomentat.

———

℞ Bistorte................. ⎫ ãã 10
  Roses rouges........... ⎭
  Eau..................... 300
  Laudanum Sydenham.... V gtt.
Lav. astring. (Bouch.).

Salicaire.
  Tige et fl. d'une Lythrariée.
Astringente.
  Prép. — Poud., 1 à 10.
  Inf., 50 à 100.

Sang-dragon.
  Résine exsudée à la surface

des fruits mûrs d'un palmier (*Calamus draco*). Deux sortes : le sang-dragon en roseaux ou en baguettes, et une inférieure, le sang-dragon en masses.

Astringent et assez puissant hémostatique.
  Prép. — Poud., 1 à 10 gr.

℞ Sang-dragon............... 10
  Térébenthine des Vosges.... 10
  Eau...................... 100
Par digest. (Eau de Tisserand), hémostatique ; par cuill.

Scolopendre.
  Fronde d'une fougère. Langue de cerf. Astringent léger.
  Prép. — Inf. à 1/100.
  Entre dans le sp. de chicorée comp.

Tannin.
  Acide tannique. Poud. jaunâtre. Astringente sans amertume, sol. dans l'eau, dans l'alcool, dans l'éther aqueux.

  L'acide gallotannique (ext. de la noix de galle ou de l'écorce de chêne) précipite les sels de fer en bleu noir et a une saveur acerbe ; l'acide quino-tannique (ext. des écorces de pin, de sapin, de quinquina), l'acide mimo-tannique (ext. du cachou), l'acide coccotannique (extr. du kino), précipitent ces mêmes sels en vert foncé et ont une saveur douce.

  Astringent puissant, contre les hémorrhagies et contre les flux.

Contre-poison des alcaloïdes en général.

Incompat. — Les alcaloïdes, l'albumine, les sels métalliques, l'émétique, les émulsions, l'eau de chaux.

Prép. — Poud., 0,50 et 1 à 4 gr. et plus.

℞ Tannin.................. }   ãã 0,10
Ext. de ratanhia ...... }
Ext. d'opium..........   0,01

Pil. astring., 5 à 10 par j.

℞ Tannin   0,03
Aloès   0,01
Ext. de chiendent..........   q. s.

Pil. de Frerichs, 4 à 6 par j.
Contre mal. de Bright.

℞ Tannin pur...............   0,10
Conserve de roses..........   q. s.

Pil., 1 à 4 (Charvet).

℞ Tannin   0,15
Mucilage de g.............   q. s.

Pil., 2 à 10 (Woillez).

℞ Tannin...................   0,10
Ext. d'opium..............   0,005
Conserve de roses ....   q. s.

Pil., 1 de 2 en 2 h.

℞ Ac. tannique.............   0,10
Ext. d'opium..............   0,015
Conserve de roses.........   q. s.

Pil. contre métrorrhagie, 3 à 4 (d'après Green).

℞ Tannin   2
Sp. d'éc. d'oranges am.....   30
Eau......................   120

Pot. astring., par cuill.

℞ Tannin..................   1 à 2
Eau dist. de menthe.....   100
Sp. de consoude......... } ãã 20
Sp. diacode .... }

5 à 6 cuill. par j.

℞ Tannin..................   2
Ext. de ratanhia...........   4
Elixir parégorique.........   10
Sp. de cachou..............   30
Inf. de camomille..........   150

Par cuill. (Duj.-B. et Yvon).

℞ Tannin..................   9
Eau dist.................   10
Dissolvez et ajoutez iode.....   1
Dissolvez et filtrez.

Liq. iodo-tannique, V à VII gtt. (Socquet et Guillermond).

℞ Iode....................   1
Tannin   4
Sp. de ratanhia...........   50
Sp. de sucre..............   440

Sp. iodo-tannique, 10 à 60 gr. (H. P.)

℞ Iode....................   2
Ext. de ratanhia...........   8
Sp. de sucre..............   1000

Sp., idem (Guillermond).

Sol. aq., 1 à 2/10. Inj. hypod.

Usage ext.

℞ Ac. tannique.............   0,10
Glycérine.................   10

Solut. astring. (Triquet).

℞ Ac. tannique.............   0,25
Glycérine   6
Borate de soude   2
Eau camphrée.............   32

Solut. (Agnew).

℞ Ac. tannique............... 25
  Eau commune.............. 100
Solut. (Guibout).
Écoulements vaginaux.

____

℞ Tannin............. 0,05 à 5
  Eau............... 100
Solut. pour inhalat. (Fieber).

____

℞ Tannin..................... 2
  Miel rosat.................. 50
  Inf. de roses.............. 150
Garg. (Jeannart).

____

℞ Tannin........... 1
  Décoct. de ratanhia. 300
  Teint. d'opium.... VI à XX gtt.
Lav. astring.

____

Inject. à 1/100.
Glycéré de 1/50 à 1/5 (Codex).

____

℞ Vin rouge du Midi.......... 150
  Tannin pur................. 1
Inject. (Ricord).

____

℞ S.-nit. de bismuth.......... 5
  Tannin..................... 2
  Eau dist. de roses.......... 150
Pour inject.

____

℞ Ac. tannique............ } āā
  Glycérine pure.......... }
Glycéré astring.

____

℞ Tannin..................... 1
  Ong. populéum............... 10
Pom. hémorrhoïdes (Jeannel).

____

℞ Tannin..................... 5
  Collodion riciné............. 45
Collodion astring.

____

℞ Tannin..................... 2
  Alcool à 10°................. 1
  Collodion.................... 10
  Alcoolé de benjoin.......... 1
Collodion styptique (Richardson).

____

℞ Tannin..................... 10
  Gomme...................... 1/2
  Eau et glycérine........... q. s.
Crayons au tannin.

____

℞ Ac. tannique.............. 2,50
  Sucre pulv................. 2
  Ess. de lavande V
  Axonge 50
Pom. (Orosi).
Antihémorrhagique.

____

℞ Vin aromatique 100
  Tannin.................. 1 à 5
             (Ricord.)

____

℞ Ac. tannique.............. 0,15
  Beurre de cacao 1
Supp. Eczéma du nez (Hermann).

____

℞ Tannin..................... 2
  Axonge bénzoïnée........... 2,50
  Cire blanche............... 0,50
  Beurre de cacao........... 5
P. Supp. Hémorrhoïdes.

____

℞ Ac. tannique.............. 1
  Opium brut pulv........... 0,20
  Beurre de cacao........... 4
Idem.

____

℞ Tannin..................... 9
  Eau dist.................... 10
  Iode........................ 1
Liq. iodo-tannique (Socquet et Guillermond).

____

N° 1 ♃ Tannin pur.......... 6
　　　　Ac. acétique.......... 3
　　　　Hydrolat de roses..... 1200
N° 2 ♃ Iode................. 0,84
　　　　Limaille de fer........ 0,50
　　　　Eau dist.............. 5
M. les 2 solut., pour inject.
　　　　(Zuccarello-Patti.)

Température.

Le froid est un astringent de première catégorie. Les applications de glace sont un des meilleurs hémostatiques.

Eau chaude.

Les irrigations d'eau très chaude (50°) sont aussi un moyen hémostatique.

Térébenthine.

V. *Résines.*

♃ Essence de térébenthine. 10
　Mucilage .... q.s.
　Eau 200
　Ess. de girofle.......... V gtt.
Pot., cuill. de 2 en 2 h.

———

♃ Ess. de térébenthine...... 4
　Gomme adrag........... 0,50
　Sp. de fl. d'oranger...... 20
　Eau de tilleul........... 100
Pot. hémostatique.

———

♃ Ess. de térébenthine.... 16
　Jaune d'œuf........... N° 1
　Emuls. d'amandes...... 125
　Sp. d'éc. d'oranges..... 64
　Essence de cannelle.... IV gtt.
Émuls. (Carmichael).

———

♃ Copeaux de sapin............ 1
　Eau....................... 2
Macérer, distiller.
Eau de Brocchieri.

———

♃ Bois de pin gemmé.......... 1
　Eau...................... 3
Macérer, distiller.

———

Eau de Léchelle ou Eau de Memphis.

Tormentille.

Rhizome d'une petite herbe vivace des Rosacées, indigène (*Potentilla tormentilla*), comparable au fraisier.

Astringence active due au tannin.

Prép. — Décoct., 1 à 2 p. 100.
Ext., 1 à 4 gr.

Usage ext. — Décoct., 2 à 5 p. 100.

Viburnum prunifolium

(Écorce de).

V. Ind. VII, *Méd. modératrice.*

Astringent tonique et sédatif utérin.

Son principe actif est la *viburnine.*

Prép. — Ext. fl., 4 à 10 gr.

Teint. alc. à 1/5, X gtt. de 2 en 2 h.

Zinc.

V. Ind. III, *Méd. antispasmodique.*

Zinc (Acétate de).

Astringent, antispasmod., vomitif.

Peu usité.

Zinc (Chlorure de).

V. Ind. XI, *Méd. irritante.*

Glycéré à 1/100.

℞ Chlorure de zinc liq (36°).   V gtt.
  Sulfate de morphine.....   0,025
  Mucil. de g. adragante...   6
  Sucre pulv.............   3
  Amidon................   9

Supp. vaginal (Gaudriot).

Zinc (Sulfate de).

Vitriol blanc, couperose blanche. Sel peu sol. Astringent, antispasmodique et émétique.

Incompat. — Alcalis et leurs carbonates, sels de plomb, de baryte, de chaux, phosphore, tannin.

Prép. — 0,05 à 0,25.

Usage ext.

℞ Sulf. de zinc..............   0,15
  Eau......................   30
  Décoct. éc. de chêne......   300

Inject. contre le coryza.

℞ Sulf. de zinc................   2
  Glycérine...................   4
  Axonge......................   30

Pommade.

V. Ind. XXIX, *Méd. antivénérienne*.

℞ Empl. simple.............   80
  Cire blanche.............   5
  Sulf. de zinc............   2,50

Empl. diapalme (Codex).

XIIIe INDICATION

HYPERSTHÉNIE CARDIO-VASCULAIRE.

Tous les sédatifs en général, sédatifs hypnotiques (Ind. I), antispasmodiques calmants (Ind. III), anesthésiques et analgésiques (Ind. IV), les tempérants et les contro-stimulants (Ind. IV) conviennent à cette indication.

Au premier rang de ces agents divers, il faut noter les applications froides, les bromures, et, si l'on n'a pas à craindre l'asthénie, les sels de potassium, auxquels on a ajouté récemment les sels de lithium, de rubidium et de cæsium.

XIVe INDICATION

HYPOSTHÉNIE CARDIO-VASCULAIRE.

Les débilités cardiaques relèvent directement de la médication excitante, névrosthénique (Ind. II) et excito-motrice (Ind. V).

Les médications eupeptiques (Ind. VIII) et eutrophique (Ind. XX) y auront leur part.

Cependant la médication déplétive, en diminuant la tension vasculaire peut, à son tour, alléger le cœur et lui permettre de se relever (émissions sanguines légères, et méd. exosmotique (Ind. XVII).

XVe INDICATION

ATAXIE CARDIO-VASCULAIRE (ARYTHMIE).

A part les indications secondaires qui ressortissent aux causes de l'arythmie, celle-ci étant liée le plus ordinairement à la débilité cardiaque, ses indications se confondent généralement avec celles de la débilité cardiaque.

Dans les cas exceptionnels où il en serait autrement, l'observateur s'en rendra compte et d'après les autres caractères de l'hypersthénie, et au premier essai thérapeutique.

MÉDICATION CARDIAQUE.

J'ai du réunir sous ce seul chef, les agents qui répondent à cette triple indication, parce que chacun d'eux, pour la plupart, peut agir dans le sens de l'une ou de l'autre, selon la dose à laquelle on le donne, le mode sous lequel on l'emploie, et le plus ou moins d'impressionnabilité des sujets.

La plupart de ces agents, modérateurs de l'action cardiaque à dose un peu élevée, sont des tonicardiaques à faible dose.

Agents de la méd. cardiaque.

Aconit.	Caféine.
Aconitine.	Chlorure de baryum.
Adonis vernalis.	— de sodium.
Adonidine.	Coronille.
Amylamine et triméthylamine.	Digitale.
Arséniate d'antimoine.	Digitaline.
Asperge.	Erythrophlæum.
Bicarbonate de soude.	Fiel de bœuf.
Bromures.	Geissospermum.
Café torréfié.	Genêt.
— vert.	Spartéine

Inée.
Iodure de potassium.
Mançone.
Muguet.
    Convallarine.
    Convallamarine.
Nitrite d'amyle.
Oléandrine.
Potassium (sels de).

Quinine.
Salicylique (Acide).
Scillaïne.
Scillitine.
Strophantus.
Strophantine.
    Inée.
Veratrum.
Vératrine.

Aconit et Aconitine.

V. Ind. I, *Méd. narcotique*.

Adonis vernalis.

Petite renonculacée indigène dont la tige et les feuilles renferment l'acide aconitique et *l'adonidine*, utile dans les affections du cœur.

Prép. — Inf., 2 p.100, 200 gr.
Ext. aq. et alc., 1 gr.

Adonidine.

Glucoside, poud. jaune amorphe. Sol. dans eau et alcool. Agit comme la digitale sans danger d'accumulation.

Prép. — 0,005 à 0,015 milligr.

Tannate d'adonidine, 0,01 à 0,02.

Amylamine et Triméthylamine.

V. Ind. XXIV, *Méd. antiarthritique*.

Arséniate d'antimoine.

V. Ind. XX, *Méd. altérante*.

Asperges.

V. Ind. XVII, *Méd. diurétique*.

Bromures.

Ils jouent un grand rôle dans la médication cardiaque, notamment contre l'hypersthénie. Le bromure de sodium est celui qui convient le plus généralement — en cas d'hypersthénie excessive ou rebelle le bromure de potassium lui sera préféré — et en cas d'ataxie ou d'excitation fonctionnelle avec débilité, on donnera le bromure d'ammonium, qui à ses propriétés modératrices fonctionnelles (dues à l'élément brome) joint une certaine excitation (due à l'élément ammoniacal) utilisable pour la nutrition de l'organe.

V. Ind. I et IV.

Café noir.

V. Ind. II, *Méd. stimulante*.

Café vert.

Non torréfié, à piler et employer comme le café noir. Toni-cardiaque.

A rapprocher de la caféine.

Caféine ou Théine.

V. Ind. VII, *Méd. modératrice*.

Sol. dans 100 d'eau, 25 d'alcool, 300 d'éther. Succédané de la digitale. Moins dangereux, diurétique, etc.

Prép. — La caféine ou ses

sels (citrate, valérianate, bromhydrate). Préférez la caféine.
0,20 à 1 en cachets, pil., pot.
Sp. à 4 et 5/120.

℞ Caféine..................... 7
Benzoate de soude.......... 7
Eau 250
Sol., 0,40 par cuill. (Tanret).

℞ Caféine..................... 1
Benzoate de soude.......... 1
Eau de tilleul 30
Eau de laitue.............. 60
Sp. des cinq racines........ 30
Pot.

Solutions pour inject. hypod. :

℞ Caféine................ 2,50
Benzoate de soude...... 2 à 3
Eau dist. q. s. p. f....... 10 c. c.

℞ Caféine 0,50
Chloroforme................ 4,50
Vaseline liq.............. 5

℞ Caféine 4
Salicylate de soude......... 3
Eau dist.................. 6

℞ Caféine 0,15
Eau dist................... 8
Alcool..................... VI

℞ Caféine 0,18
Ac. acétique............... VI
Eau dist................. 7,50

℞ Caféine pure............... 1
Citrate ou bromhydrate de
caféine 1
Alcool.................... 50
Eau dist................. 100

℞ Caféine pure............... 1
Eau dist.................... 20
Alcool...................... 20

℞ Citrate de caféine......... 0,06
Glycérine pure XXIV

℞ Citrate de caféine........ 0,05
Glycérine XXIV
Eau dist................. XXIV

℞ Cinnamate de soude.... 2
Caféine............... 2,50
Eau dist. q. s. f........ 10 c. c.

Citrate de caféine.

℞ Citrate de caféine.......... 4
Sp. de sucre.............. 120
Par cuill. à bouche (Hamon).

℞ Inf. de thé................ 150
Sp. de citrate de caféine.... 30
Pot. (idem).

℞ Citrate de caféine ... 0.25 à 0,50
Eau................. 400
Lav. (idem).

Valérianate de caféine.
V. Ind. VIII, *Méd. eupnéique.*
Coqueluche et dyspnée spasmo-
dique.

Chlorure de baryum.
V. Ind. XXX, *Méd. antiscrofuleuse.*

Chlorure de sodium.
Solut. à 6/100 en inject. hypod., dans tous les cas de collapsus cardiaque, 5 à 20 gr.
(Rosenbuch.)
V. Ind. XIX, *Méd. résolutive.*

Coronille.

Coronilla spiroïdes. A pour principe actif un glycoside, la *coronilline* diurétique, toni-cardiaque.

   Prép. — Ext. 0,25 à 1,50.
   Coronilline, 0,20 à 0,60.

Digitale.

   Gants de Notre-Dame. *Digitalis purpurea.* Scrofulariée, herbacée, bisannuelle, indigène, dont les feuilles sont employées comme un excitant tonique de l'innervation du cœur — à dose toxique elle l'épuise. Les doses sont susceptibles d'accumulation.

   Elle est de plus diurétique, nauséeuse pour l'estomac, elle est topiquement irritante. Son principe actif est la *digitaline.*

   Incompat. — Sels de fer, d'argent, de plomb, et décoct. astringentes.

   Prép. — Poud., 0,05 à 0,50 et 1 gr.
   Macérat., 0,10 à 0,50/150.
   Inf., 2 à 5/1000.
   Ext. aq., 0,10 à 0,30.
   Ext. alcool., 0,05 à 0,20.
   Alcoolature, V à XXX gtt.
   Teint. alcool., X à LX gtt.
   Teint. éthérée, X à L gtt.
   Vin, 10 à 50 gr.
   Vinaigre à 3/25, 0,50 à 2 gr.
   V. Ind. XVII, *Méd. diurétique.*

℞ Poud. de digitale..... ⎫
  Poud. de scille....... ⎬ āā 0,05
  Ext. de genièvre...... ⎭

Pil. de 2 à 6 par jour.

℞ Poud. de digitale..... ⎫
  Poud. de scille....... ⎬ āā 0,05
  Poud. de calomel..... ⎭

Doses de 1 à 4 par j.

℞ Digitale............. ⎫
  Scille............... ⎬ āā 0,05
  Scammonée .... ⎭
  Sp. de gomme.......   q. s.

Pil., 2 à 10 par j. (Bouch.).

℞ Poud. de digitale..... ⎫ āā 0,05
  Poud. de scille....... ⎭
  Fer porphyrisé.......   0,10
  Ext. de quinquina.....   q. s.

Pil. tempérantes toniques, 2 à 6 par j. (Chomel).

℞ Digitale.................   2
  Ipéca   1
  Inf. dans eau............   120
  Sp. de guimauve.........   25
  Liq. ammoniacale anisée.   2,50

Pot. par cuill. (Choulant).

℞ Digitale pourprée...........   5
  Eau bouillante.............   200
  Inf., passez, ajoutez nitrate
    de potasse...............   8
  Eau de laurier-cerise.......   10
  Sp. de guimauve..........   40

Cuill. de 2 en 2 h. (Bouch.).

℞ Teint. de digitale..... X à XXX
  Teint. d'opium........ X à XV
  Sp. de fl. d'oranger...   30
  Inf. de tilleul........   120

Pot. sédative par cuill.

℞ Inf. de digitale (ex. 0,40 à
    0,75.....................   150
  Eau d'amandes amères......   4
  Acétate de potasse liq.......   4
  Sp. d'écorces d'orange......   30

Pot. (Botkin).

℞ Inf. de digitale (ex. 2.50)…. 120
 Ext. de fumeterre………·· 15
 Ext. de chélidoine………·· 8
 Eau de laurier-cerise……. 30
 Alcool nitrique…………. 6
4 cuill. par j. (Kreysig).

℞ Alcoolé de digitale……… .1
 Sp. de sucre …………… 40
Sp., 20 à 120 (Codex).

℞ Ext. hydro.-alc. de digitale.. 1
 Sp. de sucre…………… 600
Sp. de Labélonye, 30 à 60 (Dorvault).

℞ F. fraîches de digitale……. 1
 Sucre blanc…………… 3
Conserve sèche, 0,50 à 4.

℞ Poud. de digitale…… 0,25 à 2
 Eau bouillante……… q. s.
Lav.

Équivalences des préparations de digitale (Homolle et Quévenne).

Digitaline……………. 0,001
Poud. de digitale………. 0 10
Teint. alcool…………. 0,50
Teint. éthérée…………. 0,80
Ext. aqueux…………. 0,045
Ext. alcool…………. 0,05
Ext. éthéré…………. 0,012

Digitaline de Nativelle, 1/4 de milligr.

Digitaline.

Principe actif de la digitale, amorphe (Homolle) et cristall. Nativelle). L'amorphe, plus employée, presque insol. dans 'eau et dans l'éther, sol. dans lalcool et le dans chloroforme.

Mêmes propriétés que la digitale, sauf les proportions, et mêmes incompatibilités.

Prép. — Poud., 0,001 à 0,005 l'amorphe, et 1/4 de milligr. à 0,001 la crist.

Granules à 0,001 (Homolle, Codex), à 1/4 de milligr. (Nativelle).

Sp. 15 gr. = 1 milligr.(Homolle).

℞ Digitaline amorphe……… 0,01
 Alcool à 90°…………… 3,50
Gtt. XX = 1 milligr.

℞ Digitaline amorphe……. 0,0005
 Poud. de scille………. 0,05
 Scammonnée d'Alep….. 0,05
 Sp. de gomme………… q. s.
Pil. de 2 à 4 et à 8 (Bouch.).

Formules d'inject. hypod.

℞ Digitaline………… 0,05 à 0,01
 Eau dist………… 5
 Alcool…………. 5

℞ Digitaline…………. 0,10 à 1
 Glycérine…………. 1 à 40
 Eau dist…………. 3 à 20

℞ Digitale amorphe………. 0,10
 Alcool………………. 5
 Eau dist…………… 5

℞ Digitaline crist………. 0,02
 Chloroforme…………. 2
 Vaseline liq…………. 10

Pom., 0,05/20.

Fiel de bœuf.

V. Ind. VIII, *Méd. eupeptique.*
Dose, 1 à 4 gr.

Geissospermum læve.

Pao Pereira. Arbre du Brésil, apocynée ; écorce regardée comme fébrifuge, mais surtout paralyso-motrice des centres.

Son principe actif est la *pereirine*.

Ralentit le cœur.

Prép. — Décoct., 3/50.

℞ Chlorhyd. de pereirine... 1 à 2
Eau dist................. 20

Inject. hypod.

Genêt.

V. Ind. XVII, *Méd. diurétique*.

Spartéine.

Base volatile tirée du genêt. Liquide, incol., amer. On emploie le sulfate, le plus stable de ses sels.

Toni-cardiaque, d'effet rapide.

Prép. — 0,10 à 0,15.

℞ Sulfate de spartéine....... 0,05
Poudre de guimauve....... 0,02
Ext. de chiendent........ q. s.

Pil., 2 à 3.

———

℞ Sulfate de spartéine....... 0,30
Sp. simple............... 20
Eau d. de laurier-cerise.... 15
Eau..................... 45

Pot., 2 cuill.

———

℞ Sulfate de spartéine....... 0,30
Sp. de tolu.............. 30
Eau de tilleul........... 70

Pot., 2 à 3 cuill.

———

Sol. à 1/50 pour inject. hypod.

Scoparine.

Autre alcaloïde du genêt.

℞ Scoparine.................. 0,06
Eau dist.................. 0,50
Glycérine................. 0,25

Inject. hypod.

Iodure de potassium.

V. Ind. XIX, *Méd. résolutive*.

℞ Iodure de potassium........ 10
Teint. de digitale.......... 12
—   de jusquiame......... 12
Sp. de salsepareille comp.... 100

Pot., petite cuill. Hypert. card. (H. Green).

———

℞ Iodure de potassium..... 0,15
Teint. de digitale........ XV
Pot. gommeuse........... 150

Pot. en 3 fois (Bouch.).

Mançone.

Légumineuse en arbre, *Erytrophlœum guineense*.

Son écorce est un poison d'épreuve. Succédanée de la digitale. Donné dans les affect. mitrales avec hydropisie.

Teint. à 1/10, 0,25 à 0,60.

Érythrophléine analogue à la digitaline. Toxique.

Muguet.

Convallaria maialis. Petite liliacée des bois. Contient la *convallarine* et la *convallamarine*. Celle-ci dans les feuilles et rhizomes, celle-là dans les fleurs et tiges.

Régulateur de l'innervation cardiaque. Succédané de la digitale.

La poud. est sternutatoire.

Prép. — Poud., 2 à 10 gr.
Tisane, 10 à 20/000. Inf.
Ext. aq., 1 à 3.
Ext. avec le suc, 1 à 3.

———

♃ Ext. de muguet............ 0,10
Poud. de muguet......... q. s.
Pil.

———

♃ Ext. de muguet............ 10
Sp. d'éc. d'oranges......... 200
Sp. diacode................ 30
Pot. (Hôtel-Dieu).

———

♃ Ext. de muguet............ 5
Sp. simple................. 100
Alcoolature d'éc. d'oranges
amères................... 5
Idem.

———

♃ Ext. de muguet............ 7
Sp. d'éc. d'oranges......... 120
Sp. des cinq racines 120
Mixt. (Duj.-B.).

———

♃ Ext. de convallaria......... 10
Eau de tilleul............... 360
Ext. fl. de stigmates de maïs. 20
Pot. toni-cardiaque (Silveira).

Convallamarine.
Pil. ou sol. alcool, de 0,01 à
0,05 et 0,10.

Nitrite d'amyle.
Éther anyl-nitreux.
V. Ind. III, *Méd. antispasmo-*
dique.

Oléandrine.
Alcaloïde toxique du laurier-
rose. Comparable à la digitaline.

♃ Oléandrine................ 6,66
Eau dist................... 7,50
Alcool .... q. s.
Inject. hypod. (?).

Quinine.
V. Ind. XXIII, *Méd. antipyré-*
tique.

Salicylique (Acide) et **Sali-**
cylates.
V. Ind. XXIII, *Idem*.
Dose, 2 à 4 gr.

Scillaïne.
Ext. de l'*Urginea scilla*. Peu sol.
Action analogue à la digi-
tale. Très toxique.

Scillitine.
V. ind. XVII, *Méd. purg*.

Scillipicrine.
Sol. aq. de 1/10 à 1/50.
Pour inject. hypod.

Strophantus hispidus et
Strophantus glabre.
Apocynacée d'Afrique, plante
ligneuse grimpante.
Ses graines, par la *strophan-*
tine qu'elles renferment, sont
un poison cardiaque et muscu-
laire analogue à la digitale.
C'est donc un tonicardiaque
Elle est de plus diurétique et
antipyrétique. Son action est
durable.
L'*inée*, poison d'épreuve des
nègres du Gabon, est extrait
des graines de cette liane.
Prép. — Teint. de graines,
à 7/100, 0,25 à 2 gr.
Granules de 1 milligr. de s.
Kombé.
Strophantine 1/2 à 1 milligr.

Vératrum et **Vératrine.**
V. Ind. IV, *Méd. contro-sti-*
mulante.

Ind. XXIV, *Méd. antiarthri-*
tique.
Ext. alcool., 0,02 à 0,04.

XVIᵉ INDICATION

HYPERCRINIES

(FLUX MUQUEUX, SÉREUX ET GLANDULAIRES)

L'élément sécrétoire entre dans un grand nombre d'indications plus complexes ; il peut cependant se présenter isolé, et en tous cas, il détermine nettement l'indication anexosmotique.

Toutefois, les agents capables d'y satisfaire se groupent plutôt selon le siège spécial de chacune des sécrétions qu'ils doivent refréner : sueurs, urines, lait, salive, bile et sécrétions de l'intestin. Aussi n'ai-je que peu de chose à dire de la méd. anexosmotique générale ; les méd. spéciales qui la suivent, la complètent.

A. — MÉDICATION ANEXOSMOTIQUE.

Dite encore *anticathartique*, cette méd. emprunte ses agents les plus efficaces aux astringents et surtout aux astringents végétaux (Ind. XII), mais elle s'adresse aussi aux sédatifs locaux (Ind. I), aux tempérants (Ind. IV) et aux absorbants (Ind. VIII).

Les altérants toniques (Ind. XX) peuvent encore y concourir ; mais elle emploie encore mieux la substitution, soit sur la surface sécrétante elle-même (Ind. XVIII), soit en produisant artificiellement une diacrise supplémentaire, sur une autre surface sécrétante (Ind. XVII).

Le *régime de la médication anexosmotique* est surtout un régime sec, *xérophagie* dans lequel les absorbants féculents et les œufs tiennent la première place, avec les fruits astringents.

Agents de la méd. anexosmotique en général.

Acides.	Ergot.
Astringents.	Ergotine.
Bismuth.	Opiacés et morphine.
Chaux (Phosphate, etc.).	

Acides.
V. Ind. IV, *Méd. tempérante.*

Astringents divers.
V. Ind. XII.

Bismuth.
V. Ind. VII, *Méd. modératrice.*

℞ Chlorhyd. de morphine... 0,10
Gomme pulv.............. 8
S.-n. de bismuth........ 24
Poud. coryza (Ferrier).

℞ S.-n. de bismnth........ 20
Tannin................. 4
Benjoin pulv........ 10
Chlorhyd. de morphine.... 0,15
Idem (Yvon,.

Bromures.
V. Ind. IV, *Méd. tempérante.*

Chaux (Sels de).
Les phosphates en particulier.
V. Ind. VIII, *Méd. eupeptique.*

Ergot.
V. Ind. V, *Méd. excitante.*
— XII, *Méd. astringente.*

℞ Seigle ergoté pulv......... 0,20
Carbonate de fer........... 0,20

Poud. de cannelle........ 0,05
Sucre vanillé............. 0,05
Doses, 2. Leucorrhée.

℞ Seigle ergoté pulv... 0,20 à 0,25
Carbonate de fer.... 0,10
Columbo pulv....... 0,10
Cannelle pulv....... 0,10
Doses, 1 à 2. Métrite (Gallard).

Ergotine.
V. *idem.* lnd. V et XII.

℞ Ergotine................. 1,20
Teint. d'iode............ 3
Glycérine................. 24
Collut. Pharyngite (Darney).

℞ Ergotine................. 2
Ext. de belladone......... 0,30
Glycérine pure........... 16
Eau dist................. 16
Lin. Métrite (id.).

Opiacés et morphine.
Poud. d'opium.

℞ Chlorhyd. de morphine.... 0,006
Tartre stibié 0,006
Poud. de jusquiame. 0,05
Sucre........ 1
Dose anticatarrhale, 2 à 4.
(Ewald.)

V. Ind. I, *Méd. hypnotique.*

B. — MÉDICATION ANTISUDORALE.

La médication antisudorale ou *anidrotique* emprunte ses agents à la méd. astringente (Ind. XII), à des modificateurs nerveux (Ind. I et III), à la substitution, soit par provocation des diacrises supplémentaires, soit par une modification topique de la peau.

Régime anidrotique. V. Régime de l'anexosmose, xérophagie. Lotions vinaigrées et aromatiques de la peau.

Agents de la médication anidrotique.

Agaric blanc.
Atropine.
Cascarille.
Hachisch.
Pilocarpine.
Plomb (Acétate).
Poud. de Dover.

Quinine (Sulfate).
Sauge.
Scille.
Tannin.
Tannate.
— de quinine.
Zinc (Oxyde).

Agaric blanc.

Champignon ou polypore du mélèze. Renferme surtout une résine acide, *l'agaricine*.

Antisudorifique et, à haute dose, drastique hydragogue.

Prép. — Poud., 0,20 à 1,50.
Ext., 0,05 à 0,20.

℞ Agaric blanc.............. 0,15
Sucre..................... 0,50

Doses, 1 à 2 le soir.

℞ Agaric blanc.............. 0,05
Tannate de quinine........ 0,05
Ext. de gentiane.......... q. s.

P. 1 pil., 4 le soir.

℞ Agaric blanc.............. 0,15
Ext. d'opium.............. 0,03

P. 1 pil., 1 à 2 le soir (Rayer).

℞ Agaricine................. 0,50
Poud. de Dover............ 7,50
Gomme arabique............ 4
Guimauve pulv............. 4

Poud. antisudorale.

℞ Agaricine................. 0,10
Chloroforme............... 2
Vaseline.................. 8

Sol. inject. p. hypod.

℞ Agaricine................. 0,05
Alcool absolu............. 4,50
Glycérine................. 5,50

Idem.

Belladone.

V. Ind. I, *Méd. narcotique.*

Atropine.

Idem. V. Ind. I.
Granules de 1 milligr., 1 à 3.

Café.

V. Ind. II, *Méd. névrosthénique.*

Caféine.

V. Ind. XIII, *Méd. cardiaque.*
— XVII, *Méd. diurétique.*

Cascarille.

V. Ind. II, *Méd. névrosthénique.*

℞ Inf. de cascarille......... 90
Sulf. de quinine.......... 0,10
Ac. sulfurique dilué...... 2
Teint. du jusquiame....... 1,50

Mixt., sueurs des phth. (Graves).

Chanvre indien.

Haschich. V. Ind. III, *Méd. antispasmodique.*

℞ Ext. de chanvre indien..... 0,03
Ac. gallique.............. 0,12

Pil. 2 à 4, sueurs.

Ergotine.
V. Ind. V, *Méd. excito-motrice.*
Ind. XII, *Méd. hémostatique.*

Pilocarpine.
V. Ind. XVII, *Méd. sudorifique.*

Plomb (Acétate de).
V. Ind. XII, *Méd. astringente.*
— XIX, *Méd. résolutive.*

℞ Acétate de plomb crist....... 1
Opium brut................. 1
Sucre blanc................ 4
Doses de 0,10 à 0,40, mat. et s.
Colliquation (Ph. Germ.).

———

℞ Acétate de plomb crist...... 0,10
Poud. de guimauve et sp... q. s.
Pil., 4 à 5 (Fouquier).

———

℞ Acétate de plomb crist...... 0,06
Opium brut sec............ 0,01
Conserve de roses.......... 0.01
Pil., 1 à 5. Colliquation (Ph. Britt).

Poudre de Dover.
V. Ind. XVII, *Méd. diaphorétique.*

Poudre de Rudolfi.
℞ Bicarb. de soude.......... 0,50
Soufre sublimé lavé....... 0,15
S.-nit. de bismuth........ 0,15
Dose anidrotique, de 2 en 2 h.

Quinine (Sulfate de).
V. Ind. XIII *Méd. antipyrétique.*

℞ Bisulfate de quinine..... 0,50
Teint. de jusquiame 6
Sp. de sucre 25
Inf. de camomille........ 100
Pot. antisudorale.
1 cuill. de 3 en 3 h. (Graves).

Sauge.
V. Ind. III, *Méd. névrosthénique.*

Scille.
V. Ind. XVII, *Méd. diurétique.*

Tannin.
V. Ind. XII, *Méd. astringente.*

℞ Tannin.................. 0,200
Acétate de morphine...... 0,005
Pil. contre sueurs (Hutchison).

Tannate de quinine.
Sel peu sol. dans l'eau, contient environ 1/5 de quinine.
Antisudoral et antipyrétique.
Prép. — Les doses du sulfate.

℞ Tannate de quinine........ 0,10
Ext. de gentiane.......... q. s.

———

℞ Tannate de quinine........ 0,10
Poud. d'opium............ 0,01
Ext. de réglisse.......... q. s.
P. 1 pil.

Zinc (Oxyde de).
V. Ind. III, *Méd. antispasmodique.*

C. — MÉDICATION ANURÉTIQUE.

Les répresseurs de la sécrétion urinaire agissent sur elle, soit indirectement, par les nerfs (Ind. I, II et III) ou directement.

Ces derniers sont pour la plupart des astringents (V. Ind. XII) ou encore l'électrisation faradique.

Régime anurétique. C'est le régime sec, xérophagie; puis tonique et avec excitation de la suppléance cutanée.

Agents de la méd. anurétique.

Astringents. V. Ind. XII.
Belladone. V. Ind. I.
Bromures. V. Ind. I et IV.
Électricité. V. Form. I.
Gallique (Ac.). V. Ind. XII.

Opium. V. Ind. I.
Sudorifiques. V. Ind. XVII.
Tannin. V. Ind. XII.
Valériane. V. Ind. III.

D. — MÉDICATION ANTILAITEUSE.

Destinée à réprimer la galactorrhée ou à supprimer la sécrétion lactée devenue inutile.

Elle emprunte ses agents aux méd. astringente (Ind. XII), calmante (Ind. I), résolutive (Ind. XIX) et surtout à la révulsion, par les méd. purgative et sudorifique (Ind. XVII).

Régime antilaiteux. — Xérophagie surtout, pas d'excitants, peu d'alimentation hydro-carbonée. Dérivation intestinale et cutanée.

Agents de la méd. antilaiteuse :

Belladone.
Canne de Provence.
Espèces antilaiteuses.
Huile de chènevis.

Iode.
Miel.
Pervenche.
Résolutifs.

Belladone.
V. Ind. I, *Méd. narcotique.*
Usage int. et surtout ext.

Canne de Provence.
Rhizome d'une graminée.
Arundo donax.
Inf. 2/100. Tisane.

Espèces antilaiteuses.

℞ F. de séné.................. 3
  Fl. de millepertuis......... 2
  Fl. de caillelait jaune....... 1
  Fl. de sureau............. 1
Inf. Tisane.

℞ Espèces antilaiteuses........ 8
  Petit lait (Macérat.).......... 500
  Sulf. de magnésie.......... 8
Petit lait de Weiss.

℞ Nitrate de potassium....... 0,15
  Camphre.................. 0,06
  Nitre 0,06
  Rob de sureau............. q. s.
Pil. antilait., 2 à 4 et à 8,

Huile de chènevis.
Onct. ext.

Iodés.
℞ Iodure de potasse.......... 2

Eau de laitue.............. 100
Sp. de fl. d'oranger........ 20

Miel.

V. Ind. X, *Méd. emolliente.*

Pervenche.   —

Apocynée indigène, *Vinca major* et *Vinca minor.*
Inf. 1/100.

Résolutifs.

V. Ind. XIX.

Pom. résolut.

℞ Chlorhydrate d'ammoniac... 4
Ext. de ciguë.............. 4
Camphre................... 1
Axonge.................... 30

Pom. (G. de Mussy).

E. — MÉDICATION ANTISALIVAIRE.

V. Form. E, *odontologique.*

La médication antisalivaire ou sialostatique comprend les astringents (Ind. XII) cachou, les absorbants (Ind. VIII) bismuth et magnésie, les narcotiques (Ind. 1) opium, belladone et jusquiame, et enfin comme substitutifs, les alcalins (Ind. VIII), le calomel (Ind. XIX), le chlorate de potasse (Ind. XVII) et l'iode (Ind. XIX).

Le *régime* consiste à éviter la mastication, autant que possible.

Agents de la méd. sialostatique :

Alun.
Astringents.
Bismuth.
Bistorte.
Brou de noix.
Cachou.
Cannelle.
Chlorate de potasse (?).
Fer.

Grenade (écorce).
Iode.
Magnésie.
Opium.
Plomb (Acétate).
Quinquina.
Ratanhia.
Tannin.
Substitutifs.

F. — MÉDICATION ACHOLIQUE.

Toute voisine de la suivante, cette médication en diffère cependant quelque peu.

Les agents de cette médication sont des absorbants (Ind. VIII), des astringents légers (Ind. XII), des modérateurs (Ind. IV) et des agents de substitution, ayant pour effet de provoquer quelque flux supplémentaire, ou encore, un vésicatoire sur le foie.

Le *régime* commande de s'abstenir de graisses et de modérer l'usage des féculents.

La glace, l'eau de Seltz simple ou glacée y sont efficaces.

Bismuth (Sous-nitrate de).
V. Ind. VIII, *Méd. absorbante.*
— XII, *Méd. astringente.*

Chlorhydrate d'ammonia-que.
V. Ind. II, *Méd. excitante.*
— XIX, *Méd. altérante.*
Stimulant, diaphorétique, diurétique, fondant.

Prép. — 1 gr. (doses fract.).

℞ Chlorhydr. d'ammoniaque.. 0,10
Ext. de ciguë............. 0,04
Pil., 1 à 2 (Ferrand).

Modérateurs.
V. Ind. IV, *Méd. tempérante.*

Opiacés.
V. Ind. I, *Méd. narcotique.*

Plomb (Acétate de).
V. Ind. XII, *Méd. astringente.*

Sels neutres et **sulfate de magnésie.**
A dose altérante.
V. Ind. XVII, *Méd. purga-tive.*

G. — MÉDICATION ANTIDIARRHÉIQUE.

Agents calmants et anesthésiques (opium surtout. V. Ind. I et IV); agents diminuant la sécrétion (astringents, c'est le plus grand nombre. V. Ind. XII); agents absorbant les sécrétions (Ind. VIII) et les neutralisant plus ou moins; antiseptiques (Ind. XXVII), et, en cas de diarrhée passive, agents aromatiques stimulants (V. Ind. II) : tels sont les moyens de cette médication dite encore *anticathartique.*

Régime antidiarrhéique.— Il doit être doublement sévère pour la quantité, la qualité et le mode de répartition des repas. Alimentation sèche et astringente suffisamment divisée.

Agents de la méd. antidiarrhéique.

Acides minéraux.	Corne de cerf.
Albumine.	Coto.
Alstonia scholaris.	Craie.
Alun.	Cynorrhodon.
Amidon.	Cuivre (Sulfate).
Argent.	Ergot.
Bismuth (s.-nitrate).	Ergotine.
Cachou.	Erigeron canadense.
Calomel.	Fer.
Chaux (Eau de).	Flacourtia cataphracta.
Sucrate.	Gomme.
Phosphates.	Guarana ou paullinia.
Chlorodyne.	Hedysarum gangeticum.
Cire.	Iode.
Coings.	Ipéca.
Columbo.	Noix vomique.

Noyer (brou), écorce.
Opium.
     Morphine.
     Codéine.
Phénique (Ac.).
Plomb (acétate).
Quinquina.
Ratanhia.
Rhubarbe.

Ricin.
Riz.
Salicylés.
Salicylate de bismuth.
   —   de fer.
Simarouba.
Talc.
Tannin.
Zinc.

Acides minéraux.
V. Ind. IV, *Méd. tempérante.*

Albumine.
Blanc d'œuf. Sol. dans eau après division. Antidiarrhéique. Contrepoison.
Prép.

℞ Eau...................... 1000
Blancs d'œufs............. n° 4

Eau albumineuse.

———

℞ Eau de laitue 50
Sp. thébaïque........... 50
Blanc d'œuf........... n° 1 à 2
Eau chloroformée........ 20

Pot. (Ferrand).

———

℞ Hyd. de tilleul............. 100
Sp. d'opium................ 20
Blancs d'œufs.............. n° 2

Pot. (Requin).

Alstonia scholaris (Écorce
d'). Plante du Brésil. Action analogue à l'ipéca.
Prép. — Poud., 1.
Alcoolé à 1/5.
Inf. à 1/10.

Alun.
V. Ind. XII, *Méd. astringente.*
Pil. d'Helvétius. V. p. 201.

———

℞ Alun................... 8 à 12
Ext. de valériane........ 4
Laudanum.............. 1
Amidon................. 20
Décoct. guimauve........ 500

Lav. dysenterie (Valerius).

Amidon.
V. Ind. X, *Méd. émolliente.*

Argent (Azotate d').
V. Ind. IV, *Méd. akinésique.*

℞ Azotate d'argent........... 0,01
Mie de pain............... 0,05

Pil., 2 à 5.

———

℞ Blanc d'œuf......... n° 1
Eau dist............. 250
Azotate d'argent.... 0,10 à 0,30
Chlorure de sodium. 10 à 30

Lav. (seringue en verre).

Bismuth (Citrate de).
Peu usité.
Prép. — 2 à 6 gr. en pot.

℞ Bismuth................... 7
Ac. citrique.............. 20
Ac. azotique............. 13
Ammoniaque liq......... q. s.
Eau dist................. q. s.

Liq. de Bismuth, 10 gr.
          (Howie.)

Bismuth (Sous-nitrate de).
V. Ind. XII, *Méd. astringente.*
   — VII, *Méd. modératrice.*

℞ S.-nit. de bismuth.... } ãã 0,25
Diascordium .... }
Bol, 10 à 20 par j.

℞ S.-nit. de bismuth......... 0,20
Poud. de columbo............ 0,60
Gomme pulv................. 0,40
Bol. Entérite, 3 par j. (Codex.)

℞ S.-nit. de bismuth......... 0,50
Diascordium............... 0,15
Ext. d'opium.............. 0,01
Mucilage.................. 0,05
Pil., 1 à 10 (H. P.).

℞ Phosphate de chaux........ 10
Mie de pain................ 20
S.-nit. de bismuth.......... 5
Sp. de ratanhia............ 60
Teint. de cannelle.......... 5
Laudanum de Sydenham.... 1
Mixt. antidiarrhéique (Caffe).

℞ S.-nit. de bismuth......... 1
Ext. d'opium.............. 0,01
Dose, chaque 2 ou 3 h. (De-
lioux).

℞ S.-carbonate de fer........ 0,10
Yeux d'écrevisse........... 2
S.-nit. de bismuth......... 3
Sucre blanc............... 3
Laudanum de Syd........ I gtt.
Dose, chaque 2 ou 3 h. (Trous-
seau).

℞ S.-nit. de bismuth......... 0,50
Rhubarbe pulv............ 0,15
Simarouba pulv........... 0,20
Dose, 2 à 3 par j.

℞ Craie préparée............ 1
S.-n. de bismuth........... 1
Opium pulv............... 0,02
Dose, 1 h. avant le repas.

℞ S.-nit. de bismuth......... 0,20
Qquina jaune pulv......... 0,10
Charbon végétal........... 0,20
Dose, 2 à 4 par j. (Rayer).

℞ Sp. de coings............. 100
S.-nit. de bismuth......... 2
Par cuill. à café pour enfant.
Une à chaque tétée (Parrot).

℞ Sp. de grande consoude..... 50
Eau de chaux............. 50
S.-nit. de bismuth......... 4
Idem.

℞ S.-phosphate de chaux...... 10
Mie de pain............... 20
S.-n. de bismuth........... 5
Sp. de ratanhia........... 60
Alc. de cannelle........... 5
Laudanum de Syd......... 1
Mixt. en 3 à 4 fois (Caffe).

℞ S.-nit. de bismuth......... 10
Laudanum de Syd......... X
Hyd. de menthe........... X
Inf. de bistorte........... 70
Sp. de ratanhia........... 30
Pot. en 3 f. (Duj.-B.).

℞ S.-n. de bismuth.......... 1
Gom. adrag............... 1
Hyd. de laitue............ 120
Sp. simple................ 30
Pot.

℞ S.-nit. de bismuth......... 20
Eau gommeuse 1/20........ 60
Lav. (Monneret).

Salicylate de Bismuth.

Même préparation.

V. Ind. XXX, *Méd. antiseptique.*

Cachou.
V. Ind. XII, *Méd. astringente.*

℞ Teint. de cachou............ 35
Laudanum de Rousseau..... 4
Eau d. de cannelle........ 120
Sp. simple................ 25

Pot. antidysent. (Gallois).

℞ Hyd. de menthe............ 60
Hyd. de mélisse........... 60
Sp. d'opium............... 30
Alc. de cachou............ 10
Ether sulf................ 4

Pot. Cholérine.

℞ Blanc d'œuf............... 30
Sp. de Tolu............... 30
Amidon.................... 10
Cachou.................... 5

Looch antidiarrhéique.
(Regnault.)

℞ Cachou pulv.............. 20
Cannelle pulv............. 5
Kino pulv................. 15
Opium brut................ 1
Sp. de roses rouges........ 135

Elect. japonais, 4 à 16 gr.

℞ Sp. de coings............. 30
Alc. de cachou............ 10
Eau....................... 90
Alc. de cannelle.......... XX
Ac. sulfurique alcool....... XX
Laudanum de Rousseau.... X

Pot. choléra (Dorvault).

Calomel.
V. Ind. XVII, *Méd. purgative.*

℞ Calomel.................. 0 02
Ext. d'opium............. 0,01

Pil. antidiarrhéiques (Trous-seau).

℞ Ipéca.................... 0,10
Calomel................... 0,01
Ext. d'opium.............. 0,02

Pil. antidysentériques (Bou-din).

℞ Calomel.................. 0,02
Ext. de noix vomique...... 0,01
Ext. de rhubarbe.......... 0,06
Poud. de rhubarbe........ q. s.

Pil. Entérite (Ewald).

Chaux (Eau de).
V. Ind. VII, *Méd. tempérante,*
15 à 60 gr.

℞ Eau de chaux........ 100
Teint. d'opium....... XV à XX

Pot. antidiarrhéique.

℞ Acétate d'ammoniaque...... 2
Eau de chaux.............. 30
Eau dist.................. 50
Sp. de coings............. 30

Pot. Choléra inf. (Parrot).

℞ Carbonate de chaux........ 30
Phosphate de chaux........ 30
Ext. sec de ratanhia........ 10
Poud. cannelle...... 10
Poud. opium............... 1

Div. en doses de 1 gr., 1 a 10

℞ Eau de chaux........ 100 à 200
Laudanum .... X à XX

Lav. (Duj.-B.).

℞ Eau de chaux............. 200
Décoct. de riz............ 300
Laudanum de Syd.......... 1

Lav. (Trousseau).

Chaux (Phosphates de).
Phosphates neutre et ba-sique.

V. Ind. VIII, *Méd. eupeptique.*
— VII, *Méd. modératrice.*

℞ Phosphate tricalcique...... 10
Mie de pain............... 20
Gomme pulv............. 10
Sucre.................. 60
E. de fl. d'oranger........ 10
Eau dist. q. s. p. f........ 1000

Décoct. bl. de Sydenham.
Dose *ad libitum.*

Chaux (Sucrate de).
Saccharate, 15 à 60 gr.

℞ Sucre................ 50 ·   2
Chaux éteinte........ 30 — 10
Eau................ 150 — 20

Sol. sucrate de chaux, 1 à 3 gr.

———

℞ Chaux délitée............ 10
Sucre blanc.............. 20
Glycérine................ 20
Eau dist................ 100

Liniment ou glycéré.

———

℞ Glycéré de saccharate de
chaux.................. 20
Huile d'olive............ 40

Liniment.

Chlorodyne.
Prép. complexe, usitée en Angleterre (Collis Brown).
Trois formules (Dorvault).

℞ Chloroforme.... 100   113,36
Ether.......... 25   28,34
Alcool........ 100   113,36
Thériaque...... 100 mélasse 113,36
Ext. de réglisse. 62   70
Chlorhydrat. de
morphine.... 0,45   0,51
Sp. simple..... 449   418,70
Ac. cyanhydri-
que à 1/10.... 30   5,60
Ess. de menthe. XVI   XVI

———

℞ Chlorhyd. de morphine... 0,60
Teint. de chanvre indien.. 3

Chloroforme............. 13,50
Ess. de menthe.......... 0,25
Teint. de capsicum....... 0,25
Ac. cyanhydrique au 1/10.. 1,30
Alcool.................. 30
Glycérine............... 50

Cire.
Charpente des gâteaux de miel des abeilles. Employée surtout pour usage ext.
Prép.

℞ Gomme arab.............. 12
Cire jaune................ 12
Eau..................... 125
Sp...................... 90

Émuls. par cuill. (Soubeiran).

Coings.
V. Ind. IV, *Méd. tempérante.*

℞ Semences de coings......... 1
Eau dist. tiède............. 10

Mucilage.

———

℞ Mucilage de sem. de coings
desséché................. 1
Eau dist.................. 100

Idem.

———

Conserve de coings.

Coing du Bengale.
Bael, fruit analogue.
Mêmes propriétés.

Columbo.
V. Ind. VIII, *Méd. eupepti-que.*

℞ Ext. de columbo.......... 1 à 2
Décoct. de jalap.......... 100
Sp. de fenouil............ 30

Cuill. à café (Wendt).
Diarrhée chr. des enfants.

———

℞ Columbo pulv.............. 4
Laudanum de Sydenham.... 1

Sp. de coings 30
Eau 150

Pot. par cuill. (Gallois).

℞ Racine de columbo 4
Racine de rhubarbe........ 1
Eau bouillante 200

Inf. 12 h. Prendre à jeun.
Apozème antidysentérique.
(Delioux.)

Coto.

V. Ind. VIII, *Méd. eupeptique.*

Cotoïne. *Idem.*

Principe actif du coto.

℞ Cotoïne................... 1
Ether acétique............. 4
Vaseline liq. méd.......... 5

Sol. inject. hypod.

Corne de cerf.

On l'emploie râpée, calcinée
ou transformée en gelée par
décoct. (250 p. 2000).

C'est du *phosphate de chaux*
par lequel on la remplace souvent (V. ce mot).

Décoct. blanche de Sydenham.
V. p. 241.

℞ Corne e cerf calc......... 4
Farine d'orge............. 2
Ext. d'opium............. 0,15
Eau...................... 90
Sp. d'éc. de citron........ 16

Émuls. de van Swieten.

℞ Gelée de corne de cerf....... 260
Amandes douces............ 30
Sucre..................... 15
Eau de fl. d'oranger 4
Alcoolature de citron....... XII

Gelée et émuls. (Guibourt).
Dose *ad lib.*

Craie.

Carbonate de chaux, craie
préparée.

Ins. dans l'eau et l'alcool.

Absorbant antiacide. Os de
sèche, coquilles d'œufs, coquilles
d'huîtres, yeux d'écrevisses.

V. Ind. VII, *Méd. modératrice.*

Prép. — 1 à 10 gr.

℞ Carbonate de chaux......... 7
Gomme arab. pulv.......... 7
Sp. simple................. 20
Eau dist. de cannelle 280

1 cuill. de 2 en 2 h. (Ph. Britt).

℞ Carbonate de chaux lavé. 10
Eau dist. de cannelle.... 60
Sp. simple............... 40
Laudanum de Syd....... V à X

Par cuill.

Cuivre (Sulfate de).

V. Ind. XII, *Méd. astringente.*

℞ Sulfate de cuivre......... 0,015
Opium.................... 0,005
Sucre en poudre.......... q. s.

Dose diarrhée, 3 (Esenman).

Cynorrhodon.

Fruit de l'églantier (*Rosa ca-
nina*). V. *Rosier sauvage.* Ind.
XII, *Méd. astringente.*
Astringent.

℞ S.-nit. de bismuth........ 10
Teint. d'opium........... 1
Poud. de cannelle......... 2
Conserve de roses......... q. s.

Élect. antidiarrhéique.

♃ Roses rouges sèches........   10
   Eau bouillante.............   80
   Mellite simple.............   60

Mellite astring., 20 à 50 (H.M.).

Ergot, Ergotine.
V. Ind. XII, *Méd. astringente.*

♃ Sulfate de fer..............   8
   S.-carbonate de fer.........   12
   Qquina rouge pulv..........   4
   Cannelle pulv..............   4
   Ergotine...................   4

1 à 2 pincées avant le repas.
                    (Guipon.)

Erigeron canadense.
Feuilles et sommités d'une composée antidiarrhéique et astringente.

Prép. — Poud., 0,05 à 0,10 par h.

Inf., 1,50/100.

Fer.
V. Ind. XII, *Méd. astringente.*

Flacourtia cataphracta
(Feuilles de).
Diarrhées avec débilité.
Teint., 1 à 2 gr.

Gomme.
V. Ind. XXII, *Méd. émolliente.*

Hedysarum gangeticum.
Racine d'une légumineuse.
Antidysentérique.
Poud. de racine, 5 à 10 gr., en décoct.

Guarana ou Paullinia.
V. Ind. IV, *Méd. analgésique.*

♃ Guarana pulv............   1
   Sucre vanillé.............   9
   Gomme adrag.............   q. s.

Past. de 0,1, 5 à 50.

Iode.
V. Ind. XIX, *Méd. altérante.*

♃ Iodure de potassium......   1
   Iode....................   0,60
   Eau dist................   60

Lav., Dysenterie (Palm).

___

♃ Teint. d'iode..........   10 à 30
   Iodure de potassium.....   1 à 2
   Eau....................   250

Lav., Dysenterie (Delioux).

Ipéca.
V. Ind. XVII, *Méd. émétique.*

♃ Ipéca gris concassé.......   2 à 5
   F. bouillir 1/4 d'h. dans
     eau...................   150
   Passez, ajoutez sp. citrique.   50

Par cuill. de 10 en 10 minutes.
Antidiarrhéique (Duj.-B. et Yvon).

___

♃ Ipéca......................   8
   Eau......................   400
   Réduire à 200. Ajoutez :
   Sp. de gomme.............   60

Apozème (Spielmann).
En 3 fois à 3 h. d'intervalle.

___

♃ Vin d'ipéca...............   10
   Sp. de Tolu..............   15
   Mucilage de coings........   25

Cuill. à café chaque heure.
                    (Cheyne.)

___

♃ Ipéca pulv...............   0,066
   Calomel   0,033
   Ext. d'opium............   0,069
   Sp. de nerprun..........   q. s.

Pil., 6 de 2 en 2 h., dysenterie.
                    (Segond.)

___

♃ Ipéca....................   0,4
   Calomel.................   0,2
   Ext. d'opium............   0,05
   Sp.....................   q. s.

Idem. (H. M.)

___

℞ Ipéca 0,1
  Calomel 0,1
  Ext. d'opium 0,02

Pil., idem (Boudin).

℞ Ipéca concassé .... 5 à 10
  Eau d'amidon 250
  Réduire à 200, ajoutez lau-
    danum de Sydentram .. X

Pour lavement (Bourdon).

Magnésie.
  V. Ind. VII, *Absorbants*.

Magnésie (Silicate de).
  Écume de mer, etc. Q. V.

Noix vomique.
  V. Ind. V, *Méd. excito-mo-trice*.

℞ Teint. noix vomique 8
  Teint. rhubarbe 15
  Laudanum Syd 2

Gouttes, X à XXX (Ewald).

Noyer (Brou de noix).
  V. Ind. XII, *Méd. astrin-gente*.
    Tisane, 3/100.
    Sp., 30 à 60.

Opium.
  V. Ind. I. *Méd. hypnotique*.
  Prép. — Laudanum de Sy-denham, X à XXX gtt.
    Laudanum de Rousseau, V à XV gtt.
    Élixir parégorique, XX gtt. a 4 gr.
    Gouttes noires anglaises. III à V gtt.

℞ Teint. d'opium .... ⎫
  Teint. d'aconit .... ⎬ ãã
  Teint. d'aloés .... ⎭

X à XXX gtt., anticholérique.
      (Monod.)

℞ Ext. d'opium .... 0,05 à 0,15
  Ext. de ratanhia 5
  S.-nit. de bismuth . 10
  S. de consoude 100

Mixture antidiarrhéique.
Par cuill. dans du thé (Duj.-B. et Yvon).

℞ Carbonate de chaux 20
  Eau dist. de cannelle ... 40
  Sp. de gomme 60
  Elixir parégorique ...... 10 à 20

Mixture par cuill.

Pil. d'ext. thébaïque, 0,05.

℞ Ext. thébaïque 0.01
  Tannin 0,10
  Ext. de ratanhia 9,10

1 pil. de 2 en 2 h.

℞ S.-nit. de bismuth 4
  Carbonate de chaux 4
  Teint. de cannelle 10
  Ext. d'opium .... 0,5 à 0,10
  Sp. de ratanhia 40
  Eau 120

Pot. antidiarrhéique (Duj.-B. et Yvon).

℞ Hyd. de laitue 60
  —   menthe 30
  —   mélisse 30
  —   fl. d'oranger 15
  —   de laurier-cerise ... 8
  Sp. de morphine 30
  Sp. d'éther 15

Pot., Diarrhée (Rollet).

℞ Ethérolé de valériane....... 8
      —   de noix vomique... 4
    Liq. d'Hoffmann........... 8
    Alc. d'arnica.............. 4
    Ess. de menthe 2
    Alc. d'opium.............. 6

Mixt., XV à XXX gtt. par 1/2 h.
Choléra (Strogonoff).

℞ Sous-nit. de bismuth....... 1
    Poud. de cannelle......... 0,20
    Poud. d'opium............. 0,02

Dose de 2 en 2 heures.

℞ Alun.................... 0,05
    Opium pulv.............. 0,01
    Sucre................... 1

Dose de 3 en 3 h. (Dorvault).

℞ Eau albumineuse....... 1000
    Teint. d'opium......... X à XX

Tisane.

Élect. Diascordium, 2 à 10 gr. (Codex).
    Élect. Thériaque (idem).

Lavements laudanisés divers.

℞ Eau.................... 150
    Amidon................. 2
    Eau-de-vie.............. 20
    Laudanum.............. X
                 (Ferrand.)

Morphine.
    V. Ind. I.

Codéine.
    V. idem.

Phénique (Acide).
    V. Ind. XXVII, *Méd. antiseptique.*

℞ Ac. phénique............. 0,005
    Tannin................. 0,05

    Opium................... 0,005
    Poud. guimauve.......... 0,05
    Ext. de chiendent........ q. s.

Pil., 2 à 6, d'après Wadenberg.

Plomb.
    V. Ind. XII, *Méd. astringente.*

℞ Eau.................... 500
    S.-acétate de plomb....... X à C

Lavement (Barthez).

℞ Eau.................... 150
    Glycérine.............. 15
    S.-acétate de plomb..... 1 à 2

Lav. (Ferrand).

℞ Ext. de thébaïque.......... 0,02
    Carbonate de plomb........ 0,05

Pil., 2 à 4 (idem).

℞ Acétate de plomb.......... 0,05
    Ext. thébaïque............ 0,02

Pil., 1 à 4. Diarrhée tub. (idem).

Quinquina.
    Tous les électuaires de quinquina.

℞ Qquina jaune concassé..... 100
    Écorce d'or. amères....... 54
    Racine de serpentaire..... 27
    Safran incisé.............. 6
    Cochenille pulv........... 8
    Alcool à 50°.............. 1000

Par macérat. et déplacemen
Dose, 10 à 50 gr.
Élixir de Huxham. Teint. antiseptique.

℞ Vin d'Espagne....... 2000
    Qquina jaune pulv.... } āā   100
    Café torréfié pulv..... }
    Lactate de fer....... 1

10 à 50 gr. avant le repas.
Vin de Berghem (Dannecy).

℞ Conserve de roses......... 10
Qquina calisaya pulv...... 5
S.-phosphate de chaux..... 5
Ec. d'orange pulv......... 2
Sp. de cachou............. q. s.

Élect., 4 à 20 (Jeannel).

Ratanhia.
V. Ind. XII, *Méd. astringente.*

℞ Ether sulf................ 4
Ext. de ratanhia........... 4
Sp. d'opium............... 30
Hyd. de menthe........... 60
Hyd. de mélisse........... 60

Pot. antidiarrhéique (Delioux).

℞ Ext. de ratanhia........... 5
Eau commune 100
Sp. de coings............. 50

Pot., idem (Codex).

℞ Sp. de ratanhia........... 40
Alc. de cachou........... 15
Carbonate de chaux........ 5
Laudanum de Syd......... XXV
Hyd. de menthe.......... 150

Pot. (Gobert).

℞ Ext. d'opium............. 0,01
Poud. ipéca.............. 0,02
Ext. de ratanhia.......... 0,04
Cachou.................. 0,02

Pil. de 2 en 2 h.

℞ Rac. de ratanhia........... 25
Eau (décoct.).............. 250
Laudanum................ V

Lavement.

Rhubarbe.
V. Ind. VIII, *Méd. eupept.*

℞ Rhubarbe concassée........ 3
Eau bouill. (Inf.).......... 150
Bicarb. de soude........... 5

Ess. de menthe............ V
Sp. d'éc. d'or. amères 25

Pot. Entérite cat. (Ewald).
Cuill. de 2 en 2 h.

℞ Teint. de rhubarbe........ 10
Sulfate de magnésie........ 6
Hydrolat d'anis............ 45
Sp. de gomme............. 15

Pot. Diarrhée des enfants (Archambault).

℞ Rac. de rhubarbe concassée. 4
Crème de tartre........... 30
Orge 60
Eau (décoct.)............. 2500
Réduire à................ 2000

Tisane. Dysenterie, par verres.
(Zimmermann.)

Ricin.
V. Ind. XVII, *Méd. purg.*

℞ Huile de ricin........... }
Sp. de gomme........... } P. E.

Diarrhée des enf. (Blache).
Petite cuill. le matin.

℞ Huile d'amandes........... 15
— de ricin............. 15
Sp. de morphine.......... 30
Gom. arab............... 10
Eau de tilleul............ 80
Eau de fl. d'oranger....... 5

Pot. Dysent. (Mabit).

Riz.
V. Ind. X, *Méd. émolliente.*

℞ Riz mondé............... 15
Ec. d'oranges amères 2
Sp. simple............... 50
Eau.................... 1000
Avec ou sans gomme...... 10

Décoct. (H. M.).

Simarouba.
V. Ind. VIII, *Méd. eupep.*

℣ Ec. de simarouba...... 4 à 8
Eau (Décoct.).......... 400
Réd. de moitié, ajoutez
  laudanum de Syd.... 0,35
En 2 fois (Lemarchand).

Salicylés.
V. Ind. XXIII, *Méd. antipy-*
rétique.
Ind. XXIV, *Méd. antiarthr.*

Salicylate de bismusth.
V. Ind. XXIII.

Salicylate de fer.
℣ Salicylate de fer.......... 1,30
Salicylate de soude....... 1,30
Glycérine............... 12
Eau..................... 90
Diarrhée des enf., 2 à 4 gr. de
2 en 2 h. (Brothwaite).

Talc.
Silicate de magnésie naturel.
Toute dose.

Tannin.
V. Ind. XII, *Méd. astring.*

℣ Tannin.................... 0,05
Poud. d'opium............ 0,02
Poud. de sucre........... 0,50
Dose, de 2 en 2 h. (Opolzer).

———

℣ Ecorce de chêne.......... 3
Scille en poudre.......... 2
Vanille................... 0,05
Amidon................... 2
Poud. de Fave, 2 à 5 gr., dy-
senterie.

———

℣ Tannin.................... 1
Eau..................... 100
Sp. d'éc. d'oranges........ 30
Pot.

Tormentille.
V. Ind. XII, *Méd. astring.*

Zinc.
Oxyde et sulfate. V. Idem.

H. — MÉDICATION ANTIÉMÉTIQUE OU ÉMOSTASIQUE.

La plupart des antidiarrhéiques sont aussi des émostasiques
(Fonssagrives).

Sédatifs généraux du système nerveux, hypnotiques et narcotiques (Ind. I), antispasmodiques (Ind. III) et névrosthéniques
(Ind. II), opium, éther, alcool, ac. carbonique, nitrite d'amyle,
essences diverses et amers aromatiques (Ind. VIII).

Le *régime de la médication émostasique* comprend les boissons glacées ou très chaudes, peu abondantes, une alimentation
très divisée et presque continue (Brown-Séquard), le régime
sec, l'immobilité, la position déclive de la tête, une fraîche température du milieu ambiant.

Agents de la méd. émostasique.

Alcooliques.   Belladone.
Antipyrine.   Cajeput.

Carbonique (Ac.).
Carbonates divers.
Chloral.
Chloroforme.
Ciguë.
Columbo.
Créosote.
Éther.
Iodiques.
Laurier-cerise.
Magnésie.
Nitrite d'amyle.
Noix vomique.
Opium.
Oxalate de cerium.
Paraldéhyde.

Alcooliques.

V. Ind. II, *Méd. névrosthénique.*

Grog froid ou très chaud.

Antipyrine.

V. Ind. IV, *Méd. analgés.*
Ind, XXIII, *Méd. antipyrétique.*

Belladone.

V. Ind. I, *Méd. narcotique.*

℞ Ext. de belladone........ 0,20
Eau de laitue............ 180
Sp. de gr. consoude...... 45
Sp. de pavots........... 45

Mixt. antiémét.

Cajeput.

V. Ind. II, *Méd. névrosthénique.*

———

℞ Essence de cajeput....... V à X
Sucre.................... 2
Hyd. de mélisse......... 100
Sp. de tolu............. 30

Pot. antiémétique (Fonssagrives).

Carbonique (Acide).

Pot. de Rivière. V. p. 38 et 40.
V. Ind. II, *Méd. névrosthénique.*

Carbonates.

V. Ind. VII, *Méd. modératrice.*

℞ Carbonate de soude. 0,60 à 1
Acétate de morphine. 0,05
Eau de laitue....... 90
Eau de laurier-cerise 3
Sp. de limons....... 15

Mixt. antiémét. (Récamier).

———

℞ Carbonate de chaux...... 2
Sp. de limont............ 30
Liq. d'Hoffmann......... 0,50
Laudanum de Syden..... 0,60
Eau de menthe......... 30
Eau de mélisse.......... 100

Pot. antiémét. (Dehaen).

Chloral.

V. Ind. I, *Méd. hypnotique.*

Chloroforme.

Idem.

℞ Eau chloroformée........ }
Eau de menthe.......... } ãã

Par cuill. à café (Ferrand).

Ciguë.

V. Ind. IV, *Méd. analgésique.*

Columbo.

V. Ind. VIII, *Méd. eupeptique.*

℞ Columbo................. 4
Eau bouillante............. 500
Sp. d'éc. d'or. am......... 50

Tisane.

Créosote.
V. Ind. XXV, *Méd. scrofulo-tuberculeuse* et Ind. XXVII, *Méd. antiseptique.*

℞ Créosote IV
   Poud. de ciguë............ 0,30
   Sp........................ q. s.
Pour 12 pil., antiémétiques.
           (Pitschaff.)

———

Pot. de Pécholier. V. Ind. XVII.

Éther.
V. Ind. III, *Méd. antispasmodique.*

Iodiques.
V. Ind. XIX, *Méd. altérante.*
Teint. d'iode par gtt.
Iodure de potassium.

———

℞ Eau..................... 120
   Iodure de potassium...... 0,50
   Teint. d'iode............ XX
   Sp....................... 30
Pot. antiémétique (Becquerel).

Laurier-cerise.
V. Ind. I, *Méd. narcotique* et *cyanique.*

Magnésie.
V. Ind. VIII. *Méd. eupept.*

℞ Magnésie calcinée......... 0,50
   Sucre.................... 1
Dose, 3 à 6.

Nitrite d'amyle.
V. Ind. I, *Méd. narcotique.*

Noix vomique.
V. Ind. V, *Méd. excitante.*
  —   VIII, *Med. eupeptique.*

℞ Hyd. de laurier-cerise........ 40
   Alc. de noix vomique........ 1
1 à 10 gr. (Kroyher). V. p. 27.

Opium.
Vin d'opium.
V. ind. I, *Méd. hypnotique.*

Oxalate de cerium.
V. Ind. VIII, *Méd. eupept.*
Pil. de 0,05, 1 à 2.

Paraldéhyde.
V. Ind. 1, *Méd. hypnotique.*
Prép.

℞ Sp. simple............ 30
   Paraldéhyde........ XXX à XL
Par cuill. de 1/2 h. en 1/2 h.

———

XVIIᵉ INDICATION

INDICATION DIACRITIQUE ET ÉLIMINATRICE

Elle se caractérise par la production d'un flux sécrétoire.

Là encore la médication varie suivant le flux particulier qu'il y a lieu de provoquer, de sorte que l'on a dû faire autant de médications spéciales qu'il y a de ces flux, autant du moins qu'il y en a d'importants.

Ainsi le flux sudoral donne la méd. diaphorétique, le flux urinaire la méd. diurétique ; les méd. sialagogue, émétique, purgative, choolagogue ressortissent aux sécrétions du tube digestif et de ses annexes, etc.

A. — MÉDICATION DIAPHORÉTIQUE.

Celle qui a pour effet la production de la sueur, dite aussi *diapnogène* ou *sudorifique*.

Beaucoup de ses agents sont empruntés à la médication excitante (Ind. II). La méd. contro-stimulante (Ind. IV) et la méd. antispasmodique (Ind. III) sont aussi particulièrement diapnogènes. Nombre de substances végétales ont cette même propriété, ainsi que certaines pratiques hydrothérapiques.

Régime diaphorétique. — Consiste surtout dans l'usage des boissons chaudes, dans un milieu de température élevée. Les vêtements ou couvertures aident au résultat.

Agents de la méd. sudorifique.

Aconit.
Aconitine.
Alcool.
Ammoniaque.
   Acétate.
   Carbonate.
Antimoniaux.
Asclepias tuberosa.
Asclépidine.
Atherosperma.
Aunée.
Aya-pana.
Bardane.
Bourrache.
Buglosse.
Buis.
Café.
Calabar (Fève de).
Carnauba.
Chaleur.
Chèvrefeuille.
Condurango.
Cynoglosse.
Daphne mezereum.
Digitale.
Douce-amère.
Eau.
Émétique.

Espèces sudorifiques.
Fumeterre.
Gaïac.
Garou.
Genévrier.
Guaco.
Hydrocotyle.
Hydrothérapie.
Ipéca.
Jaborandi.
Pilocarpine.
Kermès.
Lobélie.
Œillet.
Opiacés.
Oranger.
Orme pyramidal.
Patience.
Pensée sauvage.
Pissenlit.
Salsepareille.
Saponaire.
Sassafras.
Scabieuse.
Soufre.
Sulfhydrique (Ac.)
   Sulfureux (Ac.).
Squine.

Sureau.
Tatuya.
Thé.

Tragia volubilis.
Vin chaud.

Aconit, Aconitine.
V. Ind. I, *Med. narcotique.*

Alcool.
V. Ind. II, *Méd. névrosthénique.*

℞ Thé...................... 10
Eau bouillante.............. 250
Rhum ou cognac............. 150
Sp. simple................. 150
Citron coupé............... n° 1
Pour punch (Bouchardat).
Par tasses à café.

Ammoniacaux.
V. Ind. II, *Méd. névrosthénique.*

℞ Ammoniaque.......... X à XX
Sp. de fl. d'oranger... 50
Inf. de bourrache...... 950
Tisane diaphorét. (Dujard.-B. et Yvon).

Acétate d'ammoniaque.
V. *idem.*

℞ Acétate d'ammoniaque... 10 à 15
Sp. de punch........... 30
Eau de tilleul.......... 150
toP. diaphorétique. Par cuill.
(Duj.-B. et Yvon.)

Acétate d'ammoniaq. liq.   15
Hydrolat de cannelle..... ⎫
   —   de menthe...... ⎬ āā 30
Sp. simple .... ⎭
Idem (Bouch.).

℞ Acétate d'ammoniaque...   8
Hydrolat de mélisse.....   60
Sp. d'éther............. ⎫
Sp. de fl. d'oranger..... ⎬ āā 20
dem (Trousseau).

℞ F. de digitale..............   2
Ec. de cascarille............   5
Eau bouillante..............   150
Esprit de mindererus.......   20
Sp.........................   20
Pot. excitante (Harless).

Carbonate d'ammoniaque.
V. *idem*, Ind. II.

℞ S.-carbonate d'ammoniaque..   10
Sp. sudorifique............   150
Sp. diaphorét. (Cazenave).

____

℞ Carbonate d'ammoniaque.. 2 à 5
Rhum   20
Eau.....................   100
Sp. simple..............   20
Pot. diaphorét. (Bouch.).

Antimoniaux.
V. Ind. IV, *Méd. contro-stimulante.*

℞ Émétique...............   0,05
Ext. d'opium............   0,05
Gomme adrag............   1
Hy. de fl. d'oranger   10
Eau.....................   200
Pot., cuill. de 1/2 h. en 1/2 h.
(Peysson.)

____

℞ Oxyde blanc d'antimoine...   0,50
Sp. de digitale...........   10
Julep gommeux...........   60
Par cuill., Pot. expect. (Roger)

____

Poud. de James, 0,50 à 5.
V. Ind. IV, p. 97.

____

℞ Racine de salsepareille.....   10
Colle de poisson............   60

Sulfure d'antimoine nat.... 80
Eau 2000
Tisane de Feltz au sulfure d'antimoine, 1 à 4 verres.

℞ Sulfure d'antimoine........ 0,07
Ext. de douce-amère....... 0,14
Pil., 1 à 2 par jour (Kunckel).

Asclepias tuberosa.
Sudorifique et antiphlogistique.

Asclépidine.
Tiré du précédent. Alcaloïdine fort analogue à l'émétine.

Atherosperma moschata.
Sassafras australien.
Écorce diaphorétique et diurétique, utile dans les affect. pulmonaires.
Teint., XXX à LX gtt.

Aunée.
Racine d'une composée (*Inula helenium*). Grande plante vivace de l'Europe centrale. Contient l'*hélénine* ou camphre d'aulnée, une essence, une résine, et un corps qui se rapproche de l'amidon, l'*inuline*.
Elle est stimulante diaphorétique.
Prép. — Poud., 2 à 10 gr.
Ext., 0,50 à 4 gr.
Conserve, 4 à 16 gr.
Teint., 5 à 20.
Vin, 30 à 125.
Décoct., 5 p. 100 (lotions).

℞ Ext. d'aunée.............. 0,20
Poud. de scille............ 0,02
Pil. 2 à 4.

Aya-Pana.
Feuilles et sommités d une eupatoriée sudorifique.
Prép.

℞ F. d'aya-pana............... 30
Semences d'anis............. 4
Eau bouillante............. 800
Tisane sudorif. (Cameras).
2 à 3 tasses.

Bardane.
La racine d'une composée (*arcticum Lappa* ou *Lappa major*) (dogue, gloutron, herbe aux teigneux, etc.), renferme beaucoup d'inuline et de sels de potasse, avec une matière oléagineuse.
C'est un sudorifique qui est aussi diurétique et dépuratif.
Prép. — Poud., 5 à 10.
Ext., 1 à 5.

℞ Bardane .... } ãã 20
Patience .... }
Inf. dans eau............ 1000
Sp. de sucre............ 100
Acétate d'ammoniaque.... 20
Tisane sudorif. (Trait. de la Charité).

℞ Racine de bardane....... }
— de patience....... }
— de saponaire'..... } ãã 4
Ec. d'orme pyramidal.... }
Tige de douce-amère.... }
Eau 1000
Sp. de fumeterre........ 100
Tis. antiherpét. (Duj.-B. et Yvon).

Bourrache.
Feuilles et fleurs de la *Borrago officinalis*, herbe annuelle

indigène. Contient beaucoup de mucilage et de sels.

Sudorifique, diurétique et dépuratif.

Prép. — Inf., 5 à 10 p. 1000.

Hydrolat, 50 à 125.

Suc, 50 à 100.

Ext., 1 à 4.

Sp., 10 à 50.

Buglosse.

Fleurs souvent mêlées à celles de la bourrache et ayant les mêmes propriétés.

Buis.

Buxus sempervirens. Euphorbiacée sudorifique et purgative.

La *buxine* est succédanée de la quinine.

Décoct., 5 p. 100.

Café.

Ind. II, *Méd. stimulante.*

Calabar (Fève de).

Ind. IV, *Méd. akinésique.*

Carnauba.

Racines altérantes plus actives que la salsepareille (?).

Décoct., 30/500 = 30 gr.

Chaleur.

Étuves diverses. V. *Form. hydrothérapique.*

Chèvrefeuille.

Fl. du *Lonicera caprifolium.* Sudorifique, antispasmodique et béchique (Fonssagrives).

Prép. Inf. 4/1000.

Condurango.

Asclépiadée de la Nouvelle-Grenade (*Gonolobus condurango*), regardée comme iocratique (contre la morsure des serpents). Écorce et bois.

Prép. Poud., 1 à 4 gr.

Ext., 1 à 2.

Cynoglosse.

Borraginée herbacée, aujourd'hui inusitée.

Entre dans les pil. opiacées de ce nom.

Daphne mezereum.

V. Ind. XXIX, *Méd. antisyphilitique.*

℞ Gaïac râpé	30
Sassafras	10
Eau (Décoct.)	1500
Réd. à	1000
Daphne mezereum	2

Tisane sudorif., par verres (Biett).

Digitale.

V. Ind. XIII, *Méd. cardiaque.*

Ind. IV, *Méd. contro-stimulante.*

Douce-amère.

V. Ind. I, *Méd. narcotique.*

Eau.

V. Form. H, *hydrothérapique.*

Émétique.

V. Ind. IV, *Méd. contro-stimulante* et *Méd. émétique.*

℞ Émétique	0,005
Sel ammoniac	0,50
Suc de réglisse	1

Poud. sudorif. expectorante.

Espèces sudorifiques.

℞ Bois de gaïac râpé.......
Rac. de salsepareille.....
— de squine ....
— de sassafras .... } P. E.

Bois sudorif. (Codex.)

℞ Rac. de sassafras ....
Fl. sèches de sureau.....
F. sèches de bourrache...
Fl. sèches de coquelicot.. } P. E.

Espèce sud. (Soubeiran).

Fumeterre.

Herbe indigène, papavéracée, renferme des sels et une résine, etc.

Diurétique, amère, dépurative.

Prép. Inf., 10 à 20 p. 1000.

Ext., 2 à 10.

Suc dépuré, 50 à 250.

Sp., 20 à 100.

Gaïac.

Bûches ou copeaux d'un bel arbre des Antilles (bois-de-vie), des rutacées (*Gaiacum officinale*). Renferme surtout une *résine* acide qui s'emploie isolément.

Stimulant diaphorétique et un peu diurétique.

Prép. — Poud., 2 à 10 gr.

Décoct., 50 p. 1000.

Ext., 1 à 5 gr.

Sp., 20 à 60.

℞ Bois de gaïac râpé.......... 25
Follicule de séné........... 5
Semences de fenouil......... 5
Réglisse 10
Eau q. s. p. f.............. 500

Apozème de gaïac.

℞ Résine de gaïac............. 1
Tafia....................... 45

Ratafia des Caraïbes.

Teint. d'Émerigon, 10 à 20 gr.

℞ Bois de gaïac............. 1
Poud. d'ipéca............. 0,05
Ext. d'opium.............. 0,05
Conserve de cynorrhodon ... q. s.

Bol antirhumat. (Duj.-B. et Yvon).

℞ Résine de gaïac 20
Sassafras.................... 15
Baume du Pérou........... 1
Alcool rectifié............. 100

Gouttes des jésuites ou de Wolkner, par cuill. à café, dans un verre d'eau.

℞ Résine de gaïac............. 5
Alcool...................... 10
Ammoniaque liq............. 5

Teint., 1 à 4 gr. (Ewald).

℞ Gaïac............... 6
Sassafras........... 4
Salsepareille........ 2
Bois de Rhodes...... 1
Santal rouge........ }
Santal citrin .... } ãã 0,20
Eau-de-vie.......... 50

Teint. de gaïac comp., 10 à 20 gr. dans tasse de tisane.

℞ Gaïac râpé............... 60
Salsepareille 30
Sassafras.................. 10
Réglisse..... 20
Eau 1000

Tisane sudorif. (Codex).

— et avec séné, 15 gr.

Tisane sudorif. laxative.

℞ Gaïac râpé................ 400
 Eau 1500
Décoct., tisane sudorif. (Aliès).

℞ Eau bouillante........... 1250
 Gaïac râpé................ 15
 Rac. de réglisse.......... 15
 Fl. s. de sureau 5
 Fl. s. de coquelicot....... 5
Tisane diaphorét. (Gimelle).

Garou.
V. Ind. XI, *Méd. irritante.*
Il est aussi diaphorétique et purgatif. Son principe actif est la *daphnine.*
Prép. — Baies, 4 à 10 gr.
F., 2 à 4 gr.
Poud. d'éc., 0,05 à 0,25.
Inf. de poud., 1 à 2 p. 100.

Genévrier.
Arbuste conifère indigène, *Juniperus communis.*
Bois sudorifique, inusité.
V. *Méd. diurétique.*

Guaco.
Eupatoire grimpante du Mexique. *Mikania huaco,* feuilles aromatiques et amères. A eu la réputation d'un iocratique.
Prép. — Inf., 3/100.
Teint., au 1/4 ou au 1/8.

Hydrocotyle.
V. Form. C., *herpétologique.*

Hydrothérapie.
V. Form. H.

Ipéca.
V. Ind. XVII, *Méd. émétique.*

℞ Ipéca................... 0,50
 Fl. de sureau............ 2
 Eau (Inf.)............. 150
 Acétate d'ammoniaque.... 10
Pot. diaphorétique.

℞ Ipéca pulv............... 1
 Opium brut pulv............. 1
 Sucre de lait 8
Dose diaph., 0,5 à 2 (Ph.).

℞ Ipéca................... 1
 Opium.................... 1
 Sulfate de potasse........... 8
Dose id., 0,5 à 2.

Poud. de Dower, V. ci-dessous, *Opiacés.*

Jaborandi.
Les feuilles de cet arbuste du Brésil (*Pilocarpus pennatifolius*), des rutacées, sont un des plus puissants sudorifiques et sialagogues, dont la *pilocarpine* est le principe actif.
Prép. — Inf. théiforme, 2 à 5 gr.
Ext. fluide, 0,60 à 6 gr.
Ext. aqueux, 0,50 à 1,50.
Ext. alcool., 0,25 à 0,75.
Sp., 0,50 pour 15, 2 à 3 cuill.

Pilocarpine.
Alcaloïde liquide, soluble, principe actif du jaborandi.
Prép. — 0,005 à 0,02.

℞ Chlorhyd. de pilocarpine.. 0,02
 Eau dist.................. 50
 Vin d'Espagne........... 50
Pot. antidipht. (Dehio).

℞ Eau dist................. 150
 Nitrate de pilocarpine 0,02
P. lav. (Duj.-Beaumetz).

Sol. de nitrate ou chlorhydrate
de pilocarpine à 1/50 pour inject. hypod.

℞ Pilocarpine................ 0,10
Chloroforme............... 3
Vaseline liq.............. 7
Inject. hypod.

℞ Eau dist................. 20
Nitrate de pilocarpine..... 0,20
Inject. hypod.

Kermès.
V. Ind. IV, *Méd. contro-stimul.*

Lobélie.
V. Ind. VII, *Méd. eupnéique.*

Œillet.
V. Ind. II, *Méd. névrosthé-
rique.*

Opiacés.
V. Ind. I, *Méd. hypnotique.*

℞ Rob de sureau............. 1
Ext. d'opium.............. 0,01
Carbonate d'ammoniaque... 0,20
Bol diaphorét., 1 à 5 (Duj.-B. et
Yvon).

℞ Opium pulv................ 0,06
Ipéca 0,12
Sucre..................... 0,50
Dose diaphorét., 2 à 4 (Richter).

℞ Poud. azotate de potasse...... 4
— sulfate de potasse...... 4
— ipéca 1
Opium sec pulv............. 1
Poud. de Dower, 0,15 à 0,50
(Codex).

℞ Thériaque................ 0,60
Ext. d'opium............. 0,003
Carbonate d'ammoniaque.. 0,30
Bol. diaphorét. (Bouch.).

Oranger (F. d').
V. Ind. II et VIII.

Orme pyramidal.
On emploie l'écorce (*Ulmus
campestris*) de cet arbre indigène, dont le principe actif est
l'*ulmine*, surtout dans les maladies de la peau et comme diurétique.

Prép. — Décoct., 20 p. 1000.
Sp., 20 p. 980, 2 à 6 cuill.

℞ Écorce d'orme pyram....... 30
Eau 1000
Réduire de moitié.
Sp. d'orme pyram......... q. s.
Tisane (Biett).

℞ Ext. d'orme pyram......... 0,20
Poud. d'orme.............. q. s.
Pil.

℞ Arséniate de soude........ 0,002
Ext. d'orme pyramid...... 0,10
Pil. comp. (Duj.-B. et Yvon).

Patience.
Racines d'une polygonée herbacée vivace (*Rumex patientia,
ou acutus, ou obtusifolius*),
renferme une résine, une matière colorante, des sels, etc.
Diurétique, dépurative et légèrement purgative.

Prép. — Inf., 20 à 30 p. 1000.
V. Bardane.

Pensée sauvage.
(*Viola tricolor arvensis*), fl. et

plante. Se rapproche de la violette.

Sudorifique et purg. ; à h. d. elle est éméto-purgative.

Prép. — Inf., 10 p. 1000.

Sp., 30 à 120.

Pissenlit.

Racines et feuilles d'une herbe composée (*Taraxacum dens leonis*) (dent de lion).

Diurétique, fondant et tonique.

Prép. — Ext. aq., 1 à 5 gr.

Salsepareille.

Racines adventices de plusieurs espèces de *Smilax*, de la famille des liliacées.

Les sortes principales sont les suivantes : S. de Honduras ou officinale, S. caraques, S. du Brésil ou du Portugal, S. de la Vera-Cruz et S. rouge.

Elles renferment un peu d'huile essentielle et une substance neutre, *parigline*, *smilacine ou salseparine* glucoside comparable a la saponine.

C'est un léger excitant, sudorifique et dépuratif.

Prép. — Poud., 1 à 10 gr.

Tisane (Inf. et digest.), 50 à 60 p. 1000.

Ext., 1 à 5 gr.

Vin, 15 à 30.

℞ Rac. de salsepareille........ 1
Eau dist.................... q. s.
Sucre...................... 2

Sp., 50 à 120 (Codex).

℞ Salsepareille hachée..... }
Gaïac râpé.............. } āā 20
Eau commune........... 200
Réduisez à 50, passez, ajoutez sucre blanc........ 100

Sp. sudorif. (Ricord).

℞ Salsepareille coupée........ 25
Gaïac râpé................. 25
Décoct. dans eau q. s. p. f... 300
Tartrate de soude 15

Apozème de S. comp.

℞ Gaïac râpé................. 8
Salsepareille 8
Squine 8
Sassafras 8
Fraisier.................... 16

P. un litre, Bochet simple (Pétrequin).

℞ Bochet simple......... 1 verre.
Séné................... 10 gr.
Sel d'Epsom........... 10
Manne................ 50

Bochet purgatif.

℞ Ext. alc. de salsepareille.... 25
Rob de sureau.............. 8
F. de séné................. 16
Fl. de bourrache........... 16
Pétales de roses pâles........ 16
Fr. d'anis................., 16
Sucre..................... 500
Eau bouillante.............. 250

Sp. de salsep. comp. (H. M.).

℞ Ext. alc. de salsepareille... 90
— aq. de réglisse....... 25
— — de bourrache 15
— — de gaïac.......... 18
Vin rouge................. 1750
Ess. de sassafras.......... 4

Vin de salsep. Ess. concentrée (Dorvault).

℞ Rac. de salsepareille 100
  Fl. s. de bourrache......... 6
   — de roses pâles 6
  F. de séné 6
  Anis verts................. 6
  Eau .... q.s.
  Sucre..................... 100
  Miel...................... 100

Par digest. Sp. de Cuisinier.

——

Tisane de Feltz, 1 à 4 verres.
V. p. 252.

Saponaire.

Herbe vivace indigène dont on emploie les feuilles et surtout la racine. Caryophyllée (*Saponaria off.*). Elle renferme un principe amer, une résine et un glucoside (*saponine*), lequel fait mousser l'eau comme les savons d'alcalis, et est un poison dépressif du bulbe et un irritant local.

Elle est sudorifique et dépurative.

Prép. — Décoct. de rac., 20 à 30 p. 1000.

Inf. de f., 10 à 30 p. 1000.

Ext., 1 à 10.

Sp., 20 à 60.

Sassafras.

Racine et écorce de racine d'une laurinée, grand arbre d'Amérique (*Laurus sassafras*). Renferme une huile volatile composée d'une essence et d'un camphre (*safrène et saphrol*).

Sudorifique, carminatif.

Prép. — Poud., 2 à 4 gr.

Inf., 10 à 30 p. 1000.

Essence, II à X gtt.

Sp., 20 à 100 gr.

V. Espèces sudorifiques.

Scabieuse.

Feuille et fl. et rhizome d'une dipsacée (*Scabiosa succisa*) ou mors du diable.

Sudorifique et antiherpétique.

Prép. — Inf. de f., 10 à 20 p. 1000 (inusité).

Décoct. de rac., 20 à 30 p. 1000.

Soufre.

2 variétés : soufre sublimé (fl. de soufre) lavé, et soufre précipité.

A dose légère, excitant diaphorétique, à haute dose, purgatif.

Prép. — Dose diaphorét., 2 à 4 gr.

℞ Huile de noix............... 80
  Soufre sublimé.............. 15

Baume de soufre : usage surtout externe.

——

℞ Soufre..................... 1
  Essence d'anis.............. 4

Baume de soufre anisé, VI à X gtt.

——

℞ Soufre mou.................. 1
  Essence de térébenthine....... 4

Baume de soufre térébenthiné, 0,20 à 1.

——

℞ Soufre sublimé et lavé... 25
  Sel ammoniac.......... } āā 5
  Poud. de réglisse........ }
  Sp. de menthe.......... q. s.

Élect. anticatarrhal-sudorif.

Acide sulfhydrique.
Sulfures.

V. Ind. XVIII, *Méd. balsamique*.

Ind. II, *Méd. stimulante*. Action sudorifique peu intense.

Sp. de monosulfure de sodium à 1/1000 (Codéx).

℞ Soufre sublimé et lavé...... 0,50
 Crème de tartre sol......... 1,50
 Soufre doré d'antimoine.... 0,05
Dose anticat., 1 à 3. Hop. all.

℞ Ext. d'aconit.......... }
 Poud. d'aconit........ } ãã 0,05
 Sulfure de chaux...... }
Pil. de Hesser.

Squine.

Racines d'une asparaginée grimpante (*Smilax china*). A rapprocher de la salsepareille pour sa composition et son action sudorifique surtout.

Prép. — Comme la salsepareille.

Sureau.

V. Ind. III.

A., *Méd. antispasmodique.*
V. Ind. XVII.
Méd. éméto-purgative.
Les fleurs sont excitantes et les fruits surtout sudorifiques.
Prép. — Ext. de fr. (*rob de sureau*), 1 à 10 gr.

Tatuya (Racines de).

Trianosperma ficifolia.
Antisyphilitique, antihydropique.
Prép. — Inf., 0,10 à 0,30.
Teint., V à XV gtt.

Thé.

V. Ind. II, *Méd. névrosth.*

Tragia volubilis (Racines de).

Sudorifique et altérant.
Décoct., 3/50.

Vin chaud.

V. Ind. II, *Méd. stimulante.*

℞ Bordeaux 125
 Alcoolé de cannelle......... 2
 Sp. de sucre.............. 75

B. — MÉDICATION DIURÉTIQUE.

Les agents de la diurèse se divisent en diurétiques dialytiques, qui provoquent la diurèse en modifiant la composition des liquides et en particulier celle du sang, et diurétiques mécaniques, qui provoquent la diurèse en modifiant la tension vasculaire dans la circulation capillaire du rein, et cela surtout en agissant sur les éléments nervo-musculaires de ces glandes. Les premiers sont l'eau, le lait, les boissons alcooliques, les essences, les sels et en particulier les sels neutres. Les autres sont surtout constitués par les diurétiques végétaux.

Beaucoup de ces agents sont encore capables d'autres diacrises que la diurèse, et par contre, un certain nombre de diacritiques purgatifs, jalap, scammonée, coloquinte, gomme-gutte, caïnça sont aussi capables de diurèse. Enfin, quelques-uns sont acides, d'autres alcalins.

Régime diurétique. — Boissons abondantes, froides. Commencer par des doses modérées. Un diurétique parfois sans effet, à haute dose, pourra agir à une dose moindre.

Agents de la médication diurétique.

Acétate de potasse.
    de soude.
Ache.
Ail.
Airelle ponctuée.
Alcalins.
Alcool.
    Vins.
Alkékenge.
Arenaria rubra.
Arrête-bœuf.
Asperge.
Asparagine.
Azotate de potasse.
    de soude.
Benjoin.
Benzoates.
Bicarbonates alcalins.
Borates alcalins.
Buchu.
Café.
Caféine.
Cantharides.
Câprier.
Carbonates alc.
Cerfeuil.
Chiendent.
Chlorates alc.
Chlorures alc.
Citrates alc.
Colchique.
Digitale.
Doradille.
Eau.
Ergot.
Ergotine.
Espèces diurétiques.
Essences.
    Térébenthine.
    Eucalyptus.
    Cubèbe.
    Copahu.

Genièvre.
Éthers.
Ferrocyanure de potassium.
    de sodium.
Fuchsine.
Genêt.
    Spartéine.
Genièvre.
Hemidesmus indicus.
Hydrangea arborescens.
Ipéca.
Lait.
Lycopode.
Maïs.
Muguet.
Oignon.
Panama (Éc.).
Pareira brava.
Pariétaire.
Parisette.
Persil.
Petit houx.
Pichi.
Pin sauvage.
Potasse (Acétate).
Queues de cerises.
Quillaya.
Réglisse.
Sarracénie.
Sceau de Salomon.
Scille.
Sels neutres purg.
Sucre de lait.
Tartrates alc.
Tomate.
Turquette.
Ulmaire.
Urée.
Uva ursi.
    Arbutine.
Yèble.

Acétate de potasse.
Terre foliée de tartre. Très sol. Diurétique fondant.
Incompat. — Acides, sels acides, sels d'argent, de mercure, persels de fer.
Prép. — 1 à 10 gr.

℞ Décoct. de chiendent...... 1000
Acétate de potasse........ 2 à 5
Sp. des cinq racines....... 50
Tisane diurétique.

℞ Inf. des cinq racines 6/100° 900
Mellite scillitique........ 100
Acétate de potasse .... 5 à 20
Idem (Foy).

℞ Acétate de potasse.......... 10
Eau de fenouil.............. 120
Sp. des cinq racines........ 30
Pot. diurét. apéritive (C. Paul).

℞ Acétate de potasse........ 4 à 5
Limonade................ 500
Lim. rhumat. (Nicholson).

Acétate de soude(Analogue).
4 à 20 gr. Peu usité.

Ache.
Ombellifère (*Apium graveolens*) dont les racines, feuilles et graines renferment huile volatile et glucoside. Excitant, diurétique; fait partie des racines apéritives.
Prép. — 15 à 20 p. 1000.

Ail.
V. Ind. II, *Méd. excitante.*

Airelle ponctuée.
V. Ind. XII, *Méd. astringente.*

Alcalins.
V. Ind. VII et VIII.

Alcool.
L'alcool dilué, autrement dit l'*eau-de-vie*, est un diurétique (Rabuteau), par dialyse; aussi est-il bon de le donner à doses fractionnées ou progressives.
V. Ind. I, *Méd. narcotique.*
Ind. II, *Méd. névrosthénique.*
L'*éther nitrique alcoolisé*, 10 à 30 gr. (Ph. Angl.).
V. Ind. III, *Méd. antispasmodique.*
Les vins agissent de même et par leur alcool et par leurs sels; le *vin blanc*, qui renferme plus d'alcool et moins de tannin, est plus diurétique que le rouge.
V. Ind. II, *Méd. névrosthénique.*

Arbutine.
V. *Uva ursi.*

Alkékenge.
Physalis alkekengi. Coqueret. Solanée dont les baies et les feuilles sont diurétiques et fébrifuges:
Prép. — Poud., 5 à 20.
Ext., 4 à 6.
Vin, 15 à 30.
Usage ext. — Inject., 60 à 100/1000.

Arenaria rubra.
Sabline rouge. Caryophyllée d'Afrique.
Toute la plante est usitée. Diurétique et anticatarrhale des voies urinaires.

Prép. — Inf., 30/1000.
Ext. aq., 1 à 2 gr.

℞ Ext. aq. d'arenaria........ 0,20
Poud. réglisse............. q. s.
Pil., 5 à 6 avant le repas (Bertherand).

℞ Ext. aq. d'arenaria.......... 10
Glycérine pure.............. 5
Eau dist.................... 85
Solut., 5 cuill. (Vigier).

℞ Plante avant floraison....... 40
Eau bouillante 250
Réduire à 200, ajoutez
Sucre...................... 400
Sp., 6 à 7 cuill. (Bertherand).

Arrête-bœuf.

Bugrane, arbrisseau des légumineuses.
Inf. de rac., 2/100.

Asperge.

Liliacée de la tribu des asparaginées. Son rhizome (turions) renferme, outre du mucilage et une résine âcre, de l'acétate et du phosphate de potasse, la *mannite* et l'*asparagine*. Ses jeunes pousses (pointes) ont la la même composition.

Diurétique par ses sels (Rabuteau) et probablement aussi par ses principes odorants.
Prép. — Infus., 20/1000.
Sp., 10 à 50 gr.
Sp. de pointes d'asperge (id.).

Asparagine.

Amide (union de l'acide aspartique avec AzH^3).

Sol. dans eau chaude.
Prép. — 0,10 à 0,15.

Azotate de potasse.

Nitrate, sel de nitre, salpêtre.
Sol. Diurétique. Contro-stimulant à h. d.
Prép. — Dose diurétique, 0,50 à 4 gr.
Vin nitré, 2 p. 500.

℞ Décoct. de chiendent..... 1000
Azotate de potasse........ 2 à 5
Sp. de pariétaire.......... 50
Tisane diurétique.

℞ Nitrate da potasse......... 5
Sp. d'orgeat............... 50
Eau 1000
Idem.

℞ Queues de cerises........)
Chiendent.............. } ãã 10
Pariétaire...............)
Eau p. décoct.......... 1000
Azotate de potasse....... 4
Tisane diurétique.

℞ Nitrate de potasse........... 6
Eau de pariétaire........... 50
Ac. acétique... 6
Camphre dissous........... 1
Dans alcool......... 12
Eau diurét. camphréc (Fuller) par cuill.

℞ Émulsion simple........ 1000
Nitre................... 0,50
Ad lib. Eau camphrée... 100
Émulsion diurétique.

℞ Sel de nitre............... 5
Sucre pulv................ 50
Essence de citron.......... V
Pour 1 lit. d'eau.

℞ Sel de nitre................... 4
   Bicarbonate de soude.......... 2
   Sucre vanillé................ 50
P. 1 lit. d'eau.

———

Poud. des voyageurs (Codex)..
1 cuill. à café d. un verre d'eau.
  V. p. 182.

———

℞ Sel de nitre............... 4 à 5
   Oxymel scillitique........ 30
   Décoct. de chiendent...... 150
Pot. diurét., par cuill.

———

℞ Nitrate de potasse........ 0,10
   Poud. de digitale......... 0,05
   Ext. de scille............ 0,025
   Ext. de genièvre.......... q. s.
Pil. diurétiq., 10 à 20.

———

℞ Savon..................... 0,20
   Poud. guimauve............ 0,30
   Nitre 0,02
Pil., 2 à 20 (Codex).

———

℞ Digitale................. 1,50
   Inf. dans eau............ 150
   Nitrate de potasse........ 5
   Sp. de framboises........ 50
Pot. de digit. nitrée (Traube).
Par cuill. de 2 en 2 h.

———

Poud. de Dower. V. *Méd. dia-phorétique, Opiacés*, p. 256.

———

V. Ind. IV, *Méd. contro-stimu-lante. Méd. tempérante.*

Azotate de soude ou nitre
  du Chili. Très soluble.
  Puissant diurétique.
  Prép. — 2 à 10 gr.

℞ Digitale 1
   Inf. dans eau............... 150
   Nitrate de soude............ 5
   Sp. de framboises.......... 25
Par cuill., Pot. diurétique
(Ewald).

———

℞ Nitrate de soude............ 5
   Pot. gom.................... 150
Pot. diurétique.

Benjoin et ac. **benzoïque.**
  V. Ind. XVIII, *Méd. balsa-mique.*
  V. Ind. XXIV, *Méd. antiar-thritique.*

Benzoates alcalins de soude
  et d'ammoniaque.
  0,2 à 2 gr.
  V. Ind. XXIV, *Méd. antiar-thritique.*
  V. Ind. XIX, *Méd. résolutive.*

℞ Benzoate de soude........ 0,05
   Silicate de soude......... 0,025
   Ext. alc. de colchique..... 0,015
   Ext. d'aconit.............. 0,03
   Savon méd................. 0,05
Pil. dialytiq., 1 à 4 (Bonjean).

———

℞ Benzoate de soude.......... 3
   Silicate de soude.......... 5
   Sp. de gomme............... 100
Sp. dialytiq., 1 à 2 cuill. (Bon-jean).

Bicarbonates alcalins.
  V. Ind. VII, *Méd. modératrice.*
  V. Ind. VIII, *Méd. eupeptique.*
  Peu employés comme diuré-tiques.

℞ Bicarbonate de potasse...... 1
   Alc. de cannelle........... 1
   —   vanille............. 1

Sp. simple................ 100
Eau...................... 900

Tisane alc. Gravelle urique (Bouch.).

Buchu ou Bucco.

Diosma crenatum des rubiacées. Les feuilles donnent une huille essent. diurétique. Sudorifique et antispasmodique.
Prép. — Poud., 1 à 1,50 gr.
Inf., 1 à 5/100. 50 à 250 gr.
Teint., 1/5, 4 à 8 gr.
Vin, 50 à 100 gr.
(V. Digitale).

Café.

V. Ind. II, *Méd. excitante.*

Café vert.

V. Ind. XIII, *Méd. cardiaque.*
Graines du *cafea arabica* non torréfiées, agissent surtout par la caféine.

Caféine.

V. Ind. XIII, *Méd. cardiaque.*

℞ Caféine................ 0,75 à 1
Benzoate de soude..... 1
Eau de tilleul......... 30
Eau de laitue......... 60
Sp. des cinq racines... 30

Pot., par cuill.

℞ Caféine.................. 1 à 2
Benzoate de soude........ 1 à 2
Sirop de stigmates de maïs. 75
Eau d. de laitue.......... 75

Cuill. de 2 en 2 h. (Éloy).

℞ Caféine................. 0,50
Sp. de menthe............ 30
Hyd. de mélisse.......... 90

Pot. diurét. (Gubler).

Cantharides.

V. Ind. VII, *Méd. aphrodisiaque.*

Câprier épineux.

Capparis sativa. Les boutons constituent les câpres.
L'écorce de la racine est diurétique, bien peu usité.

Carbonates alcalins.

V. Ind. VII, *Méd. alcaline.*

Carbonate de potasse.

Sel de tartre, ou sous-carbonate de potasse. Sol.
Diurétique, pris pour un lithontriptique, altérant résolutif.
Incompat., Acides et sels acides, sels dont la base peut donner naissance à un carbonate insoluble.
Prép. — 0,10 à 0,25.
Usage ext. — Lot. solut. à 1/10.
De même pour les *bicarbonates.*

Carbonate de soude.

Sel de soude, sous-carbonate de soude, soude effervescente. Sol.
Prép. — 1 à 4 gr.

℞ Carbonate de soude....
Ext. de gentiane.......
Savon méd.............
Poud. de gingembre ..
     ãã 0,03

Pil. anticalcul., 5 à 10 (Ewald).

℞ Carbonate de soude... 0,10
Savon méd......... 0,17
Ess. de genièvre..... 1/3 de g.
Sp. de gingembre.... q. s.

Pil. idem, 1 à 4 (Beddoe).

Lot. à 1 p. 8 (H.-P.).

———

Bain, 250 gr.

———

Bain de Plombières. V. Ind. XIX, *Méd. altérante.*

———

Bain de Pennès. Idem.

Cerfeuil.

Cheirophyllus sativus.
Ombellifère alimentaire, diurétique, vulnéraire et emménagogue.
Inf., 1/100.

Chiendent.

Graminée vivace indigène, *Triticum repens*, son rhizome renferme sucre, gommes, sels de potasse et de chaux.
Diurétique, émollient.
Son ext. sert souvent d'excipient.
Prép. — Inf., 2/100.
Ext., *ad libitum.*

Chlorates alcalins.

Chlorate de soude.

Inusité.
Même action et mêmes doses que le chlorate de potasse.

Chlorate de potasse.

Sel de Berthollet. Sol., 1/20.
Plus diurétique que le nitrate (Isambert).
Plus employé comme modificateur des sécrétions salivaires.
V. *Méd. sialagogue.*
Prép. — 1 à 4 et 8 gr.

Past. de 0,10.
Et à la goutte de 0,50.

Chlorures alcalins.

V. Ind. VIII, *Méd. eupeptique.*

Citrates alcalins.

Se donnent surtout dans les végétaux qui les renferment.
V. Ind. XVII, *Méd. purgative.*

Colchique.

Bulbe et semences.
V. Ind. XVII, *Méd. purgative.*
V. Ind. XXIV, *Méd. anti-arthritique.*
Prép. — Diurétique à doses élevées) (Bouds).

℞ Sulfate de magnésie........   4
    Vinaigre de colchique.......   4
    Eau gazeuse................ 750
2 à 5 verres. Eau diurétique gazeuse (Deschamps).

———

℞ Teint. de semences de colch.. 10
    Teint. de digitale............ 12
    Ether nitrique alcoolisé.......   2
XX gouttes de 3 en 3 heures.
Mixture diurétique (Hildebrand).

———

℞ Infusé de sureau.......... 120
    Teint. de sem. de colch... 2 à 5
    Eau dist. de laurier-cerise.   5
    Sp. diacode.............. 30
Cuillerée à bouche de 2 en 2 h.
Potion colchique (Duj.-Beaum.).

———

℞ Vinaigre de colchique....   9
    Acétate de morphine..... 0,03
    Nitrate de potasse........   2
    Hydrolat de laitue....... 100
    Hydrolat de laurier-cerise 10
    Sp. simple.............. 30
Cuillerée chaque heure.
Potion diurétique (Graves).

La *Colchicine* est surtout employée comme antiarthritique.

Copahu.

  V. Essences diverses.

Digitale.

  V. Ind. XIII, *Méd. cardiaque*.
Prép. — Dose diurétique.
Poud., 0,05 à 0,50 centig.

℞ Poud. de scille............ 1,50
  Poud. de feuilles de digit. 1,50
  Nitrate de potasse pulv.... 20

Divisez en 15 paquets, 1 à 2.
Poud. diurétique (Duj.-Beaum.).

℞ Poud. de digitale.......... 0,05
  Poud. de scille............ 0,05
  Oléo-saccharure de genièvre. 0,50

Poudre diurétique (Szerbecki).
Une dose par heure.

℞ Teinture de digitale....... 10
  Teint. de bulbe de colchiq. 10
  Ether nitrique alcoolisé.... 1,50

XX gouttes matin et soir.
Teint. comp. (Hildebrand).

℞ Feuilles de digitale..... 0,02
  Extrait de scille........ } āā 0,03
  Térébenthine. ....
  Extrait de bourrache... q. s.

Pil. diurét., 1 à 10 (OEsterlen).

℞ Digitale...............
  Scille................. } āā 0,5
  Scammonée. ....
  Sp. de gomme........ q. s.

Pilules diurétiques hydragogues
2 à 12 (Bouch.).

℞ Digitale................. 0,10
  Scille.................... 0,05

Scammonée 0,05
Ext. genièvre............. q. s.

Pil. id., 1 à 6 (Debreyne).

℞ Sulfate de potasse........ 0,30
  Crème de tartre sol........ 0,30
  Nitrate de potasse........ 0,30
  Poud. de f. de digitale.... 0,05

Dose diurét. et laxat., 1 à 3.

℞ Vin de colchique............. 6
  Teinture de digitale......... 15
  Iodure de potassium.......... 10
  Sp. de salsepareille composé.. 50
  Eau dist.................... 75

3 à 4 cuill. à café.
Mixture diurétique (Hallé).

℞ Digitale pourprée........... 5
  Eau bouillante............. 200
  Faites infuser, passez, ajoutez
  Nitrate de potasse.......... 8
  Eau de laurier-cerise....... 10
  Sp. de guimauve........... 40

Potion diurét. sédative (Bouch.).
Cuill. de 2 en 2 h.

℞ Digitale................... 5
  Scille..................... 15
  Baies de genièvre........... 25
  Azotate de potasse.......... 50
  Alcool..................... 100
  Vin blanc.................. 900

Vin diurét. de l'Hôtel-Dieu.
(Cod.)
Une cuillerée contient 1 gr.
d'acétate de potasse et
0,10 centigr. de digitale.

℞ Feuilles de diosma crenata.. 30
  Feuilles sèches de digitale... 10
  Acétate de potasse.......... 30
  Vin blanc.................. 1000

Vin diurétique (Gallois).

℞ Squames de scille........ }   ãã 8
   Feuilles de digitale...... }
   Cannelle fine............ 12
   Acétate de potasse....... 15
   Vin de Madère......... 500

1 à 4 cuill. à jeun.
Vin diurétique (Granel).

℞ Éc. moy. de sureau......... 50
   F. sèches de digitale........ 8
   Acétate de potasse.......... 15
   Macérez dans alcool........ q. s.
   Ajoutez vin blanc.......... 800
   Filtrez, ajoutez
   Sp. des cinq racines........ 130

Vin. diurét. Hydrop., 2 à 6 cuill. (Bouyer).

℞ Digitale pulv.............. 1
   Eau bouill. (Inf.)........... 250
   Éther azoteux............. 2
   Sp. des cinq racines........ 30

Pot. diurét. (Cruveilhier).

℞ Hyd. de laitue.............. 60
   Oxymel scillitique........... 10
   Alc. de digitale............. X
   Sp. de gomme.............. 30

Pot. id. (H. Roger).

℞ Teint. alcool. de digitale.... 10
   Ext. aq. de seigle ergoté 10
   Acide gallique............. 5
   Bromure de potassium....... 30
   Hydrolat de laurier-cerise... 30
   Sp. de cerises.............. 400
   Oxymel scillitique.......... 515

Oxymel diurétique (Gubler).
2 à 3 cuill. dans de l'eau.

℞ Digitale................... }   ãã 2
   Scille.................... }
   Faites bouillir dans
   Eau.................. q. s.
   Laudanum de Rousseau... VI

Lavement diurétique (Bouchardat).

℞ Teinture de digitale ..... }   ãã 50
   Teinture de scille........ }

Frict. diurét. (Bouch.).

℞ Digitale................... 50
   Eau....................... 100
   Farine de lin.............. q. s.

Catapl. (Brown).

Doradille.

Asplenium ceterach, fougère.
Diurétique incertain.

Eau.

Diurétique agissant à la fois comme dialytique (en diminuant la densité du sang, etc.) et comme agent mécanique (en élevant la tension vasculaire).

Ergot de seigle.

Son action diurétique n'est qu'indirecte et secondaire.
   V. Ind. V, *Méd. excito-mot.*
Ind. XII, *Méd. astring.*

Ergotine.

(V. comme pour l'ergot.)

Espèces diurétiques.

℞ Rac. d'ache.............)
   — d'asperges ....)
   — de fenouil......... } P. E.
   — de persil...........)
   — de petit houx.......)

Cinq racines (Codex).

℞ Cinq racines, ãã.............. 1
   Eau d. bouillante............. 3
   Sucre blanc.................. 2

Sp. des 5 racines (Codex).

℞ F. fr. de bourrache....... 1
        pariétaire 1

F. fr. de chicorée   1
  —   cerfeuil.........   1
Acétate de potasse........   4/100
Suc d'herbes diurétiques.

Essences diverses.

Substances volatiles, s'éliminant tout ou partie, en nature ou plus ou moins oxydées, par les voies rénales. Diurétiques.

Eucalyptus (Essence d').
V. Ind. II, *Méd. névrosthénique.*
Prép. — Capsules. Perles.
Inf. Teint. Sp. vin.
Poud., 4 à 16 gr.

Copahu (Baume de).
Ou oléo-résine, de consistance sirupeuse, extrait par incision de plusieurs arbres, des légumineuses cæsalpinées (*Copahifera off.*) de l'Amérique centrale et du Sud.

Résine dissoute dans une huile essentielle. L'essence est comparable à celle de la térébenthine. La résine est amorphe. Une résine soluble est constituée par l'acide copahivique.

C'est un modificateur des sécrétions des muqueuses, plus encore qu'un diurétique.
V. Ind. XVIII, *Méd. balsamique.*
Prép. — Opiat, 5 à 20 gr.
Capsules. Pil., etc.

♃ Baume de copahu........... 16
Magnésie................... 1
Masse pil., 4 à 20 gr.

♃ Copahu privé d'essence.....   q. v.
Magnésie ....   q. s.
Idem, même dose.

♃ Copahu............... }   ãã q. v.
Térébenthine.......... }
Magnésie ....   q. s.
Pil. de 0,25. 5 à 10 par j.

♃ Baume de copahu...........   2
Alcool à 90°...............   10
Teint. de Panama...........   10
Eau........................   78
Émuls. (Codex).

♃ Eau dist. de menthe.........   125
Carbonate sodique crist......   2
Copahu....................   30
Sp. de gomme..............   30
Ether sulf................   2
Par cuill., 6 à 8 (Dorvault).

Cubèbe (Essence de).
Peu usitée sous ce mode ; agit ainsi que la plupart des autres essences végétales.

Genièvre (Essence de).
V. ci-dessous.
Dose VII à X gtt.

Térébenthine (Essence de).
V. Ind. II, *Méd. névrosthénique* et Ind. XVIII.

♃ Essence de térébenthine.....   15
Gomme arab. pulv..........   8
Eau.......................   180
Sp. de gingembre...........   25
Ether nitrique alcoolisé......   5
Pot. diurétique (Ewald).

♃ Carbonate de potasse sec.)
Essence de térébenthine.. } ãã
Téréb. fine de Venise ....)
Savon de Starkey, 0,10 à 0,30.

Éthers.
V. Ind. I, II, III.

Ferro-cyanure de potassium.
Prussiate jaune de potasse, autant diurétique que le nitre (Bouchardat). Non usité.
Dose. — 2 à 5 gr. dans 1 lit. d'eau (Rabuteau).

Ferro-cyanure de sodium.
Idem.

Fuchsine.
Chlorhydrate de rosaniline. Poud. crist. vert doré.
Sol. dans eau avec col. rose.
Fort pouvoir tinctorial.
Donnée comme altérant urinaire, contre l'albuminurie.
Prép. — 0,05 à 0,40. En cachets.

℞ Fuchsine............ 0,05 à 0,10
   Ext. de chiendent ...   q. s.
Pil.

—————

℞ Julep gommeux.......... 100
   Fuchsine................ 0,15
   Ess. de menthe .... q. s.
Pot. par petites cuill. (Bouchut).

Genêt.
Arbuste commun. Toujours vert. Légumineuse papilionacée (*Genista scoparia*).
Les fleurs sont employées comme diurétiques à cause de la *scoparine* (inusitée) et de la *spartéine* qu'elles contiennent.
Prép. — Inf., 15 à 30 p. 1000.

℞ Fleur de genêt............. 30
   Baies de genièvre......... 10

Eau bouillante............. 1000
Sp. des cinq racines.......... 50
Tisane. Albuminurie (Cullen).

Spartéine.
V. Ind. XIII, *Méd. cardiaque*.
On emploie le sulfate.
Prép. — 0,10 à 0,20.

Genièvre (Baies de).
Fruits du genévrier.
V. Ind. XVII, *Méd. diaphorétique*.
Ces baies sont diurétiques, elles renferment une huile essentielle, de la résine, des acides et la *junipérine*.
Prép. — Inf., 2/100.
Ext., 2 à 5 gr.
Huile volat., II à VI gtt.

—————

℞ Baies de genièvre.......... 2 à 4
   Eau (Inf.)............... 180
   Acétate de potasse......... 5
   Oxymel scillitique.......... 15
Pot. diurétique (Oppolzer).

—————

℞ Baies de genièvre 10
   Eau (Inf.) 200
   Nitrate de potasse.......... 2
   Acétate de potasse.......... 2
   Oxymel scillitique.......... 30
   Sp. des cinq racines........ 35
Idem (Millard).

—————

℞ Baies de genièvre............ 30
   Azotate de potasse........... 6
   Vin blanc................. 500
Macérat.. par cuill., 2 à 6.
Vin diurét. mineur (Debreyne).

—————

℞ Ess. de b. de genièvre... ⎱ P. E.
   Huile de cade........... ⎰
0,4 à 0,8 Gravelle.
Huile de Harlem (Vial).

♃ Baies de genièvre.......... 25
  Moutarde noire............ 25
  Fr. de carotte............. 18
  Bière.................... 3000
Bière diurét. angl. (Cadet).

———

♃ Éc. moy. de sureau........ 10
  Baies de genièvre.......... 30
  Eau 500, réduire à.......... 300
  Ext. de genièvre 30
Apozème diurét.
15 à 30 gr. d'h. en h.

Goudron.
V. Ind. XVIII, *Méd. balsamique.*

♃ Eau de goudron............. 50
  Soufre sublimé.............. 3
Gtt. lithontript. XV à XX.
Liq. de Palmieri (Dorvault).

Hemidesmus indicus ou Naunuari.
Racine d'asclépiadée, diurétique, diaphorétique et tonique.
Prép. — Inf., 5 à 10/100.
80 à 100 gr. 1 à 3 f. par j.

———

♃ Racine de hemidesmus...... 120
  Sucre blanc................ 840
  Eau bouillante............. 500
Sp., 30 à 60 gr.

Hydraugea arborescens.
Racines d'une saxifragée.
Employée contre la gravelle.
Prép. — Poud., 2 gr., de 2 en 2 h.
Décoct., 15.
Ext. fl., 2.

Ipéca.
V. Ind. XXII, *Méd. vomitive.*

N'est que fort secondairement diurétique.
Lait et **petit-lait** sont diurétiques au même titre que l'eau, sinon plus.

Malates alcalins.
Se prennent dans les fruits qui les renferment.

Lycopode.
Poud., presque inerte, composée des sporules du *Lycopodium clavatum.* Soufre végétal, pied de loup, poud. de vieux bois.
Sert surtout à confectionner les pilules.
Décoct., 5 à 10/1000.

Maïs (Stigmates de).
Chevelu de l'épi du *Zea mais*, graminée.
Prép. — Tisane 1/100.
V. *Form. bromatologique.*

Muguet.
V. Ind. XIII, *Méd. cardiaque.*
Prép. — Ext., 0,50 à 1,50.
Poud., 2 à 10.

Nitre.
V. Azotate de potasse.

Oignon.
Bulbe de l'oignon commun.
♃ Oignon...................... 6
  Cresson.................... 10
  Petit-lait bouillant.......... 60
Apozème diurét.; par verres.

Panama (Écorce de).
Rosacée dite *Quillaya saponaria*, de l'Amérique du Sud, a

dans son écorce une substance mucilagineuse, *saponine* qui, pulvérisée à sec, puis mêlée à l'eau, y fait effet de savon.

Diurétique et expectorante.
Prép. — Inf., 5 à 20/1000.
Usage ext. — Teint. à 1/5.
Émuls. diverses, de coaltar.
— d'iodoforme, etc.

Pareira brava.

Ménispermée, *Cocculus platyphylla*. Vigne sauvage.

Sa racine agit comme diurétique tonique, par la *bébéerine* qu'elle renferme.
Prép. — Inf., 2/100.

Pariétaire.

Parietaria off. Urticée vivace et commune; on emploie ses rameaux.

Diurétique léger, par le nitre qu'elle contient, avec soufre et mucilage
Prép. — Inf. 2/100.

℞ Inf. de pariétaire........... 100
   Nitrate de potasse........... 10
   Sp. des cinq racines........ 40
   Oxymel colchique........... 10
   Alcool nitrique............. 2
Pot. diurét. (Duj.-B.).

Parisette.

Paris quadrifolia. Asparaginée dont les baies et la souche sont usitées, celle-ci comme émétique et diurétique, celles-là comme stupéfiantes. Action comparable à celle de la digitale.

Persil.

Ombellifère. *Petroselinum sativum*. Une des 5 racines.

V. Apiol. Ind. VIII, *Méd. emménagogue.*
Prép. — Inf., 15 à 20/1000.
Poud. de f., 2.
Sp., 3 à 4 petites cuill.
Suc exprimé, 100 à 120.

Petit houx.

(Fragon épineux). Diurétique et sudorifique léger.
Prép. — Décoct., 20/1000.

Pichi.

V. Ind. XVII, *Méd. cholagogue.*

Pin sauvage.

V. Ind. XVIII, *Méd. balsamique.*

℞ Bourgeons de sapin......... 10
   Eau (Inf.).................. 100
   Vin blanc................... 250
   Nitre....................... 1
   Sp. de tolu................. 50
Tisane diurétique.

℞ Inf. de pariétaire 3/100 100
   Acétate de potasse.......... 10
   Sp. des cinq racines........ 40
   Oxymel de colchique........ 10
   Alcool nitrique............. 2
Pot. diurétique.

℞ Acétate de potasse....... 5 à 10
   Ext. de genièvre......... 5 à 10
   Ether nitrique alcoolisé... 5
   Eau..................... 200
Pot. idem.

℞ F. de digitale........... 1
   Eau bouillante (Inf.)..... 150
   Acétate de potasse....... 5 à 10
   Oxymel scillitique....... 50
Par cuill. Hydrop. (Ewald).

Queues de cerises.
Pédoncules du fruit du *Cerasus vulgaris*.
V. Ind. IV, *Méd. tempérante*.
Tisane, 1/100.

Quillaya saponaria.
V. Panama.

Réglisse.
V. Ind. X, *Méd. émoll.*

Sarracénie.
Herbe papavéracée de l'Amérique du Nord, dont la racine est un léger diurétique préconisée contre les fièvres éruptives et contre la goutte (C. Paul)
Prép. — Poud., 8 à 10.
Décoct. Inf., 3/1000.

Sceau de Salomon.
Herbe au panaris. Asparaginée dont le rhizome est vomitif.
Vulnéraire, diurétique.
A peu près abandonné.

Scille.
(Oignon marin).
V. Ind. XIII, *Méd. cardiaque.*
On emploie le bulbe dont la partie active est la *scillitine.*
Diurétique puissant.
Prép. — Poud. 0,10 à 0,30 gr.
Extrait alcool., 0,02 a 0,20.
Teinture, de 1 à 5 gr.
Vin à 6/100 de 10 à 60 gr.
Vin composé, 15 à 60 gr.
Vinaigre à 1/10, de 2 à 5 gr.

2⟋ Squames de scille... 0,10
Feuilles de digitale......... 0,05
Crème de tartre............. 2
Dose diurétique, 2 à 3 (Osiander).

2⟋ Poudre de scille.......... 0,60
— de digitale........ 0,60
— de cannelle........ 1,20
— de cr. de tartre sol. 1,20
— de réglisse......... 12
Essence de genièvre. XX
Poudre diurétique (Ewald).

2⟋ Extrait de scille............ 0,10
Scille pulv................,... 0,05
Pil., 6 à 10 (Sée).

2⟋ Poudre de scille........... 0,05
— de digitale......... 0,05
Extrait de coloquinte....... 0,01
— de rhubarbe........ q. s.
Pil., 1 à 4 (Ewald).

2⟋ Extrait de scille..... 0,02 à 0,10
Poudre de scille..... 0,02 à 0,10
Gomme pulv........ q. s.
Pil., 2 à 4 (Duj.-Beaum.).

2⟋ Savon médicinal............. 10
Gomme ammoniaque......... 5
Nitrate de potasse........... 5
Scille en poudre............ 5
Sp. simple................. 5
Pil. de 0ᵍʳ,02, 2 à 6 par jour.
(Bouch.)
Pilules scillitiques (Parmentier).

2⟋ Huile de croton tiglium..... V
Squames de scille.......... 0,25
Gomme ammoniaque........ 0,50
Gingembre pulv.......... 1
Extrait de coloquinte comp. 2,50
P. 20 pilules, de 1 à 3 ou 4 selon l'effet, 3 fois par semaine.
Hydropisie (Selwyn).

℞ Scille pulv.............. 0,025
  Gingembre pulv.......... 0,02
  Gomme ammoniaque...... 0,02
  Savon amygdalin......... 0,02
  Mélasse 0,04

Pil. de scille comp., 2 à 10.
(Ph. Brit.)

℞ Poudre de scille .... }
  — de digitale....... } ãa 2
  Fer porphyrisé.......... 4

P. 40 pilules, 2 à 6 (Chomel).

℞ Scille..............)
  Digitale pourprée.... } ãa 0,04
  Asa fœtida..........)
  Extr. de trèfle d'eau.)

Pilules de Dupuy, 2 à 4.

℞ Sp. digitale................. 4
  Oxymel scillitique........... 3

5 à 6 gr. pour une tasse d'eau nitrée à 1/1000.
Sp. de scille et de digitale (H. Roger).

℞ Squames de scille sèches.... 30
  Vin de Grenache........... 500

10 à 60 gr.
Vin scillitique (Codex).

℞ Teinture scillitique......... 1
  Vin blanc................. 100

50 à 150 gr. Vin scillitique.
(F.-H.-M.)

℞ Vin blanc................. 800
  Alcool 60°................ 40
  Écorce de citron........... 12
  — de Winter.......... 12
  Quinquina en poudre....... 12
  Racine d'asclépias.......... 3
  — d'angélique......... 3
  Scille.................... 3
  Genièvre................. 3

  Macis.................... 3
  Feuilles sèches d'absinthe.... 6
  — de mélisse.... 6

Par cuill., vin amer diurétique de la Charité.

℞ Squames de scille .... }
  Baies de genièvre........ } ãa 1
  Acore odorant.......... 2
  Vin blanc.............. 94

20 à 60 gr., vin de scille aromatique (Ph. Batave).

℞ Jalap 8
  Scille.................... 8
  Nitre. 15
  Vin blanc................ 1000

Vin hydragogue majeur (Debreyne).

℞ Vin blanc contenant 9 à
     10/100 d'alcool........... 400
  Alcool à 90°.............. 50
  Feuilles sèches de digitale... 6
  Squames de scille 3
  Baies de genièvre.......... 30
  Acétate de potasse sec....... 20

Vin diurétique de l'Hôtel-Dieu (Trousseau). 15 à 60 gr.

℞ Écorce de sureau.......... 30
  — de Winter.......... 30
  Squames de scille 30
  Racine d'aunée............ 15
  — d'iris 4
  — d'ellébore.......... 4
  — de jalap 4
  Agaric blanc.............. 2
  Feuilles de séné 2
  Vin blanc de Chablis....... 1000

20 à 60 gr.
Vin scillitique composé (Fuller).

℞ Vinaigre.................. 10
  Scille.................... 1

Vinaigre scillitique, 4 gr. (Codex).

♃ Vinaigre scillitique.......... 5
　Miel...................... 20
Oxymel scillitique, 10 à 50 gr.

♃ Oxymel scillitique.......... 15
　Eau dist. d'hysope.......... 100
　　—　　de menthe 30
　Alcool nitrique............. 2
En 2 fois. Potion diurétique (Codex).

♃ Oxymel scillitique......... 30
　Infusion de raifort........ 150
　Teinture de digitale........ XXV
En 2 ou 3 fois. Potion diurétique active (F.-H.-L.).

♃ Feuil. de digit. gross. pulv.　0,50
　Eau tiède (macération)....　120
　Oxymel scillitique........　25
　Acétate de potasse.......　4
Par cuill. Pot. diurét. (Duj.-B.).

♃ Oxymel scillitique.......... 15
　Hyd. de menthe............ 30
　Ac. azotique alcoolisé....... 2
　Eau...................... 100
Pot. diurétique (H.-P.).

Usage ext. — Cat. de pulpe. Teint., 10 à 25 gr.

♃ Digitale................. } ãã 2
　Scille .... }
　Eau q. s.
　Laudanum Rousseau..... VI
Lavement diurétique (Bouch.).

♃ Pulpe de scille............ 100
　Nitrate de potasse.......... 10
Cataplasme diurétique (Bouch.).

♃ Teint. de scille.......... }
　　—　　de digitale..... } ãã 12
　　—　　de colchique... }

Huile camphrée 4
Ammoniaque liquide...... 6
En frictions.
Liniment diurétique (Guibert).

♃ Teinture de scille .... } ãã 50
　　—　　de digitale...... }
Liniment diurétique (Bouch.).

♃ Teint. de scille 1
　　—　　de digitale............ 1
　Huile de camomille.......... 3
Liniment (J. Simon).

Scillitine.
V. Ind. XVII, *Méd. purg.*

Sels neutres purgatifs.
V. Ind. XVII, *Méd. purg.*
Citrate de soude.
Sel de Seignette.
Tartrate neutre de potasse.
Donnés à dose légère (au-dessous de 10 gr.), se transforment dans le sang en bicarbonates alcalins, sont diurétiques.

Sucre de lait.
Lactine ou lactose. Sol. dans eau, insol. dans alcool.
Rafraîchissant, diurétique.
Plus employé comme excipient.

Tartrates alcalins.
V. Ind. IV, *Méd. tempérante.*
　　—　　XVII, *Méd. purgative.*

♃ Bulbe de scille 1,50
　Inf. dans eau. 150
　Crème de tartre........ 15
　Sp. d'asperges.......... 25
Par cuill. Pot. diurét. (Ewald).

℞ Bitartrate de potasse.   5
Borate de soude......   5
Bicarbonate.   1
Eau ....   1 bouteille.

Sol. dialytique (Bouchardat).

Thé.
V. Ind. II, *Méd. excitante.*
Inf., 4 à 10/1000.

Tomate.
Solanum lycopersicum.
Son fruit est alimentaire.
Ses feuilles sont diurétiques,
mais peu usitées.

Turquette ou herniole. Ses
feuilles sont diurétiques.
Inf., à 1/100 (H.-P.).

Ulmaire.
Rosacée, herbacée des prés
humides. *Spiræa ulmaria*, reine
des prés. Vignette.
Sa fleur est diurétique.
Sa racine a été donnée comme
tonique, anticatarrhale, etc.
Comparable au sureau.
Prép. — Inf., 1 à 3/100.
Essence (ac. salicyleux).
L'eau dist. — Véhicule d'in-
ject. hypod.

Urée.
Alcaloïde, cristallisable, très
soluble dans l'eau. Sol. dans l'alcool. Peut s'extraire de l'urine
ou se préparer artificiellement.

On emploie le nitrate d'urée
comme diurétique. Mélangé
avec du sucre en poudre.
De 1 à 2 gr. en 24 heures
(Mauthner).

Uva ursi.
V. Ind. XII, *Méd. astringente.*
Les feuilles renferment un
glucoside, *l'arbutine.* Elles sont
diurétiques.
Incompat. — Albumine,
émuls., gélatine, sels de fer.
Prép. — Inf., 1/100.
Poud., 1 à 5.

℞ Uva ursi.................   90
Eau   90
Sucre....................   1000
Eau bouillante...........   60

Sp. (Debeauvais).

℞ Ext. d'uva ursi..............   1
Sucre   9

Saccharolé.

Arbutine.
Glucoside de l'uva ursi.
Sol. dans eau, alcool, éther.
Diurétique.
0,60 à 0,80 en plusieurs fois.

Yièble.
Petit sureau commun, *Sambucus ebulus* des caprifoliacées,
dont les fruits sont sudorifiques
et diurétiques.

C. — MÉDICATION SIALAGOGUE.

Elle provoque la salivation, et se compose d'agents communs
ou spéciaux.

Régime sialagogue. — Non irritant, mais assez riche en condiments variés.

Agents de la médication sialagogue.

Acidules.
Alcalins.
Amers.
Bétel.
Camphre.
Chlorates alc. Ko.
　　　— 　　　Nao.
Coca.
Condiments.
Cresson de Para.

Gingembre.
Jaborandi.
　Pilocarpine.
Mastic.
Mercuriaux.
Nitre fondu.
Pyrèthre.
Raifort.
Tabac.
Valériane.

Acidules.
Fruits.
V. Ind. IV, *Méd. tempérante.*

Alcalins.
Past. de Vichy, de bicarbonates, de borates, de soude, de magnésie, etc.
V. Ind. VII, *Méd. modérat.*
Ind. VIII, *Méd. eupeptique.*
— XIX, — *altérante.*

Amers.
Amers purs et aromatiques.
V. Ind. VIII, *Méd. eupeptique.*

Bétel (Feuilles de).
Piper betel. Masticatoire employé en Orient.

Camphre.
V. Ind. III, *Méd. antispas.*

Chlorate de potasse et Chlorate de soude.
Employés dans beaucoup d'affections de la bouche et de la gorge, comme excitants de la sécrétion salivaire.

Ils sont aussi diurétiques.

Chlorate de soude.
Même efficacité, mêmes doses, moins d'inconvénients (Rabuteau).
Prép. — De 1 à 8 gr.
Tablettes à 0,05.
Past. à la goutte, 0,50.

℞ Phosph. de chaux pulv.　　8
Crème de tartre pulv..　　4
Alun pulv...........　　1
Chlorate de pot. pulv.　　2
Iris.................　　2
Carmin ....　⎫
Miel.................　⎬ ãã q. s.
Essence de menthe ....　⎭
Opiat (Dethan).

℞ Pot. gommeuse............　125
Chlorate de potasse.........　4
Potion (H. P.).

℞ Chlorate de potasse......　2 à 6
Sp. de limons...........　⎫　30
Ou de framboise.........　⎭
Eau simple.............　150
Pot. Stomatite (Herpin).

℞ Glycérine................... 10
Chlorate de potasse.......... 1
Mixture (Martinet).

———

℞ Chlorate de potasse 5
Eau 25
Sp. de framboises........... 50
Collutoire.

———

℞ Chlorate de potasse........ 5
Mellite.................... 30
Eau 200
Gargarisme (H. M.).

———

℞ Chlorate de potasse........ 5
Eau 250
Sp. de mûres............. 50
Garg. (Codex).

———

℞ Chlorate de potasse.......... 8
Teint. de perchlorure de fer.. 15
- Sp. simple.................. 90
Eau dist................... 60
Garg. (Griffith).

———

℞ Chlorate de potasse...... 14
Laudanum 1
Eau de laurier-cerise..... } ãã 15
Eau dist................ }
Garg. contre stomatite merc.
(Gosselin.)

———

℞ Chlorate de potasse........ 6
Teint. de cochléaria........ 30
Sp. de quinquina........... 60
Décoct. de quinquina....... 250
Garg. (Jaccoud).
Stomatite ulcéro-membraneuse.

Coca.
V. Ind. IV, *Méd. analgésique.*
Les feuilles ont été conseillées
comme masticatoires.

Condiments.
Tous les agents âcres et aro-

matiques (poivre, gingembre,
piment, cannelle, etc.), salés ou
sucrés.
V. Ind. VIII, *Méd. eupeptique.*

Cresson de Para.
Capitules d'une synanthérée
(*Spilanthus oleraceus*).
Prép. — Feuilles.
Teint., 5 à 10 gr.

———

℞ F. de cresson de Para........ 2
Pyrèthre.................... 1
Alcool à 86°................. 4
Teint. comp. (Ph. Germ.).

Gingembre.
V. Ind. II, *Méd. névrosthé-*
nique.
Prép.

℞ Gingembre pulv....... } ãã 0,50
Bicarbonate de soude... }
Pour une dose, 2 à 3 par j.

———

℞ Gingembre................. 25
Eau bouillante (Inf.)........ 250
Teint. de capsicum......... 10
Garg. (Duj.-B. et Yvon).

Jaborandi.
V. Ind. XVII, *Méd. diapho-*
rétique.

Pilocarpine. Idem.

℞ Chlorhyd. de pilocarpine.. 0,06
Eau dist................ 50
Vin d'Espagne............ 50
Pot. Diphth. (Dehio).

———

℞ Chlorhyd. de piloc.. 0,03 à 0,04
Pepsine............ 6 à 8
Ac. chlorhydrique.. XII
Eau............... 80
Pot., idem (Guttmann).

Mastic (Résine de).
Térébinthacée (*Pistacia lentiscus*) en sortes et en larmes.
Masticatoire, tonique excitant, base du baume dentaire.
Prép. — 2 à 8 gr.

℞ Mastic........................ 6
  Liquidambar.................. 3
  Fondre au B.-M., ajouter
  Pyrèthre pulv................ 2
  Piment pulv.................. 1

Masticatoire irritant (Butler).

Mercuriaux.

Le ptyalisme est un des premiers effets de l'intoxication mercurielle. Les dangers de cette intoxication ont fait à peu près abandonner ce mode de production du ptyalisme.

Les moyens les plus propres à le provoquer sont l'emploi des préparations insolubles, qui, après absorption, s'éliminent avec la salive.

Tels sont : Frictions mercurielles.

Fumigations mercurielles.
—   de cinabre.
Sublimé.
V. Ind. XIX, *Méd. altérante.*

Calomel.
V. Ind. XIX.

Méthode française.
0,15 à 0,20, 2 ou 3 fois par jour.
Méthode anglaise (Law).
0,06 en 12 pil. d'heure en heure.

Potasse (Nitrate de) fondu.
Sel de prunelle.
V. Ind. XVII, *Méd. diurétique.*

Pyrèthre off. (Racine de).
V. Form. E, *odontologique.*
Prép. — Poud. et teint.

℞ Rac. de pyrèthre........ }
  —   de gingembre...... } P. E.
  Mastic.................. }

Masticatoire (Magendie).

Raifort (Racine de).
Crucifère (*cochlearia armorica*).
Sa poudre peut former un topique irritant révulsif.
Diurétique et masticatoire.

Tabac (F. de).
Chique.
V. Ind. I, *Méd. narcotique.*

Valériane.
V. Ind. III, *Méd. antispasmod.*
Surtout en inf.

D. — MÉDICATION ÉMÉTIQUE.

Les vomitifs sont pour la plupart des antimoniaux ou des végétaux. Presque tous aussi sont des contro-stimulants, la nausée étant très contro-stimulante.

Régime vomitif. — Des boissons tièdes et insipides facilitent le vomissement. Un pédiluve sinapisé de même.

Agents de la médication vomitive.

Apocodéine.
Aponarcéine.
Apomorphine.
Asclépiade bl.
Caïnça.
Cuivre (Sulfate de).
Emétique.
Ipéca.
   Emétine.

Ipécas (Faux).
Iris.
Moutarde.
Narcisse des prés.
Polygala.
Vandellia diffusa.
Violette.
Yèble.
Zinc (Sulfate).

Apocodéine.
Comparable à l'apomorphine.
Vomitif et expectorant, dont on donne surtout le chlorhydrate.
Prép. — Chlorhyd. d'apocodéine, 0,01 à 0,04 en pot.

℞ Chlorhyd. d'apocodéine... 0,15
Eau dist..................... 10
Sol. p. inj. h.; 1/2 et 1 cent. c.

Aponarcéine.
Comme l'apomorphine.

Apomorphine.
Substance blanche qui verdit à l'air. Fort peu sol. d. l'eau. Sol. dans les acides.
Comme l'émétique, elle est vomitive et expectorante et contro-stimulante.
On donne de préférence le chlorhydrate d'apomorphine, moins altérable et plus soluble.
Prép. — 0,01 à 0,03.
0,01 à 0,015 en inj. hypoder.

℞ Chlor. d'apomorphine. 0,03 à 0,05
Eau dist............. 120
Ac. chlorhydrique... V
Sp. simple.......... 30
Pot. vomitive.

℞ Apomorphine.............. 0,02
Chloroforme................ 2
Vaseline liq................ 8
Inject. hypode.

℞ Chlorhyd. d'apomorphine... 0,1
Eau dist.................. 10
Idem, 1 gr. = 0.01, vomitif.

℞ Chlorhyd. d'apomorphine.. 0,20
Eau dist.................. 20
Ac. acétique.............. III
Idem.

Asclépiade blanche.
A. vincetoxicum.
Plante indigène dont la racine renferme l'*asclépidine* analogue à l'émétine.
Poud. de racines, 2 à 4 gr.
Poud. de feuilles, 1 à 2.

Caïnça.
Racine d'une rubiacée qui contient de l'émétine.
Vomi-purgatif.
Prép. — Poud., 1 à 2.
Inf., 2/100.
Ext., 0,1 à 0,5.
Teint., 5 à 20.
Vin à 1/10.

♃ Ext. de caïnça.............. 0,10
 Poud. de caïnça........... q. s.
Pil., 2 à 4.

♃ Caïnça................... 100
 Eau (Inf.)................. 150
 Ether nitrique alcoolisé...... 5
 Sp. de genièvre. 25
Pot. par cuill.

Cuivre (Sulfate de).
 Couperose bleue. Vitriol bleu.
Assez sol. d. l'eau et d. la glycérine.
 Prép. — Dose vomit., 0,10 à 0,30.

♃ Sulf. de cuivre.......... 0,10
 Eau..................... 100
 Sp. de menthe.......... 25
Pot. vomitive.

Émétique ou tartre stibié.
 V. Ind. IV, *Méd. contro-stimulante.*
 Prép. — Dose vomitive, 0,025 à 0,25.
 Dose purgative, 0,05 à 0,10 d. un litre d'eau.

♃ Tartre stibié............. 0,05
 Sulf. de magnésie........ 50
 Sp. de nerprun 25
 Eau..................... 200
Eau purg. (Vogt).

♃ Sulfate de soude......... 30
 Eau 500
 Emétique 0,05
Eau purg. (H. M.).

♃ Emétique........... 0,05 à 0,10
 Sulfate de soude..... 20 à 30
 Bouillon d'herbes.... 1000
Bouillon éméto-cathart.

♃ Sulf. de magnésie...... 30
 Emétique.............. 0,025
 Eau 1000
Eau de Trevez (Codex).

♃ Sulf. de magnésie....... 11
 Emétique.............. 0,05
 Sulfate ferreux.......... 0,30
 Tartrate de potasse et de soude.................. 0,60
 Eau.................... 1380
Eau de Bénarès (P. Esp.).

♃ Crème de tartre sol..... 30
 Emétique 0,025
 Sucre................. 60
 Eau 1000
Par verres (Cornisart).
Médecine de Napoléon.

♃ Limonade tartrique.. 1000
 Emétique........... 0,05 à 0,10
Par 1/2 verre.

♃ Sulf. de soude........... 25
 Nitrate de potasse........ 0,50
 Emétique 0,025
Sel de Guindre (Cadet).

♃ Tartre stibié............. 0,005
 Aloès................... 0,10
Pil. évacuantes (d'après Schröder).

♃ Emétique................ 0,005
 Gomme-gutte........... 0,01
 Poud. de séné........... 0,05
 Ext. de rhubarbe.......... q. s.
Pil. stibiées.

♃ Poud. ipéca.......... 1 à 2
 Emétique........... 0,05 à 0,10
Poud. émétique en 3 doses, à 5 ou 10 minutes d'intervalle.

℞ Emétique.................. 0,10
 Alcoolat de menthe....... 5
 Eau...................... 100
 Sp. d'ipéca.............. 50
Pot. vomit.
En 3 fois, de 10 en 10 min.

℞ Emétique.................. 0,10
 Inf. de camomille........ 125
 Sp. d'ipéca.............. 30
 Hyd. de fl. d'oranger..... 12
Pot. vomitive (Cayol).

℞ Emétique.................. 0,10
 Sulfate de soude 15
 Eau chaude............... 250
Pot. éméto-cathartique.

Vin émétique 1/300.
15 à 30 gr.

℞ Tartre stibié............. 1
 Morphine................. 0,01
 Eau dist .... L gtt
Sol. p. inject. hypod.

℞ Emétique........•..... 0,05 à 0,10
 Eau tiède...........)
 Ou inf. d'arnica...... } 200
Lav. stibié (Young).

℞ Feuilles de séné........... 15
 Sulf. de soude crist....... 20
 Emétique................. 0,20
 Eau...................... q. s.
Lav. purg. (H. M.).

Ipécacuanha.

Ipéca annelé. Petite plante ligneuse de la famille des rubiacées (*Uragoga ipecacuanha, Cephelis ipecacuanha*) du Brésil.

Tige rhizomateuse dont l'*émétine* est le principe actif.

Vomitif; tonique et astringent en petite dose, et expectorant.
Prép. — Poud., 0,50 à 2.
Inf., 2 p. 100.
Ext. alcool., 0,10 à 0,50.
Ext. aq., 0,25 à 1.
Teint. alcool., 10.
Vin à 5/100.

℞ Ext. d'ipéca.................. 1
 Alcool à 60°................. 3
 Eau dist..................... 34
 Sucre blanc.................. 63
Sp., 10 à 50 (Codex).

Past. à 0,01, 2 à 10.

℞ Poud. d'ipéca.............. 0,50
 Sp. d'ipéca................ 50
Mixt. vomit. par cuill., de 5 en en 5 minutes.

℞ Ipéca pulv............. 1 à 1,50
 Emétique.............. 0,05
 Oxymel scillitique..... 15
 Sp d'ipéca........... 15
 Eau................... 50
Pot. vomit. en 3 ou 4 fois.

℞ Poud. d'ipéca........ 0,30 à 1
 Sp. de violettes...... 30
 Looch blanc......... 120
Looch vom. (J. Simon).

Émétine.

Principe actif de l'ipéca officinal. Substance blanche, alcaline, incristallisable. Sol. d. l'alcool et dans le chloroforme. Difficile à doser (Bardet et Égasse).

Très émétique et contro-stimulant.

Prép.

℞ Emétine pure............. 0,10
  Eau dist.................. 10

Sol. p. inj. hypod.

℞ Émétine pure............. 0,15
  Ac. sulfurique............ I gtt.
  Eau dist.................. 2

Sol. idem.

Faux ipécas.

Racines de *Euphorbia ipecacuanha.*
Cynanchum ipecacuanha.
Sonidion ipecacuanha.
Ces substances et les suivantes sont à peu près inusitées.

Iris.

Rhizome de l'*Iris florentina* frais; il est émétique et fébrifuge (sert à faire les *pois à cautères.*

Kermès.

V. Ind. IV, *Méd. contro-stim.*
—   VIII, *Méd. eupnéique.*
Dose vomit., 0,50 à 0,60.

Moutarde.

Poud. de moutarde.
1 cuill. dans un peu d'eau.

℞ Moutarde pulv.
    récemment.   1 à 2 pet. cuill.
  Eau bouillante   125

Inf., filtrez; en 1 f.

Narcisse des prés.

Narcissus pseudo-narcissus.
Les feuilles et surtout les bulbes contiennent aussi un principe émétique, la *narcitine.*
Poud. de f., 1 à 2 gr.
Poud. de bulbes, 1 à 2,50.

Polygala de Virginie.

Les racines du *Polygala Senega* doivent à l'*acide polygalique* des propriétés émétiques qui ne se manifestent qu'à doses massives.
Poud., 2 à 3 gr.
Ac. polygalique, 0,10 à 0,20.

Vandellia diffusa (F. de).

Gratiola organifolia.
Son principe actif est analogue à l'émétine.

Violette (Racine de).

Viola odorata. Contient aussi un principe émétique, la *violine,* substance amère peu soluble.
Poud. de racine, 2 à 4 gr.

Yièble.

V. Ind. XVII, *Méd. diurétique.*
La racine a été donnée comme émétique et hydragogue.

Zinc (Sulfate de).

V. Ind. XII, *Méd. astringente.*
V. Ind. XI, *Méd. irritante.*
Prép. — Dose vomit., 0,50 à 1 gr.

℞ Sulf. de zinc 0,50
  Eau de tilleul............. 100
  Sp. de fl. d'oranger....... 25

Pot. vomit. (Yvon).

E. — MÉDICATION PURGATIVE.

Autrefois distingués en cathartiques, drastiques, laxatifs, minoratifs, eccoprotiques, hydragogues, etc., les purgatifs sont distingués aujourd'hui (Rabuteau) en dialytiques (purg. salins, manne, tamarin) en mécaniques (corps insol., et huiles) et en drastiques ou purgatifs irritants (résines, coloquintes, colchique, h. de croton).

Régime purgatif. — En général, le purgatif pris dans un véhicule liquide peu abondant, il est bon de ne pas boire pendant 2 à 3 h. ensuite (3 h. pour les huiles); et au contraire, de boire, après le temps écoulé, des liquides rafraîchissants en abondance : bouillon d'herbes, bouillon de veau, thé léger, infus. émollientes. Les aliments qui sont pris ensuite, seront de quantité modérée et de qualité non excitante.

Agents de la médication purgative.

Agaric blanc.
Aloès.
Apocynum.
Belladone.
Bourgène.
Bryone.
Cascara sagrada.
Casse.
Charbon.
Chlorure de calcium.
Chélidoine.
Chrysophanique (Ac.).
Colchique.
Coloquinte.
Concombre sauvage.
Crème de tartre.
Elatérine.
Ellébore noir.
Emétique.
Espèces purgatives.
Eupatoires.
Euphorbe.
Evonymine.
Globularia olympium.
Gomme gutte.
Gratiole.
Hernandia sonora.
Huiles végétales.
Hyèble.
Jalap.
Jatropha curcas.

Kaladana.
Lins.
Magnésie.
   Acétate.
   Carbonate.
   Citrate.
   Sulfate.
   Chlorure.
Manne.
Mannite.
Mechoacan.
Mercuriaux.
   Calomel.
Mercuriale.
Miel.
Moutarde.
Nerprun.
Oseille.
Pains laxatifs.
Pêcher.
Pipérin.
Podophylle.
Polypode.
Potasse (Sels).
   Sulfate.
   Chlorure.
Pruneaux.
Psyllium.
Rhubarbe.
Roses pâles.
Savon.

Scammonée.
Séné.
Soude (Sels).
   Chlorure.
   Acétate.
   Hyposulfite.
   Sulfate.
   Sulfovinate.
   Phosphate.
   Azotate.
   Citrate.

Soufre.
Sureau.
Tamarin.
Tartrates : de Ko acide.
  —   — neutre.
  —   de MgO.
  —   de Ko et NaO.
  —   de NaO neutre.
  —   borico-potassique.
Thapsia.
Turbith végétal.

Agaric blanc.

Polypore du mélèze.
Champignon.
Purgatif. Anidrotique.
V. Ind. XVI, *Méd. anidrotique.*
Prép. — Dose drastique, 0,50 à 2 gr. de poud.

℞ Agaric blanc........ 0,50 à 2 gr.
  Mucilage de g...... q. s.
  Ext. de gentiane.... q. s.

Pil. drastiques (Burdach).

Aloès.

Suc médicamenteux concentré, extrait des feuilles de diverses espèces *d'aloès*. Plante des côtes australes et orientales de l'Afrique, de la famille des liliacées.

Plusieurs sortes : 1º aloès socotrin ou succotrin, translucide ou hépatique ; 2º aloès des Barbades brun foncé ; 3º aloès du Cap ; enfin l'aloès caballin, ou aloès de fabrication inférieure.

L'aloïne est le plus important de ses principes constituants.

C'est un purgatif drastique, un eupeptique, un emménagogue et un anthelmintique.

V. Ind. VIII et Ind. XXVIII.
Prép. — Dose purg., poud., 0,15 à 0,50.
  Ext., idem.
  Teint. simple, 5 à 20 gr.
  Teint. comp., idem.

℞ Aloès..................... 30
  Cardamome.............. 4
  Gingembre.............. 4
  Vin d'Espagne.......... 786

Vin d'aloès. Macérat.
Purg., 8 à 25 (États-Unis).

℞ Éc. d'oranges am.......... 6
  Aloès 6
  Cannelle.................. 6
  Rhubarbe................. 3
  Alcool à 56º.............. 100

Eau-de-vie purg. Macérat., 4 à 15 gr. (Graves).

℞ Aloès 0,10
  Miel....................... q. s.

Pil. purg. (Codex).

℞ Aloès..................... 12
  Ext. de gentiane.......... 6
  Essence de carvi.......... 1
  Poud. de guimauve........ q. s.

F. S. A. pil. de 0,15 (Ph. Dublin).

℞ Aloès................. } ãã 0,10
Savon méd............ }
P. 1 pil., 2 à 6 (Codex).

℞ Aloès................. }
Calomel à la vapeur... } ãã 0,05
Savon méd............ }
P. 1 pil., 1 à 5 (Burdach).

℞ Aloès socotrin............. 20
Jalap..................... 20
Rhubarbe................. 5
Sp. d'absinthe............. q. s.
F. S. A. pil. de 0,15, 1 à 2.
Graines de santé, pil. de Frank.

℞ Aloès socotrin............. 30
Roses rouges............. 10
Mastic................... 10
Sp. d'absinthe............. q. s.
F. S. A. pil. de 0,15.
Grains de vie (Mésué).

℞ Aloès des Barbades...... }
Gomme-gutte.'........... } ãã 10
Gomme ammoniaque..... }
Vinaigre blanc.......... q. s.
P. pil. de 0,20, 3 à 6.
Pil. de Bontius.

℞ Aloès des Barbades....... 0,08
Gomme-gutte............. 0,08
Essence d'anis............ 0,004
Miel blanc................ q. s.
P. 1 pil., 2 à 6.
Pil. écossaises, d'Anderson.

℞ Scammonée d'Alep....... }
Gomme-gutte............ } ãã 2
Coloquinte pulv......... }
Aloès des Barbades...... 1
F. S. A. pil. de 0,10, 2 à 3.
Pil. drastiques (Bouchardat).

℞ Aloès socotrin.......... 0,01
Ext. de belladone...... }
Poud. de f. de bellad... } ãã 0,01
Pil. laxat. (Mabit).

℞ Sulf. de fer......... 0,10
Poud. aloès......... 0,05
Poud. rhubarbe..... 0,05
Ext. de belladone ... 0,01 à 0.02
Pil. laxat. (Ferrand, d'après Macario).

℞ Aloès..................... 4
Sulf. de fer.............. 6
Poud. de cannelle.......... 12
Conserve de roses.......... q. s.
Pil. de 0,25, toni-purgatives.

℞ Aloès................... }
Scammonée............. } ãã 3
Ext. de coloquinte....... }
Antimoine diaphorét..... q. s.
Pil. de 0,10, de Fothergill.

℞ Aloès.................... 0,07
Jalap.................... 0,15
Emétique................. 0,015
Sp. de gomme........... q. s.
Pil. immortelles (Bouch.).

℞ Aloès.................... 0,07
Crème de tartre sol....... 0,035
Ext. de séné............. 0,035
Pil. n° 1 Morisson, 1 à 4.

℞ Aloès................... 0,04
Crème de tartre sol........ 0,02
Jalap pulv............... 0,02
Coloquinte pulv........... 0,03
Gomme-gutte 0,03
Pil. n° 2 Morisson, 1 à 4.

℞ Aloès.................... 0,05
Myrrhe.................. 0,025
Safran pulv.............. 0,012
Conserves de roses........ 0,07
Pil. purg., 1 à 2 (Ph. Britt).

℞ Aloès socotrin......... ⎫
Jalap pulv............ ⎪
Scammonée pulv....... ⎬ āā 0,05
Gomme-gutte......... ⎪
Calomel............. ⎭

Pil. purg. 1 à 6 (Peter).

℞ Aloès............... ⎫
Ext. de rhubarbe..... ⎬ āā 0,05
Gomme-gutte........ ⎭
Ext. de coloquinte.... 0,01
Ext. de jusquiame.... 0,02
Essence d'anis........ 0,004

Pil. purg. (Trousseau).

Usage ext.

℞ Aloès du Cap........ ⎫ āā 2 à 10
Savon méd.......... ⎭
Eau bouillante....... 100

Lav. (Aran).

℞ Poud. d'aloès............... 5
Soluté de savon............ 250

Lav. aloétique.

℞ Aloès des Barbades pulv..... 1
Glycérine 10

Glycérolé (Simon).

Apocynum cannabinum ou chanvre du Canada.
Racine dont on extrait *l'apo-cynine.*
Éméto-cathartique diurét.
Prép. — Poud., 1 à 2 gr.
Décoct., 15/750, 30 à 60 gr.
Ext. aq., 0,60 à 0,75 en 3 fois.
Teint. à 1/10, 0,30 à 3 gr.
Doses purgatives moyennes.

Belladone.
V. Ind. I, *Méd. narcotique.*

℞ Ext. de belladone.......... 0,01
Poud. de f. de belladone.... 0,01

Pil. Constipat. (Trousseau).

℞ Ext. de belladone......... 0,005
Ext. de rhubarbe 0,005
Poud. de guimauve .... q. s.

Pil. idem (Coutaret).

Bourgene.
Bourdaine, aune *noir, Rhamnus Frangula* et plusieurs autres rhamnus, ont des fruits et une écorce purgatives ; peu usités.

Bryone.
La racine de bryone, couleuvrée, vigne blanche, navet du diable, est celle d'une cucurbitacée (*Bryonia dioica*), herbacée indigène. La *bryonine*, son principe actif, est jointe à une huile et à une résine.
C'est un éméto-cathartique irritant et même un rubéfiant de la peau. Peu usité.
Prép. — Poud., 1 à 2 gr.
Alcoolature, 2 à 4.
Bryonine, 0,01 à 0,02.

Calomel.
V. Mercuriaux.

Cascara sagrada.
Écorce du *Rhammus purshiana.* Purgatif.
Prép. — Poud. 0,50 à 0,75 (cachets).
Ext. fluide, 6 à 8 gr. (pot).

℞ Ext. fl. de cascara sagrada... 3
Sp. simple................. 30

Pot. laxative, petites cuill.

℞ Teint. de noix vomique..... 2
Ext. fl. de cascara.......... 20
Sp. simple................ 15

Eau de laurier-cerise........ 15
Eau dist................... 100
Pot. stomach. et laxat.
Petites cuill. (Duj.-B. et Yvon).

℞ Ext. fl. de cascara 90
Glycérine 90
Ess. d'orange .... VI gtt.
Ess. de cannelle......... II gtt.
Alcool et eau........... q. s.
Élixir, petit verre. Idem.

Casse.

Longues gousses brunes indéhiscentes, du *Cassia fistula*, légumineuse de l'Afrique et de l'Inde. Contient, entre autres acides végétaux, l'acide cathartique, son principe purgatif.

Laxatif doux, aujourd'hui peu employé.

Prép. — Pulpe, 40 à 60 gr.
Conserve, 30 à 60.
Ext., 20 à 30.

℞ Ext. de casse.............. 10
Eau 1000
Tisane de casse.

Charbon végétal.

V. Ind. VII. *Méd. modérat.*
Laxatif, 1 à 2 cuill.

Chlorure de calcium.

V. Ind. XXV, *Méd. antiscrof.*

Chélidoine.

Grande éclaire.
Chelidonium majus.
Le suc de la racine de cette papavéracée est un irritant topique et un drastique.

Prép. — Poud. 2 à 3.
Ext., 0,25 à 1 gr.

℞ Ext. de chélidoine........ 0,05
Ext. de rhubarbe.......... 0,05

Calomel à la vap........... 0,01
Résine de jalap 0,03
Poud. de rhubarbe........ q. s.
Pil. purg., 1 d'heure en heure jusqu'à effet (Rath).

Chrysophanique (Acide).

V. Form. C. Herpétologique.
Purgatif énergique mais inusité, fait partie de la rhubarbe.

Colchique.

Narcisse d'automne, safran bâtard, tue-chien. Petite plante herbacée, vivace, indigène, *Colchicum automnale*, dont les bulbes sont employés plus que les semences et les fleurs. La *colchicine* en constitue le principe actif. Elle se rapproche des alcaloïdes, et surtout de la *vératrine*, dont elle est distincte cependant.

C'est un drastique diurétique et aussi un antiarthritique.

Prép. — Poud., 0,05 a 0,30.
Alcoolature de bulbe, 2 à 6 gr.
Alcoolature de fleurs, 2 à 6 gr.
Teint. de semences, 1 à 5.
Vin de semences, 5 à 10.
Vin de bulbe, 10 à 30.
Ext. de semences, 0,01 à 0,10.
Sp., 10 à 30 gr.

℞ Bulbes frais de colchique..... 20
Ac. acétique 2
Vinaigre blanc............... 98
Vinaigre de colchique 5 à 10 gr.

℞ Suc de fl. ou de bulbes de colchique.................... 1
Sucre........................ 8
Saccharure de C. 2 à 10 gr.

℞ Teint. de sem. de colch.. ⎱ ãa
Teint. de gaïac.......... ⎰

Teint. de colchique comp.
XXX à XL gtt. (Blasius).

———

℞ Teint. de sem. de colch.. ⎫
Liq. ammoniacale anisée. ⎬ ãa
Teint. de digitale....... ⎭

Teint. de colchique comp.
XX à XXX gtt. (Œsterlen).

———

℞ Teint. de sem. de colchique . 1
Vin blanc.............. 100

Vin de colchique (H. M.).

———

℞ Sulf. de magnésie....... ⎱ ãa 4
Vinaigre de colchique.... ⎰
Eau gazeuse............ 1 bout.

Eau diurétique et laxat. (Deschamps).

———

℞ Bulbes frais de colchique..... 5
Alcool à 36°.............. 10

Macérez et filtrez.
XX à LX gtt. d'un verre d'eau.
Eau médicinale (Husson).

———

℞ Bulbes frais de colchique.... 370
Ac. pyroligneux........... 75

0,05 à 0,30 en pil. (Ph. Lond.).

———

℞ Teint. de colchique....... 6 à 8
Eau dist................ 150

Lavement (Fontaine).

Coloquinte.

Baie desséchée et pelée d'une
cucurbitacée, le *Citrullus* ou
Cucumis colocynthis, plante
rampante d'origine asiatique.

La pulpe du fruit renferme
un glucoside amorphe, la *colo-
cynthine*.

Purgatif drastique violent.
Incompat. Alcalis, sels de fer.
Prép. — Poud., 0,20 à 0,75.
Ext. alcool., 0,10 à 0,30.

———

℞ Ext. hyd. alc. de coloquinte.. 3
Aloès pulv.................. 10
Résine de scammonée........ 8
Ext. de rhubarbe 5

Ext. de coloq. comp. 0,10 à 0,50
(Ph. Germ.).

———

℞ Ext. alcool. de coloquinte.... 3
Aloès pulv.................. 10
Résine de scammonée........ 8
Ext. de rhubarbe............. 5

Ext. de C. comp. 0,10 à 0,50
(Ewald).

———

℞ Aloès pulv............... 0,05
Poud. de coloquinte....... 0,05
Poud. de scammonée...... 0,05
Essence de girofle........ 0,001
Miel.................... q. s.

Pil., 1 à 4 (Codex).
Remplacent les pil. catholiques.

———

℞ Ext. de coloquinte.......... 0,05
Aloès..................... 0,05
Gomme-gutte. 0,05
Ext. de jusquiame......... 0,02

Pil., 1 (d'après Trousseau).

———

℞ Ext. de coloquinte comp. ⎱ ãa 2
Savon méd............. ⎰
Essence de camomille... II gtt.

Div. en 30 pil., 1 à 2 (Ewald).

———

℞ Ext. de coloquinte.... ⎱
Aloès .... ⎬ ãa 0,06
Scammonée .... ⎰
Tartre stibié.......... 0,05

1 pil. (Fothergill).

———

℞ Ext. de coloquinte
comp. 0,04
Résine de jalap. . 0,02
Savon amygdalin . 0,03
Gaïac. 0,06
Ess. de genièvre.
   — de carvi .... } āā 1/3 de gtt.
   — de romarin .
Sp. de nerprun.. q. s.
Emétique 0,002

Pil. antibil. (Barclay).

℞ Ext. de coloquinte comp.... 0,10
Poud. de gomme-gutte..... 0,10
Calomel pulv.............. 0,05
Sp. de gingembre......... q. s,

Pil. hydragogues (d'apr. Frank).

℞ Ext. de coloquinte........ 0,06
Calomel.................. 0,06
Ext. de pavots........... 0,05

Pil. (d'après Abernethy).

℞ Coloquinte 8
Badiane................... 1
Alcool.................... 100

Teint. de C. anisée (Dahlberg).

℞ Coloquinte................. 5
Vin de Malaga 150

Vin de coloquinte (Bouch.).

Usage externe.

℞ Teint. de coloquinte........ 15
Huile de ricin.............. 45

Lin. purg. (Heim).

℞ Axonge 30
Poud. coloquinte .... 2 à 5

Pom. purg. (Chrestien).

Concombre sauvage ou
purgatif. Giclet. Fruit d'une cucurbitacée, *Momordica elaterium*, dont le principe actif,

violemment purgatif, est l'*Élatérine*.

Prép. — Ext. avec fécule,
0,05 à 0,10. (Formule française).
Extr. de suc pur, 0,005 à 0,015
(Formule anglaise).

℞ Ext. d'elaterium......... }
Opium pulv............. } P. E.

Pil. de 0,10. Drastique opiacé
(Langley).

Élatérine.

Principe actif du concombre
purgatif. Insol. dans eau, peu
dans éther. Sol. dans alcool
éthylique, sulfure de carbone,
chloroforme.
Purgatif drastique.
Prép. — Dose int. XXXV à
XL gtt.

℞ Élatérine.................. 1
Sucre de lait............... 39

Poud. comp. (Ph. Angl.).

℞ Elatérine............... 0,003
Crème de tartre sol..... . 15

De 3 en 3 h. Purg. doux (Bright).

℞ Élatérine........ 0,01
Aloès..................... 0,05
Ext. de jusquiame......... 0,20

Pil. purg.

℞ Élatérine...... 0,05
Alcool........ 30
Ac. nitrique............. 0,20

Teint., XXV à XL gtt.
Drastique (Morries).

Crème de tartre.

V. Tartrates.

Ellébore noir.

Rose de Noël. Renonculacée dont la racine renferme l'elléborine.

Drastique, emménagogue.

Prép. — Poud. Ext. Teint. de 0,25 à 1 gr. Inusités.

℞ Rac. sèche d'ellébore noir.. 50
Carbon. de potasse pulv... 12,5
Alcool à 21° 200
Vin blanc................. 200
P. f. ext. ferme :
Ext. ci-dessus............ 64
Ext. de myrrhe........... 64
Poud. de chardon bénit... 32

Pil. de 0,20 ; 1 a 2, tonique.

3 à 5 drastique. Pil. de Bacher.

Ellébore blanc.

V. Veratrum.

Ind. IV, *Méd. contro-stimulante.*

Émétique en lavage.

0,05/1000.

Espèces purgatives.

℞ F. de séné...... 2
Fl. de sureau.............. 1
Fr. d'anis vert............ 1
Fr. de fenouil 0,50
Bitartrate de potasse 0,50

Thé de Saint-Germain (Codex).

Eupatoire.

Eupatorium cannabinum.

Synanthérée. Purg. fondant.

A peu près inusité.

L'*Eupatorium perfoliatum* est un purgatif tonique et antipyrétique.

Prép. — Poud., 0,30 à 2.

Décoct., 30/750. Éméto-cathartique.

Euphorbe (Gomme résine d').

Purgatif drastique violent et sternutatoire, non usité.

V. Ind. XI, *Méd. irritante.*

Il y a aussi l'*Euphorbia ipecacuanha,* dont les racines sont vomitives.

Evonymine.

V. *Méd. cholagogue.*

Globularia clympum.

Cette globulariée renferme un glycoside solide, amer et purgatif.

Prép. — Décoct., 3/25, 15 à 30 gr.

Ext. aq., 0,20 à 0,50.

Gomme-gutte.

Extraite par incision de l'écorce de plusieurs arbres des clusiacées, genre *Garcinia* ou *hebra dendrum.*

C'est une gomme résine dont la résine et l'*acide cambogique* surtout font un drastique hydragogue énergique et irritant, et accessoirement un anthelminthique.

Prép. — Dose, 0,1 à 0,4 décig.

℞ Gomme-gutte.......... } ãã 0,10
Calomel......... ..... }
Poud. de jalap........ .. 0,30
Oléo-sacch. de fenouil.. 0,50

Dose purg.

℞ Gomme-gutte 0,05
Aloès socotrin............. 0,04
Gingembre pulv........... 0,02
Savon méd................ 0,08

Pil. de g.g. comp. (Ph. Lond.).

℞ Gomme-gutte pulv.......... 0,10
Bitartrate de potasse....... 0,30
Gingembre pulv............ 0,02
Sp. simple................. q. s.

Bol. purg. de 1/2 h. en 1/2 h. (Ph. Lond.).

———

℞ Gomme-gutte.............. 0,02
Ext. d'opium............... 0,01

Pil. de g.-g. opiacée, 5 à 6 (Malgaigne).

———

℞ Gomme-gutte.............. 1
Savon med.................. 2
Alcool à 56°............... q. s.

Évap., 0,30 à 2 gr. en pil. (Soubeiran).

Gratiole.

Herbe à pauvre homme, séné des prés. Personée dont la plante fleurie a été employée comme un purgatif énergique.

Prép. — Poud., 0,50 à 1,50.

Hernandia sonora.

Écorce, graines et feuilles d'une lauracée qui est un purgatif léger.

Son suc est dépilatoire.

Hyèble.

Baies et racines d'une rubiacée, *Sambucus humilis*.

Purgatif innsité. Suc de baies.

Huiles végétales.

D'olives, 30 à 60 gr.
D'amandes douces.
De colza.
D'arachides.
De noix et de noisettes.
De faînes.
D'œillette.
De lin.

Ne renferment que des corps gras (oléine, margarine, palmitine, etc.) sans principe toxique.

Huile de ricin, 10 à 40 gr.
De croton, I à III gtt.
D'épurge, III à XV gtt.
De jatropha curcas, III à VI gtt.
D'anda, L à LX gtt.
De baukoul, 60 gr.
De fontainea Paucheri, I à II gtt.

Huile de ricin.

Huile tirée des semences du *Ricinus communis*, plante annuelle des euphorbiacées. Huile de palma-Christi ou de castor.

Contient 3 acides : ricinique, margaritique et oléoricinique.

Fraîche, c'est un purg. mécanique ; rancie, c'est comme l'émulsion des graines en nature, un purg. âcre.

Prép. — 10 à 60 gr.

℞ Huile de ricin.......... 30 à 40
Suc de 1 à 2 citrons....

Mixt. purg.

———

℞ Huile de ricin............... 30
Gomme arab................. 8
Eau de menthe.............. 35
Eau commune............... 60
Sp. simple................. 10

Émuls. purg. (Codex).

———

℞ Huile d'amandes douces.. ⎱
Huile de ricin .... ⎰ ãã 30
Sp. de guimauve........

Pot. purg. (Cruveilhier).

———

℞ Huile de ricin .... 5 à 10
Jaune d'œuf............. N° 1
Sp. de sucre........... 30
Hyd. de menthe........ 10
Eau 10

Pot. purg. p. enfants.

℞ Huile de ricin.............. 50
Sp. de nerprun.............. 60
Eau de menthe.............. 50

Pot. purg. (Bouch.).

℞ Huile de ricin............ 50
Jaune d'œuf.............. N° 1
Inf. de café.............. 120
Sucre.................... 30

Pot. purg. (Righini).

℞ Huile de ricin........... }
Sp. d'ipéca............. } āā
Sp. de rhubarbe......-.... }

1 cuill. à café de 2 en 2 h.
Pot. purg. (Debreyne).

℞ Huile de ricin.......... 45 à 15
Sp. de limons.......... 30
Eau d. de menthe....... 15

Pot. purg. (Cottereau).

℞ Huile de ricin pure ..... 30 à 50
Gomme arab. pulv...... 10
Eau de menthe........ 120
Sp. citrique............ 30

Pot. purg., en 2 fois (Velpeau).

℞ Huile de ricin....... }
Sp. de chicorée...... } āā 15 à 30
Alcool de menthe.... }
Jaune d'œuf......... N° 1
Eau tiède.......... q. s.

Pot. purg., en 2 fois (Duj.-B. et
Yvon).

℞ Eau de menthe.............. 30
Huile de ricin.............. 24
Soluté de potasse........... 8

Émuls. purg. (Ph. Lond.).

℞ Huile de ricin........... 20 à 50
Décoct. de g. de lin 250

P. lav.

℞ Huile de ricin.......... 20 à 60
Jaune d'œuf.......... N° 1
Décoct. émoll.......... 500

P. lav. (H. P.).

Huile de croton.

Huile extraite des semences,
graines de Tilly, petits pignons
d'Inde, d'un arbuste du Mala-
bar, *Croton tiglium* des euphorbiacées. Elle est mêlée d'un
principe irritant, le *crotonol* ou
ac. crotonique auquel elle doit
son action purgative.

Purg. violent et révulsif
énergique.

Prép. — Purg., 1 à II gtt.

℞ Huile de ricin.......... 10 à 20
Huile de croton........ I à II g^{tt}

Mixt. drastique (Ferrand).

℞ Huile d'amandes douces.... 60
Sp. de gomme............. 60
Huile de croton .... II g^{tt}

Émuls. purg. (Chomel).

℞ Looch blanc........... 120
Huile de croton......... I à II g^{tt}

Par cuill.

℞ Huile de croton........ II à III g^{tt}
Jaune d'œuf........... N° 1
Hyd. de menthe...... 125
Sp. simple........... 30

Pot. purg. de Hufeland.

℞ Huile de croton.......... I à II g^{tt}
Huile de ricin.......... 10
Gomme arab............ 5

Sp. d'orgeat............. 25
Eau 100

Émuls. purg. (Duj.-B. et Yvon).

℞ Résine de scammonée.... 0,25
Résine de jalap.......... 0,25
Huile de croton......... II g^{tt}
Sp. de chicorée comp..... 40
Eau d. de menthe........ 100
Eau d. de fl. d'oranger.... 4

Pot. purg. (Bossu).

℞ Huile de croton......... I g^{tt}
Mie de pain .... q. s.

Pil. purg.

℞ Huile de croton .... II g^{tt}
Savon amygdalin......... 1
Poud. de guimauve....... q. s.

M. s. a., p. 10 pil.

℞ Huile de croton.......... 1 gtt.
Beurre de cacao.......... 1 gr.
Poud. de guimauve....... q. s.

Pour 10 pil. (Jeannel).

℞ Huile de croton .... 1/2 gtt.
Gomme-gutte........... 0,01
Ext. de coloquinte...... 0,01
Guimauve pure........ q. s.

Pil. hydragogue (Schlessier).

℞ Carbonate de soude pulv.. 0,50
Alcoolat de menthe 10
Huile de croton.......... 0,50

Liniment purg. (Bouch.).
En frict. sur le ventre.

℞ Huile de croton............ V g^{tt}
F. de tabac sèches.......... 5
Gomme arab.............. 10
Eau bouillante........... 150

Lavement (Duj.-B. et Yvon).

V. Ind. XI, *Méd. irritante.*

Jalap (Racine de).
Convolvulacée.
Exagonicum Purga ou *Jalapa.*
Souche vivace d'une herbacée grimpante du Mexique. Son principe actif est une résine elle-même, composée de *jalapine* et de *convolvuline.*

Purg. hydragogue très énergique et même irritant; agissant surtout après sa dissolution dans les principes de la bile.

Prép. — Poud. de racine, 1 à 4 gr.
Inf., 5 p. 100.
Ext., 0,25 à 1.
Résine, 0,20 à 0,50 et 0,80.
Teint., 5 à 20 gr.

Biscuits purg. à 0,10.

℞ Jalap....................... 1
Scammonée................ 1
Crème de tartre............. 2

Poud. cathartique, 2 à 6 gr.
(Bouch.)

℞ Jalap....................⎫
Crème de tartre.........⎬ āā
Magnésie. ....⎭

Poud. de j. comp., 2 à 6 gr.
(Ph. Esp.)

℞ Poud. de jalap............ 0,50
Sulfate de soude.......... 10

De 1/2 h. en 1/2 h., 3 doses.

℞ Poud. de jalap............ 0,10
Calomel.................. 0,05
Sucre vanillé............. 0,50

Doses purg., 2 à 4.

♃ Poud. de jalap.............. 12
    Calomel à la vap............ 4
    Gingembre pulv............. 1

Purg., 0,40 à 1 gr. (Copland).

♃ Résine de jalap pulv....... 5
    Savon méd................ 10
    Alcool à 32°............... q. s.

0,50 à 1 gr.
Savon de jalap (Ph. Germ.).

♃ Poud. de jalap............. 10
    Poud. de rhubarbe 5
    Oléo-sacch. de citron........ 5
    Crème de tartre 20
    Soufre lavé................ 20

1 cuill. à café par j. Hémorrhoïd.

♃ Poud. de jalap.............. 200
    Résine de jalap............. 100
    Laque carminée............ 5
    Turbith en poud........... 100
    Iris pulv.................. 50
    Sucre..................... 45

Poud. d'Iroë, en prises de 5 gr.

♃ Jalap..................... 72
    Résine de gaïac........... 18
    Scammonée 6
    Aloès..................... 3
    Gomme-gutte.............. 4
    Séné 400

Poud. d'Ailhaut ou de Gastelet.

♃ Rhubarbe.............. ⎫
    Séné .... ⎬ P. E.
    Jalap .... ⎬
    Crème de tartre........ ⎭

Dose purg., 2 à 6 gr. (Tissot).

♃ Essence d'oranges.......... 4
    Sucre 224
    Poud. de jalap............. 32
    Crème de tartre sol........ 8

Saccharolé de jalap comp.
8 gr. dans 500 d'orangeade.
                (Cadet.)

♃ Résine de jalap............ 0,10
    Savon méd................ 0,20
    Alcool .... q. s.

Pil. purg. (Mialhe).

♃ Poud. de jalap........... 0,15
    —   de scammonée 0,07
    —   de savon .... q. s.

Pil. drastiq., 2 à 6.

♃ Résine de jalap........... 0,04
    Savon amygdalin.......... 0,05
    Magnésie calcinée.......... 0,03
    Eau dist.................. q. s.

Pil. purg., 4 à 10 (Duj.-B. et Yvon).

♃ Résine de jalap........... 0,05
    Potasse caustique....... .. 0,001
    Savon amygdalin......... 0,04
    Magnésie calcinée........ 0,3
    Eau dist .... q. s.

Pil. purg., 4 à 10 (Mialhe).

♃ Chocolat 3,50
    Résine de jalap............ 0,50
    Calomel................... 0,20

Chocolat. purg. de Montpellier.
              (Cadet.)

♃ Jalap 8
    Turbith................... 1
    Scammonée 2
    Alcool à 60°............... 96

Teint. de j. comp (Codex).
Eau-de-vie allemande, 5 à 30 gr.

♃ Eau-de-vie allemande. ⎱ ãã 10 à 30
    Sp. de nerprun...... ⎰

Mixt. drastique (Andral).

♃ Résine de jalap ...   0,20 à 0,50
    Sucre   3
    Lait   120

Émuls. purg.

℞ Résine de jalap   0,50
  Sucre blanc.   30
  Eau de fl. d'oranger.   10
  Eau commune.   120
  Jaune d'œuf. . . . . N° 1/2

Émuls. purg. au jalap (Codex).

℞ Résine de jalap.   0,40
  Scammonée   0,30
  Sucre blanc.   23
  Lait d'amandes.   122
  Alcoolature de citron   X

Émuls. purg. (Ph. Pruss.).

℞ F. de séné.   10
  Eau bouillante.   120
  Manne. . . . . } ãã 15
  Sulf. de soude . . . . }
  Poud. de jalap.   1

Pot. purg. en 1 ou 2 f.

℞ Eau-de-vie allemande.   10
  Sp. de nerprun.   20
  Limonade citrique.   200

Pot. purg. (Duj.-B. et Yvon).

℞ Jalap.   4
  Scammonée   4
  Scille.   3
  Résine de jalap.   1
  Sp. de nerprun. . . . .   q. s.

**Électuaire purg., 0,50 à 2 (Fou-
quier).**

℞ Poud. de jalap. . . . .)
  Crème de tartre sol. . . . . . . } ãã
  Sucre vanillé. . . . .)
  Miel. . . . .   q. s.

**Élect. purg., 5 à 15 gr. (Duj.-B.
et Yvon).**

℞ Jalap.   150
  Ipéca.   25
  Scammonée   45
  Rhubarbe.   50
  Safran. . . . . }
  Ecorce de sureau. . . . . } ãã 10

  Eau-de-vie.   2000
  Sp. de roses pâles.   1500

**Élixir antibiliaire d'Étienne.
Par cuill. (Dorvault).**

℞ Jalap concassé.   8
  Scille   —   8
  Nitrate de potasse.   15
  Vin blanc.   1000

Vin hydragogue (Debreyne).

℞ Iris de Florence. . . . . } ãã 30
  Ec. int. de sureau. . . . . . . }
  Racine d'aunée. . . . . } ãã 50
  F. de séné. . . . . }
  Racine de jalap.   10
  Vin blanc.   100

Vin hydragogue (A. D.).

Jatropha curcas (Semences
de).
Purgatif huileux, non irritant.
X gtt = 30 gr. d'huile de ricin.

Kaladana.
Graines d'une convolvulacée.
Pharbitis nil cathartique,
comme le jalap.
Prép. — Ext. alcool, 0,30 à
0,40.
Teint., id., 4 à 6 gr.

℞ Poud. de graine de kala-
    dana.   1,25
  Bitartrate de potasse.   1,50

Dose purg., 1 à 2.

Lin.
Graines du *Linum usitatissi-
mum*, des Linées.
Réduites en farine pour la
confection des cataplasmes,
elles sont émollientes. Prises en
nature, elles sont tempérantes
et laxatives.

Prép. — Graines, 2 cuill.
Inf., 10 à 20 p. 1000.
Macérat., 20 p. 1000.

Lin purgatif.

La plante herbacée dite *Linum catharticum*, lin sauvage, est un purgatif dont la *linine* est le principe actif.

Prép. — Poud., 6 gr.
Inf., 15 p. 120.
Ext. aq., 0,25 à 0,30.

Magnésie et ses sels.

Hydrate de magnésie et *magnésie*, oxyde de magnésium, magnésie calcinée.

V. Ind. VIII, *Méd. eupeptique.*

   Prép. — Dose purg., 4 à 10 gr.

Antidote de l'arsenic, 25 à 30 gr.

Tablettes de chocolat à la magnésie, de 1/5 à 1/10.

℞ Magnésie calcinée............ 8
   Sucre blanc.................. 50
   Eau commune............... 40
   Eau de fl. d'oranger.......... 20

Médecine blanche (Codex).

℞ Magnésie calcinée............ 1
   Eau sucrée................... 8
   E. de fl. d'oranger........... 1

Lait de magnésie (Mialhe).

℞ Magnésie calcinée ....
   Fl. de soufre lavé........ } ãã 10
   Sucre de lait..........

Contre constipat., 1 cuill. à café le soir.

Acétate de magnésie.

Purg., 15 gr.
Inusité.

Borotartrate de potasse et de magnésie.

Crème de tartre soluble de magnésie.

Dose purg., 20 à 60 gr.

℞ Borotartrate de pot. et de mg.   30
   Ac. citrique................. 2
   Sp. aromatisé au citron..... 60
   Eau...................... 300

Limonade de Garnier.

Carbonate de magnésie.

Magnésie carbonatée, magnésie blanche.

V. Ind. VIII, *Méd. eupept.*
Laxatif à haute dose.

Prép. — Dose laxative, 5 à 20 gr.

(A la condition de prendre aussitôt après une boisson acidulée.)

℞ Hydrocarbonate de magnésie.   12
   Acide citrique.............. II

Limon. magnésienne à 30 gr.

℞ Hydrocarbonate de magnésie.   60
   Sucre pulv................. 40
   Rac. de rhubarbe pulv....... 15
   Essence de fenouil.......... 1

Poud. laxative, 2 à 10 gr. (Ph. Germ.).

℞ Soufre sublimé et lavé........ 1
   Carbonate de magnésie....... 2
   Miel blanc.................. 6

Opiat laxatif (Mialhe).

Citrate de magnésie.

Sel peu sol. d. l'eau froide.
Purgatif.

Prép. — 25 à 60 gr.

℞ Ac. citrique................. 30
   Hydrocarb. de magnésie.... 18

Eau commune............. 300
Sp. de sucre............. 100
Alcoolature de zeste de citron. 1

Limonade purg. (Codex).

℞ Ac. citrique............... 30
Carbonate de magnésie..... 16
Eau aromat. de citron....... 30
Sp. simple................. 60
Eau chaude................ 400
Bicarbonate de soude....... 4

Limonade purg. (H. M.).

℞ Citrate de magnésie....... 50
Sucre aromatisé au citron. 50
Mucilage................. q. s.

P. 100 tablettes.

℞ Ac. citrique............... 30
Carbonate de magnésie...... 18
Sp. de cerises 30
Eau....................... 120

Pot. purg. (Guibout).

℞ Magnésie calcinée.......... 6,5
Hydrocarbonate de magnésie. 6
Acide citrique............. 30
Sucre blanc............... 60
Alcoolature de zeste de citron. 1

Limonade sèche (= 50 gr. de citrate) (Codex).

℞ Citrate de magnésie 30
Carbonate de magnésie....... 4
Ac. citrique pulv............ 8
Sucre pulv. aromat. au citron. 50

Poud. purg. (Dorvault).

℞ Magnésie calcinée........... 8
Carbonate de magnésie 4
Acide citrique pulv.......... 26
Sucre pulv. aromat. au citron. 50

Poud. purg. (Rogé).

Carbonate de magnésie..... 25
Bicarbonate de soude....... 91
Acide citrique pulv........ 117

Sucre pulv............... 21
Eau dist................. 1
Alcool à 60º.............. q. s

Citrate de magnésie granulé efferv., 30 à 60 gr. (Yvon)..

Chlorure de magnésium.

Sel hydraté, très sol.
Purg. peu usité, 10 à 30 gr.

Sulfate de magnésie.

Sel de Sedlitz et sel d'Epsom.
Sol. d. l'eau. Sel purgatif.
Incompat. — Alcalis et leurs carbonates, phosphates solubles. Sels dont la base peut former un sulfate insoluble.
Prép. — Dose purg., 10 à 60.

℞ Sulf. de magnésie 30
Eau gazeuse simple......... 630

Eau saline purg. (Codex).

℞ Sulf. de magnésie...	30 —	30
Bicarb. de soude....	4 —	7
Ac. tartrique crist...	4 —	6
Eau commune.......	650 —	600

Eau de Sedlitz artif. (Codex) (H. M.).

℞ Sulfate de magnésie 21
  — de soude............. 15
Chlorhyd. de chaux......... 1
  — de magnésie...... 3
Sel marin................. 1
Eau gazeuse à V vol........ 625

Eau de Pullna artificielle.

℞ Sulfate de magnésie......... 30
Eau 60
Essence de menthe.......... II

Purg. (Yvon).

℞ Sulfate de magnésie......
⁣Sulfate de soude......... } ãã
Sel commun...........

Sel de Cheltenham, 40 gr.

℞ Sulfate de magnésie........ 15
Inf. de café.............. 100
Sp.................... 30

Pot. purg. Enf. (Trousseau).

℞ Sulf. de magnésie.......... 15
Séné.................. 15
Eau.................... 250

Lav. purg. (Codex).

Manne.

Suc concret, blanc-jaunâtre, extrait par incision de l'écorce de plusieurs *Fraxinus* et en particulier du *Fraxinus ornus* (des jasminées). Arbre de la région méditerranéenne.

2 sortes : *Manne en larmes*, la première, extraite de l'incision, plus pure et moins purgative. *Manne en sortes*, souvent mêlée de substances étrangères, de matières résineuses par exemple, et plus active.

Son principe actif est le sucre de manne ou *mannite*.

Elle est assez soluble.

Prép. — Dose purg., 10 à 50. Tablettes de 0,20.

℞ Manne en larmes......... 100
Eau chaude............. 1000

Tisane laxative.

℞ Manne en larmes.......... 60
Lait chaud.............. 200

Lait purg. (Du).-B. et Yvon).

℞ Manne en larmes........... 30
Magnésie calcinée........ 4

Dans une tasse de thé (Ferrand).

℞ Manne en larmes........... 60
Emulsion simple.......... 180
Eau dist. de cannelle........ 4

Émuls. laxat. (Ph. Ital.).

℞ Manne.................. 30
Séné.................. 7
Tartrate de potasse.......... 4
Semences d'anis........... 4
Eau.................... 350

Inf. carminat. (Ph. Esp.).

℞ Manne en larmes........... 100
Miel blanc.............. 100
Magnésie calcinée.......... 25

Élect. laxat. (Ferrand).

℞ Manne en larmes........ 60
Sulf. de potasse........
Nitrate de potasse....... } ãã 10
Soufre...............
Miel blanc............. q. s.

Élect. antihémorrhoïd. (Reuss).

℞ Manne en larmes.........
Beurre frais............ } ãã 50
Sucre concassé ....
Inf. forte de café........ 75

Marmelade laxat. au café.
2 cuill. à café matin et soir.

℞ Manne............. 125
Pulpe de casse............ 30
Huile d'amandes........... 15
Sp. de violettes 15
Eau de fl. d'oranger........ 8

Marmelade de Tronchin.

℞ F. de séné................ 10
Fr. de fenouil............. 1
Eau bouillante............. 20

Manne...................... 15
Sucre blanc................. 50

Sp. de manne et de séné (Ph. Germ.).

℞ Séné 75
Fr. de fenouil............. 40
Eau bouillante............. q. s.
Manne...................... 100
Sucre...................... 500

Sp. de manne et de séné (Ph. Lond.).

℞ Manne en larmes........... 20
Crème de tartre............ 15
Petit-lait................. 200

Pot. laxat. de Real.

℞ Manne en larmes........... 50
Petit-lait................. 100

Pot. purg.

℞ F. de séné................ 10
Sulf. de soude............. 15
Manne en sorte............. 60
Eau bouillante............. 110

Pot. purg. (H. M.).

℞ F. de séné................ 8
Sulf. de soude crist....... 16
Manne...................... 60
Eau bouillante............. 96

Pot. purg. (H. P.).

℞ Bitartrate de potasse..... 1
Manne...................... 25
Eau 60

Past. purg. (Spielmann).

℞ Rac. de guimauve......... 90
Eau 2000
Manne...................... 375
Ext. d'opium............... 0,60
Eau dist. de fl. d'oranger. 90
Essence de bergamote....... V

Tablettes de manne comp.
                    (Manfredi.)

Mannite.

Principe actif de la manne.
Sol. dans l'eau, moins purg.
que la manne.
Prép. — 10 à 20 gr.

℞ Mannite............... 10 à 20
Eau.................... 100
Sucre.................. 20
Alcoolat de citron..... VI

Pot. laxat. en 1 fois (Duj.-B. et Yvon).

Mechoacan.

Jalap blanc, inusité.
Racine d'un convolvulus.

Mélasse.

30 à 60 gr. en lavement.

Mercure et mercuriaux.

V. Ind. XIX, *Méd. altérante.*

℞ Mercure pur............. 0,05
Miel blanc............... 0,05
Aloès du Cap............. 0,05
Poivre noir.............. 0,008
Rhubarbe................. 0,025
Scammonée 0,017

Pil. purg. et anthelmintique.
Pil. de Belloste, 2 à 6.

Calomel.

Protochlorure de mercure.
Calomelas (préparé par voie sèche), usage interne; précipité blanc (par voie humide), usage externe.

Purgatif altérant, sialagogue, diaphorétique, fondant, etc.

Antisyphilitique.

Incompat. — Acides, alcalis, chlorures, bromures, iodures, sels métalliques, looch, amandes, laurier-cerise, etc.

Prép. — Purg., 0,10 à 1 gr.

℞ Calomel à la vapeur....... 0,01
Scammonée d'Alep pulv.... 0,03
Sucre de lait pulv......... 0,40
1 prise chaque h. jusqu'à effet purgatif (H. Roger).

℞ Poud. calomel............. 0,05
Poud. jalap................. 0,20
Ou Poud. de scammonée.... 0,25
Dose purg. et vermifuge.

℞ Calomel .... } ãã 0,025
Pipérin ....
Ext. de noix vomique.. 0,005
Sulf. de quinine....... 0,05
Pil. contre constipat. (Lay).
1 pil. matin et soir.

℞ Calomel 0,02
Ext. de rhubarbe......... 0,06
Poud. de rhubarbe........ q. s.
2 à 3 pil. par j.

℞ Calomel à la vapeur.... 0,03
Résine de jalap........ } ãã 0,06
Savon méd...........
2 à 6 pil. par j. (Radius).

℞ Calomel à la vap...... 0,03
Scammonée d'Alep pulv. 0.02
Soufre doré d'antim... 0,02
Ext. de fumeterre..... } ãã 0,05
Ext. de ményanthe.....
Pil. purg. (d'après Gintrac).

℞ Calomel................. 0,05
Scammonée.............. 0,10
Jalap 0,10
Sucre blanc............. 0,20
Dose purg., de 2 en 2 h. (Brande).

℞ Calomel.......... 0,05 — 0,50
Poud. de rhubarbe. 0,05 — 0,50
Poud. de scammon. 0,05 — 0,50
Poud. de sucre..... 0,15 — 1,50
Dose vermif. et purg. de Bull.
Dose p. enf. et p. adultes.

℞ Calomel .... 0,20 à 0,50
Poud. de jalap...... 1 à 2
Poud. purgative (Duj.-B. et Yvon).

℞ Calomel à la vap........ } P. E.
Soufre doré d'antimoine .
Poud. de Plummer, 0,30 à 0,50.

Mercuriale.
Euphorbiacée. 2 espèces : *annua*, foirolle ; *perennis*, mercuriale des bois.
Laxatives, la seconde surtout.
Prép. — Décoct., 2/100.
En lavement.

℞ Mercuriale sèche.......... 125
Eau dist................... 1000
Miel blanc............... 1000
Mellite ou miel de mercuriale. Pour lavement, 100 gr.

Miel.
Produit de l'*Apis mellifera* (hyménoptère). C'est la base de tous les mellites. Soluble.
Émollient rafraîchissant.
Laxatif à haute dose.

℞ Miel........................ 1
Eau........................ 4
Mellite simple.

Moutarde blanche.
Graines blanc jaunâtre, plus volumineuses que celles de la moutarde noire.
Elles appartiennent au *Brassica alba* ou *sinapis alba* des crucifères et sont formées d'une enveloppe celluleuse, laquelle fournit un mucilage et d'un contenu irritant, analogue

à la moutarde noire : *myrosine, sinapisine ;* d'où il suit que sa farine peut faire des sinapismes.

Employée surtout en graines comme laxatif.

Dose : 1 cuill. chaque matin, ou 1/2 cuill. avant chaque repas.

Nerprun.

Baies ou drupes du *Rhamnus catharticus,* petit arbre indigène de la famille des rhamnées.

Son principe actif, amer purgatif, est la *rhamno-cathartine* ou la *rhamnine* avec la *rhamnégine*, etc.

L'écorce et les feuilles de quelques autres *rhamnus* ont des propriétés analogues.

Purgatif énergique, drastique même, et hydragogue.

Prép. — Sp., 40 à 50 gr.

Baies, 20 à 30.

℞ Eau-de-vie allemande... 10 à 30
Sp. de nerprun......... 15 à 40

Dans du thé ou pur.

℞ F. de séné................. 10
Sulf. de soude crist......... 15
Sp. de nerprun............ 30
Eau bouillante 110

Pot. purg., en 1 ou 2 fois (Duj.-B. et Yvon).

℞ Sp. de nerprun............. 15
Teint. de séné............. 4
Teint. de rhubarbe........... 4
E. dist. d'aneth............. 15

Pot. purg., en 1 f. (Beasley).

Pains laxatifs.

Pain de son.

℞ Son................... 25 à 50
Farine............ ... 75 à 50

Pain de seigle.

— d'orge.

Pain d'épices : Mellitus.

Oseille.

Oxalis acetosa.

Bouillon aux herbes.

V. Ind. IV, *Méd. tempérante.*

Pêcher.

La fleur de cet arbre fruitier, rosacée, *Prunus Persica*, est un léger laxatif.

Prép. — Inf., 1 à 2/100.

Sp., 10 à 60 gr.

Piperin.

Principe actif du poivre noir. Stimulant laxatif.

V. Ind. II, *Méd. stimul.*

℞ Piperin.................. 0,025
Calomel................. 0,025
Ext. de noix vomique 0,01
Sulf. de quinine.......... 0,05
Ext. de chiendent .... q. s.

Pil., constipat. (Duj.-B. et Yvon).

Podophylle.

Le rhizome d'une berbéridée (*Podophyllum peltatum*), herbe vivace de l'Amérique du Nord.

Outre la saponine et la berbérine, elle contient une résine, le *podophyllin*, poudre amorphe, jaune verdâtre, amère, sol. dans l'alcool.

On l'emploie, de préférence à la racine, comme purg. et surtout contre la constipation.

Prép. — Poud. de podophylle, 0,50 à 1 gr.

Podophyllin, 0,01 à 0,03.

℞ Podophyllin.............. 0,03
Ext. de belladone......... 0,01
Pil. laxative (Ferrand).

℞ Podophyllin.............. 0,015
Ext. de belladone........ 0,005
Ext. de jusquiame........ 0,01
Pil., id. (Duj.-B. et Yvon).

℞ Podophyllin............. 0,03
Poud. de gingembre....... 0,03
Miel.................... q. s.
Pil., id. (C. Paul).

℞ Podophyllin........... ... 0,02
Savon méd............. ... 0,10
Pil., id. (Van den Corput).

℞ Podophyllin..........)
Ext. de belladone...... } ãã 0,01
Rac. de belladone pulv.)
Pil., id., 1 à 2 (Trousseau).

℞ Podophyllin.............. 0,025
Aloès hépatique.......... . 0,10
Gomme-gutte............. 0,05
Pil. drastique.

℞ Podophyllin.............. 0,02
Sucre blanc.......... 0,20
Dose laxat.

℞ Podophyllin............. 0,05
Alcool rectifié............. 5
Sp. de guimauve......... 95
Sp. laxatif (Bouchut).

℞ Podophyllin.............. 0,12
Essence de gingembre..... 5
Alcool rectifié 60
1 cuill. à café, le soir (Dobell).

Polypode.
P. du chêne. Rhizome d'une fougère. Peu usité.
Laxatif, anticatarrhal.

Potasse (Sels de).
Chlorure de potassium.
Sel digestif, sel fébrifuge de Sylvius. Sol. d. 3 d'eau.
Purgatif peu usité, suspect.
Prép. — 1 à 4 gr.

Sulfate de potasse.
Sel de duobus. Tartre vitriolé, sel polychreste.
Léger purgatif, peu usité.
Prép. — 4 à 8 gr.

℞ Émulsion sucrée 250
Sulfate de potasse.......... 8

Pruneaux.
V. Ind. IV. *Méd. tempérante.*

Tisane, 60 p. 1000.

℞ Pulpe de pruneaux........... 1
Sucre blanc................. 2
Conserve (Ph. Esp.).

℞ Conserve de pruneaux 890
Racine de jalap pulv........ 43
Crème de tartre............ 86
Conserve purg. (Ph. Esp.).

Psyllium.
Herbe aux puces. *Plantago psyllium.*
Ses semences sont laxatives, 15 à 45 gr.
Mucilage.

Rhubarbe.
V. Ind. VIII, *Méd. eupept.*

Prép. — Dose purg., poud., 1 à 4 gr.

℞ Rhubarbe.................. 1
Bière 100
Macérat. (Bouch.).

℞ Rhubarbe 0,25
Sel de Seignette.......... 0,50
Poud. laxat. (Fordyce).

℞ Rhubarbe concassée........ 4
Manne en sorte........... 60
Eau bouillante............ 150
Pot. purg., en 1 ou 2 fois (H. M.).

℞ Poud. de rhubarbe.......)
— de crème de tartre. } ãã
— d'éc. d'or. amères..)
Par cuill. à café, Poud. laxat.

℞ Ext. de rhubarbe........... 0,05
Poud. de — 0,05
Ext. de belladone.......... 0,02
Pil. laxat. (Wunderlich).

℞ Ext. de fiel de bœuf......)
Savon méd.............. } ãã
Rhubarbe pulv..........)
Ext. de pissenlit........ q. s.
F. pil. de 0,10 (Hufeland).

℞ Sulfate de quinine........ 0,05
Aloès des Barbades....... 0.025
Ext. de rhubarbe 0,05
Poud. de rhubarbe........ q. s.
Pil. contre constipat.

℞ Rhubarbe.............. 0,25
Savon méd.............. 0,06
Sp.................... q. s.
Pil., 1 à 5 (Ph. Esp.).

℞ Rhubarbe concassée........ 4
Ec. d'orange sèche.......... 4
Eau...................... 160
Macérat., 4 à 5 cuill.

Roses pâles.
Rose à cent feuilles.
Suc et sp.; peu usités.

Savon médicinal ou amygdalin.
Saponificat. de l'huile d'amandes douces (21 p.), par la soude caustique liq. (10 p.).
V. *Méd. cholagogue.*

℞ Savon blanc.............. 8
Eau chaude............. 500
Lav. (H. P.).

Scammonée.
Suc concret de la racine du *Convolvulus scammonia* des convolvulacées, de Grèce et de Syrie. 2 variétés : Sc. d'Alep et Sc. de Smyrne.

Une résine qui en constitue la plus grande partie (9/10) en est le principe actif; mais rarement on emploie la résine pure (Scammonée blanche).

Propriétés analogues à celles du jalap; drastique, hydragogue, et, aux mêmes doses, un peu moins irritante.

Prép. — Poud. 0,40 à 1 gr.
Résine, 0,20 à 0,80.
Teint., 2 a 8 gr.
Anisette à 1/80 — 20 à 40.
Biscuit de 0,50 à 0,60.
Chocolat, 0,10 par pastille de 4 gr.

℞ Scammonée pulv............ 4
Jalap pulv.................. 3
Gingembre pulv............. 1
Poud. de sc. comp., 0,50 à 2.
(Ph. Britt.)

℞ Scammonée............. }
Bitartrate de potasse..... } āā
Antimoine diaphorét.....)

Poud. Cornachine, ou de tribus 0,50 à 2.

(Guibourt.)

℞ Scammonée 0,10
Ext. de jusquiame........ 0,02
Savon méd............. q. s.

Pil., 2 à 5.

℞ Scammonée .... }
Gomme-gutte........ }
Ext. de jusquiame... } āā 0,05
Ext. de coloq. comp.. }
Savon méd.........)

Pil. de sc. comp., 2 à 3 (H. Lond.).

℞ Résine de scammonée...... 0,02
Ext. de rhubarbe.......... 0,04
Ext. alcool. de noix vomiq. 0,002
Poud. de rhubarbe........ q. s.

Pil. purg., 2 à 5 (Ewald).

℞ Scammonée d'Alep...... }
Aloès socotrin.......... } āā 0,05
Résine de jalap .... }
Savon méd...........)

Pil. purg., 1 ou 2.

℞ Scammonée d'Alep........ 0,05
Aloès socotrin...... 0,05
Sp. de nerprun.......... q. s.

Pil. purg. (Debreyne).

℞ Scammonnée 0,05
Ext. aq. d'aloès 0,20
Baume du Pérou....... 0,02
Essence de Carvi...... 1/2 gtt.

Pil. purg. (d'après Robinson).

℞ Scammonée ... . 0,25 à 0,60
Sucre vanillé....... 5
Miel blanc........ 10

Mixt. purg. (Duj.-B. et Yvon).

℞ Pâte de chocolat.......... 4
Scammonée............... 0,10

P. une pastille, 2 à 5.

℞ Inf. de café........ 60
Sp................. 25
Scammonée........ 0,60 à 0,80
Citrate de soude.... 25
Gomme arab........ 8

Café purg., à boire chaud.

℞ Scammonée............. 1
Lait de vache 120
Sucre.................. 15
Eau de laurier-cerise........ 5

Émuls. purg. (Codex).

℞ Scammonée d'Alep...... 0,75
Bicarbonate de soude.... 0,75
Sucre blanc............ 8
Lait de vache........... 100

Pot. purg., en 2 fois.

℞ Scammonée pulv....... } āā 0,25
Résine de jalap........ }
Huile de croton tiglium. II g^{tt}
E. de fl. d'oranger...... 4
Hydrolat de menthe.... 100
Sp. de chicorée comp... 40

Pot. purg. par cuill. (Bossu).

℞ Teint. de scammonée....... 5
Sp. de punch............. 30
Eau chaude.............. 100

Pot. purg. (Lepage).

℞ Résine de scammonée.... 0,50
Sucre 50
Lait pur............... 120
E. de laurier-cerise....... 5

Pot. purg. (Planche).

℞ Scammonée pulv.......... 15
Girofle pulv............. 8
Gingembre pulv.... 8
Fr. de coriandre..... 5
Sp. de roses pâles........ q. s.

Élect. purg., 2 à 8 (Ph. Lond.).

♃ Scammonée	48 —	64
Turbith	24 —	32
Jalap	190 —	250
Alcool à 50°	6000 —	6000
Séné	190 —	250
Eau	750 —	1000
Cassonade	1000 —	1250

Purg. Leroy, 1er et 2e degré.

Scillitine.

Principe actif de la scille.

V. Ind. XVII, *Méd. diurétique.*

Subst. blanche, amorphe, amère, très sol.

Très purgative, vomitive et même vénéneuse.

Séné.

Gousses dites follicules, brunes ou verdâtres, renfermant les graines, provenant de diverses espèces de la tribu des cassiées de la famille des légumineuses. On en emploie aussi les folioles. Deux sortes surtout sont employées :

1° Séné de la Palte, d'Égypte ou d'Alexandrie ;

2° Séné de Tinnevelly.

Le séné d'Alep est une sorte disparue.

Elles contiennent, outre quelques acides végétaux, l'*ac. cathartique* et la *cathartine*, laquelle renferme des produits analogues à ceux de la rhubarbe.

C'est un purgatif puissant qui agit beaucoup sur la contractilité de l'intestin.

Incompat. — Alcalis et leurs carbonates, sels acides, eau de chaux, émétique.

Prép. — Poud., 4 à 10 gr.
Infus., 10 à 60 p. 1000.
Élect. comp., 10 à 30 gr.
Sp. et teint., 15 à 30 gr.
En lav., 15 à 60 gr.

♃ F. de séné	10
Eau	125

Inf., passez et avec ce liquide 1 tasse de café ordinaire.

♃ Séné	15
Inf. d. décoct. de pruneaux.	500
Passez, ajoutez	
Miel	50

Boisson purg. (Bouch.).

♃ Séné	10
Thé	10
Sulfate de soude	15
Eau	300
Inf., passez, ajoutez	
Sp. de punch	60

Thé purg. (Duj.-B. et Yvon).

♃ Séné	10
Eau bouillante	100
Tartrate de soude	15
Manne	20

Inf. de séné comp. (Ewald).

♃ F. fraîches de persil	15
F. de séné mondées	15
Fruits d'anis	5
— de coriandre	5
Sulf. de soude	15
Citron en tranches	N° 1
Eau froide	1000

Macérez, filtrez (Codex).
Tisane royale, apozème laxatif.

♃ F. de séné mondées	10
Rhubarbe choisie	5
Sulfate de soude	15
Manne en sorte	60
Eau dist. bouillante	100

Inf., dissolvez, passez (Codex).
Médecine noire, apozème purg.

℞ Fl. de sureau................ 15
   Semences de fenouil.......... 6
   — d'anis 5
   Crème de tartre............. 5
   F. de séné................. 24

Macérez d. alcool, évaporez.
Div. en paquets de 5 gr.
Thé de Saint-Germain.

℞ Séné.................... 120
   Semences de coriandre..... 8
   — de fenouil........ 8
   Vin de Xérès 1000
   Par digest. et ajoutez
   Raisins secs.............. 90
Macérez, filtrez.

Vin de séné comp., 50 à 100 gr. (Ph. suéd.)

℞ F. de séné............... 106
   Raisin de Corinthe......... 109
   Fruits de Carvi........... 27
   — de coriandre........ 27
   Alcool à 60°.............. 1000

10 à 50 gr. (Ph. Britt.).

℞ Séné.................... 60
   Petite centaurée.......... 45
   F. d'absinthe............. 45
   Aloès socotrin............ 8
   Bière forte.............. 2000
Macérez, passez.

Bière purg. anglaise, 50 à 500 gr. (Cadet).

℞ Séné.................... 10
   Carb. de soude........... 1
   Alcool à 21°.............. 10
   Sucre.................... 15

Essence de séné de Selvay, 60 gr.

℞ F. de séné lavées à l'al-
   cool et séchées........ 16
   Fl. de sureau............ 10
   Fruits de fenouil........ } ãa 5
   Fr. d'anis.............. }

Broyez et ajoutez
   Bitartrate de pot. pulv... 3
   En inf. dans eau......... 1000

Espèces laxatives (Ph. Germ.). Par verres.

℞ Séné.................. } ãa 20
   Ecorce de nerprun....... }
   Centaurée.............. }
   Semences de coriandre... } ãa 5
   Crème de tartre .... }

Espèces purg. (Ewald).

℞ Séné mondé........ 2
   Sulf. de magnésie.......... 2
   Fl. de caille-lait.......... 1
   Fl. de sureau 1
   Hypericium 1
   Inf. dans petit-lait........ 500
Passez.

Petit-lait de Weiss.

℞ Séné 8
   Sulfate de soude........... 16
   Sp. de nerprun............ 30
   Eau bouillante............. 140

Pot. purg. (médecine commune). (H. P.)

℞ Séné 6
   Sulf. de soude............ 16
   Manne.................... 60
   Eau bouillante............ 100

Pot. purg. (H. P.)

℞ Café torréfié.............. 15
   F. de séné 10
   Eau bouillante............ 120
   Sulf. de magnésie......... 15
   Sp. simple................ 30

Pot. purg. (Dorvault).

℞ Séné................... }
   Sulfate de soude... } ãa 10 à 15
   Café torréfié........ }

Inf. dans eau....... 200
Passez, ajoutez sucre   q. s.

Médecine au café (Duj.-B. et Yvon).

℞ Rac. de guimauve ....
   — de patience.........
   — de chiendent....... } āā 15
   — de réglisse.........
F. de chicorée........... 8
Décoct. dans eau........ 2500
Ajoutez f. de séné....... 20
Rhubarbe concassée..... } āā 4
Sulf. de soude.......... }
Inf. et passez.

Médecine du curé de Deuil.

℞ Séné........................ 75
Fenouil.................... 40
Manne..................... 100
Sucre...................... 500
Eau bouillante............. 500

Sp. de séné (Ph. Lond.).

℞ Séné .... } āā 150
Café torréfié .... }
Sp. de sucre 1000

Sp., id. (Bouchardat).

℞ Séné...................... } āā 20
Café torréfié............. }
Eau bouillante........... q.s.
Sucre..................... 100

Sp. purg. (Lailler).

℞ F. de séné................ 10
Fr. de fenouil............. 1
Eau bouillante........... 50
Inf., ajoutez
Manne..................... 15
Sucre blanc............... 100

Sp. purg., 30 à 100 (Ph. Germ.).

Électuaire catholicum, ou Électuaire avec rhub. comp., 30 gr.

Électuaire lénitif. Analogue, 30 gr.

℞ Séné pulv................. 8
Coriandre pulv............ 4
Casse 16
Tamarin................... 10
Pruneaux................. 7
Figues.................... 12
Sucre..................... 30
Eau .... q. s.

Confect. de séné, 20 à 60 gr.

℞ F. de séné................. 3
Eau bouillante............. 10
Sucre blanc................ 9
Pulpe de pruneaux......... 25

Élect. de prunes, 25 à 100 gr. (Spielmann.)

℞ Séné...................... 10
Coriandre.................. 2
Sucre..................... 96
Tamarin................... 52

Élect. de séné (Ph. Germ.).

℞ Séné..................... } āā 6
Crème de tartre......... }
Fenouil.................. 4
Pruneaux............... 50
Sp...................... q. s.

Élect., id. (Richter).

℞ F. de séné................ 15
Sulf. de soude 15
Eau bouillante............. 500

Lav. purg. (Codex).

℞ F. de séné............... 15
Sulf. de soude 20
Emétique............... 0,2
Eau.................... q. s.

Lav. purg. (H. M.).

℞ Séné .... 10 à 15
Eau 300
Huile de ricin..... 10 à 30
Jaune d'œuf.......... Nº 1

Lav. séné et huile.

Soude (Sels de).

Acétate de soude.
Sel sol.
Plus diurétique que purg.
Laxatif peu usité.
Dose, 4 à 20 gr.

Azotate de soude.
V. Ind. XVII, *Méd. diurét.*
Purg. peu usité.
Dose, 15 gr.

Chlorure de sodium.
Sel marin.
V. Ind. XX, *Méd. altérante.*
Purg. peu usité.
Dose purg., 20 a 60 gr. dans eau gazeuse.
Bouillon salé, 30/500.
Lavement salé, 30 à 50/500.
Supp. p. enf., 2 gr.

Citrate de soude.
Mêmes formules que pour le citrate de magnésie.
Dose purg., 30 à 40 gr.

℞ Citrate de soude........ 20 à 50
  Sp. de limont.......... 40
  Eau................... q. v.
Limonade purg.

Hyposulfite de soude.
Très sol. Peu usité.
V. Ind. XXVII, *Méd. antiseptique.*
Dose purg., 30 gr.

Phosphate de soude.
V. Ind. XX, *Méd. tonique.*
Sol. dans 4 d'eau.
Altérant, tonique et purgatif.
Prép. — Dose purg., 20 à 50.

℞ Phosphate de soude........ 45
  Eau à 5 vol. d'ac. carbonique 625
Eau purg. (Bouchardat).

Sulfate de soude.
Sel de Glauber, sel d'Epsom, sel cathartique.
Assez soluble d. 3 d'eau.
Incompat. — Alcalis, carbonates, phosphates sol. Sels dont la base peut former un sulfate insoluble.
Prép. — Dose purg., 15 à 60 gr.

℞ Sulfate de soude crist...... 30
  Eau...................... 1000
Eau purg. saline (H. M.).

℞ Sulfate de soude. .... 5 à 15
  Bouillon aux herbes..... 200
Apozème purg., pour enfants (Trousseau).

Sel de Guindre. (V. *Émétique.*)
Méd. vomit.

℞ Sulfate de soude......... 25
  Azotate de potasse........ 5
  Emétique................. 0,03
  Sp. citrique............. 25
  Eau...................... 200
Pot. évacuante (Ewald).

℞ Sulfate de soude............ 30
  Décoct. de guimauve........ 500
Lav. purg.

℞ Feuilles de séné............ 15
  Sulfate de soude 10
  Décoct. émoll.............. 500
Lav. laxatif (H. M.).

℞ Sulfate de soude desséché.   2
Savon blanc pulv.........   4
Miel épaissi.............   q. s.

Supp. laxatif (Phœbus).

Sulfovinate de soude.

Éthylsulfate ; très sol.

Purg. doux 15 à 25 gr. (Rabuteau).

Peu usité.

Soufre.

V. Ind. XVII, *Méd. diaphorétique*.

V. Ind. XVIII, *Méd. balsamique*.

Fl. de soufre. Soufre sublimé et lavé.

Purg. à haute dose.

℞ Fl. de soufre............ } P. E.
Miel.................... }

30 gr. par jour (Lutz).

℞ Soufre sublimé lavé........   10
Crème de tartre pulv.......   20
Ess. de citron ....   I g^{tt}
Sp. au miel...............   q. s.

Purg. tempérant.

Sureau.

V. Ind. III, *Méd. antispasmod.* et Ind. XVII, *Méd. diaph.*

La deuxième écorce de sureau est un purgatif drastique.

Prép. — Décoct. d'éc. de s., 60 p. 500.

Macérat. d'éc. de s., 50 p. 150.

Suc d'éc. de s., 30 à 150 gr.

Tamarin.

Fruits et pulpe du *Tamarindus Indica*. Grand arbre des légumineuses d'Afrique et des Indes.

Acidule et laxatif.

V. Ind. IV, *Méd. temp.*

Prép. — Dose purg., 20 à 60 gr.

Pastilles.

Tisane, 30/1000.

Petit-lait, 30/500.

℞ Pulpe de tamarin...........   12
Crème de tartre pulv.........   1
Sel de Seignette   2
Manne en larmes............   4
Sp. de roses pâles...........   8

Élect. purg., en 1 fois (Jourdan).

℞ Pulpe de tamarin..........   50
Eau dist...................   50
Sucre en poud..............   125

Conserve (réd. à 200), 25 à 100.

Tartrates.
Tartrate de potasse acide.

Bitartrate de potasse. Crème de tartre ; fort peu soluble.

Action purgative ou seulement rafraîchissante.

Incompat. — Acides, sels de chaux, de plomb, kermès, etc.

Prép. — Dose purg., 8 à 30.

℞ Crème de tartre   25
Séné pulv.................   5
Gingembre pulv............   2,50
Pulpe de tamarin.........   50

Élect. laxatif, 1 à 2 cuill. à café.

℞ Soufre sublimé lavé........   20
Crème de tartre pulv.......   40
Essence de citron..........   II
Sp. au miel................   q. s.

Élect. de soufre tartarisé, 8 à 30 gr.

V. Ind. IV, *Méd. tempérante*.

Tartrate de potasse neutre.

Sel végétal. Sol. d. 4 d'eau.
Laxatif, altérant et diurétique.
Incompat. — Acides, sels acides, sels de chaux et de plomb.
Prép. — Dose purg., 15 à 30.

2⁄ Tartrate de potasse..... 15 à 30
  Sp. de cerises ou de gro-
    seilles 30
  Eau 120

Purg., en 1 fois (Duj.-B. et Yvon).

Tartrate de magnésie.

Mêmes propr. et mêmes caractères que le citrate.
Prép. — Dose purg., 40.

2⁄ Carbonate de magnésie...... 15
  Ac. tartrique.............. 22
  Eau 600
  Sp. tartrique aromatisé...... 60

Limon. purg.

Tartrate de potasse et de soude.

Sel de Seignette, sel de La Rochelle. Sol. Purgatif.
Prép. — 15 à 60.

2⁄ 1 Bicarbonate de soude....... 2
    Tartrate de pot. et de soude... 6
  2 Ac. tartrique.............. 2

Sedlitz Powders (Codex).

———

2⁄ Tartrate de pot. et de soude. 50
  Sucre blanc................ 100
  Bicarbonate de soude....... 22
  Ac. tartrique.............. 20
  Ess. de citron............. I gtt

Poud. temp. laxat. (Jeannel).

———

2⁄ Bitartrate de potasse........ 47
  Sucre blanc................ 60
  Bicarbonate de soude........ 12
  Alcoolature de citron........ 1

Poud. temp. laxat. gaz.

Tartrate de soude neutre.

Mêmes qualités que le tartrate de potasse.
Prép. — Dose purg., 15 à 30.

2⁄ Ac. tartrique.............. 20
  Bicarbonate de soude........ 22
  Eau aromat. au citron....... 30
  Sp. simple................. 60
  Eau 400

Lim. purg. (H. M.).

———

2⁄ Tartrate de soude ...... 15 à 30
  Sp. de cerises ou gro-
    seilles 30
  Eau.................... 120

Purg., en 1 fois.

———

2⁄ 1 Ac. tartrique.............. 75
    Bicarb. de soude.......... 38
    Eau dist................. 30
  2 Ac. tartrique.............. 40
    Bicarb. de soude.......... 75
    Eau dist................. 23

Granulé efferv. (Duj.-B. et Yvon).

Tartrate borico-potassique.

Crème de tartre, soluble. Très sol. d. l'eau.
Sel purgatif dialytique.
Incompat. — Acides, sels acides, sels de chaux et de plomb.
Prép. — 15 à 30 gr.
Limonade tartroboratée.
20 p. 1000 (Codex).

———

2⁄ Crème de tartre sol........ 20
  Eau bouillante............ 1000
  Sp. de sucre.............. 100

Lim. idem (H. P.).

———

2⁄ Crème de tartre sol.... 30
  Emétique.............. 0,025

Sucre blanc........... 60
Eau.................. 1000

Eau laxative, par verres (Corvisart).

♃ Tartrate borico-potassique.. 20
Eau de Seltz.............. q. s.
Sp. de framboises........ q. s.

Limonade de cr. de t. gaz.

V. Ind IV, *Méd. tempérante.*

Thapsia.
V. Ind. XI, *Méd. irritante.*
Drastique inusité.

Turbith végétal.
Racine de l'*Ipomœa Turpethum* des convolvulacées. Souche vivace de l'Inde. Son principe actif est une résine (*Turpéthine*). Elle est analogue au jalap et purge plus lentement et plus énergiquement à la fois.

Peu usitée. Fait partie de l'eau-de-vie allemande.

Prép. — Poud., 0,25 à 1 gr. Inf., 4 à 8 p. 1000.

F. — MÉDICATION CHOLAGOGUE.

Parmi les purgatifs, il en est quelques-uns qui agissent plus spécialement sur la sécrétion biliaire, sans compter qu'il est des agents plus spécialement cholagogues, dont la stimulation porte sur le foie, et qui ne sont que peu ou pas purgatifs.

Régime cholagogue. — Le même que le régime laxatif.

Agents de la médication cholagogue.

Aloès.
Baptisine.
Benzoates.
Boldo.
Calomel.
Chionanthus virginica.
Coloquinte.
Colchique.
Ether.
Evonymines.
Fève de Calabar.
 Physostigmines.
Glycérine.
Hippurique (Ac.).
Hydrastis.
Ipéca.
Iridine.
Jalap.

Juglandin.
Leptandra virginica.
Magnésie.
Mercuriaux.
 Sublimé.
 Calomel.
Phytolacca.
Phytolaccine.
Pichi.
Podophylle.
Rhubarbe.
Salicylate de soude.
Savon méd.
Sanguinarine.
Soude (Sels).
 Sulfate.
Tartrate de K O et NaO.
Térébenthine.

Aloès.
 V. *Méd. purg.*

♃ Aloès.................... 0,05
Scammonée.............. 0,05

Rhubarbe............... 0,05
Emétique............... 0,005

Pil. antibilieuses, 2 (Dixon).

℞ Aloès.................... 0,05
  Rac. de jalap............ 0,05
  Rhubarbe................ 0,05
  Ext. de coloquinte........ 0 05
  Sp. de nerprun........... q. s.
Pil. antibil., 1 à 4 (Harvey).

℞ Aloès..............)
  Rhubarbe........... } P. E. 0,10
  Savon. ....)
Pil. Ictère (Buchan).

Baptisine.
Ext. de l'indigo sauvage.
Éméto-cathartique.
Dose laxative, 0,10.

Benzoates.
V. Ind. XIX, *Méd. altérante.*

Boldo.
Pneumus Boldus de la famille
des monimiacées. Les feuilles
contiennent la *boldine* et sont
stimulantes et toniques en général, et du foie en particulier.
  Prép. — Inf.
  Teint., 1 à 2.
  Vin, 20 à 30.
  Huile essent. (perles), 0,20 à
0,50.

℞ F. contuses de boldo....... 10
  Eau bouillante............ 100
  Sucre.................... 185
Sp.

℞ F. contuses de boldo....... 30
  Alcool à 90°.............. 60
  Vin de Madère........... 1000
Vin (Duj.-B.).

Calomel.
V. *Méd. purg.*
C'est plutôt un excitant de
l'excrétion que de la sécrétion.

℞ Calomel 0,05
  Podophyllin......... 00,1 à 0,02
  Ext. de belladone... 0,01 à 0,02
  Savon amygdalin.... 0,10
Pil. matin et soir.

Chionanthus virginica.
Arbre de neige; oléacée de
l'Amérique.
  Cholagogue, etc.
  Prép. — Ext. fl., 2 à 10 gr.

℞ Ext. fl. de chionanthus...... 30
  Podophylline............... 4
  Acétate de potasse.......... 2
  Eau 120
Par cuill.

Coloquinte.
V. *Méd. purg.*

Colchique. Idem.

Éther.
V. Ind. I, *Méd. hypnotique.*

℞ Éther sulfurique............ .. 2
  Ess. de térébenthine.......... 1
Remède de Durande, 1 à 2 gr.

Evonymines.
Produits de l'*Evonymus atro-
purpureus* (Wahoo). L'E. brune
est un cholagogue.
  Prép. — 0,05 à 0,15.

℞ Évonymine brune... 0,02 à 0,05
  Ext. de jusquiame... 0,05
Pil. laxat., 1 à 2 (Thibault).

℞ Évonymine brune......... 0,025
  Ext. de jusquiame........ 0,025
Pil. id., 1 à 2 (Blondeau).

Fève de Calabar et Physostigmine.
V. Ind. IV, *Méd. akinésique.*
Inusitée comme purgatif.

Glycérine.
V. Ind. X, *Méd. émoll.*

℞ Glycérine pure et neutre.. ⎫ P. E.
Eau de menthe.......... ⎭
Pot. laxat., par petites cuill.
(Ferrand.)

Hippurique (Acide).
Extrait de l'urine des herbivores.

L'hippurate de chaux est cholagogue (Poulet, Duj.-B.).

℞ Ac. hippurique.......... 25
Lait de chaux............ q. s.
Jusqu'à réaction alcaline.
Eau de chaux 500
Sucre................... 600
Alcoolat. de citron....... 4
Sp., 4 à 8 cuill.

Hydrastis canadensis.
V. Ind. XXIII, *Méd. antipyrétique.*

Ipeca.
V. Ind. XVII, *Méd. vomitive.*

Iridine.
Résine précipitée par l'eau de la teint. alc. de racine de l'*Iris versicolor.*

Cathartique, altérant et diurétique et surtout cholagogue.
Prép. — Dose purg., 0,25.

℞ Iridine.................... 0,10
Ext. de jusquiame......... 0,05
Pil. 2 à 3.

Jalap.
V. *Méd. purgative.*

Juglandin.
Ext. tiré de la résine du *Ju-*

glans cinerea. Sol. dans alcool et éther.
Cholagogue, comme la rhubarbe.
Prép. — 0,15 à 0,30.

Leptandra virginica.
Scrofulariée dont le rhizome renferme le *leptandrin.*
Il est cholagogue et tonique.
Prép. — 0,15 à 0,30.

Magnésie et ses sels.
V. *Méd. purgative.*

℞ Magnésie calcinée.......... 0,20
Poud. de f. de belladone... 0,02
Dose cholagogue légère (Ferrand).

Mercuriaux.
V. Ind. XVII, *Méd. purgat.*
Ind. XIX, *Méd. altérante.*

℞ Masse de Belloste.......... 0,01
Ext. de ciguë.............. 0.05
Pil. antiictérique (Storck).

Sublimé.
V. Ind. XIX, *Méd. altérante.*
Liq. de Van Swieten, à 1/1000.
Dose purg., 2 à 4 cuill.

Calomel.
V. *Méd. purg.*
Past. à 0,05.
Dose purg., 0,10 à 1 gr.

℞ Résine de jalap............ 25
Calomel porph 15
Chocolat................. 250
P. tablettes de 0,60, 1 à 2.
(Pierquin.)

℞ Calomel...................... 0,05
Opium pulv.................... 0,05
Sucre de lait................. 0,30
Dose purg., 5 à 6 (Desmarres).

℞ Calomel............... } āā 0,03
Mie de pain...........
Pil. mineures de Hoffmann.

℞ Calomel............ 0,25 à 0,50
Miel................. 5
Sucre vanillé........ 1
Miel purg.

℞ Calomel...............
Résine de jalap........ } āā 0,04
Savon méd............
2 à 4 pil. (Duj.-B. et Yvon).

℞ Calomel.................. 0,10
Opium..................... 0,02
Pil. purg., 1 de 2 en 2 h.

℞ Calomel............... 0,50 à 1
Décoct. graine de lin... 200
P. lavement.

Phytolacca.

Racine du Phytolacca decandra. Éméto-purgative et altérante.

Prép. — Dose, émét., 0,50 à 2.
Dose purg., 0,25 à 0,50.
— altérante, 0,05 à 0,25.

Phytolaccine.

Son principe actif.
Dose de 0,05 à 0,30.

Pichi.

Solanée résineuse comparable aux conifères. *Fabiana imbricata.*

Ses rameaux sont légèrement cholagogues et diurétiques.
Prép. — Décoct. par verre.
Ext. fl., 4 à 5 cuill.

Podophylle.

V. *Méd. purgative.*

Rhubarbe.

V. *Méd. purgative.*

Salicylate de soude.

Cholagogue infidèle.
V. Ind. XXIII et XXIV.

Sanguinarine.

Alcaloïde du *Sanguinaria canadensis.*
Tonique et éméto-purgatif.
Prép. — Tonique, 0,05.
Émétique, 0,01 à 0,03.

Savon méd.

V. Ind. XIX, *Méd. résolut.*

Soude (Sels de).

Soude (Sulfate de).

V. *Méd. purg.*

℞ Sulfate de soude............ 25
Bicarbonate de soude....... 6
Sp. de sucre............... 25
Eau dist................... 200
Pot., Ictère (Frerichs).

Sel dit de Karlsbad.
V. Ind. XIX.

Tartrate de potasse et de soude.

Sel de Seignette.
V. *Méd. purg.*

Térébenthine.
V. Ind. XVIII, *Méd. balsamique.*

℞ Ess. de térébenthine......... 9
Alcool à 85°............... 50
Antiictérique, 2 à 20 (Soubeiran).

G. — MÉDICATION GALACTOGÈNE.

Elle a pour but d'accroître ou de provoquer la sécrétion lactée.
Régime galactogène. — Alimentation réparatrice, féculents, boissons abondantes, vin ou bière, repos suffisant, bonne aération.
Provocat. mécanique par succion.

Agents de la médication galactogène.

Avoine.
Fenouil.
Galega.

Topiques.
F. de ricin.
Faradisat.

Avoine.
V. Ind. II, et form. B. *Bromatologique.*

Faradisat.
V. Form. G.

Fenouil.
V. Ind. II.

Rac. et Fr. P. E. Inf.

Galega.
Rue de chèvre, petite légumineuse indigène.
Mériterait l'essai.

Ricin (Feuilles de).
En applications topiques?

XVIII° INDICATION

HÉTÉROCRINIES

Les altérations sécrétoires diverses ne sauraient toutes reconnaître une seule indication. Toutefois la substitution est un des meilleurs procédés pour les rétablir dans leur état normal. Et la médication balsamique est un des principaux moyens d'atteindre ce but.

MÉDICATION BALSAMIQUE.

Les balsamiques et les agents analogues agissent surtout par élimination, sur les surfaces muqueuses (respiratoires et génito-urinaires) qu'ils traversent pour sortir de l'économie, sans préjudice de leur action topique directe.

Cette médication ne saurait convenir à l'état d'irritation congestive des muqueuses, mais elle convient à l'état d'irritation catarrhale.

Pas de *Régime* spécial à cette méd., sauf qu'il convient de s'abstenir de toute cause d'irritation nouvelle de la muqueuse malade.

Agents de la médication balsamique.

Ammoniacaux.
Baumes.
   Gurgum.
   du Pérou.
   de Tolu.
Benjoin.
Benzoïque (Ac.).
Benzoates de soude.
   d'ammoniaque.
Brome.
Copahu.
Créosote.
Cubèbe.
Emulsions balsamiques.
Encens.
Eucalyptus.
Eucalyptol.
Genévrier.
Gomme ammoniaque.
Goudron végétal.
Iodiques.
Iodoforme.

Kawa.
Myrrhe.
Myrte et Myrtol.
Opoponax.
Pin maritime.
   sauvage.
Poix de Bourgogne.
Santal.
Sapin (bourgeons).
Storax.
Styrax liq.
Soufre.
Sulfures.
   d'antimoine.
   d'hydrogène.
   de potassium.
   de sodium.
Térébenthine.
Terpine.
Terpinol.
Thym.
Thymol.

Ammoniacaux.

℞ Carbonate d'ammoniaque.. 1 à 2
   Eau-de-vie 30
   Eau de fl. d'oranger 40
   Sp. de gomme............ 25
   — de baume de Tolu..... 20
   — de morphine 15

Pot. expect. (Delioux).

℞ Carbonate d'ammoniaque.... 1
   Eau de menthe............. 100
   Sp. Desessarts............. 20

Idem.

℞ Chlorhyd. d'ammoniaque. 0,15
   Soufre sublimé et lavé.... 0,25
   Ext. d'erysimum......... q. s.

Bols expect., 1 par heure.

Usage ext.

℞ Miel rosat............... 30
   Aloès.................... 0,5
   Sel ammoniac............ 0,2
   Eau de fenouil ou de roses. 200

Inject. détersive (Gaubius).

Baumes.

Substances résineuses renfermant les acides benzoïque ou cinnamique ou tous les deux.

Baume de Gurgum, autrement dit *Wood-oil*.
Analogue au copahu.
Prép.

℞ Baume de gurgum....... } āā 4
Gomme...................... }
Inf. de badiane.......... 40

En 2 fois, avant le repas.
(Vidal.)

Baume du Pérou.
Bien proche du Tolu et par sa provenance et par ses caractères. Contient résine, acides cinnamique et benzoïque.
Anticatarrhal et stimulant. Entrait dans beaucoup de compositions aujourd'hui inusitées.
Prép. — Comme le tolu, mais plus réservé à l'usage externe.

℞ Baume du Pérou............ 1 g^tt
Huile d'amandes d.......... 15
Gomme arab............... 10
Sp. de sucre.............. 50
Emuls. 200

Par cuill., Looch balsamique.
(Bouch.)

℞ Baume du Pérou. 8
Mucilage de gomme........ 2
Jaune d'œuf.............. N° 1
Eau dist.................. 210
Sp. de cannelle 30

Par cuill. (Wiss.).

Usage ext.
V. Form. C. *Herpétologique.*

Baume de Tolu.
Suc mou extrait du *Toluifera balsamum.* Légumineuse d'Amé-

rique. Sol. dans alcool, chloroforme, vinaigre. Contient résine et acide cinnamique.
Entre dans beaucoup de drogues composées.
Stimulant, diurétique et surtout anticatarrhal.
Prép. — Baume, 0,50 à 2 gr.
Sp., 30 à 60.
Teint., 4 à 8.
Ethérolé, 1 à 4.

℞ Baume de Tolu............. 5
Sucre..................... 100
Gomme adrag............. 1
Eau dist.................. q. s.

Tablettes.

℞ Baume de Tolu.... 2
Alcool à 90°............... 10
Teint. de bois de Panama.... 10
Eau dist. chaude........... 78

Émuls. (Codex).

℞ Jaunes d'œuf.............. N° 2
Eau chaude............... 200
Eau dist. de laurier-cerise.. 60
Rhum.................... 60
Sp. de Tolu.............. 50

Lait de poule aromatique (Duj.-Beaum.).

℞ Gomme pulv 10
Eau de fleur d'oranger...... 10
Sp. de laurier-cerise........ 20
Teint. de Tolu............. 25
Eau 100

Pot. (Vigier).

℞ Baume de Tolu.......... } 1 à 2
ou du Pérou............. }
Gomme arab............. 5
Sp. d'orgeat............ 30
Eau 120

Looch balsamique (Duj.-B. et Yvon).

℞ Beurre de cacao......... 60
Sucre.................... 15
Sp. de Tolu............... }
Sp. de capillaire......... } ãã 30

Crème pectorale de Tronchin.

___

℞ Baume de Tolu............ 30
Styrax liquide............ 8
Opium brut............... 4
Miel blanc............... 250
Alcool à 35°.............. 1000

Baume de miel, 10 à 30 (Hill).

___

℞ Baume de Tolu........... 0,03
Gomme ammoniaque...... 0,02
Ext. de jusquiame........ 0,01
Savon médicinal.......... q. s.

Pil. anticatarrhale, 4 à 10 par j.

___

℞ Baume de Tolu......... }
ou du Pérou............. } 0,04
Myrrhe.................. 0,08
Ext. d'opium 0,015

Pil. de Marcus, 2 à 6.

___

℞ Baume de Tolu............ 9
Iris de Florence pulv........ 9
Sucre blanc pulv........... 427
Gomme adragante pulv...... 2
Extrait de réglisse......... 53

Tablettes béchiques noires (Ph. belge).

___

℞ Baume de Tolu........... 4
Copahu................... 2
Tourteau d'amandes douces. q. s.

Élect., 2 à 5 fois par j.

___

℞ Baume de Tolu eu poudre... 10
Ether sulfurique........... 50

En fumigations.
Éther balsam. (Moreau).

___

℞ Baume de Tolu............ 1
Mastic en larmes........... 1
Éther sulfurique à 62°........ 6

Vernis de Tolu pour toluiser les pilules.

Benjoin.

Suc résineux qui coule de l'écorce du *Styrax benzoin* de la famille des styracées.

Mélange de plusieurs résines.

Sol. dans alcool. Principe actif : l'acide benzoïque, un peu d'acide cinnamique et huile volatile.

Léger irritant topique, avec stimulation générale. S'élimine par les bronches et par les reins à l'état d'acide hippurique.

Anticatarrhal.

Prép. — Poud., 0,50 à 2 gr.

Teint., 2 à 10.

Fumigation.

___

℞ Résine benjoin pulv........ 0,25
Fl. de soufre lavée........ 0,25
Oléo-saccharure de fenouil.. 0,25
Guimauve pulv............ 1

Dose anticatarrhale (Meyer).

___

℞ Encens .... }
Mastic .... } ãã
Benjoin................. }
Genièvre............... }

Poud. fumigatoire (Guibourt).

___

℞ Rac. de réglisse............ 80
Iris pulv................... 28
Soufre sublimé............. 60
Benjoin................... 5
Ess. de fenouil............. 2
— d'anis................. 2

Poud. pect., 5 gr., 4 à 5 fois.
(Wurtemb.)

___

℞ Benjoin.................. 60
Storax. 45
B. de Tolu................ 15
Aloès.................... 8
Alcool à 85°.............. 500

Teint. de benjoin comp.

℞ Benjoin...................... 9
    Aloès........................ 1
    Baume du Pérou............. 2
    Alcool à 85°................. ·72

Idem (Ph. allem.).

℞ S.-n. de bismuth........... 0,02
    Benjoin pulv............... 0,01
    Chlorhyd. de morphine..... 0,02

A priser, coryza (Van den Corput).

℞ Teint. de benjoin.......... 1
    Eau de roses....... ... } 40
    ou Lait d'amandes....... .

Lait virginal (*Us. ext.*).

℞ Benjoin................... 8
    Tolu...................... 2
    Santal citrin.............. 2
    Charbon végétal........... 50
    Nitre. 4
    Mucilage de g. adragante.. q. s.

Clous fumants (Codex).

Benzoïque (Acide).
    Sol. dans alcool, éther, glycérine, fort peu dans l'eau. Le phosphate de soude le solubilise.
    Stimulant, anticatarrhal.
    Diurétique et diaphorétique.
    Prép. — 0,02 à 1,50.

℞ Acide benzoïque........... 0,10
    Ext. de pavots............. 0,15

Pil. anticatarrhales (Paris).

℞ Ac. benzoïque............. 0,10
    Gomme arab............... 0,10
    Savon méd................ q. s.

Pil. expect., 4 à 8 par j.

℞ Acide benzoïque..... .... 1 à 5
    Phosphate de soude........ 10
    Eau dist.................. 100
    Sp. simple................ 30

Mixture ; par cuill. (Bouch.).

℞ Acide benzoïque............ 5
    Pot. gommeuse.............. 125

Par cuill.

℞ Acide benzoïque.......... 1,25
    Benzoate de soude 4
    Phosphate de soude...... 6
    Eau de cannelle......... 150
    Teint. de jusquiame...... 5

Mixture, par cuill. (Ure).

℞ Acide benzoïque.......... 1 à 3
    Glycérine neutre.......... 4 à 6
    Julep gommeux............ 150

Par cuill. (Gosselin).

℞ Acide benzoïque....... } āā 0,05
    Tannin .... }
    Sucre 0,50

P. 1 dose, de 2 en 2 h.

Benzoates de soude et **Benzoate d'ammoniaque.**
    Mêmes propriétés. Même emploi.
    V. Ind. XIX, *Méd. dialytique.*

℞ Benzoate de soude......... 10
    Sp. de térébenthine........ } 390
    ou de Tolu .... }

1 cuill. = 0,50 (Duj.-B. et Yvon).

Brome.
    Métalloïde. Sol. dans l'eau, l'alcool et surtout l'éther.
    Fondant, balsamique, antiseptique.
    Prép. — 0,05 à 0,50.
    Teint. alcool., 1/10.
    Sol. aq., 1 à 3/250.
    Id., 0,05/30 (Ozanam).

℞ Eau bromée......... 0,05 à 0,50
    Pot. gom. 150

Pot., idem.

℞ Eau dist............... 150
    Sol. aq. de brome........ X g^{tt}
    Bromure de potassium.... 0,50
1 cuill. chaque h. (Ozanam).

Usage ext.

℞ Brome.................... VI
    Bromure de potassium....... 2
    Axonge.................... 40
Pom. de Magendie.

Copahu.
V. Ind. XII, *Méd. astringente.*
Ind. XVII, *Méd. diurét.*
Ind. XXVI, *Méd. vénérienne.*
Dose anticat. bronchique, 1 à
10 gr.

℞ Copahu.................. q. v.
    Eau commune............. q. s.
    Distillez ; séparer l'essence.
Eau de copahu (Dorvault).
150 gr. par j., surt. en injection.

Pil. V. *Méd. diurétique.*

℞ Copahu pur.............. 11
    Goudron 1
    Magnésie calc............ 0,75
Capsule (Ricord, Favrot).

℞ Copahu 0,30
    Magnésie calc............ q. s.
P. une capsule, 10 à 30.

℞ Copahu .... ⌉
    Oléorésine de térébent.. ⌋ ãã 0,20
    Cachou .... ⌉
    Ext. qquina............. ⌋ ãã 0,25
    Poud. réglisse......... q. s.
Bol balsamique, 5 à 15 (Debreyne).

℞ Copahu 1
    Essence de matico........ 0,05
    Magnésie calc............ q. s.
Bol à gélatiniser, 5 à 20 (Favrot).

℞ Baume de copahu...... 0,50 à 2
    Alcool................ 10
    Eau de menthe........ 100
    Sp. d'éc. d'oranges.... 20
Pot. antidiphth. (Bergeron).

Créosote.
V. Ind. XXV, *Méd. antiscrof.*
XXVIII, *Méd. antiseptique.*
Anticat. à pet. d.

℞ Glycérine........ 20
    Baume de Tolu.......... 0,20
    Digest. 2 h. et addit. de
    Créosote de hêtre........ 0,02
Mixture balsamique, dans un
   véhicule.

Cubèbe.
V. Ind. II, *Méd. névrosthénique.*

Ext. alcoolique (Puche).

Sp., à 1/2.

℞ Ext. oléorésineux de cubèbe... 1
    Sucre....................... 9
Saccharure (Delpech).

℞ Cubèbe. pulv........... 10 à 30
    Sp. de goudron........ q. s.
Bols 6 à 8 (Fournier).

℞ Camphre................ 0,01
    Ext. de cubèbe........... 0,10
    Poud. — .... q. s.
Pil., 3 matin et soir (Sigmund).

Émulsions balsamiques.
Ces émulsions au goudron,
au baume de Canada, au Tolu,
au Copahu, au Coaltar, se font
au mieux avec la teint. de
Quillaya saponaria.

V. *Panama*. Ind. XVII, *Méd. diurétique*.

℞ Goudron de houille.......... 1
Teint. de quillaya............ 4

Encens ou Oliban.

Gomme résine fournie par plusieurs térébinthacées du genre *Boswellia* des bords de la mer Rouge. Elle contient gomme, résine, essence et sels.

Sol. dans alcool, en partie dans éther.

L'encens entre dans quelques électuaires, dans les pilules de cynoglosse et dans beaucoup de baumes.

Prép. — Poud., 1 gr.
Ext., fumigat., etc.

℞ Poix de Bourgogne........... 25
Cire jaune................... 10
Poix résine.................. 8
Poix navale................. 8
Axonge...................... 24
Oliban pulv................. 2

Ong. de l'abbaye du Bec.

Eucalyptus et Eucalyptol.

V. Ind. II, *Méd. névrosthénique*.

Fumigations, cigarettes.
Inhalations, pulvérisations, etc.

℞ Essence de f. d'eucalyptus. 3 à 5
Alcool rectifié............. 75
Eau dist................... 170

Pour pulvérisat. (Mosler).

℞ Teint. d'eucalyptus...... ⎱ P. E.
Glycérine .... ⎰

De V à XX gtt, de 3 en 3 h.

Genévrier.

V. Ind. II, *Méd. stimul.*
— XIVI, *Méd. diurétique.*

Gomme ammoniaque.

Gomme-résine d'une ombellifère (*Peucedanum* ou *Dorema ammoniacum*). Sol. en partie dans eau, alcool, éther. 2 variétés : en larmes et en sortes. Renferme huile volatile, résine et gomme.

Tonique, antispasmodique ; emménagogue, expectorant, résolutif. Entre dans plusieurs emplâtres.

Prép. — Poud., 0,50 à 2 gr.
Teint. à 1/5, 10 à 60 gr.

℞ Acide benzoïque........... 0,10
Gomme ammoniaque...... 0,10
Savon méd............... q. s.

Pil. béchique, 4 à 8.

℞ Gomme ammoniaque......... 9
Poud. de cloportes........... 18
Fl. de benjoin.............. 6
Poud. de safran............. 1
Baume de Tolu sec........... 1
Baume de soufre anisé 6

Pil. de Morton, 2 à 5.

℞ Gomme ammoniaque. ⎱
Rhubarbe.......... ⎰ ā. ā. 0,05
Savon méd......... ⎰

Pil., 4 à 20.

℞ Gomme ammoniaque........ 0,1
Soufre sublimé lavé......... 0,1

Pil., 5 à 25.

℞ Térébenthine............. 0,2
Gomme ammoniaque. 0,05
Tolu.................... 0,025
Ext. d'opium............ 0,005

Pil., 4 à 12 (Trousseau).

℞ Gomme ammoniaque...... 0,1
    Benjoin................... 0,07
    Myrrhe................... 0,05
    Safran 0,03
    Baume de soufre anisé..... 0,01
    Sp. de Tolu .... q. s.
    Poud. réglisse............ q. s.

Pil. pect., 2 à 10.

℞ Gomme ammoniaque...... 0,05
    Poud. ipéca............. 0,01
    Acétate de morphine...... 0,005
    Carbonate d'ammoniaque.. 0,05
    Mucilage de gomme....... q. s.

Pil., 2 à 5 (Romberg).

℞ Gomme ammoniaque......... 2
    Emuls. d'amandes douces.... 90
    Sp. de sulfate de morphine... 20

Pot. expect. (Duj.-B. et Yvon).

℞ Inf. de lierre terrestre   100
    Ext. thébaïque......   0,05
    Gomme ammoniaque   0,50 à 1
    Jaune d'œuf........   N° 1
    Sp de fl. d'oranger...   32

Pot. anticatarrhale, par cuill.

℞ Inf. de polygala............ 100
    Gomme ammoniaque........ 2
    Gomme arab. pulv.......... 4
    Sp. thébaïque.............. 25

Contre la grippe; par cuill,

℞ Gom. ammoniaque.......... 15
    Hyd. d'hysope............. 120
    Acétate d'ammoniaque...... 30
    Sp. d'erysimum............. 60

Pot., Cat. pulm. (Ph. allem.).

℞ Miel blanc................. 50
    Gomme ammoniaque........ 6
    Rac. d'aunée.............. 3
    Rac. d'iris................ 3
    Eau...................... 125
    Vinaigre.................. 18

Oxymel pect., 10 à 40 gr. (Ph. Edimb.).

℞ Gomme ammoniaque......... 5
    Jaune d'œuf................ 15
    Sp. de gomme.............. 30
    Eau...................... 40
    Grénétine................. 10

Gelée, 50 à 200 gr. (Caillot).

Goudron végétal.

Produit semi-liquide de la distillation sèche des tiges de conifères (et aussi du hêtre et du bouleau), et surtout du *Pinus maritima* et du *P. sylvestris*. Laisse surnager l'acide pyroligneux et renferme de nombreux hydrocarbures.

Stimulant, diaphorétique et diurétique. Anticatarrhal, tonique et astringent.

Prép. — 0,25 à 0,60.

Eau de goudron, à 5 p. 1000.
Sp., 1 p. 300.

℞ Goudron de bois............ 1
    Sciure de bois de pin 3
    Eau dist. froide............. 200

Eau de goudron (Magne Lahens).
              (Codex.)

℞ Goudron choisi............. 100
    Soude liquide à 36°......... 50
    Eau...................... 850

Sol. alcal. concentrée (Adrian).

℞ Goudron de bois.......   ⎫
    Baume du Pérou.......   ⎬ ãã 0,15
    Rac. de réglisse pulv...   q. s.

Bol., 5 à 25 par j.

℞ Goudron.................... 5
    Baume du Pérou............ 5
    Iris de Florence............. 4

Élect. (Mignot).

♃ Goudron végétal............ 1
   Sciure de sapin............. 3
   Eau dist................... 100
   Sucre 180

Sp. (Codex).

♃ Goudron.................. 20
   Alcool à 90°.............. 100
   Teint. de b. de Panama..... 100
   Eau d. chaude............. 780

Émuls. (Codex).

♃ Goudron choisi............ 100
   Jaune d'œuf......... 150
   Eau 700

Émuls. (Adrian).

Usage ext. — Fumigat. à 1/10.

♃ Goudron... 1
   Glycéré d'amidon............ 3

♃ Goudron de bois............ 1
   Jaune d'œuf................ 1
   Glycérine 2

(Adrian.)

♃ Poix noire................ 8
   Cire jaune................. 90
   Goudron................... 125

Emplâtre.

♃ Colophane.................. 3
   Goudron végétal............. 2
   Cire jaune................. 1

Papier goudronné (Codex).
Empl. du pauvre homme.

Les iodiques.

Action secondaire.
V. Ind. XIX, *Méd. altérante.*

Iodoforme.

Idem.

Kawa.

V. Ind. IV, *Méd. analgésique.*

Myrrhe.

Gomme-résine, d'une térébinthacée.*Balsamodendron myrrha.*

Balsamique, excitante, tonique et emménagogue.

Prép. — Poud., 0,50 à 4.
Teint., 2 à 8 gr.

♃ Myrrhe.................. 0,10
   Kermès 0,01
   Poud. de scille............ 0,02
   Ext. de douce-amère...... q. s.

Pil. anticat., 2 à 6 (Ewald).

Usage ext.

♃ Rac. d'angélique............ 1
   Fl. d'hypericum............. 2
   Alcool à 80°................ 72
   Macérez 8 jours, passez, ajout.
   Aloès...................... 1
   Myrrhe 1
   Oliban..................... 1
   Tolu....................... 6
   Benjoin.................... 6

Macérez 8 j. et filtrez.
Teint. balsamique ou baume du commandeur de Permes.

♃ Eau de chaux.............. 45
   Teint. de myrrhe............ 8
   Miel rosat.................. 8

Collut. tonique, antiseptique.

♃ Myrrhe pulv............... 2
   Eau de chaux 100

Mixt. (Delioux).

♃ Teint. de myrrhe............ 20
   Teint. d'opium camphrée... 5
   Miel rosat................. 30
   Décoct. d'orge............. 150

Garg., aphthes.

℞ Teint. de myrrhe........... 8
Ac. sulfurique dilué......... 20
Inf. de sauge.............. 200
Garg. détersif (Ewald).

℞ Cachou pulv.............. 5
Myrrhe — 5
Eau de chaux............. 200
Inject., balsamique.

℞ Teint. de myrrhe........ ⎫ P. E.
Eau de chaux .... ⎰
Lot. balsamique.

Myrte et Essence de myrte, ou **Myrtol**. Arbrisseau voisin du précédent et du giroflier. On extrait de ses feuilles le myrtol uni au tannin.

Anticatarrhal et hémostatique.

Prép. — Poud. de f., 1 à 4.
Inf., id.
Inject., 15 à 30 p. 1000.
Le Myrtol s'emploie comme l'Eucalyptol.

Opoponax.
Gomme-résine d'une ombellifère. Sol. alcool, éther, alcalis.
Antispasmodique, béchique.
Très peu usité.

Poix de Bourgogne.
Tirée de l'*Abies excelsa*.
Usage ext. — Entre dans plusieurs emplâtres.

℞ Poix de Bourgogne........... 3
Cire jaune................. 1
Emplâtre.

Santal.
Le bois et l'essence du *Santalum album*, petit arbre originaire de l'Inde. Il renferme de la résine, du tannin et une huile essentielle.

Tonique et anticatarrhal.
Prép. — Poud., 2 à 10 gr.
Essence, 1 à 8 gr. en capsules.

Pin maritime.
On emploie la sève de ce conifère, qui donne la térébenthine, le galipot, l'essence, la poix et le goudron.
Sève de pin, 1 à 2 verres.

Pin sauvage.
On emploie le bourgeon dit bourgeon de sapin comme anticatarrhal (*Pinus sylvestris*).
Prép. — Eau dist., 150 à 1000.
Inf., 30/1000.
Sp., q. v.

℞ Bourgeons de sapin........ 10
Eau..................... 100
Alcool à 60°.............. 10
Sucre................... q. s.
Sp. (Sauvé).

Sapin ou **Pin** (**Bourgeons de**) (*Pinus sylvestris*). Ils ont pour principe actif une oléorésine, dont l'essence diffère notablement de l'essence de téréb. ord.

Anticatarrhal, tonique, astringent, sudorifique et diurétique.
Prép. — Inf., 20 à 30 p. 1000.
Sp., 30 à 120.

℞ Raifort récent.............. 6
Cochlearia................. 3
Bourgeons de sapin........ 3
Bière nouvelle............. 200
Bière antiscorbutique ou sapinette.

Storax ou **Styrax cala-mite.**

Baume fourni par le *styrax officinale* (Ébénacée).

Excitant, n'est employé qu'à l'usage externe.

Poudre, fumigat., etc.

Comme le benjoin.

Styrax liquide ou **Liquidambar.**

Baume extrait par incision du *liquidambar orientale* (saxifragée). Renferme une oléo-résine et de *l'acide cinnamique*. Sol. dans alcool bouillant.

Balsamique, anticatarrhal; plus souvent employé à l'extérieur.

Prép. — Sp., comme pour le sp de Tolu.

℞ Styrax purifié............ 0,10
Magnésie calcinée........ q. s.

Pil., de 2 à 4, matin et soir.

℞ Styrax purifié............ 0,50
Chaux hydratée........... 0,05

Bols, 5 à 20 (Lepage).

℞ Huile d'olives............ 15
Styrax liquide............ 10
Colophane 18
Résine élémi............. 10
Cire jaune.. 10

Ong. styrax.

Sulfureux.

V. Ind. XVII, *Méd. diaphorétique.* Ind. XXVIII, *Méd. antiscroful.*

Soufre.

Tablettes, 4 à 10.

℞ Soufre mou................. 1
Huile de noix.............. 4

2 à 8 gr. en pot.

Baume de soufre (Anc. Codex).

℞ Soufre mou................. 4
Ess. d'anis................. 1

Baume de soufre anisé.

℞ Soufre mou................. 1
Ess. de térébenthine 4

Baume de soufre téréb.

℞ Soufre sublimé........ 0,50
Miel..................... } ãã q. s.
Réglisse pulv...........

Bol de soufre, 1 à 4.

℞ Soufre sublimé lavé 30
Nitrate de potasse........... 15
Miel blanc 90

Élect., par cuill. à café.

℞ Fl. de soufre lavée..... } ãã
Miel....................

Élect. (Lutz).

℞ Soufre précipité............. 10
Crème de tartre... 20
Carbonate de magnésie 5
Sucre....................... 50
Ess. de menthe............. V

Poud. pect., 1 à 5 (Ph. germ.).

℞ Soufre lavé........ 0,10 à 0,50
Kermès............ 0,05 à 0,10
Sucre 0,50

Dose anticat.

Sulfures d'antimoine.

V. Ind. IV, *Méd. contro-stimulante.*

℣ Fl. de soufre............... 0,60
  Soufre doré d'antimoine.... 0,15
  Calomel à la vapeur 0,03
Dose antidartreuse (Debreyne).

Sulfure d'hydrogène.

Acide sulfhydrique, hydrogène sulfuré, non toxique en inject. rectales (Cl. Bernard), d'où les lavements de HS.

(Bergeon.)

Prép.

℣ Acide tartrique ..   25
  — salicylique..   1
  Eau dist........ q. s. p. f. 100
Sol. p. produire HS.
A employer en inhalation.

℣ Bicarb. de soude........... 0,7
  Chlorure de calcium...... 0,17
  — magnésium... 0,05
  — sodium....... 1,3
  Sulfate de soude.......... 4
  Eau...................... 25
  Ac. carbonique........... II vol.
  Eau hydro-sulfurée........ 64
Eau artif. d'Aix-la-Chapelle.

Sulfure de potassium.

V. Ind. XXVIII, *Méd. antiscroful.*

Sulfure de sodium.

℣ Sulfure de sodium.......
  Bicarb. de soude........
  Sulfate de soude........
  Sulfate de potasse.......   P. E.
  Gomme arabique........
  Ac. tartrique...........
Poud. de Pouillet, 0,50 p. 1000 d'eau.

Sulfure de sodium.

Monosulfure crist. Sert à préparer les eaux sulfur. artific.

Prép.

℣ Monosulf. de sodium...:.. 0,13
  Chlorure de sodium...... 0,13
  Eau bouillie............ 650
Eau sulfurée.

℣ Monosulf. de sodium...   0,50
  Sp. de goudron ou Sp.   500
    balsamique ....
Sp. sulf.

℣ Monosulf. de sodium crist.. 0,10
  Eau dist................. 1
  Sp. de sucre à froid....... 99
Sp. sulf. (Codex).

℣ Monosulfure de sodium....... 60
  Chlorure de sodium......... 60
  Carbonate de soude......... 50
Bain de Barèges (Codex).

Térébenthine.

V. Ind. II, *Méd. névrosthénique*, et Ind. XII, *Méd. astringente.* Ind. XIX, *Méd. résolut.*
Décoct. P. E.

℣ Térébenthine au citron.... 50
  Eau bouillante........... 1000
Eau térébenthinée, 1 à 2 verres.

℣ Alcool.............   250
  Térébenthine.........   25
  Girofle.............
  Noix muscade.......   ãã 20
  Cubèbe ....
  Encens..............   5
  Semences de fenouil..
  Baies de laurier .....   ãã 1,50
  Bois d'aloès.........   ãã 1
  Safran ....
  Musc............... 0,075
Eau spiritueuse d'Anhalt.
8 à 12 gr., en pot. (Cadet.)

2⁄ Térébenthine de Venise.... 3
Baume de copahu.......... 2
Poud. de cubèbe 8
Magnésie calcinée........ q. s.
Essence de menthe........ II

Élect. antiblenn., 10 à 20 gr.
par j. (Duj.-B. et Yvon).

———

2⁄ Térébenthine de Venise... 0,10
Castoreum................ 0,05
Camphre................. 0,10
Magnésie calcinée........ q. s.

Pil. Cystite, 3 à 4.

———

2⁄ Térébenthine du sapin ar-
genté 0,20
Carb. de magnésie hyd..... 0,20

Pil. (Codex).

———

2⁄ Ess. de térébenthine........ . 4
Huile d'amandes d........... 10
Sp. simple.................. 20
Mucilage de gomme arab..... 40
Jaune d'œuf n° 1........ 15
Eau de cannelle............. 50

Pot., petite cuill., de 2 en 2 h.
(Lewentaner.)

———

Usage ext.
V. Ind. XIX, *Méd. résolut.*

2⁄ Essence de térébenthine.. 90
Alcoolat de genièvre..... } ãã 60
Savon blanc............. }
Carbonate de potasse .... } ãã 45
Eau dist. .... }

Baume de Basville.

———

2⁄ Essence de térébenthine...... 8
Ammoniaque................ 1
Alcool camphré............. 4
Axonge.................... 32

(Debreyne.)

Terpine.

Bihydrate de térébenthène.
Cristallise. Très sol. dans alcool,
éther, essence. Peu dans eau
froide.
Anticatarrhal et diurétique.
Prép. — 0,10 à 1 gr.
Pil., cachets, pot.

———

2⁄ Eau.................... 100
Alcool 20
Terpine................. 0,50
Sp. de cachou.......... 30

Pot. (Duj.-B.).

Terpinol.

Liquide mal défini. Sol. dans
alcool, éther, non dans l'eau.
Actif contre le catarrhe bron-
chique.
Prép. — 0,50 à 1.
Perles de 0,10.

———

2⁄ Terpinol................ 0,10
Benzoate d. soude 0,10
Sucre................... q. s.

Pil. (Tanret).

Thym.

V. Ind. II, *Méd. névrosth.*

Thymol.

V. Ind. XXVII, *Méd. antisep.*

Tolu.

V. *Baumes.*

XIX⁰ INDICATION

HYPERPLASIE

Sous ce chef, nous rangeons toutes les productions hypertrophiques et les néoplasmes homœomorphes, susceptibles d'être attaqués par les altérants résolutifs, c'est-à-dire, par des agents capables d'imprimer à la nutrition une direction différente de celle qu'elle affecte, et de la diriger dans le sens de l'hypotrophie.

A. — MÉDICATION HYPOTROPHIQUE.

La médication altérante résolutive, autrement dite hypotrophique ou fondante, comprend beaucoup d'agents empruntés à la médication alcaline (Ind. VIII) et à la médication tempérante (Ind. IV).

Les émissions sanguines générales ou locales sont un puissant moyen résolutif. Certains éliminateurs ou osmotiques (Ind. XVII), et en particulier les purgatifs, jouent le même rôle, ainsi que quelques excitants légers (Ind. II), et les agents de la médication irritante substitutive (Ind. XI).

Le *régime de la méd. hypotrophique* est la diète ; diète proprement dite et diète hydrique ; la diète lactée peut y concourir et surtout les cures de petit-lait ou de fruits. V. *Form.* B. bromatologique.

Les émissions sanguines locales, en affamant les tissus, peuvent compléter l'action du régime.

Agents de la médication hypotrophique.

Alcalins.
    Eau de chaux.
    Carbonates alcalins.
        —   de chaux.
        —   de magnésie.
    Bicarbonate de soude.
    Phosphate de chaux.
    Magnésie.
    Ammoniacaux.
Antimoniaux.
Argent.

Arsenic.
Benzoate de soude.
Borax.
Ciguë.
Cicutine.
Chlorates de potasse et de soude.
Chlorure de sodium.
    —   de potassium.
    —   d'ammonium.
Condurango.
Eponges calcinées.

Farines résol.
Fucus vesiculosus.
Iode.
Iodhydrique (Ac.).
Iodique (Ac.).
Iodoforme.
Iodol.
Iodure d'amidon.
—   d'ammonium.
—   d'arsenic.
—   de baryum.
—   de cadmium.
--   de calcium.
--   de potassium.
—   de sodium.
—   de zinc.
Iodhydrargyrate d'iod. de potassium.
Mercure.
     Calomel.
     Sublimé.
     Protoiodure.
     Biiodure.
     Cyanure.
     Sulfocyanure.
     Bisulfure.
     Sulfure rouge.
     Tannate.
     Turbith minéral.

Turbith nitreux.
Nitrate.
Peptonates.
Oxalate.
Oxyde.
Or.
     Oxyde.
     Chlorures d'or et de sodium.
     Cyanure.
     Sulfocyanure.
     Bromure.
Platine.
Plomb.
     Protoxyde.
     S.-acétate.
Potasse (Azotate de).
     Tartrate neutre.
Résines.
—   Elémi.
Saponaire.
Savon.
Scille.
Sureau.
Térébenthine.
Zinc.
     Chlorure.
     Sulfate.

Alcalins.

V. Ind. VII, *Méd. modérat.* Ind. VIII, *Méd. eupeptique.*

Eau de chaux.

Carbonate de chaux (Craie lavée).

Phosphate tribasique de chaux (Poud. d'yeux d'écrevisses).

Bicarbonate de soude.

Magnésie calcinée ou MgO et hydrate de magnésie.

Carbonate de magnésie.

℞ Bicarb. de soude......... 5
     Chlorure de sodium...... 0,20
     Sulfate de soude 0,50
     --   magnésie...... 0,15

Sulfate de fer............ 0,01
Eau.................... 625
     A rendre gazeuse en ajoutant
Ac. citrique............. 3

Eau de Vichy artif.

———

℞ Sulfate de soude......... 3
     Carbonate de soude...... 0,35
     Chlorhyd. de chaux...... 0,4
     Sel marin.............. 0,4
     Sulfate de fer........... 0,01
     Eau gaz. à V vol......... 625

Eau de Karlsbad artif.

———

℞ Chlorure de sodium....... 4
     Chlorhyd. de chaux....... 3,8
     —   magnésie.... 1,8
     Sulfate de soude......... 1,1
     Bicarb. de soude.... 2,4
     Bromure de potassium..... 0,3
     Eau gazeuse à III vol...... 625

Eau de Balaruc artif.

———

℞ Carbonate de soude...... 0,13
Sulfate de soude......... 0,05
Sel marin.............. 0,02
Chlorhyd. de chaux 0,04
Eau pure............... 625

Eau de Plombières artif.

℞ Carbonate de soude......... 100
Sel marin................ 20
Sulfate de soude........... 60
Bicarb. de soude.......... 20
Gélatine 100

Bain de Plombières.

℞ Bromure de potassium.... 0,03
Chlorure de sodium...... 3
— calcium...... 2,1
Sulfate de soude........ 1,2
Bicarb. de soude........ 0,3
Eau pure............... 625
Gaz carbonique......... V vol.

Eau de Bourbonne artif.

℞ Carbonate de soude........ 200
Bromure de sodium........ 10
Chlorure de sodium 500

Bain de Bourbonne.

℞ Sel marin............... 8 k.
Sulfate de soude.......... 3,5
Chlorhyd. de chaux...... 0,7
— magnésie... 2,7
Eau.................... 300

Bain de mer artif.

Ammoniacaux.

Ammoniaque.

V. Ind. II, *Méd. excitante.*
— XI, *Méd. irritante.*
V gtt. dans 1 verre d'eau, de
1/2 en 1/2 h. jusqu'à XXX gtt.

Ammoniaque (Carbonate d').

V. Ind. XI, *Méd. irritante.*

℞ Carbonate d'ammoniaque..... 5
Camphre.................. 1
Axonge.................. 30

Pom. (Mussy).

Ammoniaque (Chlorhydrate d').

V. *Chlorure d'ammonium.*

Antimoniaux.

V. Ind. IV, *Méd. contro-sti-mulante.*

Argent.

Étant spécialement un altérant du système nerveux, provoque dans ce système une
excitation fonctionnelle, qui l'a
fait ranger dans l'Ind. V, *Méd.
excito-motrice.*

Arsenicaux.

V. Ind. XX, *Méd. altérante et
eutrophique.*

℞ Ac. arsénieux........... 0,10
Eau dist............... 1000

Sol. par cuill. (Lefébure).

Sol. pour inject. hypod.

℞ Liq. de Fowler.............. 1
Eau dist.................. 2

℞ Liq. de Fowler............. 10
Eau dist................. 5
Glycérine................ 5

℞ Arséniate de soude........ 0,10
Eau dist................ 10

1/4 à 1/2 seringue.

Azotate de soude.

V. Ind. XVII, *Méd. diurétique.*

Benzoate de soude.

Sel très sol. dans l'eau, altérant dialytique.

V. Ind. XVIII, *Méd. balsamique.*

— XVII, *Méd. diurétique.*

Prép. — 0,50 à 2 gr.

En poud., solut., sp., pil.

℞ Benzoate de soude.......... 10
E. de fl. d'oranger.......... 20
Eau dist................... 270

Par cuill. (Duj.-B. et Yvon).

Borax ou **Biborate de soude.**

Sel alcalin, dialytique, tempérant. Altérant résolutif et antiseptique.

V. Ind. IV, *Méd. tempérante.*

— XXX, *Méd. antisept.*

Incompat. — Acides forts, chlorures et sulfates.

Prép. — 0,50 à 4.

Sp. à 5/100.

℞ Borax pulv............... 0,15
Sucre blanc...... 1
Gomme adrag............. 0,01
Eau de fl. d'oranger....... q. s.

Pastilles, 5 à 10.

Usage ext. — Sol., 1/10.
Pom., 1/10.
Glycéré, 1/10.
Collut., de 1/2 à 1/4.

℞ Borate de soude.............. 10
Bicarb. de soude............. 5
Sp. de mûres............... 30

Collutoire.

℞ Borate de soude......... 4 à 8
Teint. de myrrhe........ 8
Sp. de mûres........... 60

Collut. Aphthes.

℞ Borate de soude.............. 10
Eau de laurier-cerise........ 25
Glycérine................. 15

Collut. Pharyngite.

--- (Vidal.)

℞ Borax..................... 1
Miel rosat.................. 20
Sp. de mûrier.............. 20
Décoct. de ronces........... 100

Collut. détersif.

℞ Inf. de roses.............. 150
Borate de soude............. 8
Miel rosat.................. 30

Idem (Pringle).

℞ Borax.................... } P. E.
Miel rosat.............. }

Collutoire.

℞ Borate de soude........... 5
Eau 200
Mellite de roses............. 30

Garg. (H.-M.)

℞ Borax..................... 10
Eau chaude................. 90
Alc. de pyrèthre X
Ess. de menthe............. X

Id. (Gubler).

℞ Borate de soude........... 8
Garg. émoll.............. Nº 1

Garg. (H.-P.)

℞ Inf. de sauge.............. 125
Borax..................... 6
Teint. de myrrhe.......... 6
Sp. de mûres 32

Garg. détersif.

℞ Borax..................... 5
Teint. de myrrhe.......... 6
Oxymel.................... 50
Inf. de sureau............. 200

Id. (Mackensie).

Chlorates de potasse et de soude.
V. Ind. XVII, *Méd. sialago-gue* et *Méd. diurétique.*

♃ Chlorate de potasse......... 2
Iodure de potassium........ 10
Sp. de quinquina........... 50
Eau dist.................. 150
Pot. antiphagédénique (Gallois).

♃ Chlorate de potasse......... 1
Sp. de mûres............... 30
Hydrolat de laitue........... 60
Contre angine scarlat. (Roger).

Chlorure d'ammonium ou **Chlorhydrate d'ammoniaque.**
V. Ind. II, *Méd. névrosth.*
V. Ind. XI, *Méd. irritante.*
— XXVIII, *Méd. anti-scrof.*
Prép. — 1 à 2 gr.

♃ Chlorure d'ammonium...... 30
Iodure de potassium........ 5
Sp. antiscorbutique........ 45
Hydrolat de tilleul.......... 100
Petite cuill. mat. et s. (Guépin).

Usage ext. — Sol., 1/20.
Pédiluve à 250 gr.

♃ Sel ammoniac.............. 15
Savon de Venise............ 15
Poud. de jusquiame........ 15
Farine de lin.............. 45
Eau chaude............... q. s.
Cat. résol. (Vogler).

♃ Sel ammoniac.............. 3
Vinaigre dist.............. 5
Alcool rect............... 5
Eau dist................. 50
Embrocat. résol. (Beasly).

Inf. de sauge............... 250
Alc. de cochléaria.......... 24
Chlorure d'ammonium....... 8
Rac. de pyrèthre 6
Macérez 12 j., passez.
Miel...................... 15

Garg.

♃ Chlorhyd. d'ammoniaque..... 1
Teint. d'arnica............. 1
Inf. de rue................ 30
Vinaigre camphré.......... 15
Mixt. résolutive.

♃ Sel ammoniac.............. 5
Vinaigre.................. 20
Alcool 20
Fomentat. résol. (Bouch.).

♃ Sel ammoniac.............. 10
Camphre.................. 3
Savon blanc............... 6
Alcool à 56°.............. 140
Fomentat. (Schmucker).

♃ Chlorhyd. d'ammoniaque... 10
Inf. de fl. de sureau....... 200
Vinaigre scillitique......... 50
Pour fomentat.

Foment. de Justamond (v. p. 189).

♃ Sel ammoniac.............. 6
Eau-de-vie camphrée........ 6
Eau 100
Foment. fond. (Debreyne).

♃ Sel ammoniac.............. 1
Eau 50
Teint. d'arnica............. 3
Lot. résol.

♃ Sel ammoniac.............. 2
Camphre.................. 1
Axonge................... 30
Pom. résol. (G. de Mussy).

℞ Sel ammoniac............... 5
Pomm. mercurielle........ 100
(Dupuytren.)

℞ Axonge..................... 30
Sel ammoniac............... 2
Iodure de plomb............ 4
Pom. résol.

℞ Axonge..................... 30
Sel ammoniac............... 4
Camphre.................... 1
Iodure de potassium........ 4
Idem (Duj.-B. et Yvon).

℞ Sel ammoniac......... }
Chaux éteinte........ } āā
Sachet résol. antigoîtreux.

℞ Sulf. de fer pulv............. 3
Sel ammoniac............... 3
Fécule..................... 25
Engorg. du cou (Boinet).

Chlorure de sodium.

Sel marin ou sel gemme.
Très soluble.

Incompat. — Acides minéraux, calomel, acétate de
plomb, azotate d'argent.
Fondant, antiscrofuleux,
purg., etc. Condiment.

Prép. — Solut. à 1/10 (antidote des sels d'argent).

8 à 15 gr. (vomitif).

10 à 30 gr. (fébrifuge).

15 à 30 gr. p. 1000 en lavement (anthelmintique).

20 à 60 gr. dans eau gazeuse
(purgatif).

℞ Chlorure de sodium........ 200
Eau dist................... 125
Sucre...................... 400
Eau de laurier-cerise....... 30
Sp. (Pietra Santa).

℞ Chlorure de sodium.......... 99
Iodure de potassium........ 1
(Trousseau.)

℞ Beurre frais............. 125
Iodure de potassium...... 0,05
Bromure de potassium.... 2
Chlorure de sodium...... 2
20 à 200 gr. (idem).

℞ Crème de lait frais...... 100
Iodure de potassium...... }
Bromure de potassium... } ;0,05
Chlorure de sodium...... 1
Sucre vanillé........... 10
P. une dose (idem).

℞ Chlorure de sodium pur... 5
Sulf. de soude crist. pur... 10
Eau dist.................. 1000
P. inject. intra-veineuse.
(Hayem.)

Usage ext. — Bain, 5000.
Pédiluve, 125.

℞ Ammoniaque camphrée...... 200
Sel de cuisine............. 100
Bain de Raspail.

Chlorure de potassium.

V. Ind. XVII, *Méd. purg.*

Ciguë et cicutine.

V. Ind. I, *Méd. narcotique.*

— XXVIII, *Méd. anti-
scrofuleuse.*

Prép.

℞ Poud. de ciguë........... 0,05
Ext. de ciguë............. 0,05
Mucilage................. q. s.
Pil. fondantes, 2 à 6 (Laboul-
bène).

℞ Ext. de suc de ciguë (non dépuré)................. 0,05
Iodure de potassium ou iodure de fer............... } 0,10
Poud. inerte............. q. s.

Pil., 1 à 10.

℞ Calomel................. 0,05
Ext. de ciguë............. 0,10

Pil., augm. graduell. (Bégin).

℞ Ext. de ciguë.............. 7
Iodure de plomb............. 7
Axonge..................... 60

Pom. fond. (Bazin).

℞ Ext. de ciguë.............. 2
Chlorhydrate d'ammoniaque.. 4
Axonge..................... 20

Pom. résolut.

℞ Galipot.................... 94
Poix blanche............... 44
Cire jaune................. 64
Huile de ciguë............. 13
F. fr. de ciguë............ 200
Gomme ammoniaque........ 50

Emplâtre de ciguë (Codex).

℞ Ext. de semences de ciguë.... 9
Résine élémi purifiée.......... 1
Empl. diachylon gommé...... 2

mpl. d'ext. de ciguë (id.).

Cicutine ou conicine.

V. Ind., id.
Dose. — 0,001 à 0,005.

℞ Conicine............... III à V
Alcool rect............. 1
Eau..................... 20

Sol., XV à XX gtt., 3 f.
(Fronmuller.)

Usage ext.   Sol. à 1/100.

Condurango.

V. Ind. XVII, *Méd. diaphorétique.*

Éponges.

Employées torréfiées et en poud. à cause de l'iode.
Prép. — 1 à 2 gr.

℞ Éponge calcinée........... 0,50
Sulfate de potasse.......... 0,50
Baume de soufre........... 0,05

2 à 4 bols par j. (Bailly).

℞ Poud. d'éponges torréfiées.. 2
Chlorhyd. d'ammoniaque... 0,10
Charbon végétal........... 0,20

Dose antigoitreuse, 1 à 2 par j.

Usage ext.

℞ Chlorhyd. d'ammoniaque.)
Sel décrépité............ } ãã
Eponge calcinée.........)

Collier de Morand.

Farines résolutives.

F. de fenugrec, de faines, d'orobe, de lupin. P. E. (anc. Codex).

Fucus vesiculosus.

Algue, varech vésiculeux, goëmon. L'éthiops végétal est le charbon de ce fucus.
Contre l'obésité.
Prép. — Décoct., 10 à 20/1000.
Ext. alcool., 0,05 à 0,25.
Gelées.

Iode.

Métalloïde solide, sublimable.
Sol. dans huiles, graisses, vaseline, dans 1000 d'eau, 52 de glycérine, 20 d'éther et 20 de chloroforme.

Résolutif.

Incompat. — Gommes, amidon, tannin, alcalis, sels métalliques.

V. Ind. XI, *Méd. irritante.*

Ind. XXVIII, *Méd. antiscrof.*

Prép. — Dose, 0,01 à 0,05.

Teint. à 1/12, V à XXX gtt. (dans un véhicule alcoolique).

Pommade, 1/30.

℞ Teint. d'iode............... XV
Hyd. de menthe............ 60
Eau dist 60
Sp. simple................. 30

Pot., 1 cuill. de 2 en 2 h.
(Schmitt.)

℞ Teint. d'iode............... 6
Iodure de potassium........ 1
Sp. simple................. 60
Eau dist.................. 500

Pot. 1 cuill. par h. (Jeannel).

℞ Iode....................... 1
Alcool à 90°............... 15
Sp. de raifort comp........ 985

1 cuill. = 0,02 d'iode (Grimaud, Codex).

℞ Teint. d'iode............... XX
Sp. de Portal.............. 100

Petites cuill.

℞ Iode....................... 2
Ext. de ratanhia sol........ 8
Eau et sucre.............. 1000

2 cuill. par j. Sirop iodotannique (Guillermond).

℞ Iode..................... 1,50
Peroxyde de fer......... 2,50
Sp. de raifort comp..... 1000

Sp. (Fournier).

℞ Sp. antiscorbutique......... 30
Sp. de quinquina........... 30
Vin de quinquina.......... 140
Teint. d'iode.............. 1

Mixture (Mayet).

℞ Iode.................... 0,005
Réglisse................. 0,10
Rob de sureau.......... q. s.

Pil., 4 à 6 par j. (Brera).

Huile de foie de morue iodée à 1/1000.

℞ Iode.................... 0,20
Iodure de potassium..... 0,40
Eau dist.............. 1000

Pour boisson, 1 verre (H. P.)

℞ Iode 0,05
Iodure de potassium..... 0,40
Eau dist.............. 900
Sp..................... 100

Eau iodée (Trousseau).

℞ Iode........................ 2
Sucre pulv................ 82
Blanc d'œuf............... 175
Pâte de cacao............. 60

Div. en tablettes de 4 gr., 2 à 10 par j. (Soubeiran).

℞ Iodure de potassium......... 10
Iode....................... 1
Eau dist.................. 200

3 cuill. à café par j. (Trastour).

℞ Teint. d'iode.......... X à XX
Iodure de potassium.... 0,50
Eau................... 250

Lavement (Delioux).

Usage ext. — V. Ind. XI, *Méd. irritante.*

℞ Iode...................... ⎫ ãã 1
Iodure de potassium..... ⎰
Alcool à 90°............. 10
Eau dist............. 18
Solut. substitutive (Guibourt).

℞ Teint. d'iode........... 1 à 25
Glycérine 200
Glycéré.

℞ Teint. d'iode............. 4
Chlorhyd. de morphine.... 0,20
(Mackenzie.)

℞ Teint. d'iode......... ⎫ ãã
Ext. de belladone...... ⎰
(Diday.)

℞ Gelée d'amidon............ 200
Teint. d'iode...... 8
(Casten.)

℞ Amidon en poud.......... 60
Iode en poud............ 0,50
Acétate de morphine...... 0,45
Topique (Chaberly).

℞ Sel marin................. 180
Sulf. de magnésie......... 60
Teint. d'iode............. 2
Eau 500
Topique (Schœnlein).

℞ Iode...................... 10
Iodure de potassium........ 4
Camphre.................. 2
Alcool................... 60
Lin. vésicant (Neligan).

℞ Iode.................... 1
Iodure de potassium........ 6
Teint. d'opium............ 8
Axonge................... 60
Pommade (tumeurs bl.) (Ewald).

℞ Iode...................... 1
Iodure de potassium......... 2
Ac. phénique.............. 1
Glycérine 100
(Mandl.)

℞ Teint. d'iode.......... 150
Iodure de potassium.. 4
Eau dist............ 150 à 500
P. inject. (Boinet).

℞ Teint. d'iode.............. 2
Tannin.................... 5
Eau dist................... 500
P. inject.

℞ Iode...................... 5
Iodure de potassium........ 5
Alcool à 90°................ 50
Eau dist................... 100
Inject. (Cod. 66).

℞ Teint. d'iode........... 20 à 40
Iodure de potassium..... 4
Eau 100
Dans l'empyème (Hérard).

℞ Eau dist................ 1000
Teint. d'iode.......... 20 à 40
Iodure de potassium.... q. s.
Dans la vaginite (Langlebert).

℞ Teint. d'iode.............. 3
Iodure de potassium........ 1
Eau dist................ 300
Dans la cystite (Mallez).

℞ Teint. d'iode.............. 3
Glycérine 30
Eau 150
Ac. phénique liq............ 1
P. inject. (Boys).

℞ Iode...................... 4
Iodure de potassium......... 2
Alcool..................... 30
Embrocat. révuls. (Todd).

℞ Teint. d'iode............ ⎱ ãã 10
Glycérine................ ⎰
Décoct. roses de Provins. 200
Gargarisme.

℞ Teint. d'iode.............. 4
Eau dist.................. 400
Sp. de mûres............. 50
Garg. (Langlebert).

℞ Teint. d'iode............ 2
Iodure de potassium...... 0,60
Eau dist................ 140
Garg. (Gauthier).

℞ Eau dist................ 200
Iodure de potassium..... 0,50
Teint. d'iode............ 4
Garg. ou lot. (Ricord).

℞ Iode.................... ⎱ ãã 0,50
Ac. phénique.......... ⎰
Iodure de potassium.... 1
Glycérine.............. 30
Avec ou sans tannin.... 5
Collut. (Mandl).

℞ Coton cardé sec.............. 25
Iode pulv................. 2
Coton iodé (Méhu-Codex).

℞ Iode...................... 1
Collodion élastique ou simple. 30

℞ Eau dist. de roses........ 25
Tannin................... 0,10
Teint. d'iode............ 10
Collyre (Boinet).

℞ Iode...................... 10
Iodure de potassium........ 20
Eau....................... 250
P. un bain (H. P.).

℞ Teint. d'iode............ ⎱ ãã 40
Tannin................. ⎰
Glycérine.............. 150
Tampon vaginal (Chéron).

Acide iodhydrique.
Rarement employé.
Prép.

℞ Acide tartrique....... 13 — 20
Iodure de potassium.. 15 — 50
Eau dist............ 16
Ajoutez jusqu'à....... 200
Solution de Buchanam.
X à XL gtt. dans 1 verre d'eau.

℞ Sp. de sucre.............. 80
Sol. de Buchanam.......... 20
Par cuill. à café (Murdoch).

Acide iodique.
Fort peu employé.
Très soluble.
Prép. — Solut. à 1/5, de 1 à
2 gr.

℞ Ac. iodique............... 2
Eau 10
P. inj. hypodermique (Lutton).

Iodoforme.
V. Ind. IV, *Méd. analgésique.*
— XXVII, *Méd. antisept.*
— VII, *Méd. modératrice.*
Perles à 0,25 de sol. éthérée.

℞ Iodoforme............... 0,25
Huile de f. de m........ 100
Ess. d'anis............. III
1 à 4 cuill.

℞ Iodoforme.................. 5
Sucre vanille............... 100
Coumarine.................. 1
Mucilage de g. adrag....... 1

P. 100 pastilles, 5 à 6.

℞ Iodoforme.................. 0,02
Ext. de gaïac.............. 0,10

Pil., 1 à 4.

℞ Iodoforme............... 0,10
Sucre de lait............. 0,05
Mucilage.................. q. s.

2 à 3 pil. (Duj.-B. et Yvon).

℞ Iodoforme............... 0,10
Ext. d'absinthe........... q. s.
Essence de roses.......... q. v.

2 à 5 pil. (Bouchardat).

℞ Iodoforme............... 0,10
Rac. de guimauve pulv... } q. s.
Miel..................... }

1 à 9 pil. (Greenhalgt).

℞ Poud. d'iodoforme........ 0,075
Ext. et poud. gentiane..... q. s.

2 à 3 pil. (Zeissel, Mauriac).
Contre névralgies syph.

℞ Iodoforme............... 0,075
Sucre pulv................ 0,15

Même indication.

℞ Iodoforme............... 0,05
Ext. de lactucarium....... 0,05
Coumarine................. 0,001

Pil. Diabète (Moleschott).

℞ Iodoforme............... 3
Alcool rectifié........... 10
Glycérine pure............ 30

Solut. antisyph. (Isnard).

℞ Iodoforme............... 10
Glycérine neutre.......... 20

Inject. interstit., contre goitre.

℞ Iodoforme.............. 1
Benzol................... 9
H. de vaseline........... 11
H. de gaultheria......... II gtt.

Idem (Mosetig).

Inject. hypod.

℞ Iodoforme.............. 1
Ether.............. 6 à 10

℞ Iodoforme.............. 6
Glycérine................ 20

℞ Huile d'amandes......... 15
Iodoforme................ 1

℞ Iodoforme......... 1 — 1
Huile de ricin...... 15 — 7

℞ Iodoforme.............. 3
Ether sulf............... 5
Huile d'olive............ 5

℞ Iodoforme.............. 1
Vaseline liq............. 100

Usage ext. — Pom., 0,50 à 4/30.

Éther iodoformé saturé.

℞ Iodoforme pulv......... 2
Camphre pulv............. 5
Gomme pulv............... 8

Contre cat. nasal (Beverley).

℞ Iodoforme.............. 30
Glycérine................ 100
Ess. de menthe........... 3

Contre métrite (Kisch).

Coton iodoformé (au moyen d'une sol. éthérée).

℞ Iodoforme............... 10
  Gomme pulv.............. 0,50
  Eau et glycérine.......... q.s.
Crayons (Codex).

℞ Iodoforme............... 4
  Ess. solide de géranium... 0,50
  Ac. phénique liq.......... XV
  Cosmoline............... 32
Inj. contre cat. nasal (Eberlé).

Iodol.
V. Ind. XXVII, *Méd. antiseptique.*

Iodure d'amidon.
2 variétés.
Prép. — Soluble, 0,50 à 2 gr.
Insoluble, 1 à 5 gr.

V à X gtt de teint. d'iode, dans une tasse d'eau de riz sucrée (**A. Ferrand**).

℞ Iodure d'amidon sol.......... 1
  Eau dist.................... 35
  Sucre...................... 64
Sp. 20 à 60 gr. (Soubeiran).

Iodure d'ammonium.
Très sol. dans eau et alcool.
Incompat. — Acides, alcalis et leurs carbonates, sels d'argent, d'or, de mercure, de tannin.
Prép. — 0,10 à 2 gr.

℞ Iodure d'ammonium....... 0,10
  Ext. de gentiane.......... q.s.
Pil., 1 à 3 (Richardson).

Usage ext.

℞ Iodure d'ammonium......... 1
  Graisse de mouton.......... 20
  Huile d'amandes d.......... 5
Pommade (Biett).

℞ Iodure d'ammonium...... 0,15
  Huile d'olive.............. 30
Embrocation (Gamberini).

Iodure d'arsenic.
V. *Form. C.* herpétologique.
Prép. — 0,01 à 0,03.
Usage ext. — Pom., 0,05 p , 4.

℞ Iodure d'arsenic........ 0,20
  Biiodure de mercure..... 0,40
  Iodure de potassium...... 4
  Eau..................... 125
De quelques gtt à 5 gr. Sol. de Donovan.

℞ Iodure d'arsenic.......... 0,005
  Ext. de ciguë............. 0,05
Pil., 3 par j. (d'après Green).

Iodure de baryum.
Prép. — 0,10 (ne se donne pas à h. d.), toxique.

℞ Iodure de baryum........ 0,10
  Eau..................... 950
  Sp. de fl. d'oranger...... 50
Tisane ?

Pom. au 1/100.

℞ Iodure de baryum......... 0,20
  Iodure de potassium....... 2
  Axonge.................. 20
Pommade (Duj.-B. et Yvon).

Iodure de cadmium.
Vomitif, résolutif. Peu usité.

Prép. — 0,15 à 0,30.
Pom. à 1/10.

Iodure de calcium
Prép. — 0,50 à 1 gr.
Pommade à 1/100.

℞ Iodure de calcium....... 0,10
  Tisane 1000

℞ Chaux éteinte lavée......... 5
  Iode.................. 2
  Sucre blanc............... 200
  Eau dist.................. 100
  Alcoolat. d'éc. d'oranges.... 1

Sp., 1 à 3 cuill. (St-Martin).

℞ Iodure de calcium sec...... 15
  Teint. de vanille........... 10
  Alcool à 90°............. .. 100
  Eau 125
  Sp. d'éc. d'or. am.......... 250

Élixir (Duj.-B. et Yvon).

Iodure de plomb.
Sel insol. dans l'alcool et
l'eau froide ; fondant.
  Prép. — 0,10 à 0,50.
  Peu usité à l'intérieur.
  Pom. à 1/10 et à 4/30.

℞ Iodure de plomb.......... 0,015
  Conserve de roses......... q. s.

Pil. (d'après Cottereau).

Usage ext.
℞ Emplâtre de ciguë.......... 25
  Iodure de plomb............ 3

Emplâtre (Ricord).

℞ Ext. de jusquiame.......... 3
  Iodure de plomb............ 6
  Axonge.................... 50

Pom. Fibromes (Gallard).

℞ Iodure de plomb............ 1
  Ext. de ciguë.............. 3
  Axonge.................... 20

Résolutive (Langlebert).

℞ Iodure de plomb............ 2
  Ong. napolitain............. 3
  Axonge.................... 10

Résolutive (Voillemier).

Iodure de potassium.
Sel déliquescent, très soluble,
fondant résolutif.
  Incompat. — Sels de Hg, Ag,
Pb, acides, sels acides, Chl., Br,
et iodures métalliques.
  Prép. — 0,25 à 10 gr. et plus.
Sp., 0,50 à 1 gr. par cuill.
Pommade 4/30 ou 1/10.

Poudre (dans un tube).

Biscuits à 0,10.

℞ Iodure de pot........ .... ⎫ ãã 5
  Bicarbonate de soude.... ⎭
  Sucre vanillé........... 20
  Mucilage............... q. s.

P. 100 tablettes.

℞ Iodure de pot. pulv.......... 5
  Poud. de réglisse........... 10

Poud. antigoitreuse (Fabre).

℞ Inf. de saponaire......... 1000
  Iodure de pot............. 2 à 8
  Sp...................... 60

Tisane (Ricord).

℞ Iodure de pot............ 2 à 5
  Essence de salsepareille... 100

Par cuill., 1 à 2.

℞ Iodure de pot............... 5
Vin blanc.................. 500
3 cuill. (Boinet).

℞ Iodure de pot............... 2
Iode 1
Eau dist..................... 20
Sol., 2 à 6 gr. (Lugol).

℞ Iodure de potassium..... 5 à 10
Iode 2
Eau dist................... 250
2 à 3 cuill. à café.

℞ Iodure de pot............... 15
Eau 250
Sol., 2 cuill. (Ricord).

℞ Iodure de pot............... 15
Eau 500
Sol., 2 cuill. (Velpeau).

℞ Iodure de pot............... 15
Sp. de gomme............... 50
Eau de laitue 250
E. de fl. d'oranger.......... 5
Teint. de digitale.......... 10
Sol. atrophique, 2 cuill. (Bouch.)

℞ Iodure de potassium...... 1
Iode....................... 0,10
Chlorate de potasse....... 4
Nitrate de potasse........ 6
Bicarbonate de potasse... 2
Eau 240
1 cuill. à café, de 4 en 4 h.
Angine scarlat. (Reevers).

℞ Iodure de potassium..... 0,40
Iode...................... 0,20
Eau dist.............. 1000
Par verres (H. P.).

℞ Iodure de potassium...... 1 à 2
Inf. légère de café........ 100
Sp 20
Pot., en 1 à 2 j.

℞ Iodure de potassium........ 1
Bicarbonate de soude 4
Ac. citrique................ 5
Eau 650
Eau iodée. gaz. par verres.
(Miahle).

℞ Crème de lait........ 100
Iodure de potassium . . ⎫ ãã 0,50
Bromure de potassium . ⎭
Chlorure de sodium.... 1
Sucre vanillé......... 10
P. une dose (Duj.-B. et Yvon).

℞ Iodure de potassium.... 4 à 8
Teint. de B. de colchiq. X à XV
Eau 200
1 à 2 cuill. (Lebert).

℞ Iodure de potassium... ⎫ ãã 0,20
Ext. de f. de noyer.... ⎭
Poud.   —   .... q. s.
Pil. antiscrof., 5 à 10.

Sol. à 0,50, 1 gr. p. inject. hypodermique.

℞ Eau dist................. 2
Iodure de potassium........ 2
Biiodure de mercure........ 0,02
Inject. hypodermique, 2 par j.
(Ragazzionni).

℞ Iodure de potassium...... 2,40
Iode 0,10
Eau dist................. 80
Inject. hypod. (Zakubowitz).
2 ou 3 par semaine.

Usage ext.

℞ Iodure de potassium..... ⎫ āā 1
Chlorhydrate d'ammon... ⎬
Eau-de-vie camphrée..... ⎭ 40

Lot. résolutive (H. P.).

℞ Iodure de potassium........ 1
Iode........................ 1
Alcool à 90°................ 10
Eau dist................... 20

Inject. (H. P.).

℞ Iode....................... 5
Iodure de potassium 5
Alcool à 90°................ 50
Eau dist................... 100

Solut. p. inject. (Codex).

℞ Iodure de potassium........ 3
Sulfure de potasse......... 5
Eau dist................... 200

Sol. (Baumès).

Pommades, à 1/10 à 1/5.

℞ Iodure de potassium........ 5
Iode....................... 1
Axonge benzoïnée........... 40
Eau dist................... 5

(Codex.)

℞ Iodure de potassium........ 3
Iode....................... 1
Axonge..................... 25
Eau dist................... 3

Pom. (H. M.).

℞ Iodure de potassium...... 1
Axonge balsamique...... 10
Eau de roses........... 1
Essence de roses........ II gtt.

(Bouchardat.)

℞ Iodure de potassium......... 1
Eau dist................... 1
Axonge..................... 1
Lanoline................... 7

℞ Iodure de potassium........ 4
Ext. de ciguë.............. 4
Axonge..................... 30

℞ Iodure de potassium........ 5
Iode....................... 1
Axonge..................... 100
Laudanum de Rousseau..... 10

(Lemasson.)

℞ Iodure de potassium........ 1
Ext. de ciguë.............. 3
Axonge..................... 20

P. onct. (Langlebert).

℞ Axonge..................... 100
Iodure de pot.............. 10
Hyposulfite de soude....... 1

Pom. inoxydable (Mohr).

℞ Iodure de potassium.... 2
Ext. de ratanhia....... 4
Laudanum de Syden... ⎫ āā 0,50
Ext. de belladone...... ⎬
Axonge................ 30

Antihémorrhoïd. (Barré).

℞ Iodure de potassium..... 5
Emplâtre de ciguë....... ⎫ āā 25
   —   diachylon... ⎬

Emplâtre (G. de Mussy).

℞ Iodure de potassium........ 15
Cire jaune................. 12
Oliban..................... 90
Huile d'olive.............. 4

Emplâtre comp. (Ph. Lond.)

℞ Iodure de potassium........ 2
Eau........................ 2
Glycéré d'amidon........... 12

(H. P.)

---

24 Iodure de potassium.......... 1
Glycérine 26
Amidon..................... 2
Eau 2
(Soc. de ph.)

---

24 Iodure de potassium.......... 5
Iode....................... 1
Glycérine.................... 40
Eau 6

(Codex.)

---

24 Iodure de potassium........ 6
Inf. de fl. de sauge......... 200
Gargarisme (Duj.-B., Yvon).

---

24 Iodure de potassium........ 1
Sp. de miel................. 30
Décoct. d'orge.............. 125
Gargarisme (Cullerier).

---

24 Savon ammoniacal........... 60
Iodure de potassium........ 42
Alcool à 85°................ 500
Essence de citron........... 4
Baume résol. (Schæeffele).

---

24 Iodure de potassium.......... 10
Glycérine 25
Baume Nerval............... 75
Baume (Duj.-B., Yvon).

---

24 Gélatine................. ⎫
Gomme .... ⎬ āā 2
Sucre.................... ⎭
Eau de roses............. 4
Iodure de potassium..... 1
Bougies iodurées (Dorvault).

---

24 Iodure de potassium........ 50
Eau dist................... 450
Pour un bain (Dorvault).

---

24 Iodure de potassium........ 0,50
Ext. de jusquiame 0,05
Ext. de ciguë.............. 0,05
Beurre de cacao........... 5
Supp. fondant (Staffort).

Iodure de sodium.
Mêmes propriétés que l'iodure de potassium. Mêmes usages, mais à dose un peu plus élevée.
Prép.

24 Iodure de sodium............ 2
Eau dist.................... 30
2 cuill. par j. (Huchard).
Contre l'angor pectoris.

Iodure de zinc.
Peu usité, parce qu'il est émétique et toxique.
Prép. — Sp., 1/400.
Pom., 4/30.

Iodhydrargyrate d'iodure de potassium.
Sel double composé de biiodure de mercure et d'iodure de potassium.
Très résolutif, bon antisyphil.
Prép. — 0,025 à 0,15.

24 Biiodure de mercure... ⎫ āā 0,40
Iodure de potassium.... ⎭
Poud. de guimauve.... 1
Mucilage.............. q. s.
P. 32 pil., 1 à 4 (Puche).

---

24 Iodhydrargyrate de IK 0,02
Ext. de quinquina........ 0,04
Ext. d'opium............. 0,015
Poud. de cannelle........ q. s.
De 1 à 10 pil. par j.

---

24 Iodhydrargyrate de IK.... 1
Iode 0,50
Iodure de potassium...... 20
Sp. de salsepareille 480
Sp. antisyph. (Duj.-B. et Yvon).

℞ Iodhydrargyrate de IK....... 1
Iodure de potassium........ 10
Tartrate de fer et de potasse. 10
Sp. de Cuisinier........... 480

Idem.

℞ Iodhydrargyrate de potasse.. 1
Teint. de safran........... 10
Sp. de sucre.............. 489

Sp. de Puche.

℞ Deutoiodure de mercure.... 1
Iodure de potassium....... 50
Eau..................... 50
Sp. de sucre.............. 2400

Sp. de Boutigny.

Gargarisme à 1/1000.

Pom. de 1/20 à 1/40.

℞ Deutoiodure de mercure...... 1
Iodure de potassium......... 1
Phosphate tribasique de soude. 2
Eau dist.................... 50

Inject. (Yvon).

Mercure (Hg).
Métal liquide, insol. dans eau
et alcool, très volatil.
Résolutif, antisyphilitique.
Prép. — 0,05 à 0,10.

℞ Sucre en poud........... 28
Mercure................. 6
Gomme arab. pulv........ 2
Triturez et ajoutez :
Vanille en poud.......... 0,20
Eau... .... q. s.

Tablettes de 0,60, 1 à 2.
(Lagneau.)

℞ Mercure................... 9
Craie.................... 15

Par triturat., 0,05 à 0,10. (Ph. L.)

℞ Magnésie carbonatée......... 1
Manne..................... 2
Mercure................... 2

Par triturat. (Dorvault).

℞ Mercure................... 1
Graphite.................. 2

Par triturat.

℞ Mercure................... 1
Gomme arab.. 2

Mucilage.

℞ Mercure................... 1
Gomme arab............... 3
Sp. diacode............... 4

Par triturat., 2 gr.
Mercure gommeux de Plenck.

℞ Mercure................... 1
Sucre blanc............... 2

Triturez (Soubeiran).

℞ Mercure doux............. 1
Eau de chaux............. 160

F. bouillir, lavez, séchez.
Mercure soluble de Mascagni.

℞ Opium pulv............... 1
Mercure sol. d'Hahnemann... 1
(Azot. de mercure ammoniac.)
Gomme adrag............. 10

Poud. d'Hahnemann, 0,30 par j.

℞ Mercure................... 1
Gomme arab 30
Sp. de rhubarbe comp........ 70

Sp. à 1/100 (Lagneau et Codex).

℞ Mercure................... 0,02
Conserve de roses.......... 0,03
Réglisse pulv............. 0,01

Pil. bleue (Codex).

℞ Mercure.................... } ãã 6
  Ext. de ciguë .... }
  Miel...................... } ãã 10
  Poud. de réglisse........ }

Pil. de Plenck, de 0,10, 2 à 6.
        (Planche.)

———

℞ Pomm. mercurielle............ 3
  Poud. de savon méd.......... 2
  — réglisse............. 1

Pil. de Sédillot, de 0,20 = 0,05
de Hg., 2 à 3 par j. (Codex).

Pil. de Belloste.
V. Ind. XVII, *Méd. purgative.*

———

℞ Onguent mercuriel......... 0,05
  Ext. de ciguë.............. 0,03
  Ext. d'opium.............. 0,02

Pil. napolitaines, 2 à 8 par j.
     (Martin-Solon.)

———

℞ Onguent mercuriel........ 0,10
  Ext. d'opium.............. 0,01
  Magnésie calcinée........ q. s.

Pil., 1 à 5 par j.

———

℞ Mercure.................. 0,02
  Styrax 0,02
  Ext. de quinquina......... 0,04
  Guimauve pulv........... q. s.

4 à 8 pil. (Duj.-B. et Yvon).

———

Usage ext.

℞ Mercure.................. } P. E.
  Axonge................... }

Ong. mercuriel double ou onguent napolitain.

———

℞ Mercure.................... 1
  Axonge.................... 3

Ong. mercuriel simple.

———

℞ Ong. mercuriel d......... 40
  Ext. de belladone........ 6 à 10

———

℞ Ong. mercuriel d....... 30 — 2
  Ext. de belladone....... 4 — 1
  Ext. d'opium.......... 1 — 1
    (H. M., Debreyne.)

———

℞ Mercure métallique.......... 50
  Huile d'am. d............... 10
  Beurre de cacao............. 40
    (Guibourt.)

———

℞ Ong. mercuriel.............. 12
  Cire jaune.................. 6
  Huile d'olive............... 6
  Camphre.................... 3

———

℞ Ong. napolitain.............. 15
  Chaux hydratée.............. 4
  Chlorhyd. d'ammoniaque..... 2
  Soufre sublimé.............. 2
    (Hôp. de Toulon.)

———

℞ Ext. de belladone............ 2
  Camphre.................... 4
  Laudanum de Rousseau...... 4
  Ong. mercuriel double....... 30

Pom. fondante (Ricord).

———

℞ Ong. mercuriel.............. 20
  Pomm. au goudron.......... 10

———

℞ Ong. mercuriel.............. 50
  Soufre..................... 20
  Vaseline 20

———

℞ Ong. mercuriel d............ 40
  Iodure de plomb............ 5

———

℞ Ong. mercuriel d......... 50
  Ong. basilicum.......... 25
  Poud. de cantharides..... 0,50

Pom. de Fournier (Bouch.).

———

℞ Mercure................. } P. E.
Savon neutre........... }
Pom. soluble (Yvon).

℞ Ext. d'opium.............. 1
Pomm. merc. au savon....... 30

℞ Ong. mercuriel........... } P. E.
Cérat................... }

℞ Mercure .... } P. E.
Lanoline................. }

℞ Ong. mercuriel.......... } P. E.
Digestif simple.......... }
Digestif mercuriel (Codex).

℞ Emplâtre simple............ 200
Cire jaune................. 10
Poix résine................ 10
Gomme ammoniaque........ 3
Bdellium................... 3
Oliban..................... 3
Myrrhe.................... 3
Safran..................... 2
Mercure.................... 60
Styrax liq................. 30
Térébenthine du mélèze..... 10
Ess. de lavande............ 1
Emplâtre de Vigo, mercuriel.
(Codex.)

℞ Emplâtre de Vigo........... 10
Térébenthine................ 1
Sparadrap de Vigo (H. M.).

℞ Emplâtre de Vigo............ 2
— belladone........ 1

℞ Emplâtre de Vigo......... } ãã 2
— de ciguë....... }
— d'opium........ 1
(Ricord.)

℞ Ext. de belladone............ 4
— ciguë................ 4
Iode pulv.................. 1
Empl. de Vigo............. 16
Fondant (Boinet).

℞ Mercure.................... 8
Térébenthine.............. 4
Axonge.................... 24
Ong. d'Arcœus............. 54
Calomel.................... 1
Baume de Plenck.

℞ Mercure.................... 6
Eau........................ 200
F. bouillir et décantez (?)
Eau mercurielle simple.

℞ Mercure.................... 1
Sulfure d'antimoine.......... 2
Éthiops antimonial (Guibourt).

℞ Ong. mercuriel............. 1,50
Axonge.................... 0,50
Cire...................... 0,50
Beurre de cacao........... 2
Supp. (Duj.-B. et Yvon).

℞ Ong. mercuriel............ 1,50
Ext. de belladone.......... 0,025
Cire blanche............... 0,10
Beurre de cacao........... 2
Supp., idem.

Albuminates et peptonates de mercure.
V. Ind. XXIX, *Méd. anti-syphilitique.*

Azotate basique de mercure Turbith. nitreux.
Insol. Résolutif.
Usage ext.

℞ Turbith nitreux............. 2
Axonge.................... 80
Ess. de bergamotte.......... 2
Pom.

Chlorure (Proto) **de mercure.**

Calomel à la vapeur. V. *Méd. purg.*

A doses réfractées, c'est un altérant puissant.

Doses. — 0,01 à 0,05.

Tablettes de 0,05.

♃ Calomel.................... 0,01
Sucre blanc................ 0,10

1 dose chaque heure.

♃ Calomel.................... 0,001
Sucre...................... 0,10

10 doses par j. (Peter).

♃ Calomel.................... 0,05
Opium...................... 0,05
Sucre du lait.............. 0,35

Doses antiphlog. (Desmarres).

♃ Calomel....... } āā de 0,05 à 0,10
Digitale.......
Sucre......... 0,50

♃ Calomel..............
Soufre doré d'antimoine } āā 0,05
Poudre de ciguë.......
Sucre.................. q. s.

Dose antiscrof. de Græfe.

♃ Calomel.............. } āā 0,27
Mie de pain..........
Eau................... q. s.

Pil. mineures d'Hoffmann.

♃ Calomel à la vap.......... 0,01
Ext. de belladone........ 0,015

Pil. antiphlog. (Siebel).

♃ Ext. de ciguë............ 0,05
Protochlorure de mercure.. 0,025

1 à 5 pil.

♃ Calomel à la vap...... 0,05
Poud. de ciguë........ } āā 0,10
Savon méd.............

1 à 5 pil. (Ricord).

♃ Calomel.................. 0,01
Ext. de ciguë............. 0,01
Poud. réglisse............ q. s.
Miel...................... q. s.

Pil., 5 à 10 (H. M.).

♃ Calomel..............
Sulfure d'antimoine.... } āā 0,02
Huile de ricin ....
Résine de gaïac........ 0,04

1 à 5 pil., altérant, antisyph.
5 à 20 pil., purg. (Ph. Britt.).

♃ Ipéca en poudre.......... 0,07
Calomel................... 0,03
Ext. aq. d'opium.......... 0,01
Ext. de rhubarbe......... q. s.

Pil. de Segond, 1 à 5.

♃ Calomel.................. 0,10
Poud. de scille.......... 0,05
Ext. de genièvre......... q. s.

Pil. merc. diurét. (Cruveilhier).

♃ Soufre doré d'antimoine.. }
Calomélas.............. } āā 2
Résine de gaïac......... 4
Sp. de gomme.......... q. s.

Pil. de 0,30 de Plummer, 2 à 4.

♃ Calomel.................. 0,05
Sulfure noir de mercure... 0,025
Kermès minéral.......... 0.025
Mie de pain.............. q. s.

Pil. suédoises (Guibourt), 3 à 4.

♃ Calomel porphyrisé...... } āā
Soufre doré d'antimoine..

Poud. de Plummer, 0,30 à 0,50.

℞ Calomel...................... 0,50
Carbonate de bismuth...... 5
Benjoin pulv............... 2
Chlorhyd. de morphine..... 0,05

Contre coryza.

℞ Calomel............... } ãã 4
Précipité rouge..........
Sucre................... 15

Contre ozène (Trousseau).

℞ Calomel.............. } ãã 0,50
Magnésie calcinée.....
Sucre................ 1

Contre croup (Weber).

℞ Mercure doux........... 5
Sucre pulv.............. } ãã 20
Benjoin.................

Poud. fumigatoire (Foy).

℞ Calomel................. 0,50
Vaseline liq.............. 25

Sol. p. inject. hypod.

℞ Calomel................. 0,20
Glycérine................ 1,50

Idem.

℞ Calomel................. 0,30
Eau dist.................. 5
Glycérine................ 5

Idem.

℞ Calomel................ } ãã 5
Chlorure de sodium......
Eau dist............... 50

P. inj. hypodermique (Heisser).

Usage ext. — Poud. de calomel.

℞ Calomel.................. 4
Cérat..................... 30

℞ Glycéré d'amidon.......... } 20
Ou axonge................
Calomel.................. 2

℞ Ext. de jusquiame....... 1
Eau de roses............. 30
Eau de chaux............ 100
Calomel................ 0,60

Eau noire de Græfe.

℞ Calomel................ 4
Opium pulv....... 2
Eau de chaux............. 375

Eau phagédénique noire.
(Rustius.)

℞ Calomel................. 2
Décoct. de guimauve........ 250

Lotion.

℞ Calomel................. 4
Gomme arabique........... 8
Eau....................... 250

Inject. (Foy).

℞ Calomel................. 1
Camphre.................. 0,50
Cérat.................... 15

Contre chancres (Ewald).

℞ Calomel,................ 2
Camphre.................. 0,50
Axonge................... 25

℞ Calomel................ 10
Charbon.................. 2
Vaseline................. 15

℞ Cérat opiacé............. 30
Précipité blanc............. 2
Ext. de ratanhia........... 4
(Ricord.)

℞ Protochlorure de mercure... 3
Acétate de plomb.......... 3
Axonge purifiée........... 20
Camphre................. 0,5

Pom. résol. (Biett).

Chlorure (Deuto) de mercure.

Sublimé. Chlorure mercurique.

Sol. dans 15 d'eau, 4 d'alcool à 90°, 4 d'éther, 14 de glycérine.

Incompat. — Alcalis, carbonates et sulfures, iodures, bromures alcalins, savons, émétique, métaux, décoct. astring., albumine.

Altérant, antisyphilitique, antiseptique, escarrhotique.

Prép. — 0,005 à 0,05.

℞ Bichlorure de mercure...... 1
Eau dist.................... 900
Alcool à 80°,............... 100

Liq. de Van Swieten, à 1/1000.
Une cuill. à l'int.; ou us. ext.

℞ Bichlorure de mercure..... } ãã 1
Chlorhyd. d'ammoniaque... }
Eau dist................... 1000

Solut., 10 à 30 gr. (Ph. Lond.).

℞ Sublimé.................... 0,006
Opium pulv............... 0,003
Ext. de réglisse........... q. s.

Pil. altérantes (Ewald).

℞ Sublimé corrosif.......... 0,005
Mie de pain.............. 0,05
Eau dist................. q. s.

Pil. majeures d'Hoffmann.
1 matin et soir.

℞ Sublimé corrosif........... 0,01
Gluten pulvérisé........... 0,05
Poud. de guimauve........ 0,03
Poud. de gomme.......... 0,02

Pil., 1 à 4 par j.

℞ Sublimé corrosif........... 0,01
Ext. de gaïac.............. 0,05
Poud. de cannelle........ q. s.

Pil., 2 à 4 (Duj.-B. et Yvon).

℞ Sublimé corrosif.......... 0,01
Ext. g. d'opium.......... 0,005

Pil., 1 à 4, idem.

℞ Chlorure mercurique....... 0,01
Ext. d'opium............. 0,02
Ext. de gaïac............. 0,04

Pil. de Dupuytren, 1 à 3 (Codex).

℞ Bichlorure de mercure. } ãã 0,25
Sel ammoniac......... }
Sp. de Cuisinier....... 500

Une cuill. = 0.01 (Duj.-B.).

℞ Iodure de fer............ 2
Iodure de potassium...... 10
Bichlorure de mercure... 0,12
Sp. simple 500

Sp. merc. (Devergie).

℞ Sp. dépuratif de Larrey. 500
Deutoiodure de mercure.. }
Hydrochlorate d'ammon. } ãã 0,25
Ext. aq. d'opium....... }
Liq. d'Hoffmann (*ad lib.*). 2

Sp. composé de Larrey.

℞ Iodure de fer............ 2
Iodure de potassium..... 10
Bichlorure de mercure.... 0,10
Solut. de Fowler........ 1,50
Sp. de sucre............ 500

(Devergie.)

Solut. pour inject. hypod.

℞ Eau dist................... 9
Sublimé.................. 0,02
Chlorhyd. de morphine..... 0,01

(Liégeois.)

℞ Bichlorure de mercure....   1
Chlorure de sodium......   2
Chlorhydrate de morphine.   0,20
Eau dist................   100

0,30 à 1 gr. (Wecker).

℞ Sublimé corrosif...........   1
Chlorure de sodium........   6
Eau dist..................   100

(Kœder.)

℞ Sublimé...............   1
Chlorure ammonique.....   1
Chlorhyd. de morphine...   0,50
Eau dist...............   100

2 inject. par j. (Tachard).

℞ Bichlorure de mercure....   1
Urée....................   0,50
Eau dist..................   98,50

(Ewald.)

℞ Sublimé...............   1,25
Chlorure ammonique.....   1,25
Chlorure sodique........   1,15
Blanc d'œuf.............   N° 1
Eau dist..............   250

(Staub.)

℞ Sublimé................   0,20
Eau dist................   30

℞ Sublimé................   0,20
Eau dist................   70
Glycérine..............   30

℞ Sublimé................   0,20
Eau dist................   100
Chlorhyd. de morphine...   0,10

℞ Bichl. de mercure..   0,10 — 1
Chlor. de sodium..   1 — 2
Eau dist..........   45 — 100

℞ Bichlorure de mercure....   0,03
Chlorhyd. de cocaïne.....   0,10
Chlorure de sodium.......   0,10
Eau dist................   30

Usage ext.

℞ Sublimé......   4
Alcool...................   100
Eau   900

Lot. (J. Simon).

℞ Sublimé.............   10 à 20
Eau de Cologne.......   50 à 125

Pour un bain (baignoires de bois).

℞ Bichlorure de mercure..   10 à 20
Chlorhydrate d'ammon..   10 à 20
Eau   200

Pour un bain (Codex).
(1 à 2 gr. de sublimé seulement pour les enfants.)

℞ Deutochlorure de mercure.   0,40
Eau pure...............   12
Ajoutez eau de chaux....   125

Eau phagédénique (Codex).

Cataplasme avec 0,10.

Collodion, 1 p. 30 à 1 p. 20.

℞ Huile d'amandes.........   250
Cire blanche............   80
Lait d'amandes..........   180
Sublimé.................   0,80
Alcool .... q. s. p. dissoudre.

Cérat émulso-merc. (Dorvault).

℞ Glycérine................   40
Chlorure d'ammonium......   4
Sublimé.................   0,1

(Beaufort.)

℞ Sublimé........ ....} āā 1
Azotate de potasse.......}
Eau   20

Pour 20 papiers à cigarettes.
(Trousseau.)

Cyanure de mercure.
Presque inusité.
V. Ind. XXVII, *Méd. antiseptique.*

℞ Bicyanure de mercure...   0,10
Eau dist..............   20 à 30
inject. hypod.

———

℞ Cyanure de mercure.......   0,15
Eau....................   20
Sol. p. inject. hypod.
         (Mandelbaum.)

Cyanure (Sulfo-) de mercure.
N'est guère employé qu'en pommade, comme le sublimé.

———

℞ Oxydo-cyan. de merc.....   0,003
Opium brut.............   0,006
Mie de pain.............
Miel...................   } q. s.
Pil. (Guibourt).

Iodure (Bi) de mercure.
Iodure mercurique, iodure rouge, presque insol. Soluble dans alcool et éther.
Incompat. — Alcalis et carbonates; iodures et chlorures, et aussi la lumière.
Altérant, antisyphilitique.
Prép. — 0,005 à 0,025.

℞ Iodure de potass...   15
Biiodure de merc..   0,10 à 0,20
Eau de menthe....   250
Solut., 1 cuill.

———

℞ Biiodure de mercure......   0,20
Iodure de potassium......   15
Sp. de Cuisinier.........   500
Sp. antisyphilit., 2 à 4 cuill.
       (Duj.-B. et Yvon.)

———

℞ Biiodure de mercure.......   1
Iodure de potassium........   50
Eau.......................   50
Sp. de sucre..............   2400
Une cuill. (Sp. de Gibert).

———

℞ Biiodure de mercure......   0,005
Iodure de potassium.......   0,20
Gomme arab. pulv........   0,02
Miel....................   q. s.
Pil., 2 (Gibert).

———

℞ Biiodure de mercure......   0,01
Ext. d'opium.............   0,005
Poud. de réglisse.......   0,02
Ext. de chiendent........   q. s.
2 à 4 pil.

———

Inject. hypod.

℞ Eau dist................   2
Iodure de potassium.......   2
Biiodure de mercure........   0,05
2 par j. (Ragazzioni).

———

℞ Biiodure de mercure........   1
Iodure de potassium........   1
Phosphate tribasique de soude   2
Eau dist..................   46
1 inject. (Yvon).

———

℞ Biiodure de mercure......   0,40
Chlorhyd. de morphine....   0,05
Eau dist.................   10
X gtt. de 2 en 2 j.

———

℞ Iodure de potassium.......   4
Biiodure de mercure......   0,48
Eau dist.................   90

———

℞ Iodure double de mercure
   et de sodium...........   1,50
Eau dist.................   100

———

Usage ext. — Pom. de 0,15 à 0,60/30.

———

℞ Deutoiodure de Hg........ 0,25
Hydriodate de potasse..... 5
Axonge................... 25
Contre glandes lymph.
(Duj.-B. et Yvon.)

℞ Biiodure de Hg....... 1 à 1,50
Beurre de cacao........ 25
Cire blanche........... 25
Huile d'amandes d..... 50
Crayons altérants caustiques.
(Dubrisay.)

Iodure (Proto) de mercure.

Iodure mercureux, presque insol.

Incompat. — Alcalis, sulfures, iodures, chlorures, et la lumière.

Altérant antisyphilitique.
Prép. — 0,01 à 0,10.

℞ Protoiod. de mercure..... 0,01
Chlorate de potasse....... 0,10
Sucre vanillé............. 1
Mucilage................. q. s.
Pastille, 1 à 5.

Protoiod. de mercure. 0,025
Ext. de genièvre.....) ãã q. s.
Poud. de réglisse ... |
1 à 5 pil. (H. M.).

℞ Protoiod. de merc.. 0,025 à 0,05
Ext. thébaïque..... 0,010
Ext. de gaïac...... 0,015 à 0,02

℞ Iodure mercureux........ 0,05
Ext. d'opium 0,02
Poud. de réglisse.. 0,05
Miel..................... q. s.
Pil. (Codex).

℞ Protoiodure de merc...) ãã 0,03
Poud. de gingembre... |
Conserve de roses...... 0,06
(Lond.)

℞ Protoiod. de mercure.. (ãã 0,05
Thridace............... |
Ext. thébaïque......... 0,015
Ext. de ciguë. 0,10
1 pil. (Ricord).

℞ Protoiod. de mercure...)
Thridace............... } ãã 0,05
Poud. de f. de belladone)
Ext. thébaïque......... 0,01
1 pil. (Ricord).

℞ Protoiod. de mercure....... 0,05
Ext. d'opium............... 0,01
1 pil. (Fournier).

℞ Protoiod. de mercure....... 0,05
Ext. d'opium............... 0,05
Ext. de quinquina..... 0,10
1 pil. (de Montfumat).

Usage ext.

℞ Protoiodure de Hg........ . 1
Chlorhyd. de morphine..... 0,2
Pom. de concombres....... 20
Contre otorrhée (Ménière).

Nitrate de mercure.

℞ Protonitrate de mercure...... 1
Eau dist.................... 25
Ac. nitrique...... 1
Cigarettes mercurielles.
(Trousseau, Réveil.)

Oxalate de mercure.

Insol., peu usité. S'emploie comme le calomel.

Oxyde de mercure.

Bioxyde, oxyde rouge (voie sèche); oxyde jaune (voie humide). Presque insoluble.

Incompat. — Sulfure, chlorures, iodures, acides, graisse rance.

Altérant antisyphilitique.
Prép. — 0,003 à 0,01.
Peu usité.

℞ Oxyde rouge de mer-
    cure..............   0,015
  Opium pulv.........   0,02 à 0,03
  Sucre blanc........   1
1 à 4 doses (Wendt).

Usage ext. — 1 à 2/15, pommades surt.

℞ Précipité rouge.............. 1
  Cérat opiacé................ 50
  Ou vaseline.

            (Gibert.)

℞ Précipité rouge.......... ... 4
  Cinabre.................... 2
  Beurre frais.............. ... 25
Pom.

℞ Oxyde rouge ou jaune....... 1
  Ong. basilicum.......... ... 15
Ong. brun de Larrey (Codex).

Sulfure (Bi) de mercure.

Sulfure noir ou éthiops minéral. Sulfure rouge ou cinabre,
ou vermillon.

Sulfure noir de mercure.

Altérant antiscrofuleux, vermifuge.
Prép. — 0,25 à 0,50.

℞ Sulf. noir de mercure.. } ãã 0,40
  Poud. de quinquina.... }
  Poud. d'éc. d'oranges.. 0,20
         (Schubarth.)

℞ Sulf. noir de mercure.. } ãã 0,06
  Ext. de douce amère... }
Pil. de Kopp (Ewald).

℞ Sulfure d'antimoine....... } 0,50
  Sulfure noir de mercure ... }
Bols (Cheyne).

Sulfure rouge de mer-cure.

Altérant excitant, antipara-
sitaire.
Prép. — 0,20 à 1,50.
A l'ext., surt. en fumigat., 4 à 30

℞ Cinabre........ 10
  Encens..................... 5
P. fumigation.

℞ Cinabre................ 2
  Calomel............ 0,05
  Charbon pulv............ 4
  Benjoin............. 0,10
  Azotate de potasse......... 2
  Gomme adrag. pulv....... 0,20
  Eau .... q. s
P. un cône, 5 par fumigat.

℞ Sulf. rouge de mercure.... 1
  Ac. arsénieux............. 0,05
  Fibres d'armoise........... 4
P. un trochisque (Polak).

Tannate de mercure.
Altérant antisyphilitique.
Prép. — 0,20 à 0,30.

℞ Tannate de mercure....... 0,05
  Ext. de réglisse........... q. s.
2 pil. par j. (Casanova).

℞ Tannate de mercure....... 0,10
  Ac. tannique............. 0,05
  Poud. d'opium........... 0,01
  Mucilage................. q. s.
Pil., 2 (Leblond).

Turbith minéral.
Sous-sulfate de bioxyde de
mercure.

Très peu usité.

Altérant. Violent éméto-pur-gatif.

Prép. — Inusité à l'intérieur.

Or (Au).

Action analogue à celle du mercure, mais douteuse d'efficacité et dangereuse.

Prép. — Poud., 0,01 à 0,20.

℞ Or divisé................ 0,01
Ext. de salsepareille...... 0,10
Poud.　　—　　...... q. s.
Pil., 1 à 10.

————

Usage ext.

℞ Or précipité................ 1
Axonge.................... 30
Pommade.

Oxyde d'or.

Altérant antisyphilitique caustique.

Prép. — 0,005 à 0,02.

℞ Oxyde d'or............... 0,005
Poud. guimauve.......... 0,10
Ext. de chiendent........ q. s.
Pil. (Pierquin).

Chlorure d'or.

Perchlorure. Sel très soluble. Altérant, antisyph., caustique.

Incompat. — Alcalis, sucs acides, sucres.

V. Ind. XXI, *Méd. escarrot.*

Prép. — 0,005 à 0,01.

Usage ext.

℞ Chlorure d'or............... 1
Axonge.................... 50
En frict. (Chrestien).

————

℞ Chlorure d'or.............. 0,01
Eau dist................... 5
Inject. hypod.

Chlorure d'or et de sodium.

Sel de Chrestien. Soluble. Mêmes propriétés.

Prép. — 0,01 à 0,02.

Granules à 0,002.

℞ Chlorure d'or et de so-
dium.............. 0,001
Fécule de pomme de
terre.............. 1/2 mmg.
Gomme arabique...... 0,05
Eau................... q. s.
Pil., 1 à 15 (Chrestien).

————

Usage ext.

℞ Lycopode ou iris lavé...... 0,10
Muriate d'or et de soude.... 0,05
En 15 doses, p. frict. (Chrestien).

————

℞ Chlorure d'or et de sodium... 1
Axonge..................... 30
Pommade (Niel).

Sulfocyanure d'or.

Plus stable que le perchlorure.

Usage ext.

℞ Sulfocyanure d'or.......... 0,05
Poud. d'iris.............. 0,05
Pour 16 doses, puis 14, puis 10.
En frict. buccales, 1 par j.

————

℞ Sulfocyanure d'or.. 0,10 à 0,20
Axonge.......... 30
Pom. (Mondot).

————

℞ Sulfocyanure d'or.. 0,15 à 0,20
Eau régale........ 10
Solut. caustique.

Cyanure d'or.
Comme le chlorure, inusité.

Bromure d'or.
Granules de 0,005 à 0,01.
Comme le chlorure.

Platine (Perchlorure de).
Essayé comme altérant spéci-
fique (Hœfer).
Prép. — 0,05 à 0,10.

℞ Perchlorure de platine...... 0,02
   Ext. de gaïac....... 0,20
   —   guimauve.......... q. s.
Pil., 1 à 4.

Plomb.
V. Ind. XII, *Méd. astringente.*

Plomb (Protoxyde de).
Litharge.
V. Ind. XII.

℞ Litharge pulv............... 1
   Axonge...................... 1
   Huile d'olives.............. 1
   Eau 2

Emplâtre simple (Codex).

℞ Emplâtre simple............. 5
   Poix blanche................ 1

Emplâtre adhésif.

℞ Emplâtre simple............. 48
   Cire jaune.................. 3
   Térébenthine................ 3
   Poix blanche................ 3
   Gomme ammoniaque............ 1
   Bdellium.................... 1
   Galbanum.................... 1
   Sagapenum 1

Emplâtre diachylon (H. P.).

℞ Huile d'olive.............. 10
   Axonge...................... 5
   Beurre...................... 5

   Cire jaune.................. 5
   Litharge pulv............... 5
   Suif. 5
   Poix noire.................. 1
Ong. de la mère Thècle.

Plomb (Deutoxyde de).
Minium.
V. Ind. XII.

℞ Emplâtre simple............ 300
   Cire jaune.................. 150
   Huile d'olive............... 50
   Minium...................... 75
   Camphre pulv................ 6
Emplâtre de Nuremberg.
                      (Codex.)

Plomb (S.-acétate de). **Liq.**
  V. Ind. XII, *Méd. astringente.*

℞ Chlorhyd. d'ammoniaque..... 2
   Eau 45
   Alcool à 56°................ 8
   S.-acétate de pl. liq....... 1
Fomentat. résolutive.

℞ S.-acétate de plomb........ 10
   Teint. d'arnica..... 33
   Alcool camphré.............. 10
   Eau 500
Lot. résolut.

℞ Ext. de Saturne........... 50
   Alcool camphré 50
   Blanc d'œuf................. 50
   Eau .... q. s.
Mixt. résol. (Larrey).
Pour appareil inamovible.

℞ S.-acétate de plomb liq...... 2
   Alcoolat vulnéraire.......... 8
   Eau commune................. 90
Lot. de Goulard.

℞ Acétate de plomb crist... ⎱ P. E.
   Huile d'olive............. ⎰
Ong. (Ph. esp.).

Potasse (Azotate de).
V. Ind. XVII, *Méd. diurétique*
et *Méd. diaphorétique.*
Prép.

℞ Nitrate de potasse..... }
Sulfate de soude...... } ãã 0,50
Sucre............... }
Dose antiphlog., 1 chaque heure
(Rust.)

———

℞ Nitrate de potasse...... } ãã 2,50
Eau de laurier-cerise... }
Sp. de cerises......... 30
Eau.................. 180
Pot. antiphlog. (Ewald).

———

℞ Nitrate de potasse 5
Petit-lait................. 100
Oxymel simple............ 20
Lavement (Ewald).

———

℞ Nitrate de potasse 5
Sp. de mûres............... 30
Décoct. d'orge............. 120
Gargarisme (Wendt).

Résines.
Résine élémi.
Extraite de quelques bursé-
racées, notamment du *Canarium
commune.*
Employée surtout en on-
guents, baumes et emplâtres.
Prép.

℞ Élémi..................... 1
Axonge.................... 4
Ong. (Ph. Britt.).

———

℞ Élémi..................... 1
Ess. de téréb............. 1
Axonge.................... 4
Ong. (Ph. Germ.).

———

℞ Poix blanche.............. 20
Résine élémi.............. 5
Téréb. du mélèze 2,5
Huile de laurier 2,5
Empl. agglutinatif (Codex).

Saponaire.
V. Ind. XVII, *Méd. diaphorét.*
Sol. aq. de saponine de 1/20
à 1/50.
P. inject. hypod.

Savon médicinal.
Savon amygdalin.
Poud., 1 à 10 gr.
Teint. à 1/5.

———

℞ Huile d'amandes douces...... 21
Lessive des savonniers....... 10
A employer après aérat.
(Codex.)

———

℞ Graisse de veau............. 50
Lessive des savonniers..... 25
Eau dist.................. 100
Chlorure de sodium 10
Savon animal (Codex).

———

℞ Savon méd................. 20
Poud. guimauve............ 3
Nitre 2
F. pil. de 0,25, 5 à 30.

———

℞ Savon méd................. 20
Gomme ammoniaque......... 10
Iodure de fer............. 5
Ext. de ciguë............. 5
Ext. d'aconit............. 5
Pil., adénopathie, 2 à 10.

———

Usage ext.

℞ Emplâtre simple............ 80
Cire blanche.............. 4
Savon méd................. 5
Empl. de savon.

℞ Empl. de savon............. 100
  Camphre.................. 1

Empl. de savon camphré.

℞ Savon méd....... 10
  Camphre............ 9
  Huile vol. de romarin....... 2
     —   de thym....... 1
  Ammoniaque liq............ 3
  Alcool à 80°............... 100

Baume opodeldoch.

℞ Teint. de savon............. 50
  Huile d'amandes d.......... 5
  Alcool à 80°............... 45

Lin. savonneux (Codex).

℞ Empl. de savon..........)
    —   ciguë..........)
    —   diachylon...... } P. E.
    —   mercuriel......)

Empl. des 4 fondants.

Lot. aqueuse, 6/100.

℞ Savon d'huile d'olive.......... 1
  Alcool à 70°................. 3
  Eau de roses................ 1

Esprit ou teint. de savon.
       (Ph. allem.)

Bain savonneux, 1000.

℞ Savon blanc.............. 1000
  Alcoolé aromatique........ 200

Bain savonneux aromatique.

Scille.
  V. Ind. XVII, *Méd. diurétique.*
  Usage ext.

℞ Alcoolat de Fioravanti...)
    —   genièvre..... } P. E.
  Teint. de scille.........)

Lin. résolutif.

℞ Teint. de scille.........)
  Alcool camphré......... } P. E.
  Laudanum..............)

Idem (Ricord).

Tartrate de potasse neutre.
  V. Ind. XVII, *Méd. purgative.*

℞ Tartrate de potasse......... 15
  Ext. de petite centaurée..... 5
    —   gentiane........... 5
  Eau 200

Mixt. fond. (Matzel, Bouch.).
Par cuill. chaque heure.

Soude.
  Protoxyde de sodium hydraté. Lessive des savonniers.

℞ Carb. de soude crist........ 5
  Chaux vive................. 2
  Eau 30

Sert à préparer le savon médicinal.

Soude (Sels de).
  V. Ind. XVII, *Méd. purgative.*

℞ Sulfate de soude crist...... 3,50
  Chlorure de sodium........ 0,50
  Bicarb. de soude.......... 1

Pour une dose, sel dit de Karlsbad (Ferrand).

Soude (Azotate de).
  V. Ind. XVII, *Méd. diurétique.*

Sulfate de soude.
  Sol. à 1/10.

℞ Sulfate de soude.......... 1
  Phosphate de soude....... 0,50
  Eau dist................. 10

Inject. hypod., en 2 fois.

Sureau (Fl. de).

V. Ind. III, *Méd. antispasmo-dique.*

Fomentat. à 1/20.

Térébenthine.

V. Ind. XVIII, *Méd. balsamique.*

℞ Alcoolat de Fioravanti.... ⎰
    —   mélisse comp. ⎱ P. E.
    —   camphré.......

Lin., frict. résol.

℞ Ess. de térébenthine 100
Ac. acétique............... 15
Jaune d'œuf................ N° 1
Eau de roses... 80
Huile de lin............... 5

Lin. résol. (Stokes).

℞ Térébenthine du mélèze...... 40
Jaune d'œuf n° 1............. 20
Huile d'olive 10

Digestif simple.

℞ Digestif simple.............. 10
Potasse caustique........... 3

Digestif animé (Lisfranc).

℞ Digestif simple.......... ⎱ P. E.
Styrax................. ⎰

Idem (H. P.).

℞ Digestif simple.......... ⎱ P. E.
Ong. mercuriel........ ⎰

Digestif mercuriel.

℞ Digestif simple............
Opium.................... 5

Digestif opiacé.

℞ Huile de fenugrec........... 8
Cire jaune................. 2
Colophane 1
Térébenthine du mélèze....... 1

Ong. dit d'Althæa. Résolutif.

℞ Suif de mouton.............. 20
Térébenthine du mélèze...... 15
Résine élémi............... 15
Axonge.................... 10

Ong. d'Arcæus, idem.

Zinc (Sulfate de).

V. Ind. XII, *Méd. astringente.*

Emplâtre diapalme. V. p. 223.

℞ Emplâtre diapalme........... 12
Huile d'olive 1
Cire blanche............. .. 1
Téréb. du mélèze........... 2

Sparadrap diapalme.

B. — MÉDICATION ANTISCORBUTIQUE.

Sous le nom de médication antiscorbutique ou *dépurative*, on a réuni les agents altérants dits dépuratifs, les acides végétaux de la méd. tempérante (Ind. IV), les amers non astringents de la méd. eupeptique (Ind. VIII) et quelques agents de la méd. altérante (Ind. XIX), de la méd. névrosthénique (Ind. II) et de la méd. balsamique (Ind. XVIII).

Une idée chimique y a fait joindre les sels de potasse.

Régime de la médication antiscorbutique. — Aération, exercice, aliments frais, beaucoup de légumes verts, pommes de terre crues. Régime tonique et diètes altérantes. (V. Form. B. Bromat.)

Agents de la médication antiscorbutique.

Acides végétaux.
Chicorée.
Citron.
Cochlearia.
Crucifères.
    Cresson.
        — de Para.
Espèces amères.
Fer (Sulfure).
Ményanthe.

Myrrhe.
Potasse (Sels).
    Citrate.
    Chlorate.
    Nitrate.
Quinquina.
Raifort.
Saponaire.
Sucs d'herbes.

Acides végétaux.
    V. Ind. IV, *Méd. tempérante.*

Chicorée.
    V. Ind. VIIJ, *Méd. eupeptique.*

Citron.
    Lime juice des Anglais.

Cochlearia.
    Herbe au scorbut. Crucifère.
On utilise les f., les sommités
et les semences.
    Antiscorbutique et stimulant.
    Prép. — Eau dist. Q. V.
    Alcoolat simple et comp.,
10 à 30.
    Inf., 20 à 50/1000.
    Sp., 20 à 60.
    Teint., 10 à 30.
    Vin, 30 à 100.
    Suc, 30 à 100.
    Ext., 2 à 5.

______

℞ F. fr. de cochlearia......... 1
    Sucre...................... 3
Conserve, 50.

______

℞ Cochlearia................. 50
    Sem. de moutarde.......... 12
    Vin blanc................. 300
    Ether chlorhyd.-alc....... 6
Vin de cochl. comp. (Sundelin).

______

℞ Sp. antiscorbutique...... 50
    Alc. de cochlearia....... } āā 10
    Teint. de quinquina..... }
Mixt. antiscorbut.

______

℞ Alc. de cochlearia.......... 10
    Eau de menthe............. 150
    Sp. de raifort comp....... 50
    Ac. citrique.............. 2
Pot. antiscorb. (Duj.-B., Yvon).

______

℞ Cochlearia................. 3
    Raifort récent........... 6
    Bourgeons de sapin....... 3
    Bière nouvelle........... 200
Macérat., bière antiscorb.
                    (Codex.)

______

Usage ext.

℞ Espèces amères............. 5
    Eau bouillante........... 250
    Mellite simple........... 60
    Teint. antiscorbut....... 30
Garg. (Codex, 66).

Crucifères diverses.

Cresson.

F. de cresson de fontaine. *Nasturtium off.*, dont l'huile essentielle est la partie active.

Antiscorbutique et sialagogue.

Prép. — En nature.

Suc, 100 à 150 gr.

Cresson de Para.

Spilanthe.
V. Ind. XVII, *Méd. sialagogue.*
Capitules et feuilles.

Espèces amères

V. Ind. VIII.

♃ Absinthe................	
Chicorée................	
Fumeterre	
Germandrée.............	
Houblon................	
Petite centaurée.........	

(H. M.)

Ferrugineux.

V. Ind. XX, *Méd. tonique.*

Fer (Sulfure de).

On emploie surtout le persulfure hydraté comme antidotique et tonique dépuratif.

Prép. — 0,10 à 0,40.

Sp. à 1/5.

______

♃ Sulfure de fer.............	0,10
Ext. de gentiane...........	0,10
Poud. de gentiane.........	0,10

Pil., 2 à 4.

______

♃ Sulfure de fer.............	0,04
Poud. rhubarbe...........	0,10
Sp. de fumeterre..........	q. s.

♃ Sulfure de fer	0,06
Aloès....................	0,025
Rhubarbe................	0,08
Quinquina................	0,08
Sp. de miel..............	q. s.

Bols dépuratifs.

(Duchesne-Duparc.)

Ményanthe.

Trèfle d'eau, fait partie du sp. antiscorbutique.
V. Ind. IV, *Méd. analgésique.*

Myrrhe.

V. Ind. XVIII, *Méd. balsam.*
V. Ind. XII, *Méd. astringente.*

♃ Décoct. quinquina..........	125
Suc de citron..............	25
Teint. de myrrhe..........	5
Miel rosat................	45

Garg. antiscorbut.

______

♃ Teint. de myrrhe..........	8
Teint. antiscorbutique......	20
Décoct. d'erysimum........	120

Garg. idem (Duj.-B., Yvon).

______

♃ Cachou....................	25
Myrrhe....................	15
Quinquina gris.............	8
Baume du Pérou...........	6
Alcoolat de raifort..........	45
Esprit-de-vin rect..........	300

Teint. antiscorb. (Copland).

Potasse (Sels de).

Nitrate.

Ind. XVII, *Méd. diurétique.*

Chlorate.

Ind. XVII, *Méd. sialagogue.*

Citrate de potasse.

Analogue au citrate de soude.
V. Ind. XVII, *Méd. purgative.*

Quinquina.
   V. Ind. VIII, *Méd. eupeptique.*
   V. Ind. XX, *Méd. tonique.*

℞ Décoct. de quinquina....... 200
   Teint. de myrrhe........... 20
   Ac. sulfurique alcoolisé..... 10
   Miel rosat................. 60
Garg. antiscorb. (Hunter).

Raifort.
   V. Ind. XVII, *Méd. sialagogue.*
   Antiscorbutique puissant, antigoutteux, stimulant, diurétique, irritant local.
   Le radis noir est le raifort cultivé.
   Prép.

℞ Cochlearia récent........... 100
   Cresson   — 100
   Raifort   — 100
   Ményanthe sèche........... 10
   Zestes d'oranges am......... 20
   Cannelle................... 5
   Vin blanc.................. 400
   Sucre..................... 500
Sp. antiscorb., sp. de R. comp.

℞ Sp. de raifort........... 500
   Iodure de potassium..... 1 à 10
Sp. de raifort ioduré.

℞ Rac. de gentiane........... 20
   —   garance............ 10
   Ec. de quinquina calisaya.. 5
   Rac. de raifort........... 30
   F. de cresson 100
   — cochlearia........... 100
   Sucre blanc.............. 1180
   Eau 550
Sp. de Portal (non mercuriel).

℞ Rac. récente de raifort..... 30
   F. id. de cresson 15

F. id. cochlearia.......... 15
   —   ményanthe...... 15
Moutarde pulv............ 15
Sel ammoniac............. 7
Vin blanc................. 1000
Esprit de cochlearia... ... 16
Vin antiscorbut. (macérat.)

Saponaire.
   V. Ind. XVII, *Méd. diaphorét.*

℞ Sp. de saponaire 100
   — cuisinier........ 100
   — pensées sauvages 100
        avec ou sans
   Iodure de potassium.... 10 à 20
Sp. dépuratif, 2 à 4 cuill.

℞ Bicarbonate de soude....... 15
   Sp. de saponaire........... 300
Sp. id. alcalin.

℞ Benzoate de soude.......... 10
   Sp. de saponaire........... 300
Idem.

Sucs d'herbes.

℞ F. de chicorée........... ⎞
   — fumeterre......... ⎪ ãã
   — cresson........... ⎬
   — laitue........... ⎠
Suc d'h. dépuratif (Codex).

℞ Cresson................. ⎞
   Cochlearia............. ⎬ ãã
   Ményanthe............. ⎠
Suc d'h. antiscorb. (Codex).

℞ Cochlearia................ 500
   Cresson................... 500
   Oranges 500
   Esp. de muscade........... 12
Suc de cochl. comp. (Ph. am.).

XXᵉ INDICATION

APLASIE, HYPOTROPHIE

L'appauvrissement nutritif général ou local, une déchéance quelconque, simple (granulo-graisseuse, sclérosique ou dégénérative), tel est l'élément essentiel de cette indication.

Il peut relever tout d'abord de la méd. altérante résolutive, mais ne tarde pas à ressortir à la méd. tonique.

MÉDICATION TONIQUE.

La médication qui répond le mieux à cette indication est la médication altérante tonique, ou tonique proprement dite, ou eutrophique.

Elle comprend 3 classes d'agents, suivant qu'on s'adresse aux diverses phases de la nutrition :

1º Les analeptiques ou agents de réparation alimentaire. (V. Form. *Bromatologique*.)

2º Les eupeptiques ou agents de digestion (V. Ind. VIII).

3º Les assimilateurs ou eutrophiques proprement dits.

Tous les stimulants peuvent agir pour favoriser ce mouvement nutritif.

Régime de la médication tonique. — Alimentation abondante et substantielle. Exercice, oxygénation, stimulation générale et peptique.

Agents de la médication tonique.

Arsenic.
    Arsénieux (Ac.).
    Arséniate d'ammoniaque.
        — d'antimoine.
        — de potasse.
        — de soude.
    Arsénite de potasse.
Berberis asiatica.
Bittera.
Bitterine.
Bonduc.
Bonducine.
Cannelle.
Cerfeuil.
Chlorure de sodium.

Coca.
Cures diverses.
Danaïs fragrans.
Fer.
    Oxyde.
    Acetate.
    Arséniate.
    Carbonate.
    Chlorures.
    Chlorure ferrico-ammonique.
    Citrates.
        — ammoniacal.
        — — et de quinine.
    Lactate.
    Oléo-stéarate.

Oxalates.
Phosphates.
    Hypophosphite.
    Pyrophosphates.
Sulfate.
Tartrates.
Valérianate.
Glycérine.
Kola.
Manganèse.
    Carbonate.
    Peroxyde.
    Sulfate.
Morue (H. de foie).

Mudar.
Noix vomique.
    Strychnine.
Oxygène.
Phosphorés.
Phosphate de soude.
   —   de chaux.
    Lacto phosphates.
    Chlorhydro-phosphates.
    Hypophosphites.
Quinquina.
Sang.
Winter (Écorce de).

Arsenic.

Inusité à l'état métallique.

Acide arsénieux.

Metallum album. Peu soluble (80 d'eau, 5 de glycérine et 140 d'alcool).

Incompat. — Sulfhydrates, nitrate d'argent, eau de chaux, décoct. astring.

Altérant tonique.

Prép. — 2 à 10 millig.

Granules à 1 mmg.

Sol. (liq. de Boudin), à 1/1000.

℞ Solution arsenicale de Boudin. 25
  Vin rouge...................... 50
  Sp. simple..................... 25

Pot., par cuill. (Boudin).

℞ Ac. arsénieux............. 0,001
  Sucre de lait.............. 0,04
  Gomme arab.............. 0,009
  Mellite.................... q. s.

Granule de Dioscoride (Codex).

℞ Acide arsénieux........... 0,001
  Mannite.................. 0,04
  Miel...................... q. s.

Granule de Dioscoride, 5 à 10.
                (Mentel.)

℞ Arsenic blanc porph....... 0,005
  Mercure doux porph....... 0,01
  Opium brut pulv.......... 0,005
  Gomme arab. pulv........ 0,10
  Sucre.................... 0,50

Dose alt. d'après Fontaneilles.

℞ Acide arsénieux........ 0,005
  Poivre noir pulv 0,05
  Gomme pulv............. 0,01
  Eau .... q. s.

Pil. asiatique, 1 à 2.

℞ Acide arsénieux.......... 0,001
  Fève Saint-Ignace pulv.... 0,01
  Rhubarbe pulv............ 0,1

Pil. toni-digest., 1 à 3.
          (Martin D.)

℞ Arsenic blanc porph....... 0,003
  Opium brut............... 0,003
  Savon méd................ 0,04

Pil. de Barton, 2 à 4 (Soubeiran).

℞ Solut. de Boudin......... }
  Eau tiède................ } ãã 50

Pour lavement (?).

Arseniate d'ammoniaque.

Sol. Analogue à l'arseniate de soude.

Incompat. — Analogues aux aux autres sels arsénicaux.
Prép. — 2 à 6 millig.
Solut., 0,05/300, par cuill.
(Bazin.)
Solut., 0,50/250, par gouttes.
(Biett.)

Arseniate d'antimoine.
Sel insoluble.
Granules antimoniaux à 1 mmg.

Arseniate de potasse.
Biarséniate, très sol. Peu usité.
Alt. cutané et respiratoire.
Incompat. — Sels de chaux sol., eaux calcaires, kermès, magnésie et ses sels, oxydes de fer et leurs sels.
Prép. — 0,002 à 0,006.
Analogue à l'arsénite.

Arseniate de soude.
Sel très soluble.
Tonique altérant.
Prép. — 0,002 à 0,01.
Granules à 0,001 (Codex).
Sol. à 0,05/30 (Pearson).
XII gtt = 1 mmg.

℞ Arséniate de soude........ 0,26
Eau dist................. 28
Sol. 10 f. plus forte que la précédente (Ph. brit.).

℞ Arséniate de soude........ 0,001
Ext. de gentiane.......... 0,10
Pil., 4 à 8 (Guibout).

℞ Arséniate de soude....... 0,005
Ext. de ciguë............ 0,05
Pil., 1 à 2 (Biett).

℞ Arséniate de soude......... 1
Eau dist................. 20
Sp....................... 4000
Sp., 0,005 par cuill. (Bouchut).

℞ Arséniate de soude..... 0,12
Pyrophosphate de fer et de soude............. 12
Eau de fl. d'oranger.... 50
Alcool à 90°...:........ 50
Sp. simple............. 2400
Sp. tonique (Yvon).

Arsenite de potasse.
Sel très sol., altérant.
Prép.

℞ Ac. arsénieux............... 1
Carbonate de potasse pur.... 1
Eau dist................. 95
Teint. de mélisse comp...... 3
Liq. de Fowler, II à XV gtt.

℞ Acide arsénieux.......... 0,10
Carbonate de potasse..... 0,10
Alcoolat de mélisse....... 0,50
Eau dist................. 500
Sol., 1 à 10 gr. (Devergie).

Berberis asiatica.
L'écorce de racine renferme la *berbérine*.
Tonique et antipériodique.
Prép. — Inf. à 1/10, 25 à 100.
Teint. à 36/100, 5 à 15.
Ext., 1 à 2 gr.

Bittera.
Bois amer.
Rutacée. *Bittera febrifuga.*
Tonique et fébrifuge.
Prép. — Poud., 4 à 6 gr.

Ext. aq., 2 à 2,50.
Teint. alcool., 4 éuill.

Bittérine.
0,60 à 0,70.

Bonduc.
Graines d'un *cæsalpinia* des tropiques dont les amandes sont toniques et antipériodiques.
Prép.

℞ Bonduc pulv................ 30
   Poivre noir pulv............ 30
1 à 2 gr.

Bonducine.
0,10 à 0,20, succédané de la quinine (Isnard).

Cannelle.
V. Ind. II, *Méd. névrosthén.*
V. Ind. VIII, *Méd. eupept.*

℞ Teint. de cannelle...... 8
   Ext. de quinquina....... 2 à 4
   Sp. d'éc. d'oranges am.. 30
   Cognac vieux.......... 30 à 80
   Vin rouge vieux........ 125
Pot. tonique (Jaccoud).

℞ Lactate de fer............ 0,15
   Sucrate de fer............ 0,30
   Oléo-saccharure de cannelle. 0,30
Doses, Chlorose, 2 (Bamberger).

Cerfeuil.
Ombellifère alimentaire.
Diurétique, emménagogue.
Prép.—Tisane, décoct., 1/100.
Inject. id., 2/100.

Chlorure de sodium.
V. Ind. XIX, *Méd. hypotrophique.*

Cures.
De lait, de petit-lait, de raisin et de fruits. V. form. B.

Cure de sang.
V. Form. B. *Bromatologie.*

Cure hydriatique.
V. Form. C. *Hydrothérapie.*

Coca.
V. Ind. II, *Méd. névrosthénique.*
Prép. — Vin avec teint., 9/1.

℞ Feuilles de coca........... 50
   Thé noir.................. 10
   Eau bouillante............ 200
   Vin de Lunel.............. 1800
   Sp. simple................ 100
   Alcool à 80° 60
Vin de coca comp. (Yvon).

℞ Teint. de coca............... 4
   Eau dist..................... 4
   Sucre........................ 3
Élixir de coca.

℞ Feuilles de coca pulv........ 10
   Alcool à 85°................. 70
   Sucre blanc................. 30
   Eau 30
Élixir de coca (Fournier).

Danaïs fragrans.
Rubiacée grimpante de la Réunion.
Écorce brune, tonique, fébrifuge. Le suc est cicatrisant.
Prép. — Décoct.
Teint. alc.

Fer.
Métal insol.
Action reconstituante. Hématogène.

Incompat. — Subst. tanniques, écorce de chêne, de cannelle, de quinquina, cachou, alcalis et leurs carbonates.

Prép. — Fer réduit par l'hydrogène, 0,05 à 0,50.
Limaille de fer, 0,10 à 1 gr.

℞ Cachou ....
Fer .... } aa 10
Sucre ....
Poud. de Marseille, 2 à 5.
(Dorvault.)

℞ Limaille de fer ....
Poud. de rhubarbe .... } aa
  —   quinquina ......
Doses de 0,50, de 1 à 3 et 4.

℞ Limaille de fer porphyrisée   0,10
Ext. de quassia   0,03
Ext. d'absinthe ....   q. s.
Pil. martiale, 4 à 6.
(Duj.-B., Yvon.)

℞ Poud. de digitale   0,02
Limaille de fer   0,10
Thridace   0,10
Pil., 2 à 3 (d'après Audral).

℞ Limaille de fer porph   17
Cannelle de Ceylan pulv   2
Sucre   180
Gomme adrag   4
Hyd. de cannelle   8
340 tablettes, 1 à 10 (Soubeiran).

℞ Limaille de fer   0,05
Aloès socotrin   0,01
Cannelle pulv   0,01
Miel blanc ....   q. s.
Rac. de réglisse ....   q. s.
Pil. chalybée, 1 à 10.

℞ Scille pulv   0,05
Digitale pulv   0,05
Limaille de fer porph   0,10
Pil., 1 à 6, Chlorose compliquée.
(Chomel.)

℞ Limaille de fer   15
Quinquina gris   30
Columbo   12
Clous de girofle   8
Hyd. de menthe   500
Macérer 3 j., filtrer.
Teint. de cardamome comp..   80
Teint. d'éc. d'oranges   12
Mixture d'Heberden, 2 à 3 cuill.

℞ Limaille de fer   20
Safran   2
Cannelle   4
Miel blanc   60
Opiat, Chlorose, 0,50 à 2.
(Levent.)

℞ Limaille de fer porph   0,10
Aloès pulv   0,05
Savon méd ....   q. s.
Pil., 2 à 10.

℞ Fer réduit   0,05
Sucre   0,40
Dragées, 1 à 5 (Quévenne).

℞ Fer réduit   0,16
Sulf. de quinine   0,01
Gingembre pulv   0,01
Ext. de quinquina   0,03
      de rhubarbe   0,03
Aloès   0,004
Dragées, 1 à 6 (Bretonneau).

Chocolat au fer réduit à 1/50.
(Codex.)
A la limaille de fer à 1/200.
(Quévenne.)

Au safran de mars à 1/100.
(Codex.)

℞ Bitartrate de potasse...... 0,56
Carb. de soude pur crist.. 0,56
Chlorure de sodium pur.. 0,16
Sulfate ferreux pur....... 0,18
Eau 650

Eau ferrée gazeuse (Codex).

℞ Carbonate de soude...... 0,16
Sulfate de chaux......... 0,10
  — magnésie...... 0,02
Chlorhyd. de chaux...... 0,03
Eau gazéuse à V vol..... 625

Eau de Bussang artif.

Bicarbonate de soude....... 0,15
  — chaux..... 0,03
  — magnésie.. 0,01
Protochlorure de fer 0,05
Alun crist............... 0,01
Eau privée d'air.......... 625
Acide carbonique........ V vol.

Eau de Spa artif.

℞ Carbonate de chaux...... 0,60
  — magnésie... 0,36
  — soude...... 0,75
Sel marin............... 0,15
Chlorure de fer.......... 0,01
Sulfate de soude........ 0,38
Eau pure 625
Ac. carbonique.......... V vol.

Eau de Pougues artif.

Oxydes de fer.

Oxyde ferrique.

Colcothar, sesquioxyde ou peroxyde. Insoluble en général, peu employé. Contient 70 p. 100 de fer.
Prép. — 0,10 à 0,30.
Fait partie de l'onguent Canet.

Oxyde ferrique hydraté.

Improprement nommé sous-carbonate de fer. Safran de mars apéritif, contre-poison abandonné de l'arsenic. Contient 59 p. 100 de fer.
(Mélange des deux composés.)
Prép. — 0,10 à 0,50.
Sucre ferrugineux à 1/20.
(Jeannel.)

℞ Safran de mars............ 3
Cannelle pulv............ 1
Quinquina jaune pulv........ 2
Miel blanc................ 24

Élect., 3 à 10 pil. (Jeannel).

℞ Safran de mars ap........ 0,10
Ext. de valériane.......... 1
Poud. — .... q. s.

Bols, 2 à 6 (Velpeau).

℞ Safran de mars ap........ 0,10
Cachou 0,10
Aloès.................... 0,025
Térébenthine de Venise... q. s.

Pil. antileucorrhéique, 1 à 6.
(Debreyne.)

Oxyde ferroso-ferrique.

Oxyde noir, éthiops martial. Insol., contient 72 p. 100 de fer.
Prép. — 0,10 à 1 gr.

℞ Oxyde noir de fer........ 0,125
Ext. de rhubarbe.......... 0,05
Poud. — .... q. s.

2 à 4 pil., avant le repas.

℞ Ethiops martial............ 1
Cannelle pulv............. 1
Miel de Narbonne.......... 25

Opiat, 1 à 4 cuill. à café.

℞ Ethiops martial.......... 10
 Cannelle pulv........... }
 Quinquina jaune pulv.... } āā 5
 Racine de jalap pulv..... 2
 Miel.................... 120
Élect. des PP. jésuites, 5 à 10 gr.

Oxyde de fer dialysé.

Liquide brun rougeàtre, de saveur peu astringente, miscible à l'eau et à l'éther alcoolisé.

Prép. — Par gouttes ou cuill. à café.

℞ Sol. de perchl. de fer à 30°.. 100
 Ammoniaque à 22°.......... 35
Prép. au dialyseur, sol. à 1/100.

Acétate de fer.

Usité dans les pharmacopées étrangères.

℞ Acétate de fer............... 9
 Alcool rectifié................ 2
 Ether acétique............... 1

Arseniate de fer (Ferreux).

Insol. dans l'eau. Sol. dans pyrophosphates de soude ou d'ammoniaque, etc.

Action reconstituante anti-chlorotique.

Prép. — 0,01 à 0,20 (?)
Granules de 0,001.

———

℞ Pyrophosphate de fer et de
  soude................. 12
 Arséniate de soude...... 0,12
 Eau de fl. d'oranger..... 50
 Alcool à 90°............ 50
 Sp. simple............. 2400
Sp. (Duj.-B. et Yvon).

———

℞ Arséniate de fer........... 0,003
 Ext. de houblon.......... 0,01

 Gaïac pulv............... q. s.
 Sp. de fl. d'oranger....... q. s.
Pil. de Biett, 1 à 5.

Bromure de fer (ferreux).

Soluté instable. Tonique et modérateur.

Prép. — 0,50 à 1 gr.

℞ Limaille de fer............. 2
 Eau dist.................... 10
 Brome...................... 4
Soluté off. (Codex).

———

℞ Sol. off. de bromure ferreux. 0,15
 Limaille de fer porph....... 0,01
 Poud. de gomme .... q. s.
 —   réglisse.......... q. s.
Pil. à enrober, 1 à 6 (idem).

Carbonate de fer.

Proprement dit ou protocarbonate ferreux. A ne pas confondre avec le sesquioxyde.

Insol. dans l'eau pure. Contient 47 p. 100 de fer.

Prép. — 0,20 à 1 gr.
Biscuits ferrug., 1 à 4.

———

℞ Sulfate ferreux pur........ 10
 Carbonate de soude pur.... 12
 Miel blanc................. 3
 Sucre de lait.............. 3
 Sucre blanc............... q. s.

℞ De ce mélange............. 3
 Poud. de réglisse.......... 1
Pil. de Vallet de 0,25, 2 à 10.

———

℞ Carbonate de potasse... }
 Sulfate de fer pur...... } āā 0,15
 Miel..................... q. s.
Pil. de Blaud.

———

℞ Sp. de tolu 500
 Carbonate de fer .... }
 Ext. de ratanhia......... } āā 10
Sp., 4 à 6 cuill. (Ricord).

———

V. *Méd. emménagogue.*

℞ N° 1 Sulfate ferreux crist...   0,17
     Sucre blanc pulv......   0,05
   N° 2 Bicarb. de soude pulv.   0,17
     Sucre blanc pulv.....   0,05

Dose ferrug. gazogène (Menzer).

℞ Ac. tartrique.............   4
   Sulfate ferreux............   0,15
   Bicarb. de soude..........   5
   Sucre blanc.............   13

Poud. ferrug. gazogène (Codex).
Pour un litre d'eau.

℞ Sulfate ferreux..........   0,05
   Carbonate de soude......   0,20
   Eau privée d'air et char-
     gée de CO^2 V vol......   625

Eau ferrug. gaz., Chlorose.
               (H. P.)

Chlorures de fer.
Protochlorure de fer.
Chlorure ferreux.
Bon agent ferrugineux.
             (Rabuteau.)
Incompat. — Alcalis et leurs
carbonates.
Prép. — 0,10 à 0,30.

℞ Protochlorure de fer.......   0,10
   Poud. de gomme..........   0,05
     — réglisse..........   0,05
   Eau.....................   q. s.

Pil. à enrober (Codex).

℞ Protochlorure de fer.......   0,10
   Guimauve pulv...........   0,05
   Ext. de chiendent..........   q. s.

Pil.

℞ Protochlorure de fer......   0,10.
   Aloès...................   0,025
   Ext. de quinquina........   0,10
   Savon méd.............   q. s.

Pil., 4 à 10.

℞ Protochlorure de fer........   5
   Sp. de gomme   950
     — fl. d'oranger.........   45

Sp., 20 gr., = 0,10 du sel.

℞ Protochlorure de fer.......   0,20
   Musc....................   0,25
   Eau dist..................   60
   Sp. d'écorces d'oranges....   30

Mixt. tonique de Hergt.

Perchlorure de fer.
V. Ind. XII, *Méd. astringente
hémostatique.*

℞ Perchlorure de fer anhydre....   1
   Ether sulf. alcoolisé..........   7

Liq. de Bestucheff ou de Kla-
proth, V à XX gtt.

℞ Peptone sèche.............   5
   Perchlorure de fer liq.......   6
   Glycérine neutre...   50
   Eau de laurier-cerise........   150
   Ammoniaque liq.............   9

Sol. inject. hypod.

℞ Perchl. de fer sublimé.......   1
   Eau dist..................   60
   Peptone sèche..............   2
   Glycérine pure..............   40

Idem.

Chlorure ferrico-ammo-
niaque.

℞ Chlorure de fer ammon.....   0,03
   Sulfate de quinine.........   0,04
   Aloès....................   0,02
   Ext. de chiendent..........   q. s.

4 à 6 pil. (d'après Frerichs).

℞ Chlorure de fer ammoniacal.   0,03
   Galbanum.................   0,03
   Asa fœtida...............   0,06
   Castoreum   0,01
   Ext. de gentiane..........   q. s.

3 à 5 pil., mat. et s. (Behrends).

Citrates de fer.

Citrate ferrique.

Récemment préparé, il est sol. dans l'eau. Contient 22 p. 100 de fer; remplacé le plus souvent par le suivant.

Prép. — 0,25 à 2 gr.

℞ Citrate de fer........ 0,20
Bicarbonate de soude.. } ãã 0,10
Sucre vanillé......... }
2 doses par j.

℞ Citrate de fer. 0,10
Ext. de rhubarbe.......... 0,04
Poud. de cannelle.......... q. s.
Pil. 2 à 6.

℞ Citrate de fer.......... } ãã 1
Ac. citrique............. }
Ess. de citron...........]]
Sucre granulé.......... 20
Eau .... q. s.
Past. à la goutte, 5 à 6 (Bouch.).

℞ Pommes acides............ 100
Piler, exprimer, ajoutez
Limaille de fer............ 4
Ext. de pommes ferrug.
(Ph. germ.)

℞ Citrate de fer.............. . 1
Eau de laurier-cerise........ 10
Inject. hypod.

**Citrate de fer ammonia-
cal.**

Très sol. dans eau, insol. dans alcool.

Incompat. — Acides miné-raux, alcalis, astring. végétaux.

Prép. — Sp., 1, 40, 1 à 3 cuill.

Vin chalybé, 0,10 p. 20, 20 à 60 gr.

℞ Citrate de fer ammoniacal.. 105
Citrate d'ammoniaque..... 39
Sherry 5000
Vin ferrug. (White et Draper).

℞ Citrate de fer ammoniacal... 2
Bromure de potassium....... 4
Vin de Malaga............. 100
1 cuill. mat. et s. (Siredey).

℞ Citrate de fer ammoniacal... 3
Lactate ferreux............. 1
Elixir de Garus............. 200
Élixir, 10 à 40 (Ph. de Bord.).

℞ Citrate de fer ammon.. } ãã 0,10
Ext. de quinquina..... }
Pil., 4 à 10.

℞ Sucre vanillé.............. 1,60
Citrate de fer ammoniacal... 0,02
Mucilage.................. q. s.
Past. (Béral).

℞ Citrate de fer.............. 10
Teint. de noix vomique..... 5
Sp. d'éc. d'or. amères....... 385
Sp., 2 cuill. (Duj.-B. et Yvon).

**Citrate de fer et de qui-
nine.**

Indicat. tonique et antipério-dique; mêmes incompat.

Prép. — 0,30 à 0,60.

En sol. ou en pil.

Iodure de fer.

V. Ind. XXV, *Méd. anti-scroful.*

Lactate de fer (ferreux).

Sel sol. dans 50 d'eau et 6 de glycérine, non dans l'alcool.

Contient 19 p. 100 de fer.

Incompat. — Alcalis et leurs carbonates, sulfures sol., tannin, décoct. astring.
Prép. — 0,10 à 1 gr.
Dragées à 0,05.
Sp., à 1/50.

℞ Lactate de fer........ ⎫
   Poud. de calamus ..... ⎬ āā 0,30
   —   sucre .... ⎭
1 dose à chaque repas.

℞ Lactate de fer pulv........ 0,10
  Aloès..................... 0,01
  Ext de rhubarbe.......... q.s.
2 à 6 pil. (Duj.-B. et Yvon).

℞ Lactate de fer pulv........ 0,05
  Sucre pulv............... 1
  Sucre vanillé............. 0,03
  Mucilage de g. adrag..,... q. s.
Pastille, 1 à 6 (Codex).

Oléo-stéarate de fer.
Usage ext. — Axonge P. É.

Oxalate de fer.
Peu usité.
0,10 à 0,20 en pil., past.

Phosphates de fer.
Hypophosphite, phosphate, pyrophosphate.

Hypophosphite de fer.
Sel très sol.
Prép. — 0,25 à 0,50.

℞ Hypophosphite de baryte... 71
  Ac. sulfurique à 66°........ 25
  Limaille de fer............ q.s.
  Eau dist.................. 250
  Sucre 600
Sp. (Hardy).

℞ Sulfate de fer........... 15
  Hypophosphite de chaux. 9,17
  Eau dist. bouillie........ 350
  Sucre.................... 660
Sp. (Carles).

℞ Sulfate de fer granulé..... 31,20
  Hypophosphite de chaux... 21,19
  Ac. phosphorique dilué.... 24
  Eau..................... 46,62
  Sp. simple............... q. s.
Sp. (Wood).

Phosphate ferreux.
Protophosphate ou ferroso-ferrique. Sel insol. d. eau. Sol. d. l'acide chlorhydrique, ce qui donne le chlorhydro-phosphate.
Prép. — 0,25 à 0,50.

℞ Phosphate de soude.... ⎫ āā 0,10
  Sulfate de fer.......... ⎬
  Miel .... ⎭ q. s.
Pil., 1 à 10.

℞ Chlorure ferreux.......... 5
  Ac. phosphorique méd...... 5
  Eau dist. pour faire....... 1000
Solut. à 0,10 p. 20.

℞ Chlorure ferreux.......... 5
  Ac. phosphorique méd...... 5
  Eau dist.................. 350
  Sucre concassé............ 640
Sp., 3 à 4 cuill. (Duj -B., Yvon).

Pyrophosphate de fer citro-ammoniacal.
Très soluble.
Contient 18 p. 100 de fer
Prép. — 0,10 à 0,50.
Dragées à 0,10.

℞ Pyrophosphate de fer citro-
  ammoniacal............... 1

℞ Eau dist..................... 2
Sp. de sucre à froid.......... 97

Sp., 10 à 80. (Codex.)

℞ Pyrophosphate de fer citro-
    moniacal 10
Sp. simple................... 900
Sp. de fl. d'oranger........ 100

Sp. (Robiquet).

℞ Pyrophosphate de fer citro-
    ammoniacal............. 10
Ext. de quinquina gris..... 5
Miel blanc................ 1000

Elect.

℞ Pyrophosphate de fer citro-
    ammoniacal.............. 0,05
Sous-nit. de bismuth....... 0,05
Manne en larmes.......... 0,25

P. 1 dragée. 2 à 10.

(Foucher.)

Sol. p. inject. hypod.
0,50 à 1 gr. pour 5 ou 6 gr.

℞ Pyroph. de fer.............. 3
Albumine................... 4
Eau dist................... 12

Idem.

Pyrophosphate de fer et de soude.

Très soluble dans l'eau.
Contient 20 p. 100 de fer.
Prép. — 0,20 à 1 gr.

℞ Pyrophosphate de fer et de
    soude................... 1
Eau dist................... 30
Sucre blanc 70
Ext. hyd. alc. de quinquina
    rouge.................. 5
Alcool à 60°............... 10

Sp. à 1/100, 20 à 100 gr. (Gri-
mauld).

℞ Teint. de quassia......... 30
Phosphate de fer et de soude 5
Vin de Malaga 1000

Sulfate de fer.

V. Ind. XII, *Méd. astringente.*
Contient 21 à 28 p. 100 de fer.
Incompat. — Tannin, alcalis
et carbonates, sulfures sol., savons, sels susceptibles de former
des sulfates insolubles.
Prép. — 0,05 à 0,50.

℞ Sulfate de fer crist....... 0,05
Eau privée d'air........ 500

Eau chalybée, par petits verres.

℞ Sulfate de fer........... 1,50
Iodure de potassium..... 2
Eau de cannelle......... 25
Sp. de sucre............ 150

Sp., 2 à 3 cuill. (Lebert).

Pil. de Vallet, pil. de Blaud.
V. *Carbonate de fer.*

℞ Sulfate de fer........... 0,50
Ac. oxalique............, 0,25
Eau dist............... 180
Sp. de menthe.......... 30

Mixture, par cuill. (Gamburini).

℞ Sulfate de fer........... 0,03
Myrrhe.................. 0,05
Galbanum............... 0,05
Ext. d'éc. d'or. amères..... q.s.

Pil. de Kampf, 3 à 6.

℞ Sulfate de fer........... 0,10
Aloès................... 0,10

Pil. Chlorose, 1 à 3.

(Marshall Hall.)

℞ Sulf. de fer crist.......... 75
— magnésie 25

Carbonate de soude crist.... 120
Miel 60
Sp. de sucre................ q. s.
Pil. de 0,20, 2 à 10.
(Duj.-B. et Yvon)

———

♃ Ext. de valériane....... }
Protosulfate de fer. ... } ãã 0,10
Carbonate de potassse.. }
Sulfate de quinine..... 0,04
Poud. de valériane..... q. s.
Pil. toni-antispasmod., 1 à 4.

———

♃ Sulfate ferreux........ 0,075
Aloès................ }
Poud. de cannelle...... } ãã 0,025
Ext. de rhubarbe ...... q. s.
Pil., 1 à 4.

———

♃ Sulfate de fer sec.......... 0,05
Ext. de rhubarbe.......... 0,10
Conserve de roses.......... 0,05
Pil. toni-purg., 1 à 3 (Beasley).

———

♃ Sulfate de fer......... }
Carbonate de potasse... } ãã 0,04
Myrrhe............... 0,10
Aloès socotrin......... 0,05
Idem, 2 à 3 (Brandes).

———

Usage ext. — Inject., collyres.
Solut. à 6/100.

———

Pom., 0,50 à 2/30.

Sulfure de fer.
V. *Méd. antiscorbutique.*

Tartrates de fer.

Tartrate ferreux.
Sel peu soluble.
Entre dans le vin chalybé.
Peu usité.

Prép. — Poud. gazeuse ferrugineuse, 20 gr. p. 1000.
(Quesneville, Codex.)

Tartrate ferrico-ammonique.
Sel soluble en toutes proport.
Prép. — 0,50 à 4 gr.
Tablettes de 0,05 (Codex).
Sp. à 1 p. 40 (Id.).

Tartrate ferrico-potassique.
Sel sol. dans l'eau, non dans l'alcool. Contient 21 p. 100 de fer.
Incompat. — Acides minéraux, Eau de chaux, astringents végétaux.
Prép. — 0.50 à 4 gr.
Eau ferrée à 1/1000.
Boules de Nancy ou de Mars.
(Tartrates divers de fer et de potasse avec ext. aromatiques).

———

♃ Boule de Nancy.......... Nº 1
Eau...................... 1000
Eau de boules, 3 à 4 verres.

———

Eau ferrée gazeuse à 15/650.

———

♃ Tartrate ferrico-potassique... 1
Bicarbonate de soude....... 5
Ac. citrique............... 40
Eau commune............. 650
Eau ferrée gazeuse, 200 à 500.
(Mialhe.)

———

♃ Tartrate ferrico-pot...... 0,15
Ac. citrique............. 0,15
Eau gaz. 5 vol.......... 625
Eau ferrée gaz. (Jeannel).

———

℞ Eau gazeuse............ 650
Bitartrate de potasse..... 0,56
Carb. de soude crist...... 0,16
Chlorure de sodium...... 0,18
Sulfate ferreux 0,18

Eau ferrée gazeuse.

℞ Tartrate ferrico-pot.......... 1
Sucre blanc................ 50
Ac. tartrique....... 3
Bicarb. de soude............ 2

Poud. p. f. 1 lit. d'eau ferrug. gaz. (Jeannel).

Sp. à 1/40 (Codex).

℞ Tartrate ferrico-pot..... } āā 15
Eau de cannelle......... }
Sp. simple............. 500

Sp. (Mialhe).

℞ Tartrate ferrico-pot.. 2,50
Rhum .... } āā 100
Sp. d'écorces d'or. am. }

Sp. (Jaccoud).

℞ Tartrate ferrico-pot....... 4 à 8
Eau dist................ 100
Eau de cannelle......... 20
Sp. de Tolu............ 30

Pot. (Trousseau).

℞ Ext. de gentiane......... 5
Teint. de gentiane....... 15
Tartrate ferrico-pot...... 10
Sp. simple............ 70
Ac. citrique............. 0,30
Eau dist................ 200

Pot., 1 cuill. 1/2 h. avant le repas (Duj.-B. et Yvon).

℞ Tartrate ferrico-pot........ 5
Vin blanc............... 1000

Vin chalybé, petit verre (idem).

℞ Limaille de fer............ 10
Crème de tartre........... 25
Eau dist................ 300
Alcool à 90°............... 5

Teint. de Mars tartarisée. (Codex.)

℞ Tartrate de fer et de potasse 0,25
Sp. de gomme .... q. s.

Pil.

℞ Tartrate ferrico-pot........ 0,10
Rhubarbe................ 0,10

Pil., 1 à 10.

℞ Tartrate ferrico-pot........ 0,10
Ext. quinquina........... 0,10
Miel.................... q. s.

℞ Tartrate ferrico-pot........ 0,15
Ext. de ratanhia.......... 0,05
Conserve de roses .... q. s.

Pil., 1 à 10 (Duj.-B. et Yvon).

℞ Tartrate ferrico-pot... 0,18
Ext. de gentiane...... 0,08
Ext. de noix vomique } āā 0,0025
Ext. thébaïque....... }

Pil. ferrug. antigastralgique. (Huchard.)

Valérianate de fer.

Sel qui réunit les propriétés de ses deux éléments.
Prép. — 0,10 à 0,50.

℞ Valérianate de fer...... } āā 0,05
Castoréum...... ...... }
Ext. de rhubarbe...... q. s.

Pil., 2 à 10 par j.

V. Ind. III, *Méd. antispasmodique.*

Glycérine.

V. Ind. X, *Méd. émolliente.*

Reconstituant, antidiabétique.
Prép.

℞ Ess. d'anis................ VII
— de badiane VIII
— de carvi.............. IV
Teint. d'oranger........... 3
— de vanille........... 4
Eau d. de roses............ 15
— de fl. d'oranger........ 15
Eau...................... 70
Glycérine... 550
Alcool à 90°.............. 650

Anisette à la glycérine (Yvon)·

———

℞ Glycérine pure.......... 20 à 30
Eau dist................ 64
Ac. citrique ou tartrique. 5

Pot., Diabète (Schultzen).

———

℞ Glycérine.................. 10
Sp. d'iodure de fer.......... 10
Sp. de morphine............. 20

Sp. antipht. (Fremy).

Kola (Noix de).
Graine du *Cola acuminata.*
Malvacée. Renferme caféine, théobromine et tannin.
Action tonique, astringente.
Prép. — Poud. torréfiée en inf., 5 à 100.
Ext. alcool. à 1/5, 5 à 10.
Vin à 1/5.

———

℞ Ext. alc. de kola.......... 0,10
Poud. de kola.............. q. s.

Pil., 5 à 15 (Heckel).

———

℞ Eau 50
Teint. de kola............. 10
— vanille.......... 0,50
Sp. simple............... 15

Pot. (Heckel).

Manganèse (Carbonate de).
Sel insol. Succédané du fer.
Prép. — 0,10 à 0,30 en pil.

℞ Sulfate ferreux............ 16
— manganeux......... 7
Carbonate de soude crist.... 25
Sp. simple................ q. s.
Miel..................... q. s.

Pil. de 0,20, 2 à 4.

———

℞ Sulfate de manganèse...... 2,50
— fer............. 7,50
Carbonate de soude........ 12
Eau...................... q. s.
Miel..................... 6

Pil. de 0,20, 2 à 10 (Burin-Dub.).

———

℞ Bicarbonate de soude...... 20
Ac. tartrique............. 25
Sucre pulv............... 50
Sulfate ferreux............ 1,50
— manganeux 0,75

Poud. p. eau gazeuse.
(Pétrequin.)

Peroxyde de manganèse.
Sel insol.
0,10 à 0,50 en pil.

Manganèse (Sulfate de).
Sel sol. dans eau, peu dans alcool. Antichlorotique.
Incompat. — Sels sol. de chaux, alcalis, etc.
Prép. — 0,05 à 0,50 en pil.

℞ Sulfate ferreux............ 0,05
Sulfate manganeux 0,05
Ext. de chiendent.......... q. s.

Pil., 2 à 4.

———

℞ Sulfate ferreux 26
Sulfate manganeux........ 7
Carbonate sodique......... 35
Sp. et miel............... q. s.

Pil., 1 à 4 (Hannon, Burin).

℞ Bicarb. de soude............. 25
  Sucre blanc................. 75
  Sulfate ferreux............. 2
  Sulfate manganeux.......... 1
  Ac. tartrique............... 32
Poud. gazogène, 1 petite cuill.
  p. 1 verre.

———

Pom. à 4/30.

Morue (Huile de foie de).
  V. Ind. XXV, *Méd. antiscro-*
fuleuse.

Mudar (Écorce de racine de).
  De 2 espèces de *caloptropis*,
des asclépiadées, d'Arabie.
  Tonique, diaphorétique et
contro-stimulant.
  Prép. — Poud., 0,20 à et 1 gr.
  Vomit. à la dose de 2 à 4 gr.
  Suc laiteux, 0,80.

Noix vomique.
  V. Ind. VIII, *Méd. eupeptique.*

Strychnine.

℞ Tartrate de fer et de pot... 0,10
  Ext. de quinquina......... 0,10
  Strychnine............... 0,001
Pil., 1 à 4; Chlorose.

Oxygène.
  Préconisé dans tous les cas
de débilité nutritive (anémie,
cachexies).
  Prép. — En inhalation.
  Eau gazeuse chargée d'oxygène (sous pression de 3 à 4 atmosphères). En siphons.

Eau oxygénée.
  Employée seulement pour
l'usage ext.

Phosphorés.
  V. Ind. II, *Méd. névrosthén.*

Phosphate de soude.
  V. Ind. XVII, *Méd. purgative.*

℞ Phosphate de soude........ 20
  — potasse 20
  Sp. d'éc. d'or. amères..... 100
  Vin de Malaga q. s. p. f.... 1000
Vin phosphaté.

Phosphate bicalcique.
  Phosphate neutre de chaux.
Insol., sert à faire les sels sui-
vants:

Phosphate monocalcique.
  Biphosphate, phosphate acide
de chaux. Phosphate dissous
dans une sol. d'ac. phosphorique.
  Prép. — Sol. et sp.

℞ Posph. bicalcique.. 19
  Ac. phosph. méd... environ 23,50
  Eau dist........... 959,50
Sol. par cuill.

Phosphate tricalcique ou
basique. Phosphate des os.
Insol., sol. dans les acides.
  Prép. — 1 à 10 gr.

**Chlorhydrophosphate de
chaux.**
  Phosphate de chaux dissous
dans une solut. chlorhydrique.
  Tonique, reconstituant des os.
  Incompat. — Sels alcalins,
bicarbonate de soude, sulfates
sol.
  Prép. — 0,50 à 5.

℞ Phosphate bicalcique..   17
   Ac. chlorhydrique.... environ 10
   Eau dist.............   973

Sol., 1 cuill. = 0,25.

℞ Phosphate bicalcique.....   12,50
   Ac. chlorhydrique off.....   q. s.
   Eau dist................   340
   Sucre blanc.............   630
   Alcoolature de citron.....   10

Sp. (Codex).

Lactophosphate de chaux

Phosphate de chaux dissous dans une sol. lactique. Comme le précédent.

Prép. — Sp. et sol. (Idem).

℞ Phosphate bicalcique..   17
   Ac. lactique concentré. environ 19
   Eau dist.............   964

Sol. (Codex).

Hypophosphite de chaux.

Difficilement sol.

Tonique, assimilateur.

Prép. — 0,10 à 0,50.

℞ Hypophosphite de chaux.....   5
   Sp. de sucre...............   445
     — fl. d'oranger.........   50

Sp., 1/2 à 2 cuill. par jour.

℞ Hypophosphite de chaux   1
   Eau dist....................   30
   Sucre blanc.................   64
   Eau de chaux...............   6

10 à 50 gr. (Churchill).

Hypophosphite de soude.

Sel soluble.

Très reconstituant.

V. Ind. XXV, *Méd. antipht.*

Prép. — Sp., 1/100.

Sol., 1 à 5 p. 150.

Quinquina.

V. Ind. VIII, *Méd. eupeptique.*

Prép. — Teint. à 1/5.

℞ Quinquina gris concassé.... }   30
   Ou quinquina jaune concassé. }
   Ecorces d'oranges..........   5
   Eau   1000

Décoct., par verres (H. M.).

℞ Poud. de quinquina j........   10
   Alcool à 50°...............   5
   Glycérine   5

Ext. 0,50 à 5 gr. (H. M.).

℞ Quinquina calisaya........   1
   Alcool à 30°..............   10
   Eau ....   q. s.
   Sucre....................   10

Sp. de quinquina (Codex.)

℞ Sp. de quinquina au vin   100
   Citrate de fer ammoniacal...   10

(Codex).

℞ Sp. de quinquina au Malaga.   200
   Sp. d'iodure de fer.........   10
   Ac. citrique...............   1

10 à 100 gr. (Gauvinière).

℞ Poud. de quinquina gris.....   1
   Alcool à 60°................   2
   Vin rouge   20

(H. M.)

℞ Quinquina jaune............   60
   Cascarille.................   15
   Cannelle de Ceylan.........   12
   Safran....................   2
   Vin d'Espagne.............   500
   Alcool à 52°...............   500
   Macérez 8 j., filtrez, ajoutez
   Sucre blanc................   150
   Ether sulfurique...........   6

Élixir antiseptique de Chaussier.

Tonique, névrosthénique.

℞ Quinquina jaune pulv....... 21
Rac. de gentiane pulv....... 7
Zestes d'orange............. 7
Alcool à 95°................. 122
Hyd. de cannelle........... 42

Macérez 8 j., étc. et f., 142 gr.
Élixir roborant de Whytt.
Tonique, fébrif. (Ph. allem.)

℞ Sp. de quinquina............ 25
Alcoolat de mélisse.......... 5
E. dist. menthe poivrée...... 30
Eau commune............... 90

Pot. tonique (H. P.).

℞ Ext. mou quinquina...... 2 à 6
Teint. de cannelle........ 10
Sp. d'éc. d'oranges amères 30
Eau..................... 120

Pot. idem.

℞ Poud. quinquina jaune...... 20
Eau q. s. pour f. 100
Décoct., filtrez.
Teint. de cannelle.......... 5
Sp. simple................. 30
Ajoutez après refroidissem.
Éther sulf................. 1

Pot. idem (H. M.).

℞ Saccharure de lichen........ 75
Sp. de quinquina.......... 110
Eau...................... 115

Gelée tonique, 3 à 4 cuill.
(Codex.)

℞ Ext. de quinquina gris. 0,10
Tartrate de fer et de
potasse 0,05
Glycérine .... }
Poud. de quinquina...... } q. s.

Pil. tonique.

℞ Ext. de quinquina gris...... 0,10
Poud. de cannelle.......... q. s.

Pil. tonique.

℞ Sulfate ferreux............. 1
Ac. citrique................ 1
Eau dist. chaude........... 10
Sp. simple................. 15
Vin quinquina gris........ 500

Vin tonique (H. M.).

℞ Quinquina concassé.......... 1
Bière forte................. 82

(Soubeyran.)

℞ Quinquina concassé......... 20
Eau (Décoct.).............. 250
Laudanum............... X

Lavement.

Usage ext.
V. Ind. XII. *Méd. astringente.*
— XXVII, *Méd. antiseptique.*

Sang.
En nature : sang de veau ou ext. de sang. 0,50 à 10 gr.

Hémopulvine.
Poud. de sang desséché.

Hémoglobine.
Matière colorante des globules rouges de sang (87/100).
100 gr. de sang de bœuf = 127 d'hémoglobine = 9,54 de fer.
Ferrugineux soluble.
Prép. — 3 à 10 gr.
Dragées.
Sp. à 150/1000.
Vin idem.

Winter (Écorce de).
Cannelle de Magellan.
Écorce peu usitée d'un arbre des magnoliacés. *Drimys Winteri.* Tonique. Entre dans la comp. des vins diurétiques amers.

XXIᵉ INDICATION

NÉOPLASMES

Les productions anormales de tissus animaux sont attaquées par les agents escarrotiques et par les nécrobiotiques. Ce sont deux variétés d'agents qui se confondent dans la médication anérésique.

MÉDICATION ESCARROTIQUE OU ANÉRÉSIQUE.

Elle comprend tous les agents susceptibles de détruire lés tissus par action physico-chimique, et fait suite à la méd. irritante.

1º Caustique thermique.

Thermo-caustique.

Galvano-caustique;

2º Caustique chimique.

On peut y joindre quelques produits de sécrétion organique, tels que le suc gastrique, la pepsine, la threpsine, le suc de carica papaya et la papaïne (Bouchut), et aussi quelques agents végétaux.

V. Ind. XI, *Méd. irritante.*

Agents de la médication anérésique.

Acides caustiques.
  Arsénieux.
  Chromique.
  Phénique.
  Sulfurique.
Arsenic (Sulfure).
Chaux.
Chlorure d'antimoine.
  —   d'or.
  —   de zinc.
Cuivre (Acétate).

Cuivre (Sulfate).
Ethylate de sodium.
Iode.
Iodhydrique (Ac.).
Mercuriaux.
  Bichlorure.
  Nitrate acide.
  Oxyde rouge.
Potasse.
Sabine.
Zinc (Chlorure .

Acides caustiques.
V. Ind. XI.

Acide arsénieux.
Dangers d'empoisonnement.

V. Ind. XX, *Med. altér. tonique.*
Prép.

℞ Acide arsénieux............ 0,40
  Calomel................. 32
Poud. escarrotique(Dupuytren).

℞ Acide arsénieux.............. 2
Antimoine cru............... 4
Poudre de Justamond.

℞ Cinabre porphyrisé.......... 16
Sang-dragon............... 8
Arsenic blanc.............. 1
Poud. escarrotique de Dubois.

℞ Oxyde blanc d'arsenic...... 0,50
Sulfure de mercure......... 2,50
Charbon animal........... 0,50
Poud. ars. (Cazenave).

℞ Arsenic blanc............... 1
Cinabre..................... 5
Eponge calcinée............. 2
Pâte du fr. Côme ou poud. de
Rousselot.

Acide chromique.

Cristaux rouges, solubles et déliquescents, oxydant énergique.

Caustique employé surtout sur les gencives et contre les végétations.

Prep. ext. — Solut. 1/1.
(Codex.)
V. Ind. XI, *Méd. irritante.*

Acide phénique.

V. Ind. XXVII, *Méd. antiseptique.*

℞ Ac. phénique............... 1
Iode...... 1
Glycérine.................. 5
Mixt. caustique (Déclat).

Acide sulfurique.

Tempérant, astringent, caustique.
V. Ind. IV, et Ind. XI.

Il fait des eschares molles ou en bouillie.
Prép. ext.

℞ Ac. sulfurique.............. 33
Eau 500
Eau antiputride de Beaufort.

℞ Poud. de charbon.... 10 } ou ãã
Ac. sulfurique....... 4 }
Poud. caustique sulfo-carbonée.

℞ Poud. de safran...... 10 } ou ãã
Ac. sulfurique....... 20 }
Idem, safran sulfurique.
(Velpeau.)

Sulfures d'arsenic.

Réalgar.
Inusité.

Orpiment.
V. Form. *Herpétologique.*
Fébrifuge, épilatoire, catérétique.

℞ Orpiment.................. 15
Verdet..................... 10
Myrrhe.................... 5
Aloès...................... 5
Eau de roses.............. 190
Vin blanc.................. 1000
Mixt. ou collyre de Lanfranc pour les plaies. (Codex.)

Chaux.

Oxyde de calcium peu sol., mais très oxydante et s'hydratant à l'air.

A dose légère, alcalin et absorbant, antiacide et antidiarrhéique.

Chaux éteinte ou hydratée.

V. Ind. VIII, *Méd. eupeptique.*

Chaux vive caustique.
Rarement employée seule.
V. Ind XI, *Méd. irritante.*

℞ Chaux vive............. } P. E.
Savon .... }

Pâte caustique.

Chlorure d'antimoine.
Beurre d'antimoine. Très dé-
liquescent.
Son deliquium est fort caus-
tique.
Prép. ext.

℞ Chlorure d'antimoine........   3
—   de zinc............   6
Farine de froment..........   15
Pâte antim. de Canquoin.

Chlorure d'or.
V. Ind. XIX, *Méd. résolutive.*
Prép. ext.

℞ Chlorure d'or.............   0,30
Eau régale..............   30
Caustique de Récamier.

℞ Chlorure de brome.......)
Perchlorure d'or.........)
Chlorure de zinc......... } ãã 1
— d'antimoine.....)
Farine   4
Caustique de Landolfi.

Chlorure de zinc.
V. Ind. XI, *Méd. irritante.*
Prép. ext.

℞ Chlorure de zinc......... } P. E.
Farine. .... }
Pâte de Canquoin.
(On en fait des flèches causti-
ques.)

℞ Chlorure de zinc.........   1
Farine...................   1 à 3
Idem.

℞ Chlorure de zinc............   32
Oxyde de zinc...............   8
Farine sèche................   24
Eau dist....................   4
Pâte de Canquoin (Codex).

℞ Chlorure de zinc..........   12
— d'antimoine......   8
Amidon en poudre.........   5
Glycérine.................   q. s.
Caustique comp. (H. Lond.).

Cuivre (Sous-acétate de).
V. Ind. XI, *Méd. irritante.*

℞ Verdet pulv.............) P. E.
Sabine..................)
Poud. escarrotique de Hunter.

Cuivre (Sulfate de).
V. Ind. XII, *Méd. astring.*
V. Ind. XI, *Méd. irritante.*

Éthylate de sodium.
Dissolut. de sodium, dans alcool absolu.
Poud. caustique peu em-
ployée.
On limite ses effets au moyen
du chloroforme.

Ferments digestifs.
℞ Trypsine................... q. s.
Bicarb. de soude........... 8
Eau de chaux 180
Pulvérisat. diphtéric.

Iode.
V. Ind. XIX, *Méd. résolutive.*
Prép. ext.

℞ Iode................... } ãã 1
Iodure de potassium..... }
Eau dist...............   2
Sol. caustique (H. P.).

♃ Iode pur................. 3 à 4
Iodure de potassium...... 8
Eau dist................. 30
Idem (Hardy).

___

♃ Iode...................... 1
Iodure de potassium.......... 1
Glycérine.................. 2
Sol. caustique de Hébra.

Acide iodhydrique.
Peu usité.
V. Ind. XIX, *Méd. altérante.*

Mercuriaux.

Bichlorure de mercure.
V. Ind. XIX, *Méd. altérante.*
Caustique en poud. ou en sol.
concentrée.
Prép. ext. — Poud. et bouil-
lie.

♃ Sublimé................. 8
Amidon................... 2
Mucilage de g. adrag...... q. s.
Trochisques escarrotiques de
0,15 (Codex 66).

___

♃ Styrax liq................. 120
Axonge lavée.............. 60
Sublimé 8
Emétique 8
Teint. de cantharides........ 4
Poud. d'euphorbe........... 4
Pom. catérétique.
Contre esthiomène.

Nitrate acide de mercure.
Mercure dissous dans un
excès d'acide azotique.
Puissant caustique.
Prép. ext.

♃ Mercure............... 2
Ac. azotique............... 3
Eau dist................... 1
Réduire d'un quart.
Sol. caustique (Codex).

___

♃ Vaseline............... 30
Nitrate ac. de mercure.. X à XX
Pom.

Oxyde rouge de mercure.
V. Ind. XIX, *Méd. altérante.*
Prép.

♃ Oxyde rouge............. }
Alun calciné............. } āā 1
Poud. de sabine......... 4
Poud. caustique (Plenk).

___

♃ Oxyde rouge.............. 2
S.-acétate de plomb......... 20
H. d'amandes.............. 40
Axonge........ 120
Pom. cathérétique (Weber).

Potasse.
Oxyde de potassium.
Potasse caustique, à l'alcool,
à la chaux. Très soluble, très
oxydante.
Employée quelquef. en sol.
étendues, mais surt. concentrée, comme caustique.
Prép. ext. — Pierre à cautère.

♃ Potasse..................... 5
Chaux vive................ 6
Poud. de Vienne. Poudre à
cautère qu'on délaye avec un
peu d'alcool pur. On arrête
ses effets avec l'ac. acétique
ou le vinaigre.

♃ Potasse..................... 5
Chaux vive................ 1
Caustique Filhos (Codex).

℞ Potasse caust. pulv...... ⎱ ãã 4
Savou méd...-.......... ⎰
Chaux éteinte pulv.......   30
Poud. caustique (Pollau).
S'emploie comme la poud. de Vienne.

℞ Silicate de potasse.....   30
Potasse caust..........   0,10 à 1
Ext. d'opium..........   0,05 à 2
Bougies caustiques (Bonnefout).

Sabine.

V. Ind. VIII, *Méd. emmén.*
V. Ind. XI, *Méd. irritante.*

℞ F. de sabine pulv.............   1
Alun pulv...................   1

Calomel   1
Axonge benzoïnée............   8
Pom. phagédénique (Baumier).

℞ Poud. de sabine.....   5
Poud. alun calciné...   5
Calomel............   2
Sublimé.............   0,05 à 0,10
Poud. anérésique, Végétat.
(Langlebert.)

℞ Sabine pulv...................   1
Alun calciné pulv.............   2
Poud. id. (Velpeau).

℞ Sulfate d'alumine et pot.. ⎱ P. E.
Sabine pulv............. ⎰
Poud. id., Condilomes.
(Coulson.)

XXIIᵉ INDICATION

INFLAMMATIONS

L'inflammation, quoiqu'elle ait beaucoup perdu de son importance à mesure que les conditions étiologiques plus étudiées ont restreint le champ de ses applications, demeure encore une indication souvent applicable.

MÉDICATION ANTIPHLOGISTIQUE.

L'indication antiphlogistique emploie plusieurs médications : ce sont d'abord celles de l'ind. décongestive (Ind. X), méd. émolliente, à laquelle il faut ajouter les méd. tempérante et controstimulante (Ind. IV), les méd. calmantes (Ind. I), hypnogène, narcotique et analgésique (Ind. II), sans compter la méthode spoliatrice qui peut être appliquée sous forme d'émissions sanguines générales ou locales (Ind. XIX) ou d'évacuations intestinales (Ind. XVII, *Méd. éméto-purgative*).

La méd. altérante (Ind. XIX) et résolutive, et la méthode révulsive ou substitutive (Ind. XI) complètent avec la méd. antipyrétique (Ind. XXIII) l'ensemble des moyens antiphlogistiques.

Régime de la médication antiphlogistique. — Employé seul à titre de méthode expectante ou avec un traitement, il comporte un repos absolu, l'absence de toute excitation, surtout de l'organe souffrant. Alimentation sévère; diète liquide, végétale ou blanche; boissons abondantes.

Agents de la médication antiphlogistique.

Alcool.
Ammoniaque.
Antimoniaux.
Digitale.
Enduits imperméables.
    Collodion.

Ichthyol.
Traumaticine.
Potasse (Nitrate).
— (Sulfate).
Vératrine.

Alcool.
V. Ind. II, *Méd. névrosth.*
V. Ind. XXIII, *Méd. antipyr.*

℞ Eau-de-vie ou rhum.......... 40
Sp. simple.................. 30
Teint. de cannelle.......... 5
Eau dist................... 75
Pot. de Todd (Codex).

———

℞ Vin rouge............. 100
Alcoolé de cannelle.... 8
Ext. aq. de quinquina. 4
Cognac.............. 30 à 100
Sp. d'éc. d'or.......... 30
Par cuill. (Jaccoud).

———

℞ Alcool à 85°................ 50
Eau....................... 50
Sp. d'éc. d'or.............. 50
Pot., Pneumonie (Gubler).

Ammoniaque.
V. Ind. II, *Méd. stimulante.*
Esprit ammoniacal anisé. V.
P. 32.
    V gtt. en 1/2 h.

———

℞ Esprit ammoniacal anisé..... 2
Eau dist................... 150
Sp. d'éc. d'oranges am...... 20
Cuill. par 2 h.

———

℞ Esprit ammoniacal anisé.... 2
Sp. de polygala............ 20
Inf. de rac. d'ipéca (1 à 2)... 150
Cuill. par 1/2 h.

———

℞ Eau de mélisse........... 120
Esprit ammoniacal anisé.. 1 à 2
Teint. de lobélia.......... 1 à 2
Sp. d'éc. d'oranges am..... 50
Cuill. à café (Duj.-B. et Yvon).

Antimoniaux.
V. Ind. IV, *Méd. contro-stimul.*

Digitale.
V. Ind. XIII, *Méd. cardiaque.*
— IV, *Méd. contro-stim.*

Enduits imperméables.

Collodion.
Solut. de fulmicoton dans un mélange d'alcool et d'éther.
    (Codex.)

Agglutinatif, antiphlogistique excipient d'agents divers.

On le rend élastique avec 1/15 d'huile de ricin.

℞ Fulmicoton................. 5
Ether rectifié............... 75
Alcool à 95°................. 20

Collodion simple (Codex).

℞ Fulmicoton............... 3
Ether à 62°............... 33
Téréb. de Venise.......... 1,5
Huile de ricin 2
Alcool à 90°.............. 12,5

Collod. élastique (Yvon).

Traumaticine.

Simple.

℞ Gutta-percha............... 1
Chloroforme 10

Ichthyol.

V. Form. C. *Herpétologie.*

Les mercuriaux.

V. Ind. XIX, *Méd. altérante résolutive.*

℞ Sublimé................. 0,06
Teint. de gentiane........ 30
Eau dist............... 90

Petite cuill., 3 f. par j., après le repas, périmétrite.

(Hamilton.)

Potasse (Nitrate de).

V. Ind. XVII, *Méd. diurét.*
V. Ind. IV, *Méd. contro-stim.*
V. Ind. XXIII, *Méd. antipyr.*

Tisane à 1/100.
(Martin-Solon.)

℞ Nitrate de potasse..... } āā 2,50
Eau de laurier-cerise... }
Sp. de cerises......... 80
Eau 180

Pot. antiphlog. (Ewald).

℞ Nitrate de potasse...... }
Sulfate de soude....... } āā 0,50
Sucre................. }

Une dose chaque heure (Rust).

Potasse (Sulfate de).

V. Ind. XVII, *Méd. purgat.*

℞ Digitale.................... 2
Eau bouill. (Inf.)............ 200
Sulfate de potasse.......... 23
Sp. de sucre............... 25

Pot., Phlegmatia (Martin).

Vératrine.

V. Ind. IV, *Méd. contro-stimulante.*

XXIIIᵉ INDICATION

FIÈVRE

Le trouble nutritif qui constitue la fièvre peut être attaqué, et dans son principe (dénutrition) et dans ses effets (hyperthermie), par les moyens suivants :
Méd. émolliente (Ind. X) ;

Méd. tempérante et contro-stimulante (Ind. IV);
Méd. hypnogène et narcotique (Ind. I);
Méd. antispasmodique calmante (Ind. III).
Méd. antipyrétique.

MÉDICATION ANTIPYRÉTIQUE.

Elle se mesure surtout à ses effets antithermiques.

La réfrigération hydrothérapique est son principal agent. Les autres sont empruntés aux méd. contro-stimulante (Ind. IV) et altérante (Ind. XIX et XX).

Régime antipyrétique. — Il implique le repos et le lit, les boissons délayantes, l'abstinence ou une diète mesurée sur la durée du mal et sur la résistance du sujet; habitation sèche. Dans l'apyrexie : exercice au milieu du jour, vêtements chauds, régime tonique, vin et café.

Agents de la médication antipyrétique.

Aconit.	Eugénol.
Aconitine.	Exalgine.
Aconit ferox.	Gentiane.
— heterophyllum.	Houx.
Alcool.	Hydrastis canadensis.
Alstonia constricta.	Iodiques.
— scholaris.	Ipéca.
Amandes.	Kairine.
Angusture vraie.	Lisianthus pendulus.
Antifébrine.	Marronnier.
Antimoniaux.	Esculine.
Antipyrine.	Mercuriaux.
Arnica.	Nitre.
Arsenicaux.	Olivier.
Benzanilide.	Phénacétine.
Bittera.	Phénique (Ac.).
Café.	Phloridzine.
Caïlcedra.	Picrique (Ac.).
Calomel.	Pipérine.
Cédron.	Pipéronal.
Centaurée.	Pyrodine.
Chardon bénit.	Quinquina.
Cnicin.	Cinchonine.
Colchique.	Sulf. de cinchonine.
Colchicine.	Cichonidine.
Digitale.	Quinine.
Digitaline.	— brute.
Doundaké.	Quinoïdine.
Emétique.	Quinidine.
Ether.	Quinium.
Eucalyptus.	Quinoléine.

Acétate de quinine.
Arséniate.
Azotate.
Bromhydrate.
Chlorhydrate.
Citrate.
— de fer et de quinine.
Ferro-cyanate.
Iodure d'iodhydrate.
Lactate.
Oléate.
Phosphate.
Salicylate.
Stéarate.
Sulfate.
Sulfo-tartrate.

Tannate.
Tartrate.
Valérianate.
Réfrigération.
Résorcine.
Salicylique (Ac.
Saule.
Salicine.
Salol.
Staphysaigre.
 Delphine.
Thalline.
Tulipier.
Vératrum.
Vératrine.

Aconit et aconitine.
V. Ind. I, *Méd. narcot.*
V. Ind. IV, *Méd. analgésique.*

Aconitum ferox.
Teint. (idem).

Aconitum heterophyllum.
Poud. de racines. Tonique 0.25 à 0,50.

Antipyrétique et antipériodique de 1 à 1,50.

Alcool.
V. Ind. II, *Méd. névrosth.*
V. Ind. XXII, *Méd. antiphl.*

℞ Eau 100
Eau-de-vie de Cognac 80
Sp. de quinquina 30
Par cuill. (Trastour).

℞ Eau-de-vie 100
Teint. de cannelle 5
Sp. simple 45
Eau 50
Pot. antiphthisique (Duj.-B.).

Alstonia constricta (Écorce de).

Antipériodique, antiseptique, névrosthénique.
Teint., 2 à 8 gr.

Alstonia scholaris (Écorce de).
Tonique, antipériodique, anthelmintique.
Teint. à 1/5, 8 gr.
Inf. à 1/10, 30 à 60 gr.

Amandes.
V. Ind. X, *Méd. émoll.*

℞ Amandes amères 10
Eau 100
Sp. de sucre 30
Émoll. fébrifuge (?).

Angusture vraie.
V. Ind. VIII, *Méd. eupeptique.*

Antifébrine ou Acétanilide.
Poudre blanche inodore; insol. dans eau froide, sol. dans alcool.

Dangers dus à son action nerveuse et cyanique.
Prép. — 0,20 à 0,50 à 2 gr. par doses de 0,25 en cachets.

℞ Acétanilide................ 5
   Elixir de Garus............. 170
Élixir.

Antimoniaux.
V. *Émétique.* Ind. IV.

Antipyrine, Analgésine.
Substance organique de la série quinizique. Poud. blanche cristalline, amère très sol., Antipyrétique, analgésique.

Prép. — Plusieurs grammes par doses fractionnées, de 0,25 à 1 et 2 gr. En cachets surtout.

℞ Limonade citrique......... 120
   Antipyrine............... 1 à 4
Pot. en 4 fois.

℞ Eau...................... 120
   Sp. de menthe... 30
   Antipyrine................. 5
Une cuill. = 0,50.

℞ Eau................. 10   — 4
   Antipyrine.......... 2,50 — 2
Sol. p. i. h., 1 gr. = 0,25.

℞ Eau tiède................ 120
   Jaune d'œuf.............. N° 1
   Antipyrine.............. 2 à 4
Lavement.

Arnica.
V. Ind. II, *Med. névrosth.*

Arsenicaux.

Acide arsenieux.
V. Ind. XX, *Méd. altérante eutrophique.*

Benzanilide.
Poud. crist. blanche, peu sol., peu sapide.

Antipyrétique puissant et durable, facile à tolérer, bon chez les enfants (Kahn).

Prép. — 0,1 à 0,2 chez les jeunes enfants et jusqu'à 0,6, en cachets.

Max. — 3 gr. en 24 h.

Bittera.
Bois de Saint-Martin.
Usité aux Antilles comme la quassia.
Ext. aq., 3 gr.

Café.
V. Ind. II.

Caïlcedra (*Kaya senegalensis*).
Ext. aq., 1 a 1,50.

Calomel.
V. Ind. XIX, *Méd. altérante.*

Cédron (Noix de).
V. p. 135.
Poud., 0,50 à 1, fébrifuge.
La *valdivine* serait moins efficace.

Centaurée (Petite).
V. Ind. VIII, *Méd. eupept.*

℞ Poud. centaurée........... 4
   — quinquina jaune..... 5
   — absinthe............ 5
   Sp. de ményanthe........ q. s.
Élect. fébrifuge, 5 gr. mat. et soir.

Chardon bénit.
V. Ind. VIII, *Méd. eupept.*

Chloroforme.
V. Ind. I, *Méd. hypnotique.*

Cnicin.
Principe actif du chardon bénit.
0,30 à 1 gr.

Colchique et colchicine.
V. Ind. XVII, *Méd. purgative et diurétique.*

Digitale et digitaline.
V. Ind. IV, *Méd. contro-st.*
V. Ind. XVII, *Méd. diurétique.*

Doundaké.
Sarcocephalus esculentus. Arbrisseau du Sénégal. Rubiacée. Son écorce contient la *doundakine*, matière résinoïde ou alcaloïde.
Amer et antipyrétique. Succédané du quinquina.
Prép. — Décoct., 1/30.
Ext. alcool., 0,20 à 0,50.
Vin, 3/100, 50 à 60 gr.

Émétique.
A haute dose.
V. Ind. IV, *Méd. contro-st.*

Ether.
V. Ind. II, *Méd. névrosth.*

℞ Ether.................. ⎱ P·E.
  Laudanum.............. ⎰
0,50 à 2 gr.

Eucalyptus.
V. Ind. XVIII, *Méd. balsam.*

Eugénol.
Partie oxygénée de l'essence de *girofle.*
V. Ind. II, *Méd. névrosth.*
Liq. oléagineuse insol.

Antithermique et antisept.
Dose : 0,75 en émuls., potion ou lavement.

Exalgine. *V. Addendum.*

Gentiane.
V. Ind. VIII, *Méd. eupeptique.*

Houx.
Les feuilles de cet arbre, *ilex aquifolium*, sont sudorifiques et fébrifuges. Les baies ont été données comme purgation.
Prép. — Poud., 6 gr.
Décoct. de f. fraîches, 3 à 6/100.
Vin à 1/20, 100 gr.

℞ F. de houx................ 20
  Eau bouillante............. 200
    Réduire de 1/6.
  Sp. de gentiane........... 50

Pot. fébrifuge (Magendie).

Hydrastis canadensis.
Rhizome d'une renonculacée, succédanée du quinquina, tonique, astringente et antipériodique.
Prép. — Décoct., 6/100.
Ext. fl., XX à LXXX gtt.
Teint. à 1/10, XX à XXX.
Hydrastine, 0,05 à 0,30.

℞ Teint. d'hydrastis........... 10
  Elixir de Garus............. 160
Élixir, 1 cuill. = 1 gr.

Iodiques.
Agissent moins contre la fièvre que contre les causes septiques.

Prép.

℥ Iodure de potassium..... ⎰ āā 5
Teint. d'iode .... ⎱
Eau dist............... 125

Sol. antiféb., 3 cuill. (Gallois).

Ipéca.

V. Ind. IV, *Méd. contro-st.*

Kairine (Chlorhydrate de).

Sel d'un dérivé de la quinoléine, très soluble, antithermique, inférieur à l'antipyrine.

Danger de collapsus.

Prép. — Cachets de 0,50 chaque heure, jusqu'à 1,50 ou 2 gr.

℥ Chlorhyd. de kairine....... 0,10
Eau dist................... 1

Inject. hypod.

Lisianthus pendulus.

Racine d'une gentianée fébrifuge.

Décoct., 2/50.

Marronnier.

Châtaignier d'Inde. Semences et écorce. *Æsculus hippocastanum.* Contient l'*esculine* et une huile grasse.

Succédané du quinquina.

Fébrifuge, antiseptique, antiarthritique.

Prép. — Décoct., 15 à 30/1000.

Teint. d'écorce à 1/4 (Jobert).

1 cuill., dans un véhicule.

Esculine.

Principe actif du marronnier; insol.

Fébrifuge, antinévralgique.

Prép. — 1 à 2 gr.

℥ Esculine 1,25
Alcool à 56°.............. 25
Sp...................... 80

Sp. = 0,25 par cuill. (Mouchon).

Mercuriaux.

V. Ind. XIX, *Méd. altérante.*

Nitre.

A haute dose.

V. Ind. XVII, *Méd. diurétique.*

V. Ind. IV, *Méd. contro-stim.*

V. Ind. XXII, *Méd. antiphl.*

V. Ind. XXIV, *Méd. antiarthritique.*

Olivier.

Huile d'olives.

V. Ind. X, *Méd. émoll.*

V. Ind. XVII, *Méd. purg.*

V. Form. B. *Bromatologique.*

Ext. hydro-alcool., 1 à 2, fébrifuge.

Olivier sauvage.

Oléacée, dite *oleaster.* Les feuilles sont fébrifuges.

Ext. hydro-acide (*oleasterium*).

Phénacétine.

Produit de la série aromatique. Poud. blanche, cristalline, insoluble, peu dans alcool et ac. acétique.

Non toxique et non antiseptique, antipyrétique et analgésique ; bon antiarthritique.

Dose, 0,20 à 0,50 et 1 gr.

℥ Citrate de caféine.......... 0,10
Phénacétine............... 0,20
Savon blanc............... 0,10

Cachet (Hammerschlag).

Phénique (Acide).
V. Ind. XXVII, *Méd. antisept.*
Prép. — 0,25 à 1 gr., etc.
Solut. à 1/1000.

℞ Ac. phénique....... 0,25 à 0,50
Limonade.......... 1000
Limon. phéniquée.

℞ Ac. phénique.............. 0,02
Téréb. de Venise........... 0,01
Magnésie calcinée.......... q. s.
Pil., 5 à 10.

℞ Ac. phénique.............. 1
Alcool.................... 10
Sp, de goudron........... 990
Sp. à 1/1000, 2 à 10 cuill.

℞ Ac. phénique......... 0,50 à 1
Alcoolat. d'aconit...... 1
Pot. gommeuse........ 125
Pot. contre la f. typh.
(Villemin.)

℞ Ac. phénique.......... 1
Alcool. 1
Teint. d'iode.......... X gtt.
Teint. d'aconit....... XXX gtt.
Sp. d'éc. d'or. am..... 15
Eau de menthe........ 110
Pot. id. (Rothe).

℞ Ac. phénique....... 0,20 à 0,50
Glycérine.......... 5 à 10
Eau............... 100
Lavement (Ferrand).

℞ Ac. phénique pur........ 1
Eau.................... 150
Laudanum de Syd....... V gtt.
Lavement (Desplats).

℞ Ac. phénique........ 0,10 à 0,50
Décoct. de lin....... 200
Lavement.

Solut. pour inj. hypod.

℞ Eau dist. 1
Ac. phénique....... 0,01 à 0,05
(Bœckel.)

℞ Eau dist.................... 94
Glycérine pure.............. 5
Ac. phénique............... 1
A 1/100 (Duj.-B.)

℞ Ac. phénique.......... 1
Glycérine............ de 2 à 9
(Idem.)

℞ Sulfate de quinine......... 0,05
Ac. sulfurique.............. 0,05
Eau bouillante............. 4
Ac. phénique............. 0,02
X à XXX gtt. (Jessier).

Phloridzine
Principe amer de l'éc. de la rac. de pommier. Analogue à la salicine.

Picrique (Acide).
Trinitrophénol.
Sol. dans alcool, éther, ac. sulfurique, ac. azotique.
Réactif des albuminoïdes.
Antipyrétique inefficace.

Pipérine.
Principe neutre du *Piper nigrum.* — 0,20 à 0,60.
V. Ind. II, *Méd. névrosth.*
V. Ind. VIII, *Méd. eupeptique et eupnéique.*

Pipéronal.

Produit d'oxydation de la pipérine.

Antipyrétique et antisept.

Prép. — 1 gr. toutes les 2 ou 3 h.

Pyrodine.

Acétylphénylhydrozine.

Poud. blanche crist. sol. presque insipide, hypothermique.

Toxique antipyrét. et analg.

Prép. — 0,50 à 1 et 8 au max.

Quinquina.

V. Ind. XX, *Méd. tonique.*

V. Ind. VIII, *Méd. eupeptique.*

℞ Quinquina jaune pulv..... 0,500
Carbonate de potasse...... 0,060
Emétique................ 0,015

Bolus ad quartanam (Desbois).

———

℞ Poud. de quassia amara...... 8
Quinquina calisaya pulv...... 16
Mellite simple............... 40

Élect. fébrifug., 10 à 50.
(Debreyne.)

———

℞ Poud. quinquina jaune..... 50
— centaurée............ 10
— cannelle............. 5
Sp. de quinquina gris...... q. s.

Élect. fébrifug.; en 2 j.

———

℞ Quinquina jaune pulv.... 5
Valériane pulv.......... |
Baies de genièvre....... | ãã 1
Miel blanc............. q. s.

Élect. fébrifug. de Fuller.

———

℞ Emétique 1
Carbonate de potasse....... 4

Chlorhydrate d'ammoniaque 4
Quinquina loxa pulv....... 15
Quinquina calisaya pulv... 15
Sp. d'absinthe............ q. s.

Élect. de Masdewal, 2 à 10.
(Ph. esp.)

———

℞ Ext. de quinquina jaune.... 0,20
Poud. de centaurée........ q. s.

Pil. fébrifuge, 5 à 20.

———

℞ Quinquina jaune............ 100
Ac. sulfurique dilué......... 20
Eau...................... 500
Décoct et réduct. à......... 200
Sucre.................... 380
Sulf. de quinine............ 2

Sp. fébrifuge (Duj.-B. et Yvon).

———

℞ Quinquina............... |
Gentiane................ | ãã 25
Ecorce d'or. am......... |
Cardamome............. 1
Vin blanc.............. 300

Par digest. (Ewald).

———

℞ Ext. quinquina jaune....... 2
Alcool à 60°............... 8
Vin sucré................. 100

Vin fébrifuge (H. M.).

———

℞ Quina jaune............... 135
Augusture vraie.......... 15
Alcool à 56° (Macérat.)..... 250
Vin blanc de Bourg. acide.. 1000

Fébrifuge, 60 à 120.
Tonique, 15 à 30 (Dorvault).

———

Vin de Séguin, V. p. 146.

———

Élixir fébrifuge de Huxham.
Teint. antiseptique. V. p. 245.

———

Méthodes anciennes de la médication antipériodique :

1° Méthode romaine ; Torti.
Quinquina, 8 gr.
2 j. de repos.
4 gr., 2 j.
8 j. de repos.
2 gr., 8 j.
2° Méthode anglaise ; Sydenham.
Quinquina. 3 gr. de 4 en
4 h. dès la fin de l'accès, jusqu'à
30 gr. et ainsi de 8 en 8 j., 3 ou
4 fois.
3° Méthode française ; Bretonneau.
Quinquina, 8 à 15 gr., le plus
loin possible de l'accès futur.
A prendre en 1 ou 2 heures
au plus, et réitérer après 5 j.,
puis après 8, et de 8 en 8 j.
jusqu'à la fin du mois.
— La méthode actuelle consiste à donner le médicament de
telle sorte que le plein de son
action physiologique coïncide
avec le moment présumé de
l'accès fébrile.

Cinchonine.

Alcaloïde du quinquina.
Moins actif que la quinine de
1/3 environ. A peine sol.

Sulfate de cinchonine.

Assez sol., dans 65 d'eau.
Succédané du sulf. de quinine.
Prép. — 0,05 à 0,15, tonique.
1 à 2,50, antipyrétique.

Cinchonidine.

Isomère de la cinchonine.
Un peu soluble dans l'eau,
sol. dans l'alcool et dans l'éther.
On n'emploie guère que ses
sels (bromhydrate, sulfate), succédanés du sulfate de quinine.
Prép. — 0,05 à 0,30.
0,50 à 2 gr., fébrifuge.

———

℞ Sulfate de cinchonidine.... 15
 Acétate de morphine...... 0,05
 Eau dist................. 50
Inject. hypod.

Quinine.

Le principal alcaloïde du
quinquina ; poudre blanche,
amère, peu sol. dans l'eau ; sol.
dans l'alcool, l'éther, l'eau
chaude. Ses sels surtout sont
usités, les sels acides sont solubles. Ils sont comme elle,
fébrifuges, antipyrétiques et
antipériodiques.
V. Ind. IV, *Méd. contro-stim.*
V. Ind. VII, *Méd. modér.*
Prép. — 0,05 à 0,20 et 0,50.

℞ Quinine.................. 0,50
 Éther.................... 1
Inject. hypod.

———

℞ Quinine pure............. 0,10
 Chloroforme.............. 0,90
 Vaseline liq............. 9
Idem.

———

℞ Quinine pure......... 0,20
 Alcool absolu..... ... X gtt.
 Éther .... X gtt.
 Vaseline liq........ .. 20
Idem.

Quinidine.

Alcaloïde extrait surtout des
quinquinas Pitayo, ou bien de
la quinoïdine.

On emploie le *sulfate de quinidine*. Sol. dans alcool et dans 110 d'eau. Succédané du sulfate de quinine, moins amer, bon pour les enfants.

Prép. — 0,50 à 1 gr.
En sol. ou en pil.
Même formule que pour la cinchonidine.

Quinium.

Ext. alcool. de quinquina par la chaux, plus riche que les extraits ordinaires, plus avantageux, même parfois que le sulf. de quinine, comme fébrifuge et surtout comme tonique.

Prép. — 1,50 en 10 pil.
Vin à 4,50/1000, avec alcool, 60 à 100 gr.

Quinoïdine ou Quinine brute. Produit complexe.

Mélange de cinchonine, de quinine, avec des mat. grasses et résineuses.

Moins amère que le sulfate de quinine, agit de même.

Prép. — Quinine granulée, 0,50 à 1 gr.

℞ Quinoïdine...... 5 gr.
Éther.......... 15 à 20 cent. c.
Inject. hypod.

Quinoléine.

Ext. de la quinine et du goudron de houille.
Peu sol., peu usitée.

℞ Citrate de quinoléine.... 15
Eau dist.............. 20 à 25
Ac. citrique........... 3
Inject. hypod.

Quinone-hydroquinone.

℞ Hydroquinone.............. 1
Eau dist.................... 10
Inject. hypod.

Acétate de quinine.

Sol. dans eau chaude, contient 84 p. 100 de quinine.

Arséniate de quinine.

Peu sol.
Contient 69 p. 100 de quinine. Peu usité, 0,005 à 0,01.

Azotate basique de quinine.

Le plus riche en quinine, mais peu sol. Inusité.

Bromhydrate de quinine (Neutre).

Contient 60 p. 100 de quinine. Très sol. (Le basique l'est moins, mais contient 76 p. 100 de quinine).

Prép. — Comme le précédent.
Inject. hypod.

℞ Bromhydrate neutre de quin.. 1
Eau dist..................... 9

℞ Bromhyd. de quin.. 0,20 à 0,30
Eau dist........... 1

℞ Bromhyd. de quinine.. 1
Éther sulf........... 8 cent. c.
Alcool rect.......... 2

℞ Bromhyd. neutre de quin... 1
Alcool.................. 2,50
Eau dist................. 7,50

℞ Ac. sulfurique dilué..... VI gtt.
Ac. tartrique.......... 10

℞ Bromhyd. ac. de quinine.   1
 Ac. sulfurique dilué....   VI gtt.
 Ou acide tartrique......   0,50
 Eau dist..............   10

Chlorhydrate de quinine
(Basique).
Quinine chlorhydratée.
Contient 82 p. 100 de quinine.
Sol. dans 25 d'eau, 3 d'alcool.
Prép. — Comme ci-dessus.

℞ Chlorhydrate de quinine.....   1
 Teint. d'oranges amères......   49

(Ph. Britt.)

Sol. p. inject. hyp.

℞ Quinine chlorhydratée...   1
 Eau dist...............   25

1 gr. = 0,05.

℞ Chlorhyd. basique de quinine   1
 Eau dist...................   14
 Eau de laurier-cerise.........   6

℞ Chlorhyd. basique de quinine..   1
 Alcool à 60°...................   3
 Eau dist.....................   6

℞ Chlorhyd. n. de quinine.......   2
 Glycérine.....................   5
 Eau dist.....................   5

Citrate de quinine.
Un peu plus sol. que le sulfate.
Contient 67 p. 100 de quinine.

Citrate de quinine et de fer.
Idem, 0,25 à 0,50.

Ferro-cyanate de quinine.
Très amer, très sol. dans alcool. Usité en Italie.
Contient 56 p. 100 de quinine.

Iodure d'iodhydrate de quinine.
Insol. dans eau, sol. dans alcool.
Prép. — Analogues au sulfate.

℞ Iodure d'iodhydrate de qui-
    nine....................   0,10
 Ext. de quinquina..........   q. s.

Pil., 2 à 5.

Usage ext.

℞ Iodure d'iodhyd. de quinine..   1
 Vaseline...................   30

Pom.

Lactate de quinine (Basique).
Sol. dans 12 d'eau et très sol. d. alcool. Contient 78 p. 100 de quinine. Le lactate neutre est plus soluble.
Prép. — Mêmes préparations.

℞ Lactate de quinine.........   0,10
 Ext. de quinquina..........   q. s.

Pil., 2 à 10.

℞ Lactate de quinine.......   0,50
 Cognac   10
 Eau...................   100
 Sp. d'éc. d'or............   25

Pot., en 3 ou 4 fois.

℞ Lactate de quinine.........   0,25
 Beurre de cacao............   5

Supp. (Duj.-B. et Yvon).

Oléate de quinine.
Phosphate de quinine.
Bien peu usités.

Phénate de quinine.

℞ Phénate de quinine..........   1
 Alcool à 40°..................   3

Inject. hypod.

Salicylate de quinine.

Neutre. Contient 50/100 de quinine. Le salicylate basique est peu sol., mais contient 69 p. 100 de quinine.

Même posologie que le sulfate.

Stéarate de quinine.

Fort peu sol., fébrifuge.
Prép. — 0,60 à 3 gr.
Usage ext.

℞ Stéarate de quinine....... 1 à 2
Lanoline 10

Pom.

℞ Stéarate de quinine...... } ãã 1
Savon blanc râpé........ }
Glycérine............. 8
Essence d'amandes am... q. s.

Pom. (Thibaut).

Sulfate de quinine.

Le plus usité de ces sels.

Sulfate neutre (autrefois sulfate acide). Contient 50 p. 100 de quinine. Peu sol. dans l'eau et très sol. dans l'alcool. Le sulfate basique est fort peu soluble.

Antipyrétique et antipériodique.
Prép. — 0,25 à 0,50 et à 2 gr.

℞ Sulf. de quinine......... 0,50
Ac. sulf. dilué.......... 0,50
Eau dist................. 4
Sp. à froid............. 95

Sp., 20 = 0,10 (Codex).

℞ Sulf. de quinine......... 0,10
Ext. de quinquina........ 0,50

Cachets, 4 à 10.

℞ Sulf. de quinine.......... 0,10
Poud. de camomille....... 0,50
— belladone........ 0,02

En cachet, de 2 en 2 h. (Ewald).

℞ Sulf. de quinine.......... 0,30
Sucre.................... 0,60

Dose.

℞ Sulf. de quinine.......... 0,25
— morphine........ 0,005

Dose.

℞ Sulf. de quinine.......... 1
Chlorhyd. d'ammoniaque... 1
Réglisse pulv............. 4
Miel..................... q. s.

Élect. p. masquer l'amertume.

℞ Saccharine................. 10
Carbonate de soude......... 11
Eau dist................... 100
Sulf. de quinine........... 10

Solut. idem.

℞ Sulf. de quinine........... 5
Eau dist................... 60
Ac. sulf. dilué............. q. s.

Solut. à 1/12 (H. M.).

℞ Sulf. de quinine......... } ãã 1
Ac. tartrique........... }
Eau dist............... 20

Solut. à 1/20 (Bertella).

℞ Sulf. de quinine........... 0,10
Miel..................... q. s.

Pil. (Codex).

℞ Sulfate de quinine....... 0,10
Ac. citrique pulv........ 0,02
Miel..................... } q. s.
Amidon.................. }

Pil. (Duj.-B. et Yvon).

℞ Sulf. de quinine.......... 0,10
Ext. de quassia........... 0,025
— ményanthe........ q. s.

Pil. fébrifuge.

℞ Sulf. de quinine........ 0,05
Ext. de quinquina calisaya 0,10
Ext. thébaïque........... 0,005
Racine réglisse pulv...... }
Miel blanc.............. } q. s.

Pil. fébrifuge, 4 à 10.

℞ Sulf. de quinine.......... 0,10
Ac. tartrique............. 0,025
Mucilage de gomme....... q. s.

Pil. très assimilable.

℞ Sulf. de quinine........... 0,02
Tartrate de fer et de potasse 0,10
Ext. de quinquina.......... q. s.

Pil. toni-fébrifuge.

℞ Sulf. de quinine.......... 0,05
Ext. d'opium.............. 0,005
Conserve de roses........ q. s.

Pil., 4 par j.

℞ Sulf. de quinine.......... 0,025
Ac. arsénieux............. 0,001
Ext. de gentiane.......... q.s.

Pil., 2 à 5.

℞ Sulf. de quinine........... 0,05
Ext. aq. de digitale........ 0,01

(D'après Billard.)

℞ Sulf. de quinine......... 1
Ac. citrique............. 1,50
Vin d'oranges........... 438

Vin, 15 à 30 (Ph. Britt).

℞ Sulf. de quinine....... 0,20 à 1
Ac. tartrique.......... 0,20 à 1

Sp. de limons......... 30
Eau dist.............. 90

En 1 ou 2 fois (Duj.-B. et Yvon).

℞ Sulf. de quinine......... 1
Eau..................... 100
Sp. de quinquina........ }
Sp. diacode............. } āā 20

En 2 fois (idem).

℞ Café torréfié............ 12
Eau bouillante........... 100
Sulfate de quinine....... 0,50
Sucre................... 15

Potion au café.

℞ Sulf. de quinine.......... 0,40
Eau-de-vie de Cognac..... 20

Pot. (d'après Hérard).

℞ Sulf. de quinine.... 0,20 à 0,50
Ac. tartrique....... 0,50
Eau dist........... 60
Sp. de menthe...... 30

Pot. fébrifuge (Righini).

℞ Sulfate de quinine.... 0,25
Tannin.............. 0,05
Eau de Rabel........ II gtt.
Eau................. 40
Sp. de coings........ 20

Pot. fébrifuge insipide p. enf.
(Trousseau.)

℞ Sulf. de quinine........ 2
Aloès hépatique.......... 4
Zédoaire............... 4
Rac. d'angélique......... 0,10
Camphre............... 0,10
Safran................ 0,15
Alcool.................. 100

Teint. de Warburg, 20 gr.

℞ Sulf. de quinine............ 1
Sol. d'ammoniaque......... 9
Alcool à 57°............... 50

Teint., 2 à 8 gr. (Ph. Britt).

℞ Sulf. de quinine............ 5
Teint. d'écorces d'or........ 25
Sp. de quinquina........... 470

0,10 par cuill.

℞ Sulf. de quinine....... 1 à 1,50
Ac. tartrique.......... 12
Bicarbonate de soude .. }
Sucre pulv........... } ãã 15

En 40 doses effervescentes.
(Meirien.)

℞ Aloès socotrin........... }
Myrrhe .... } ãã 6
Rhum 170
   Macérez, filtrez, ajoutez
Sulf. de quinine......... 6
Ac. sulf................ XXV
Laudanum Syd.......... 2

Élixir de Récamier, 5 à 20 gr.

Formules p. inject. hypod.

℞ Sulf. de quinine.   1,50 à 2
Ac. sulfurique... X gtt. ou q. s.
Eau dist........ 16

℞ Sulf. de quinine.......... 4 à 5
Ac. sulfurique............ 2 à 3
Eau dist................. 32

℞ Sulf. de quinine.......... 1,50
Ether 5

℞ Sulf. de quinine......... 1
Ac. tartrique............ 0,40
Eau dist................. 2 à 6

℞ Sulf. de quinine........ 1
Ac. acétique........... qq. gtt.
Eau dist............... 10

℞ Sulfate de quinine..... 0,09
Ac. nitrique........... I gtt.
Eau dist.............. XV gtt.

℞ Sulf. de quinine......... 4
Ac. sulfurique........... VI gtt.
Eau dist.............. 31

℞ Sulf. de quinine...... 3
Ac. sulfurique....... VI gtt.
Eau dist............. 30
Ac. phénique........ 0,30

℞ Sulf. de quinine.......... 0,60
Ac. chlorhydrique......... 0,42
Eau dist................. 0,78

℞ Sulf. de quinine.......... 1
Chlorhyd. de morphine..... 0,10
Ac. chlorhydrique dilué.... 0,70
Eau dist., q. s. p. f........ 5

℞ Bisulfate de quinine........ 1
Glycérine 10

℞ Sulf. ac. de quinine.... 1 — 1
Eau dist.............. 11 — 6

Inject., lavem. à 1/100.

℞ Sulf. basique............. 1 à 2
Jaune d'œuf............. N° 1
Eau.................. 120

Pour lavement.

℞ Sulf. n. de quinine. 0,20 à 0,80
Eau tiède......... 500
Laudanum de Syd.. X

Lavement.

Usage ext.

℞ Sulf. de quinine........... 6
Emplâtre de Vigo.......... 100

Emplâtre (Voisin).

Pommade à 1/10.

℞ Sulf. de quinine........ ⎱ āā 2
Ac. acétique crist........ ⎰
Alcool de mélisse........   60
Frict. fébrifuge.

℞ Sulf. de quinine............. 1
Beurre de cacao............. 4
Supp.

Sulfovinate de quinine.

Le plus sol. de ces sels (sol. dans 3 p. d'eau). Contient 71 p. 100 de quinine. Peu usité cependant.

Sol. aq. à 1/5 pour inj. hypod.

Tannate de quinine.

Contient seulement 26 p. 100 de quinine.

V. Ind. XVI, *Méd. antisud.*

Tartrate de quinine.

Peu sol.

Sulfotartrate de quinine.

℞ Sulfate de quinine.......... 4
Ac. tartrique............... 2
Eau dist.................... 60
5 à 25 gr. (Duj.-B. et Vvon).

Valérianate de quinine.

Le basique contient 76 p. 100 de quinine.

V. Ind. III, *Méd. antispasm.*
V. Ind. IV, *Méd. analgésique.*

Réfrigération.

Par l'hydrothérapie.
Bains tièdes.
Bains froids.
Affusions.
Douches.
Lotions simples, vinaigrées ou alcooliques.

Lavements frais, simples ou antiseptiques.

Résorcine.

Subst. cristall. de la série aromatique. Très soluble.

Antipyrétique à l'intérieur, antiseptique et catérétique.

Prép. — 0,25 à 2 et 4 gr., en cachets.

℞ Résorcine................ 2 à 4
Eau dist.................. 80
Eau de fl. d'oranger...... 5
Sp. simple................ 30
Pot., en 2 ou 3 fois (Ugo Bassi)

℞ Résorcine................ 5 à 20
Eau dist................. 100
Inject. hypod.

Salicylique (Acide).

V. Ind. XXVII, *Méd. antisept.*
V. Ind. XXIV, *Méd. antiarthritique.*

Peu sol. dans l'eau.
Sol. dans 2 1/2 d'alcool.
Prép. — 1 à 4 gr.
En cachets ou en solut.

℞ Ac. salicylique............. 1
Rhum ou cognac 50
Vin cordial................ 120
Salicylate de soude......... 5
Eau dist................... 5
Par cuill., en 2 j. (Jaccoud).

℞ Ac. salicylique............. 1
Gomme arab. pulv........... 10
Sucre pulv................. 10
Hydrolat de fl. d'oranger... 20
Eau dist................... 100
Par cuill. (Maury).

Les salicylates sont, ou des

antiseptiques (Ind. XXVII), ou des antiarthritiques (Ind. XXIV), ainsi que le **Salol.**

Saule (Écorce de).
V. Ind. VIII.

Salicine.
Principe actif du saule.
V. Ind. XII, *Méd. astringente.*
Sol. dans eau et alcool bouillant, pas dans éther. Fébrifuge.
Prép. — 1 à 4 gr.

℞ Salicine................... 0,10
Tartre stibié.............. 0,006
Sucre.................... 0,40
Dose, de 2 en 2 h. jusqu'à 10.
F. intermitt. (Stegmayer).

℞ Salicine 5
Teint. de gentiane.......... 20
Sp. de quinquina........... 180
Sp. fébrifuge, 0,50 par cuill.

Salol.
V. Ind. XXVII, *Méd. antisept.*
Dose antipyrétique, 4 à 10 gr.

Staphysaigre et **Délphine.**
V. Ind. IV, *Méd. akinésique.*

Thalline (Sulfate de).
Sel d'un dérivé de la quinoline, ayant l'odeur de l'anisol.
Antithermique et antiseptique. Soluble.
Prép. — 0,25 à 0,50 en cachets.

℞ Sulfate de thalline.......... 1
Eau dist.................... 5
Inject. hypod.

Tulipier.
Magnoliacée, arbre *Liriodendron tulipifera*, dont l'écorce est donnée contre la fièvre intermittente.
Prép. — Poud., 4 à 6.
Ext. alcool., 1.

℞ Éc. fraiches de tulipier..... 100
Alcool rect................ 100
Vin généreux.............. 1000
Macérer 8 j., etc.
1 verre le matin.

Veratrum et vératrine.
V. Ind. IV, *Méd. contro-stimulante.*

XXIVᵉ INDICATION

ARTHRITISME

Sans confondre ensemble le rhumatisme et la goutte, je les réunis ici, en raison des indications communes que présentent leurs manifestations.

La première est l'indication calmante — médication hypnotique et narcotique (Ind. I) et analgésique — à laquelle s'adjoint la médication tempérante (Ind. IV). La médication contro-stimulante (Ind. IV) et la médication antiphlogistique (Ind. XXII) complètent les premières indications.

Vient ensuite l'Indication plus spécifique qui commande surtout la méthode éliminatrice et avec la médication résolutive (Ind. XIX) et les alcalins (Ind. VII et VIII) comprend les agents plus spécialement antiarthritiques.

Aux formes chroniques, opposer plus spécialement la médication tonique (Ind. XX).

MÉDICATION ANTIARTHRITIQUE.

Elle comprend des agents empruntés à ces diverses médications et surtout ceux qui réunissent à une action modératrice de la nutrition une influence favorable sur la dénutrition ou plutôt sur les éliminations.

Régime antiarthritique. — Modéré et sobre, pas d'excitants. Beaucoup d'aliments végétaux et peu de féculents ; cures de fruits. Exercice au grand air.

Favoriser les éliminations et surtout les fonctions de la peau.

Agents de la médication antiarthritique.

Aconit.
Alcalins (haute dose).
Alkékenge.
Aloès.
Antiphlogistiques.
Ammoniacaux.
    Chlorhyd. d'ammon.
    Phosphate d'amm.
Amylamine.
Arsenicaux.
Belladone.
Benzoïque (Ac.).
Benzoates de calcium.
    — de soude.
Borax.
Bromures.
Café vert.
Camphre.
Chlorhydrique (Ac.).
Chloroforme.
Citron.
Colchique.
Colchicine.
Datura.
Diaphorétiques.

Digitale.
Douce amère.
Emétique.
Ether.
Enduits imperméables.
    Caoutchouc.
    Collodion.
Frêne.
Gaïac.
Gentiane.
Iodiques.
Lithine.
    Benzoate.
    Borate.
    Bromure.
    Carbonate.
    Citrate.
    Iodure.
    Salicylate.
Marronnier.
Mercuriaux.
Musc.
Nitre.
Opium.
Potasse.

Propylamine.
Quinquina.
Quinine.
   — (Sulfate).
Révulsifs.
Salicine.
Salicylique (Ac.).
Salicylate de soude.
   —   lithine.
   —   quinine.
   —   bismuth.

Salol.
Sarracénie.
Silicate de soude.
Soude.
Sulfureux.
Sulfures.
Tabac.
Tartrates alcalins.
Térébenthine.
Vératrum.
Vératrine.

Aconit.
V. Ind. I, *Méd. narcotique.*

♃ Teint. de sem. de col-
chique............... X à XV
Teint. de digitale...: ..   X
Alcoolature d'aconit....   XV
Hyd. de laitue   80
Sp. des cinq racines   20
Pot. antigoutteuse.
(Duj.-B. et Yvon.)

Alcalins.
A haute dose.
V. Ind. VII-VIII-XVII.

♃ S.-carbonate ⎫ ⎧ de potasse.....
Bicarbonate ⎬ ⎨ de soude......
Acétate   ⎭ ⎩ d'ammoniaque.

♃ Sulfate de chaux........   0,60
   —   magnésie.....   0,01
Carbonate de chaux......   0,50
   —   magnésie...   0,07
   —   soude......   0,01
Chlorhyd. de chaux......   0,03
   —   magnésie...   0,02
Sulfate de fer...........   0,02
Eau....................   625
Ac. carbonique..........   V vol.
Eau de Contrexéville artif.

Alkékenge.
V. Ind. XVII, *Méd. diurétique.*

♃ Ext. d'alkékenge..........   3
Sol. silicate de soude à 80°.   1
Poud. de chamœdrys.......   q. s.
Pil. de 0,30, 4 à 10 (Laville).

Aloès.
V. Ind. XVII, *Méd. purgative.*

Antiphlogistiques.
V. Ind. XXII.

Ammoniacaux.
V. Ind. II et III, *Méd. stim.*
V. Ind. XVII, *Méd. diaph.*

Chlorhydrate d'ammonia-que.
V. Ind. XIX, *Méd. résol.*

♃ Chlorhydrate d'ammoniaque..   3
Sp. d'éc. d'oranges..........   25
Eau de mélisse ou menthe....   50
Pot. en 3 fois en 2 h.
(Barallier.)

Phosphate d'ammoniaque.
2 à 20 gr. (Buckler.)

Amylamine.
V. *Propylamine.*

Arsenicaux.
V. Ind. XX, *Méd. altérante.*
Dans les formes chroniques.

♃ Sous-carbonate de soude..   100
Arséniate de soude........   1 à 2
Bain (G. de Mussy).

♃ Bain simple ou gélatineux.
Arséniate de soude...........   1
Bain altérant calmant (idem).

Belladone.
V. Ind. I, *Méd. narcotique.*
V. Ind. IV, *Méd. analgésique.*

℞ Ext. de belladone............ 1
Huile de foie de morue........ 2
Pom. (Cunier).

Acide benzoïque.
V. Ind. XVII, *Méd. diurétique.*
V. Ind. XIX, *Méd. altérante.*

Benzoate de calcium ou de chaux.
Sol., Antiurique.
Incompat. — Acides et sulfates sol.
Prép. — 0,2 à 2.

℞ Benzoate de chaux.......... 10
Sp. de tolu ou de térébenthine.................... 400
Sp., 0,50 par cuill.

Benzoate de soude.
Très sol., peu dans l'alcool.
V. Ind. XIX, *Méd. altérante.*

℞ Benzoate de soude.......... 3
Chlorhyd. d'ammoniaque...... 2
Avec ou sans séné............ 2
0,50 à 4 gr. par j. (Briau).

℞ Ac. benzoïque............ 1 à 5
Phosphate de soude....... 10
Eau dist.................. 100
Sp. simple............... 30
Mixt. (Bouch.)

℞ Carb. de soude 6
Ac. benzoïque.............. 2
Phosphate de soude......... 10
Eau bouillante............. 125
Hyd. de cannelle........... 200
Sol., 2 à 6 cuill. (Golding Bird).

Borates alcalins.
V. Ind. VII, *Méd. modérat.*

℞ Borate d'ammoniaque....... 8
Eau dist.................. 125
Sp 15
Pot. lithontript. (Becker).

Borax.
V. Ind. IV, *Méd. tempérante.*
V. Ind. XIX, *Méd. altérante.*
V. Ind. XXVII, *Méd. antisept.*
Prép.

℞ Borate de soude.......... 0,50
Bicarbonate de soude..... 0,60
Eau gazeuse............. 150
Sp. d'éc. d'oranges am... 50
Pot. contre la gravelle.

℞ Borax pulv............... 1
Bicarb. de soude........... 0,50
Azotate de potasse........ 0,50
Dose lithontriptique (Druitt).

℞ Lessive de soude caustique
à 8°.................. 1000
Alumine en gelée.......... q. s.
(à saturation).
Gomme arab.............. 20
Térébenthine de Chio...... 20
Huile d'olives 10
Alcool camphré à 36°....... 25
Jaune d'œuf............... 1/5
Contre la goutte (Turck).

Bromures.
V. Ind. I, *Méd. hypnot.*
V. Ind. III, *Méd. antispas.*
V. Ind. IV, *Méd. akinésiq.*

℞ Brome............... II à X gtt.
Bromure de potassium. 5
Eau dist............. 150
Sp. de fl. d'oranger... 30
Par cuill. (Foussagrives).

Café vert.
Macération.
V. Ind. XIII, *Méd. cardiaque.*

Camphre.
V. Ind. III, *Méd. antispasm.*
V. Ind. IV, *Méd. analgésiq.*

Chlorhydrique (Acide).
V. Ind. IV, *Méd. tempérante.*

Chloroforme.
V. Ind. I, *Méd. hypnotique.*
V. Ind. IV, *Méd. analgésique.*

Citron (Suc de).
V. Ind. IV, *Méd. tempérante.*
60 à 120 gr.

Colchique.
V. Ind. XVII, *Méd. diurétiq.*
et *purgative.*
Les **hermodactes** sont les tubercules du *Colchicum variegatum.*
Prép.

2 Poud. de semences de colchique. 0,15
   Sulfate de potasse 0,20
   Bicarb. de potasse.......... 0,15
Dose antigoutt., 1 à 2 (Haden).

2 Vin de semences de colchique. 12
   Teint. d'opium.............. 2
XX gtt., 3 f. par j. (Giordano).
Mixt. antigoutteuse.

2 Teint. de bulbes de colch... 10
   —   semences de colch. 5
   Sp. de limons.............. 100
Une cuill. dans une tasse d'inf.
Mixt. antigoutt. (Fiévée).

2 Alcoolature de fl. de colchique................ } ãã
   Rhum ou cognac......... }
2 à 10 gr. (Charrier).

2 Ext. acétique de colchique.. 0,10
   Poud. de guimauve........ q.s.
Pil., 1 à 5 (Scudamore).

2 Sulf. de quinine.......... 0,04
   Poud. de digitale......... 0,02
   Ext. de colchique......... 0,06
   Poud. de quinquina........ q.s.
Pil. antigoutt. d'après Hayet.

2 Sulf. de quinine........... 0,15
   Ext. alcool. d'aconit....... 0,025
   Ext. de sem. de colchique. 0,025
   Ext. de belladone......... 0,01
Pil., 1 à 4 (Gallois).

2 Ext. de coloquinte comp... 0,06
   Ext. acétique de colchique. 0,06
   Ext. d'opium............ . 0,006
Pil. antigoutt., 1 à 6 (Bouch.).
D'après Lartigue.

2 Iodure de potassium......... 2
   Teint. de colchique.......... 2
   Sp. de fl. d'oranger.......... 30
   Eau dist.................... 90
Pot. antirhumat. (Jeannel).

2 Teint. de sem. de colchique. 5
   Alcoolature d'aconit......... 2
   Sp. d'opium................. 30
   Eau gommeuse à 5/100..... 170
Pot. idem (Delioux).

2 Teint. de sem. de colch. X à XV
   —   digitale...... X
   Alcoolature d'aconit..... XV
   Hydrolat de laitue...... 80
   Sp. des cinq racines..... 20
Pot. contre la goutte aiguë.
(Gallois.)

2 F. de digitale pulv...... 0,25
   Eau bouillante.......... 80

Teint. de sem. de colch.   X à XV
Bromure de potassium..   2
Sp. diacode............   20
Pot. idem.

℞ Vin de colchique..........   4
Eau dist..................   120
Pot. contre goutte aiguë.
(Charcot.)

℞ Alcool. de bulbes de colchique   5
Vin blanc..................   100
Vin antigoutt., 10 à 20.
(Anduran.)

℞ Bulbes de colchique.........   3
F. de frêne................   3
Malaga (macérat.)...........   30
Teint. d'aconit.............   8
Teint. de digitale..........   5
Petites cuill., Vin d'Anduran.

℞ Teint. de sem. de colchique.   25
— de f. d'aconit   12
— digitale   5
Vin blanc................ 1000
Vin antirhumatismal (Delioux).
8 à 30 gr., dans du thé.

℞ Ext. de gaïac............   10
Teint. de sem. de colchique.   5
Teint. de digitale..........   5
Sp. de sucre.............. 1000
2 à 3 cuill. dans inf. de f. de
frêne. Sp. antigoutt. (Gallois).

℞ Vin de Xérès...............   50
Bulbes de colchique..........   25
Rhum.....................   3
XX gtt., Spécif. antigoutt.
(Reynold.)

℞ Vin de Malaga..............   800
Alcool pur..................   100

Ext. alc. de coloquinte......   10
Quinium...................   15
Liq., 2 à 15 gr. dans de l'eau.
(Laville.)

Colchicine.
Poud. blanche et amère,
principe actif sol. du colchique.
Antiarthritique.
Prép. — 0,004 à 0,006.

Granules de 1 mmg. (Houdé).

℞ Colchicine crist..........   0,05
Vin de Grenache........   230
1 cuill. à café = 1 millig., 2 à 5.

℞ Colchicine................   0,02
Eau dist..................   10
Inject. hypod.

Datura.
V. Ind. I, *Méd. narcotique.*

Diaphorétiques.
V. Ind. XVII, *Méd. diaph.*
Employer de préférence les
agents qui participent à la fois
de l'action diaphorétique et de
l'action contro-stimulante.
(Antimoniaux et nauséeux.)

Digitale.
V. Ind. XIII, *Méd. cardiaque.*
V. Ind. XVII, *Méd. diurétique.*

Douce amère.
V. Ind. I, *Méd. narcotique.*

Émétique.
A h. d.
V. Ind. IV, *Méd. contro-stim.*
V. Ind. XXV, *Méd. antiphlog.*

Éther.

V. Ind. I, *Méd. hypnotique.*
V. Ind. III, *Méd. antispasm.*

Enduits imperméables.

Caoutchouc. Gutta-percha.
Traitement local.

Collodion.
Simple ou médicamenteux.
V. Ind. XXV, *Méd. antiphlo-
gistique.*
Collodions révulsifs.
V. Ind. XXIII, *Méd. irritante.*

Feuilles de frêne.

Feuilles du *Fraxinus excelsior*
(jasminée). Elles ont pour principe actif la *mannite* et la
fraxine.
V. Ind. XVII, *Méd. purgative.*
Prép. — Inf., 5 à 10/1000.
Poud. de f., 0,25 à 1 gr.

Gaïac.

V. Ind. XVII, *Méd. diaphorétique.*

℞ Poud. de gaïac............ 0,80
— f. d'oranger...... 0,30
Acétate de morphine....... 0,01

Poud. antirhumat., 6 doses.
(D'après Pereira.)

℞ Résine de gaïac........... 4
Racine de rhubarbe........ 8
Soufre sublimé............ 60
Muscade .... N° 1
Crème de tartre........... 30
Miel blanc................ 500

Élect. antirhumat., 10 à 30 gr.
(Ph. Britt.)

℞ Résine de gaïac........... 15
Rhubarbe pulv............ 10

Crème de tartre........... 25
Soufre sublimé............ 50
Muscade pulv.............. N° 1
Miel blanc................ q. s.

Élect. de g. comp. (Fernandez).

℞ Kermès min............... 0,02
Ext. d'aconit............. 0,02
Ext. de douce-amère........ 0,04
Résine de gaïac............ 0,04
Baume du Pérou............ q. s.

Pil. antiarth. (Græfe).

℞ Alcoolé de potasse à 1/6...... 15
Teint. de gaïac ammoniacale.. 7
Opium brut................ 2

X à XX gtt., 3 f. (Græfe).

℞ Résine de gaïac pulv...... 1 à 2
Gomme arab.............. 5
Sp. d'orgeat.............. 30
Eau commune............ 100

Émuls. par cuill.

℞ Myrrhe 3
Résine de gaïac....... 4
Aloès socotrin......... 4
Alcool à 52° C......... 300 c. c.

Élixir antiarth. (Ile-de-France).

℞ Salsepareille div........ 60
Gaïac râpé 60
Eau 3000
Décoct. et réd. à....... 500
Sucre 1000
Ext. d'opium............ 0,60
Résine de gaïac......... 16
Carbonate de potasse..... 12
Teint. de colchique à 1/3. 5
Essence de citron........ II g^{tt}.

Sp. antiarthr. (Dubois).

℞ Quinquina jaune pulv...... 9
Salsepareille div........... 9
Gaïac râpé................ 3
Santal rouge div........... 3
Eau...................... q. s.

P. décoct................. 1200
Sucre..................... 2380

Sp. de quinquina comp. ou Sp. antirhumat. (Ph. Esp.).

2ℛ Ext. de gaïac............. 10
Ext. alc. de salsepareille... 10
Résine de jalap............. 10
Délayez dans alcool à 21°... 100
Ess. de moutarde.......... X
Sp. de salsepareille........ 1000

Sp. de Boubée, par cuill. dans un verre d'eau, jusqu'à purg.

Gentiane (Racine de).
V. Ind. VIII, *Méd. eupeptique.*

Iodiques.
V. Ind. XIX, *Méd. résolutive.*

Teint. d'iode pure et non acide. Par V ou X gtt. jusqu'à XXX et même jusqu'à LX (Trousseau). Dans un véhicule alcoolique.

2ℛ Iodure de potassium........ 4
Teint. de digitale........... 2
Hydrolat de tilleul........ 150
Sp. de morphine........... 32

1 cuill. de 3 en 3 h. (Bogros).
Pot. antirhumatism.

2ℛ Iodure de potassium........ 2
Salicylate de soude......... 1
Sp. de menthe............. 20
Eau dist.................. 120

Pot. id., en 2 ou 3 fois.
(Duj.-B. et Yvon).

2ℛ Iode..................... 1
Iodure de potassium........ 30
Eau dist.................. 300

Ou bien :

2ℛ Iodure de calcium.......... 10
Eau de chaux.............. 50
Eau dist.................. 250

Cuill. à café dans eau, lait, vin, bière, aux 2 repas (Trastour).

Usage ext. — Badigeons de teint. d'iode.

2ℛ Iode..................... 2
Ac. tartrique.............. 4
Potasse caustique.......... 2

Pour un bain.

Lithine.
Oxyde de lithium, hydrate de lithine.

Très répandu, mais très divisé dans la nature. Ses sels sont antigoutteux et passent pour lithontriptiques.

Prép. — 0,05 à 0,15.
Sp. à 1/200.

Benzoate de lithine.
Très sol.

Lithontriptique par ses deux éléments.

Prép. — 0,30 à 2 gr.
En cachets, etc.

Borate de lithine.
Idem.

Prép. — 0,25 à 0,50.

2ℛ Borate de lithine........ 0,50
Bicarb. sodique.......... 0,60
Eau gazeuse............. 150
Sp. d'éc. d'or. amères.... 30

Pot., en 2 fois.

Bromure de lithine.
Très sol.

Hypnotique et résolutif.

Prép. — 0,25 à 0,80.
Sp., à 1/20.

Carbonate de lithine.
Sel blanc. Sol. seulement dans 100 p. d'eau.
Prép. — 0,10 à 0,50.

℞ Carbonate de lithine.......... 1
Bicarbonate de soude......... 5
Ac. citrique................. 4

Lithine effervescente.

℞ Bicarbonate de soude.... 0,50
Carbonate de lithine..... 0,20
Eau chargée de CO_2..... 1000

Eau gaz. antigoutt. (Garrod).
2 à 6 verres par j. (Stricker).

Usage ext.

℞ Glycérine................... 30
Carb. de lithine............ 4

℞ Glycéré d'amidon........... 35
Carb. de lithine............ 4
(Limousin.)

Citrate de lithine.
Sol. dans 25 d'eau.
Mêmes doses.

Iodure de lithine.
Action combinée de ses 2 éléments. Très sol.
Prép. — 1 à 2 gr.
Sp. à 1/20.

℞ Iodure de lithium........ 0,25
Ext. de quassia.......... }
Poud. de quassia........ } q. s.

Pil., 2 à 6.

Salicylate de lithine.
Sol. antiseptique et résolutif.

Prép. — 0,50 à 2 gr.
En cachets, etc.

Marronnier.
V. Ind. XXVI, *Méd. antipyr.*
Huile grasse de marronnier, en frict.

Mercuriaux.
V. Ind. XIX, *Méd. altérante.*
Dans les formes chroniques.
Bains de sublimé.
Fumigations de cinabre.

℞ Calomel 0,10
Opium.................... 0,02
Conserves de roses........ q. s.

Pil., 1 à 2 (Ph. Angl.).

Musc.
V. Ind. III, *Méd. antispasm.*

Nitre.
Nitrate de potasse à h. d.
V. Ind. XVII, *Méd. diurétique.*
V. Ind. IV, *Méd. contr.-stim.*
V. Ind. XXVI, *Méd. antipyrétiq.*

Opium.
V. Ind. I, *Méd. hypnotique.*

℞ Ext. d'opium................ 3
Ext. de jusquiame........... 2
Lanoline.................... 30

Pour onct.

Potasse.
Tous les sels alcalins et ceux de potasse en particulier, sont employés comme altérants antiarthritiques.
V. Ind. XIX, *Méd. alt.*

Borotartrate de potasse.

℞ Bitartrate de potasse....... 5
Borate de potasse......... 5

Bicarb. de potasse......... 1
Eau 1000

Sol., 1/2 lit. à 1 lit. (Bouch.).

Propylamine et Chlorhydrate de triméthylamine

Alcaloïdes liquides qui se trouvent dans plusieurs produits végétaux et animaux.

La propylamine est employée surtout en Russie comme antiarthritique.

Prép. — X à XXX gtt.
0,50 à 1 gr.

℞ Propylamine XX
Eau dist................... 200
Alc. de menthe............ 1
Sp....................... 30

Une cuill. de 2 en 2 h.

(Duj.-B.)

———

℞ Chlorhyd. de triméthylamine 2
Sp. d'anis................. 30
Eau dist.................. 120

Pot.

———

℞ Chlorhyd. de triméthylamine 0,10
Poud. de guimauve........ 0,05
— gomme.......... 0,02

Pil. (Duj.-B.).

Quinquina.

A h. d.
V. Ind. XV, *Méd. tonique.*
V. Ind. XXV, *Méd. antipyrét.*

Quinine.

V. Ind. XXV (idem).

Sulfate de quinine.

A h. d. (1 à 3 gr.).
V. Ind. XXV, *Méd. antipyr.*

℞ Sulf. de quinine............. 0,15
Ext. de digitale............ 0,02

Poud. de semences de colchique................. 0,05

Pil. antigoutteuses (Becquerel).

———

℞ Sulf. de quinine....... ⎫
Ext. acétique de colch.. ⎪
Ext. de coloq. comp.... ⎬ ãã 0,10
Poud. de Dover........ ⎭

Pil. antigoutt. de Halfort.

———

℞ Acétate de morphine........ 0,01
Ext. acétique de colchique.. 0,02
Sulf. de quinine 0,06
Calomel................... 0,02

Pil. antiarthritique.

Révulsifs.

V. Ind. XI, *Méd. irritante.*

Salicine.

V. Ind. XXIII, *Méd. antipyr.*
Prép. — 0,75 toutes les 3 h. pendant 2 ou 3 jours, puis on dim. (Maclagan).

Acide salicylique.

V. Ind. XXIII et XXVII.
0,50 chaque heure (Stricker).

Salicylate de soude.

Sel sol. dans 10 p. d'eau froide. Antirhumat. par excellence et antiseptique.

Prép. — 2 à 10 gr. en cachets ou en solut.
Solut. à 1/15 et à 1/10.

———

℞ Salicylate de soude....... 4 à 8
Eau commune............. 80
Sp. simple................ 30
Rhum ou cognac.......... 20

Pot. par cuill. d'h. en h.

———

℞ Eau de laurier-cerise......... 30
Eau commune............... 80
Salicylate de soude.......... 10
Alcool à 95°................ 10
Sp. simple................. 30
Pot. par cuill.

℞ Salicylate de soude....... 4 à 6
Rhum.................... 30
Sp. de limons........... 30
Julep gom............... 80
Pot. antirhumat. (Graves).

Sol. aq. p. inject. hypod.
P. E. ou à 1/4.

℞ Caféine..................... 4
Salicylate................. 3
Eau dist................... 6
Idem.

Salicylate de lithine.

Succédané du salicylate de soude. Sol. dans eau et alcool. Agent lithontriptique.
Prép. — 0,50 à 2 gr.

Salicylate de quinine.

V. Ind. XXIII, *Méd. antipyr.*

Salicylate de bismuth.

V. Ind. XXVII, *Méd. antisep.*

Salsepareille.

A haute dose.
V. Ind. XVII, *Méd. diaphor.*
Ext. liquide, 2 à 20 gr.

Salol.

V. Ind. XXVII, *Méd. antisep.*
Dose antiarthritique, 4 gr.

Sarracénie.

Racine du *Sarracenia purpurea.* Papaveracée.

Employée dans les fièvres éruptives et rhumatismales.
Prép. — Décoct., inf., 3/100. Poud., 5 à 10.

Silicate de soude.

Agent peu sol. dialytique.
Surveiller les urines.
Prép. — 0,25 à 1 gr.

℞ Silicate de soude.......... 60
Benzoate de soude.......... 30
Sp. de gomme............. 100
Sp. dialytique (Bonjean).

℞ Silicate de soude.......... 0,025
Ext. alc. de colchique..... 0,015
Ext. d'aconit.............. 0,03
Benzoate de soude........ 0,05
Savon méd.............. 0,05
Pil. dialytique (Id.).

Soude (Sels de).

Tous les sels alcalins, et ceux de soude plus que les autres, sont donnés comme altérants antiarthritiques. V. Ind. XIX, *Méd. altérante.*

Sulfureux.

Contre les formes chroniques ou torpides.

℞ Soufre lavé................ 0,10
Carbonate de magnésie..... 0,10
Savon méd............... 0,06
Eau...................... q. s.
Pil. sulf. alcal., 5 à 20 (Mialhe).

℞ Soufre sublimé...........)
Magnésie .... } ãã 1
Charbon ....)
Dose sulf. magnésienne.
(Duj.-B. et Yvon.)

Sulfures de potassium.
Sulfures de sodium.
V. Ind. XXV, *Méd. antiscrof.*
Surtout en bains et lotions.

Tabac.
V. Ind. I, *Méd. narcotique.*
V. Ind. IV, *Méd. analgésique.*

Tartrates alcalins.
V. Ind. XVII, *Méd. diurétique* et *Méd. purgative.*

Térébenthine (Essence de).
V. Ind. II, *Méd. névrosth.*
V. Ind. XVIII, *Méd. balsamiq.*
Usage ext.

℞ Baume de Fioravanti........ 250
Savon...................... 20
Camphre.................... 25
Ammoniaque................. 8

Ess. de romarin............. 6
— thym................. 2
Baume antirhumat. (Fontaine).

℞ Ess. de térébenthine......... 50
Baume nerval............... 50
Eau de Rabel.............. 5
Embrocat. antirhumat.

℞ Camphre................... 3
Ess. de térébenthine......... 10
Savon noir................. 30
Baume nerval............... 15
Ess. de cumin.............. 1
Carbonate d'ammoniaque..... 1
Lin. antiarthrit. (Home).

Veratrum.
Vératrine.
V. Ind. IV. *Méd. contro-stim.*
V. Ind. VII, *Méd. modér.*
V. Ind. XXIII, *Méd. antipyr.*

XXVe INDICATION

SCROFULO-TUBERCULOSE

Déchéance nutritive à tendance régressive, dont les manifestations occupent surtout les éléments lymphatiques. Les manifestations catarrhales et les lésions tuberculeuses auxquelles elle donne lieu sont regardées comme bacillaires.

Indicat. anticongestives, au début surtout (Ind. XXII), voire même antiphlogistiques (Ind. XXV), et plus souvent antidiacritiques (Ind. XII et XVI).

Les médications par excellence de la scrofule sont la méd. altérante eutrophique (Ind. XX), la méd. antiscorbutique (id.), la méd. altérante (Ind. XIX) et la méd. antiseptique (Ind. XXVII). Avec les balsamiques (Ind. XVIII), les amers (Ind. VIII) et les stimulants (Ind. II). Les révulsifs y ont aussi leur part (Ind. XI), ainsi que l'hydrothérapie (Voir Form. G).

La médication antiscrofuleuse emprunte ses agents à ces diverses médications. Ceux qu'elle revendique plus spécialement rentrent dans les altérants toniques, les antiscorbutiques et les eupeptiques amers.

Régime antiscrofuleux. — Analeptique et reconstituant, aliments gras, huiles de poisson. Bonne aération, gymnastique modérée. Exciter la peau.

Agents de la méd. antiscrofulo-tuberculeuse.

Anthracokali.
Arsenicaux.
Arsénieux (Ac.).
Arséniates.
Arsenic (Iodure).
Brome.
Bromures.
Bromure de fer.
Chlorures.
— de sodium.
— de potassium.
— d'ammonium.
— de baryum.
— de calcium.
— eau de mer.
   Eaux mères.
Ciguë.
Cicutine.
Columbo.
Créosote.
Cuivre (Oxyde).
Douce-amère.
Fumeterre.
Garance.
Gentiane.
Glycérine.
Gaïacol.
Hélénine.
Huile de f. de morue.
Houblon.
Iodiques.
Iode.

Iodure de potassium.
— de fer.
— de fer et de quinine.
— de plomb.
— de soufre.
— de manganèse.
Iodoforme.
Ményanthe.
Mercuriaux.
Molène.
Noyer.
   Brou de noix.
Or.
Phellandrie.
Phosphorés.
   Phosphates.
   Phosphate de cuivre.
   Hypophosphites.
      — de chaux.
      — de soude.
Plomb (Acétate).
Quassia.
Quinquina.
Scrofulaires.
Simarouba.
Sulfureux.
   Soufre.
   Sulf. de calcium.
   — de sodium.
   — d'antimoine.
   — de potassium.
Tussilage.

Anthracokali.

Corps complexe composé de potasse et de charbon. Comme le *fuligokali*, qui lui est en tout analogue, est composé de suie et de potasse. On y ajoute parfois du soufre (A. soufré)

ou de l'iode ou du calomel.

Prép. — Dose, 0,15 à 0,30.

2⟋ Anthracokali................ 0,10
   Poud. de réglisse........... 0,25
Dose, 2 à 3.

______

Usage ext. — Pom. à 1/30.

Arsenicaux.
V. Ind. XX, *Méd. altérante.*

Acides arsénieux (idem) et Arséniates divers.

℞ Arséniate de soude........ 0,26
Eau dist................. 28
Liq. (Ph. Britt) 10 fois plus forte que la liq. de Pearson.

℞ Acide arsénieux............. 1
Carbonate de potasse........ 1
Brome....................... 2
Eau dist.................... 03
Liq. de Clément, III à IV gtt.

Iodure d'arsenic.
Peu usité.

℞ Iodure d'arsenic......... 0,20
Eau dist 120
Biiodure de mercure..... 0,40
Iodure de potassium...... 4
IV à X gtt. Liq. de Donovan.

℞ Liq. de Donovan............ 4
Sp. de gingembre........... 15
Eau........................ 80
Pot. (Donovan).

℞ Iodure d'arsenic.......... 0,15
Axonge.................... 25
Pom.

Brome.
V. Ind. XVIII, *Méd. balsam.*

Bromures.
V. Ind. I, *Méd. hypnotique.*

Bromure de fer.
Précieux par son action altérante, tonique et modératrice.
Prép. — 0,05 à 0,20.

℞ Bromure de fer pulv....... 0,05
Conserve de roses.......... 0,05
Gomme arab............... q. s.
Pil., 2 à 4 (Magendie).

Chlorures.
Agissent surtout par leur radical métallique. Les chlorures alcalins sont à peu près les seuls indiqués ici. V. Ind. XIX et XX.

Chlorure d'ammonium.
V. Ind. II, *Méd. névrosth.*
V. Ind. XI, *Méd. irrit.*
V. Ind. XIX, *Méd. altérante.*

℞ Chlorhydrate d'ammoniaque 0,15
Soufre sublimé et lavé...... 0,25
Ext. de gentiane........... q. s.
Bol altérant.

Chlorure de baryum.
Sel sol. antiscrofuleux.
Incompat. — Sulfates sol.
Prép. — Sol. 0,20 à 0,30/120.
Par cuill. chaque h.

Pil. de 0,005, 2 à 10.

℞ Chlorure de baryum..... 0,10
Eau dist................ 170
Eau de cannelle........ 20
Sp. diacode............ 50
Pot., 3 à 4 cuill.

℞ Chlorure de baryum........ 36
Elixir de Whytt........... 300
Eau dist................. 1000
Mixt., 1 à 5 gr. (Lauth).

℞ Chlorure de baryum 2
Sulfate ferreux............ 2

Hydrolat de cannelle....... 50
Sp. d'éc. d'oranges........ 50
Mixt., 8 à 16 gr. (Hufeland).

℞ Chlorure de baryum........ 0,005
Ext. de gentiane.......... 0,005
Poud. de quinquina....... q. s.
Pil. antiscrof., 4 par j. (Yvon).

℞ Masse de Vallet............ 0,17
Chlorure de baryum....... 0,03
Résine de jalap............ 0,08
Pil. fond. (Righini).

Chlorure de calcium.

Sel très sol., déliquescent; purgatif et antiscrofuleux.

Incompat. — Acides divers, sulfates, alcalis et leurs carbonates.

Prép. — 4 gr.
Sol., 125/300 (Londres).
Sp., 8 à 15/500.

℞ Chlorure de calcium........ 4
Sp. de mousse de Corse..... 50
Eau dist.................. 350
Eau antiscrof. (Righini).

Chlorure de potassium.
V. Ind. XVII, *Méd. purg.*

Chlorure de sodium.
V. Ind. XIX, *Méd. altérante.*
V. Ind. XI, *Méd. irritante.*

℞ Sel marin........... 0,20 à 0,50
Tannin............. 0,10
Conserves de roses... q. s.
Pil. antipht., 1 par h. (Latour).

Eau de mer.
Simple ou chargée d'acide carbonique, par petits verres; altérant laxatif.

Eaux mères des salines.
V. Form. H, hydrothérap.

Eucaylptus.
V. Ind. XVIII, *Méd. balsam.*

Ciguë et Cicutine.
V. Ind. I, *Méd. narcotique.*
V. Ind. XIX, *Méd. altérante.*

Columbo.
V. Ind. VIII, *Méd. eupept.*
V. Ind. XVI, *Méd. antidiarr.*

Créosote.
Liquide jaune huileux; produit assez complexe de la distillation du goudron de hêtre. Elle réunit le *gaïacol* et le *crésol*. Peu sol. dans l'eau, très peu dans la glycérine, elle est sol. dans la potasse ou la soude diluées, dans l'alcool, l'éther, les huiles grasses.

Incompat. — Les albumineux.

C'est un balsamique fort astringent, stimulant et antiseptique.

Prép. — De qq. glt. à 0,15 ou 0,25.

Rhum créosoté, 1 à 2/100.

℞ Créosote................ 13,50
Teint. de gentiane...... 20
Alcool de Montpellier... 250
Vin de Malaga q. s. p. f. 1000
Vin créosoté (Bouchard, Gimbert).

℞ Créosote................ 18
Alcool de Montpellier...... 250
Sp. de sucre............. 100
Vin de Malaga q. s. p. f... 1000
Id. (Duj.-B.).

℞ Créosote...................... 10
  Alcool à 80°................ 300
  Sp. de gentiane........... 700
Élixir.

℞ Créosote..................... 3
  Alcool...................... 100
  Vin de Banyuls........... 300
  Sp. de sucre.............. 100
Élixir créosoté (Duj.-B.).

℞ Créosote.............. 1 à 2
  Huile de foie de morue. 75 à 200
Par cuill.

℞ Créosote pure.............. 0,02
  Huile de foie de morue..... 0,20
En capsule.

℞ Créosote................... III
  Eau......................... 90
  Eau de fl. d'oranger........ 30
  Ess. de citron.............. II
Pot., cuill. de 2 en 2 h.
          (Pécholier.)

℞ Créosote................... 1,3
  Alcool de vin.............. 25
  Eau de cannelle.......... 100
  Sp. de cannelle.......... 25
Pot., 3 cuill. (Keferstein).

℞ Créosote................... 1,3
  Huile d'amandes.......... 30
  Gomme arab.............. 20
  Eau dist.................. 100
    Avec ou sans
  Teint. d'éc. d'or. comp.... 1
  Oléosaccharure de menthe. 4
Émuls., 2 à 5 cuill. (Id.).

℞ Créosote.?.................. 3
  Teint. de cannelle.......... 30
Par gouttes.

℞ Eau gazeuse........... 970
  Cognac................. 30
  Créosote........... 0,60 à 1,20
Par verres (Rosenthal).

℞ Créosote................. 4
  Poud. de gentiane........ 6
  Suc de réglisse........... 6
  Mucilage................. q. s.
P. 120 pil., 3 fois 6 par j.

℞ Créosote de hêtre........ 0,05
  Poud. de guimauve....... 0,05
  Magnésie calcinée......... 0,05
Pil.

℞ Créosote................. 0,02
  Acétate de plomb......... 0,006
  Poud. d'opium........... 0,006
  Ext. de quinquina........ q. s.
Pil. antipht., 2 à 4 (Fuchs).

℞ Créosote................. 0,02
  Cire blanche.............. 0,02
  Poud. d'opium............ 0,01
  Poud. de girofles.......... 0,04
  Mucilage de gomme........ q.s.
Pil. créosotées, 5 à 10.

℞ Glycérine................. 125
  Créosote.................. XII
         (Guibert.)

---

*Usage ext. — V. Ind. XXVII,
Méd. antiseptique.*

Cuivre (Oxyde noir de) ou Bioxyde.

Prép. — 0,10 à 0,80; inusité.
Usage ext.

℞ Oxyde noir de cuivre........ 1
  Vaseline..................... 5
Pom. Adénite (Mosler).

Phosphate de cuivre.
V. *Phosphorés* ci-dessous.

Douce-amère.
V. Ind. I, *Méd. narcotique.*

Fumeterre,
V. Ind. XVII, *Méd. diaphor.*
V. Ind. XIX, *Méd. antiscorb.*

Gaïacol.
Un des principes constituants de la créosote. V. Ind. XXVII, *Méd. antisept.*

℞ Gaïacol pur.............. 1 à 2
Eau dist................. 180
Alcool.................. 20
Par cuill. à café, dans de l'eau.

Garance.
Racine du *Rubia tinctorum*, rubiacée; a été employée contre le rachitisme.
Prép. — Poud., 2 à 4.
Décoct., 2/100.

Gentiane.
V. Ind. VIII, *Méd. eupeptique.*
Tisane, 4/1000.
Teint. de gentiane comp.
Élixir de Peyrilhe. V. p. 139.

———

℞ Sp. de gentiane........)
— de quinquina....... } P. E.
— d'éc. d'or. am.......)
3 cuill. Sp. antiscrof. (Bouch.).

———

℞ Sp. de quinquina au vin.... 100
— rhubarbe............ 50
Teint. de gentiane......... 6
Par pet. cuill. (id.) (Debreyne).

———

℞ Rac. de gentiane.......... 30
Carb. d'ammoniaque........ 8
Alcool à 56°.............. 1000
Teint. de g. ammoniacale ou Élixir antiscrof., 4 à 5 gr.

Glycérine.
V. Ind. XX, *Méd. tonique.*

Hélénine.
Huile vol. concrète ou camphre, extrait d'une composée. *Inula helenium*, aunée.
Insol. dans eau, sol. dans alcool, éther. Impure, elle est granuleuse et jaunâtre.
Antituberculeuse et antiputride (Korab).
Prép. — 0,05 à 0,10.

℞ Hélénine................... 1
Vaseline liq................ 99
Inject. hypodermique.

Homeriana.
Polygonée de Russie; a pour principe actif une huile irritante (Laskoff).
Prép. — Inf. ou décoct., 3/100.
Tisane.

Houblon.
V. Ind. VII, *Méd. calmante.*
V. Ind. VIII, *Méd. eupeptique.*

Huile de foie de morue.
Extraite des foies de la morue franche. Blanche, blonde, brune. Sol. dans l'éther et un peu dans l'alcool.
Par cuill., de 1 à 5 et plus.
Ext., Sp., Pil., Dragées, Capsules, Savon.

℞ H. f. morue................. 250
Eau dist................... 250
Carb. de soude............. 14
Sulf. ferreux.............. 15

H. f. m. ferrée (Jeannel).

℞ Iode.................... 0,10
H. de f. de morue........ 100
Ess. de menthe........... V

H. f. m. iodée.

℞ Huile de foie de m....... 100
Eucalyptol............... 1 à 2

℞ Huile de f. de morue..... 240
Eau dist................ 135
Bicarbonate de soude.... 0,60
Ess. d'eucalyptus........ 0,75
Sp. simple.............. 75

℞ Huile de f. de m....... 1000
Créosote 1,25
Saccharine 0,08

℞ Limaille de fer........... 4
Iode................... 17
Eau.................... q. s.
Huile de f. de morue...... 5000

H. f. m. iodo-ferrée (Devergie).

℞ Huile de foie de m........ 60
Blanc de baleine.......... 10
Sp. simple............. q. s.
Rhum.................. 25

Pot. (Mouchon).

℞ Huile de foie de m.......... 20
Sucre porph.............. 25
Carbonate de potasse........ 1
Ess. de menthe............ IV
Ess. d'amandes am......... II

Poud. (Vigier).

Iodiques.
V. Ind. XIX, *Méd. altérante.*
V. Ind. XX, *Méd. tonique.*

Iode.
Idem.
Sp. iodo-tannique. V. p. 220.

Usage ext. — Badigeons.

Iodoforme.
V. Ind. IV, *Méd. analgésique.*
V. Ind. XIX, *Méd. altérante.*
V. Ind. XXVII, *Méd. antisept.*
Prép. — Poudres à l'iodofor-
me combinées pour en masquer
l'odeur.

℞ Iodoforme.............. 1
Ess. de roses........... II gtt.

℞ Iodoforme.............. 2
Café pulv.............. 1

℞ Iodoforme.............. 5
Coumarine.............. 1

La *coumarine* est le principe
aromat. de la fièvre tonka.
On y a encore employé la
teint. d'Evodie à la dose de
2 gtt. pour 25 gr.

℞ Iodoforme 100
Ess. de menthe........... 5
—   néroli........... 1
—   citron 2
T. de benjoin........... 1

℞ Camphre............... 5
Ess. de menthe........... 2
Iodoforme............. 15

℞ Iodoforme pur........... 1
Menthol................ 0,05
Ess. de lavande fine...... I gtt.

℞ Huile de foie de morue... 100
Iodoforme............. 0,25
Ess. d'anis............ X

(Fonssagrives.)

℞ Iodoforme................... 1
Huile de foie de morue...... 250
Essence d'anis.............. 3

(Purdon.)

℞ Iodoforme................. 0,01
Poud. de lycopode......... 0,05
Ext. de gentiane.......... 0,05

Pil. antipht. (Chiarenelli).

℞ Créosote 0,06
Iodoforme................. 0,06
Terpine................... 0,05
Ac. benzoïque............. 0,05
Téréb. du mélèze.......... 0,05
Poud. de guimauve........ 0,02
Magnésie légère........... 0,02

Pil., 4 à 10 (Legroux).

Iodure de baryum.

Peu employé.
Prép. — 0,01 à 0,10.
Sol., 0,05/100, 1 à 3 cuill.

Iodure de fer.

Très sol., antiscrofuleux, fondant et tonique.
Incompat. — Iodure de potassium, acides, alcalis, sulfates, tannin.
Prép. — 0,10 à 1.
Pil. de 0,05, 2 à 10.

℞ Iode sublimé......... 4 — 10
Limaille de fer....... 2 —
Eau dist.............. 10 —
Sp. de gomme........ 785 —
— fl. d'oranger... 200 —

Sp., 20 à 100 gr. (Codex).

℞ Iodure de fer.............. 0,05
Limaille de fer porph...... 0,03
Manne 0,20

Dragée, 4 à 8 (Fouché).

℞ Limaille de fer.............. 2
Iode...................... 4

Eau dist.................... 5
Filtrez après décolorat.
Sucre de lait............... 12

Saccharure (Ph. Bav.).

℞ Iode..................... 20
Limaille de fer........... 10
Eau...................... 200
Chauffez jusqu'à décolor., ajout.
Sucre granulé............ 1000
Ess. de menthe........... 5
Eau de menthe........... q. s.

Past. à la gtt., 5 à 20 (Bouch.).

℞ Iodure de fer.............. 0,05
Ext. quinquina............ 0,05
Ext. de rhubarbe.......... 0,05
Poud. de cannelle......... 1

Bol à toluiser, 1 à 4.

℞ Iodure de fer.............. 0,05
Limaille de fer........... 0,02
Ext. de quinquina......... 0,06
Rhubarbe................. q. s.

Pil. toluisée, 4 à 6.

(Duj.-B., Yvon).

℞ Iode sublimé............. 4,10
Limaille de fer........... 2
Eau dist................. 6
Miel blanc............... 5
Poud. réglisse........... q.s.

Pil. de Blancard.

℞ Iodure de potassium...... 0,055
Sulfate de fer............ 0,045
Limaille de fer........... 0,005
Gomme pulv.............. 0,005
Mie de pain.............. 0,060
Poud. de guimauve....... q. s.
Miel..................... q. s.

Pil. (H.-M.).

℞ Protoiodure de fer........ 0,05
Fer réduit................ 0,05
Beurre de cacao.......... 0,20

Pil. (Vezu).

℞ Protoiodure de fer........ 0,05
—   mercure... 0,025
Ext. de gentiane.......... q. s.
Pil., 2 à 3.

℞ Sp. sudorifique............. 500
Protoiodure de fer.......... 4
2 à 6 cuill. (Ricord).

℞ Sp. de salsepareille......... 300
—   gentiane............. 200
Iodure de fer.............. 5
Par cuill.

℞ Teint. d'iode.............. 12
Iodure de fer.............. 5
Sp. de raifort comp........ 1000
2 à 4 cuill.

℞ Iodure de fer............. 5
—   potassium...... 12,50
Sp. de fl. d'oranger...... 50
—   gomme.......... 450

℞ Iodure de fer.............. 4
Ext. de petite centaurée..... 4
—   fumeterre 4
—   douce-amère........ 4
—   rhubarbe.......... 4
Sp. de sucre.............. 500
2 à 6 cuill. (Duchesne-Duparc).

℞ Iode pur.......... 2,25
Limaille de fer.......... 15
Huile d'amandes......... 800
1 à 2 cuill. (Dorvault).

℞ Sucre..................... 5
Iode...................... 5
Fer réduit................ 8
Eau dist.................. 40
Glycérine pure........... 110
Sol. inaltérable, 6 gr. de sel p.
100 de sp. (Nicot).

℞ Tartrate ferrico-potassique... 1
Iodure de potassium........ 1
Bicarbonate de soude....... 4
Ac. citrique............... 5
Eau commune............. 650
Eau iodo-ferrée gazeuse.
                 (Jeannel.)

Usage ext.
Pommade, 4/30.

℞ Eau................... 500
Iodure de fer.......... 60 à 120
Pour un bain (Soub.).

℞ Iodure de fer........ 2 à 5
Eau................. 1000 à 500
Lotion, inject.

℞ Iodure de fer............. 4
—   potassium 4
Emplâtre diachylon........ 60
Térébenthine............. q. s.
Emplâtre.

Iodure de fer et de quinine.

Antiscrofuleux, antichlorotique, antifébrile.
Prép. — 0,10 à 0,50.

℞ Protoiodure de fer.......... 0,10
Sulf. de quinine 0,02
Miel....................... 0,02
Poud. de réglisse.......... q. s.
Pil., 2 à 6 par j.

℞ Iode..................... 5
Fer...................... 2
Eau 20
    Digérez, filtrez, ajoutez
Sp. de sucre............. 11,20
Sulf. de quinine.......... 1
Eau acidulée............. 10
Par cuill. (Duj.-B. et Yvon).

Iodure de manganèse.

Succédané de l'iodure de fer.
Prép. — Mêmes doses que IK.

℞ Iodure de potassium........ 2
Sulfate manganeux........ 2
Miel...................... q. s.

Pil. de 0,20, 1 à 6.

———

℞ Carbonate de manganèse... 4
Ac. iodhydrique........... q. s.
Sp. de gaïac............. 500

Sp., 2 à 4 cuill. (Honas).

Iodure de plomb.

V. Ind. XIX, *Méd. altérante.*

Iodure de potassium.

V. Ind. XIX et XX.

℞ Sp. de gentiane 300
Sp. de quinquina.......... 300
Sp. d'éc. d'oranges........ 800
Iodure de potassium........ 15
Tartrate de fer ammoniacal. 18

Sp. antiscrof., 3 cuill. (Boinet).

———

℞ Iodure de potassium........ 2
Teint d'iode.............. 2
Sp. de gentiane........... 125
— quinquina.......... 125

Sp. antiscrof., cuill. à café.
(Verneuil.)

———

℞ Iodure de potassium.........
Ext. de quirquina.......... 2
Inf. de pensées sauvages..... 80
Sp. antiscorbutique.......... 20

Pot., 1/4 le matin à jeun.
Antiscroful. (Gallois).

———

℞ Iodure de potassium....... 6
Iode.................... 0,40
Teint. de cardamome...... 25
Sp. de salsepareille comp.. 75

Par cuill. à café, 2 à 3 (Gallois).

———

℞ Iodure de potassium........ 5
Chlorhydrate d'ammoniaque. 3
Sp. antiscorbutique........ 45
Hydrolat de tilleul 100

1 cuill. à café matin et soir.
Antiscroful. (Guépin).

———

℞ Iodure de potassium 2
Teint. d'iode.............. 1
Tannin.................. 1
Sp. de quinquina........... 50
Sp. gommeux.............. 150

Par cuill. (Guibourt), Antiscrof.

———

Iodure de soufre.

Insol., antiscrofuleux, anti-
dartreux.
Prép. — 0,20.

℞ Iodure de soufre.......... 0,05
Soufre................... 0,025
Savon méd............... q. s.

Pil. toluisée (Devergie).

———

Pom. 1/20.

℞ Iodure de soufre........... 1 à 2
Vaseline................. 30

Pom.

Ményanthe.

Gentianée, trèfle d'eau. Ses
feuilles sont toniques, fébrifuges. Elles entrent dans le sirop
antiscorbutique.

Mercuriaux.

V. Ind. XIX, *Méd. altérante.*
Employés surtout comme
usage externe, contre les manifestations périphériques de la
scrofulo-tuberculose.

Biiodure de mercure.

V. Ind. XIX.

℞ Biiodure de mercure....... 1
Iodure de potassium........ 1
Eau dist.................. 1000

Sol. p. pulvérisat. (Miquel).

Sulfure noir de mercure.

V. Ind. XIX, idem.

℞ Sulfure noir de mercure.. 0,05
Poud. de ciguë........... 0,05
Magnésie................. 0,025

Pil. de Baudelocque, 1 à 4.

Molène.

V. Ind. X, *Méd. émoll.*

Verbascum thapsus. Scrofula-riée, bouillon blanc. Adoucis-sant et pectoral.

Prép. — Inf. de fl., 2/100.

Usage ext. — Cataplasme de f.

Noyer.

V. Ind. XII, *Méd. astringente.*
Antiscrofuleux tonique.
Prép.

℞ F. de noyer................. 25
Fl. de pensées sauvages..... 25
Séné....................... 5

5 gr. par tasse.
Décoct. antiscrof.

℞ F. de noyer.............. 10
Eau bouillante........... 200
Inf., filtrez, ajoutez
Iodure de potassium...... 2 à 4

Pot. antiscrof.

Brou de noix ou Péricarpe.

Sert à faire des liqueurs. Il entre dans la tisane de Pollini (dépuratif, antisyph.).

Or.

V. Ind. XIX, *Méd. altérante.*

Phellandrie.

V. Ind. VIII, *Méd. eupnéique.*

Phosphorés.

V. Ind. II, *Méd. névrosth.*
V. Ind. V, *Méd. excito-mot.*
V. Ind. XX, *Méd. eutrophique.*

℞ Huile de foie de morue 9
Huile phosphorée à 1/1000..... 1

2 mmg. de Ph. par cuill.

℞ Huile phosphorée à 1/1000.... 10
Créosote de hêtre............ 1
Huile de foie de morue...... 89

℞ Huile phosphorée du Codex. 0,05
Savon amygdalin.......... 0,05

Pil., 1 à 4.

℞ Phosphore............. 0,001
Sulfure de carbone..... 1/2 gtt.
Huile d'amandes d...... 0,10
Magnésie calcinée....... q. s.

Pil. d'après Gobley.

Phosphate de cuivre.

A l'état naissant (Luton).
Prép. — 0,02.

℞ Acétate n. de cuivre........ 0,01
Phosphate de soude crist... 0,05
Poud. de réglisse.......... q. s.
Glycérine .... q. s.

Pil.

℞ Acétate n. de cuivre...... 0,05
Phosphate de soude crist. 0,50
Pot. gommeuse.......... 125

Pot. par cuill.

℞ Acétate de cuivre........ 0,05
Pot. gommeuse.......... 125
Ess. d'anis.............. 1

Pot. n° 1.

℞ Phosphate de soude crist.. 0,50
Sp. de framboises........ 50
Eau dist................. 75

Pot. n° 2 (Mâreau).

℞ Phosphate de cuivre récemment
   ppité 1
   Glycérine pure et eau......... 5
Sol. p. inj. hypod. (Luton).

Hypophosphites.
Agents d'entraînement nutri-tif et d'antisepsie. Ils favorisent les oxydations.

Hypophosphite de chaux.
V. Ind. XX, *Méd. eutrophique.*

Hypophosphite de soude (Idem).
Les hypophosphites de ma-gnésie et d'alumine. Inusités.

Phosphates.
V. Ind. XX, *Méd. eutroph.*

Plomb (Acétate de).
V. Ind. XII, *Méd. astringente.*
V. Ind. XVI, *Méd. anexos-motique.*

℞ Acétate de plomb......... 0,01
   Opium pulv.............. 0,005
   Digitale pulv............. 0,01
   Ext. de camomille........ q. s.
Pil., 2 à 6. Phth. (OEsterlen).

℞ Acétate de plomb........ 0,10
   Ext. de jusquiame........ 0,05
   Eau dist................ 200
Pot., cuill. de 2 en 2 h. Phth.
       (Amelong.)

℞ Digitale .... 0,05 à 0,30
   Eau bouillante (Inf.).   150
   Acétate de plomb.... 0,25 à 0,50
   Teint. d'opium...... 0,25 à 0,50
Pot., Pneumonie caséeuse.
       (Oppolzer.)

Quassia.
V. Ind. VIII, *Méd. eupeptique.*

Quinquina.
V. Ind. VIII, *Méd. eupeptique.*
V. Ind. XX, *Méd. tonique.*

℞ Sulfate de quinine......... 0,05
   Ext. de chanvre indien..... 0,10
   Sucre..................... 0,50
Doses antitub. de 2 en 2 h. (d'a-près Scoda).

Scrofulaire.
Plante amère, peu ou pas usitée.

Simarouba.
V. Ind. VIII, *Méd. eupeptique.*
V. Ind. XVI, *Méd. antidiar-rhéique.*

Suie.
V. Form. C. herpétologique.

Sulfureux.
V. Ind. XVII, *Méd. diaphor.*
V. Ind. XVIII, *Méd. balsam.*

Soufre.
V. Ind. XVIII, *Méd. balsam.*

℞ Soufre sublimé............ 2
   Quinquina pulv............ 2
   Sp. d'althœa.............. q. s.
Élect. (Desmet).

Monosulfure de sodium.
V. Ind. XVIII, *Méd. balsam.*

Sulfure de calcium.
Inusité à l'intérieur. Succé-dané du sulfure de potassium.

Sulfures d'antimoine.
V. Ind. IV, *Méd. contro-sti-mulante.*

Sulfure de potassium.
Trisulfure solide. Foie de soufre. Presque inusité à l'int.
Prép.

℞ Sulfure de potassium...... 0,025
Argile .... q. s.
Pil., 2 par j.

———

Usage ext.
Lotion, 1/50.

———

℞ Savon blanc................ 50
Eau 200
Sulfure de pot. liq. à 1/3.... 50
Lot. (Bouch.).

———

℞ Sulfure de potassium....... 1
Teint. de benjoin........... 1
Eau dist................... 100

(Vigier.)

———

℞ Sulfure de pot........... 2 à 4
Carbonate de potasse..... 1
Lait d'amandes........... 240
Eau d. de laurier-cerise... 10
Lotion.

———

Bain à 100 gr.

———

℞ Trisulfure de pot..... 100 à 150
Gélatine 250
Bain de Dupuytren (Codex).

———

Bain de siège, 5 gr.

———

Pommade à 1/10.

Trisulfure de sodium solide ou **Polysulfure.**
Sert à préparer les bains sulfureux.

℞ Monosulfure de sodium...... 60
Chlorure de sodium sec...... 60
Carbonate de soude sec...... 30
Bains sulfureux.   (Codex.)

———

℞ Polysulf. de sodium........ 100
Eau commune.............. 400
Ac. chlorhydrique......... 18
Eau 750
B. sulf. (Plenck).

Tussilage.
V. Ind. X, *Méd. émoll.*

———

XXVIᵉ INDICATION

MALADIE VÉNÉRÉO-SYPHILITIQUE

J'ai réuni ces deux chapitres de la pathologie, dont les maladies, d'origine dite microbienne, relèvent d'indications fort rapprochées, se manifestent par des altérations des surfaces de rapport, deviennent plus tard ostéo-musculaires, et enfin viscérales.

MÉDICATION ANTIVÉNÉRIENNE ET ANTISYPHILITIQUE.

Au point de vue des agents qu'on y emploie, cette médication devrait être dédoublée, mais les rapports nombreux qu'ils présentent permettent de les rapprocher, et la théorie microbienne qui les domine, permet de les réunir.

Outre les agents spécifiques qu'elle comporte, elle se complète par les divers moyens de la médication antizymotique (V. Ind. XXVII) et aussi par les altérants les plus puissants (V. Ind. XIX) et les plus rapprochés de la spécificité. Enfin on y joint les éliminateurs, et en particulier les sudorifiques (V. Ind. XVII) et aussi des balsamiques (Ind. XVIII).

Régime de la médication vénéréo-syphilitique. — Celui qui favorise l'assimilation et l'élimination; d'où, l'utilité d'une nutrition active (entraînement), surtout en présence d'une cachexie toujours imminente.

Agents de la médication vénéréo-syphilitique.

Ammoniaque.
Antimoine.
Argent (Nitrate).
Bismuth.
Cachou.
Camphre.
Cantharides.
Caroba.
Chloral.
Chloroplatinate de soude.
Chlorures alcalins.
Chromiques.
    Bichromate de potasse.
Coloquinte.
Copahu.
Créosote.
Cubèbe.
Cuivre (Acétate).
— (Ammoniure).
— (Sulfate).
Daphné mezereum.
Douce-amère.
Encens.
Fer (Perchlorure).
Gaïac.
Gurgum.
Iode.
Iodure de fer.
— potassium.

Iodure de sodium.
Iodoforme.
Kava-kava.
Lobélie syphilitique.
Matico.
Mercure.
    Albuminate.
    Azotates.
    Bromure.
    Calomel.
    Chloroiodures.
    Cyanures.
    Iodures.
    Oxyde.
    Peptonate.
    Peptone mercurique ammonique.
    Phénate.
    Sublimé.
    Sulfate.
    Turbith minéral.
Monésia.
Noyer.
Opium.
Or.
Pensée sauvage.
Permanganate de potasse.
Plomb.
    Acétate.
Salicylique (Ac.).

Salseparcille.
Sassafras.
Silicate de soude.
Tannin.

Tatuya.
Térébenthine.
Zinc (Sulfate).

Ammoniaque.
V. Ind. XVII, *Méd. diaphor.*

Antimoine (Sulfure d').
V. Ind. IV, *Méd. contro-stim.*
Poud. et pil. alt. de Plummer. V. p. 97.

Argent (Nitrate d').
V. Ind. XI, *Méd. irritante.*
Sol. faible de 1/200 à 1/500 (Ricord).

____

Inject. abortive à 1/10 (Diday).

____

2⁄ Nitrate d'argent........... 0,50
Eau dist.................. 75
Sol. Plaques muq. (Fournier).

____

Sol à 1/100.
Orchite blennorh. (Girard).

____

2⁄ Nitrate d'argent........... 0,10
Beurre de cacao............ 2
Supp. uréthraux (Ultzmann).

Bismuth (Sous-nitrate de).
V. Ind. VIII, *Méd. temp.*
Usage ext.

2⁄ Amidon...................... 4
S.-n. de bismuth............ 1
Poud. Leucorrhée.   (Gallard.)

____

2⁄ S.-n. de bismuth........... 1
Eau de roses.............. 20
Inject. (agitez).

Cachou.
V. Ind. XII, *Méd. astring.*

2⁄ Eau dist................... 100
Cachou.................... 10
Inject. (Robert).

Camphre.
V. Ind. III, *Méd. antispasm.*
V. Ind. II, *Méd. névrosth.*
V. Ind. XXVII, *Méd. antisept.*

Cantharides.
V. Ind. VIII, *Méd. aphrod.*
V. Ind. XI, *Méd. irrit.*

Caroba.
Feuilles du *Cybistax antisyphilitica.*
Prép. — Inf. de f.
Ext. fl., 1 à 4 gr., 3 fois.

Chloral.
V. Ind. I, *Méd. hypnotique.*
V. Ind. XXVII, *Méd. antisept.*

2⁄ Hydrate de chloral........ 1,50
Hyd. de roses............. 125
Inject. Blennorrh. (Pasqua).

Chloroplatinate de soude.
Inusité.

Chlorures alcalins.
V. Ind. XXVII, *Méd. antisept.*

Chromiques.

Bichromate de potasse.
Sol. antisyph. et caustique.
Prép. — 0,02 à 0,06.

2⁄ Bichromate de potasse...... 0,01
Ext. de gentiane.......... 0,05
Pil., 1 à 3.

____

24.

℞ Bichromate de potasse...... 0,01
Ext. d'opium............... 0,01
1 pil. mat. et s. (de Vicente).

Usage ex.

℞ Axonge.................. 15
Bichromate de potasse..... 0,10
Pom.

Coloquinte.
V. Ind. XII, *Méd. purgative.*
V. Ind. XXIV, *Méd. antiart.*

Copahu.
V. Ind. XII, *Méd. astringente.*
V. Ind. XVII, *Méd. diurétique.*
V. Ind. XVIII, *Méd. balsam.*

℞ Copahu pur............. 30
Magnésie calc........... 3
Cachou pulv............ 5
Cubèbe pulv............ 40
Essence de menthe....... ⎫ ãã V
— cannelle...... ⎭
Opiat antiblenn. (Beyran).
1/2 à 4 cuill. à café par j.

℞ Oléorésine de copahu........ 25
Cubèbe pulv................. 50
Essence de menthe.......... 1
10 à 30 par j. (Jeannel).

℞ Téréb. de copahu........ ⎫ ãã 200
Sucre.................... ⎭
Gomme arabique........ 50
Laque carminée......... 5
Eau de menthe.......... q. s.
5 à 10 gr. mat. et soir (Larrey).

℞ Copahu-résine............. 10
Cubèbe-poivre............. 20
Tartrate ferrico-pot........ 2
Sp. de ratanhia............ q.s.
Opiat copahu et fer.

℞ Copahu................... ⎫ ãã 50
Poivre cubèbe........... ⎭
Hydrocarb. de magnésie.. 3
Oxyde noir de fer....... 1
Élect., 10 à 40 gr.

℞ Copahu.................. ⎫
Eau d. de laitue......... ⎪ ãã 30
— fl. d'oranger... ⎬
Sp. diacode............ ⎭
Gomme arab. pulv...... 8
Émuls., 3 à 6 cuill. (H.-P.).

℞ Oléorésine de copahu....... 40
Carb. de soude crist........ 20
Eau dist................... 140
Émuls. off. (Jeannel).

℞ Eau d. de copahu........ 300
— laurier-cerise.... 10
Sp. simple............... q. s.
Pot., en 1 ou 2 j. (Langlebert).

℞ Baume de copahu........... 50
Alcool à 80°............... 50
Sp. de Tolu............... 50
Eau de menthe............ 100
Alcool nitrique............ 5
Pot. de Chopart.

℞ Amandes d. pulv............ 24
Guimauve pulv............. 4
Cachou pulv............... 2
Baume copahu............. 12
Opiat, 4 gr. 3 ou 4 fois.
Blennorrhagie.   (Caspard.)

℞ Copahu.............. 15 à 30
Jaune d'œuf........... N° 1
Décoct. de guimauve.... 200
Laudanum de Syd...... 1
Lavement (Velpeau, Ricord).

Usage ext.

℞ Eau d. de copahu   100
  Teint. d'iode . . . .   XV à XX
Inject., 3 par j. (Langlebert).

———

℞ Eau d. de copahu   100
  Sulf. de zinc   0,40
  Oxyde de zinc porph . . .   4 à 6
Inject., 4 à 5 (Idem).

———

℞ Copahu solidifié   3
  Beurre de cacao   3
  Ext. d'opium   0,02
Supp. mat. et s. (Ewald).

———

℞ Copahu   1
  Eau   120
  Jaune d'œuf . . . .   q. s.
Émuls. p. inject. (Clerc).

———

℞ Émuls. off. de copahu   25
  Eau dist.   75
  Laudanum de Syd   XII
Inject. balsamique (Jeannel).

Créosote.
  V. Ind. XXV, *Méd. antiscrof.*
  V. Ind. XXVII, *Méd. anti-
septique.*

Cubèbe.
  V. Ind. II, *Méd. névrosth.*
  V. Ind. XVII, *Méd. diurét.*
  Prép. — Bols divers, opiat.
  Ext. alcool., sp. à 1/2.

℞ Poud. de cubèbe   100
  Copahu . . . .   30 à 50
  Ess. de menthe   2
Élect. antiblennorrh.

———

℞ Baume de copahu   12
  Poivre cubèbe   18
  Poud. de jalap   3

Gomme-gutte   0,30
Sp. de roses pâles . . . .   q. s.
Opiat, dose p. 1 j. (Diday).

———

℞ Cubèbe pulv   25
  Décoct. guimauve   250
Lavement (Velpeau).

———

Usage ext.

℞ Cubèbe concassé . . . . .   30 à 60
  Eau bouillante   500
    Inf., filtrez, ajoutez
  Ext. de belladone   0,20
Inject., 3 à 4 (Will).

Cuivre (Acétate de).
  V. Ind. XXI, *Méd. escarot.*
  V. Ind. XXVII, *Méd. antisept.*

℞ Ong. égyptiac ou escarotique . .   1
  Miel   8
Topique antisyph. (Cirillo).

Ammoniure de cuivre.
  Dissolution de bioxyde de
cuivre hydraté dans l'ammoniaque. Base de l'eau céleste.
  Prép. — Quelques gtt. dans
30 gr. d'eau p. inject.

Cuivre (Sulfate de).
  V. Ind. XII, *Méd. astring.*
  V. Ind. XI, *Méd. irritante.*

Daphne mezereum.
  Écorce d'une daphnacée voi-
sine du garou, bois gentil.
  Antisyphilitique et antiher-
pétique.
  V. Ind. XVII, *Méd. diaphoré-
tique.*
  Prép. — 4 à 5 gr.
  Ext. alc., 0,08 à 0,12.
  Sp. à 0,10 d'ext. pour 500.

℞ Sp. de daphné mezereum..... 10
— Tolu 25
S.-carbonate d'ammoniaque.. 1
Cuill. mat. et s. (Cazenave).

Douce-amère.
V. Ind. XVII. *Méd. diaphor.*

Encens.
V. Ind. XVIII, *Méd. balsam.*

℞ Oliban pulv............... 15
Baume copahu............. 15
Conserve de cynorrhodon... 30
Sp. de b. de Tolu .... q. s.
Élect. Blennorh., 15 gr.
  (Duj.-B. et Yvon)?

Fer (Perchlorure de).
V. Ind. XII, *Méd. astring.*
Usage ext.

℞ Eau 24
Perchlorure de fer à 30°...... 12
Ac. citrique................. 4
Sol. Chancre (Rollet).

℞ Ac. chlorhydrique........... 4
Ac. citrique................. 4
Perchlorure de fer.......... 4
Eau. dist................... 30
Topique. Chancre (Idem).

℞ Perchl. de fer à 30°...... 1 à 40
Eau.................... 1000
Inject. (Deleau).

Gaïac.
V. Ind. XVII, *Méd. sudorif.*

℞ Résine de gaïac............ 10
Baume de copahu.......... 30
Alcool à 90°................ 110
Eau de sassafras........... 2
4 à 10 gr. dans véhicule.
Élixir antivén. de Lemort.

Gurgum (Baume).
V. Ind. XVIII, *Méd. balsam.*

Iodiques.

Iode.
V. Ind. XIX, *Méd. résolutive.*
V. Ind. XXVII, *Med. antisept.*
Teint., par gtt. dans un véhicule alcoolique, dans les cachexies syphilitiques.

℞ Alcoolé d'iode.............. 1
Iodure de potassium........ 1
Ext. de belladone.......... 1
Eau....................... 300
Inject. (Mallez).

Iodure de fer.
V. Ind. XXV, *Méd. antiscrof.*

℞ Eau dist.............. 200
Protoiodure de fer..... 0,10 à 2
Inject. (Ricord).

Iodure de potassium.
Hautes doses, de 1 à 10 gr.
V. Ind. XIX, *Méd. altérante.*
Pas de préparations spéciales, sauf le dosage.

Sol. à 4/250 contre phagédénisme buccal (Fournier),

℞ Sp. de café................ 500
Iodure de potassium........ 16
   (Calvo.)

Iodure de sodium.
Idem.

Iodoforme.
V. Ind. IV, *Méd. analgésique.*
V. Ind. XIX, *Méd. altérante.*
V. Ind. XXVII, *Méd. antisept.*

℞ Ac. tannique............. 2,50
Iodoforme............... 2,50
Glycérine 31
Eau..................... 94
Inject. après lavage.

Supposit., 0,20 à 0,40/5.

2⟋ Iodoforme 0,15
Sucre de lait............. 10
Poud. Ulcères syph. (Zeissel).

2⟋ Iodoforme................... 1
Baume du Pérou............. 3
Vaseline 8
Pom., Chancres.

Pom., 1 à 4/30, Orchite.

2⟋ Iodoforme.................. 6
Glycérine neutre............ 20
Sol. p. inject. interst., 0,25 à
0,50 (Lipp.).

Kava-kava.
V. Ind. IV, *Méd. analg.*
Antigonorrhéique.
Prép. — Ext. hyd. alc., 1 à 2.

2⟋ Ext. hyd. alc. de kava-kava .. 20
Glycérine.................. 64
Par cuill. à café dans de l'eau.

Lobélie syphilitique.
Mercure végétal. Sa racine
est succédanée de la salsepareille.
Prép. — 15/600 réd. à 400.

Matico.
V. Ind. XII, *Méd. astringente.*
V. Ind. XVIII, *Méd. balsam.*

2⟋ Eau de matico....... 150
Sulfophénate de zinc. 0,20 à 0,50
Pour inject.

Mercuriaux.
Spécifiques proprement dits
de la syphilis.
V. Ind. XIX, *Méd. altérante.*

Mercure.
V. Idem.
Frict. mercurielles.
Pil. bleues.
Pil. de Belloste.
Pil. de Plenck.
Pil. de Sédillot.
Pil. napolitaines, etc.
V. *Méd. altérante.*

2⟋ Ong. merc. double........ 0,10
Savon amygdalin.......... 0,05
Ext. de quinquina......... 0,025
Ext. g. d'opium.......... 0,025
Guimauve pulv........... q. s.
1 à 3 pil. Syph. (Laboulbène).

2⟋ Pom. mercurielle............ 50
Ext. d'opium................ 1
Glycérine. 5
Pom. antisyphil.

Acétate mercureux (de protoxyde de mercure). Terre
foliée mercurielle, peu sol.
Prép. — 0,01 à 0,05 ; peu
usité.

2⟋ Acétate mercureux......... 0,01
Manne en larmes........... 0,17
Dragées de Keyser, 2 à la fois.

Albuminate de mercure.
L'albumine précipitée du sé-
rum du sang de cheval par le
sublimé et redissoute par le
chlorure de sodium, de telle
sorte que 1 gr. = 0,015 d'albuminate de mercure (Bohkart).
En inject. sous-cut.
Inférieur aux peptonates.

Azotate mercureux.
Azotate de protoxyde de
mercure crist.

Peu employé à l'intérieur, comme le sublimé.

℞ Protonitrate de mercure crist.   0,01
   Ext. de quinquina..........   0,04
   Poud. de cannelle..........   q. s.

2 à 5 pil. par j.

         (Duj.-B. et Yvon.)

L'*azotate basique* n'est guère employé qu'en pommade.

V. Ind. XIX, *Méd. altérante.*

Le *nitrate acide* est caustique.

V. Ind. XXI, *Méd. escarrot.*

Bromures de mercure.

Protobromure.

Comme le protoiodure.

Deutobromure.

Prép.

℞ Deutobromure de mercure   0,0025
   Conserve de roses........   0,05

Pil., 1 à 4 (Foussagrives).

Calomel.

Protochlorure de mercure.

V. Ind. XVII, *Méd. purg.*

V. Ind. XIX, *Méd. altérante.*

Prép. — Pil. de Plummer.

Pil. de Segond.

Pil. d'Hoffmann.

Pil. suédoises.

Sol. p. inject. hyp.

Poud. de Plummer.

Prises, etc.

Usage ext. — Pom. diverses.

℞ Calomel....................   1
   Cire blanche...............   20
   Beurre de cacao...........   2

Bougies merc. (Dorvault).

℞ Gélatine...................   2
   Gomme...................   2

   Sucre....................   1
   Eau de roses.............   4
   Calomel..................   1

Idem.

Chloroiodure de mercure,

Sel de Boutigny.

Prép. — 0,0025 à 0,01.

℞ Iodure chloruré mercureux   0,0025
   Gomme arab.............   0,01
   Mie de pain.............   q. s.

Pil., 1 à 4 (Rochard-Boutigny).

———

Usage ext.

℞ Iodure chloruré mer-
    cureux ....   0,25 à 0,50
   Axonge............   30

Pom., 1 frict. 3 j. de suite (Id.).

Cyanure de mercure.

S'emploie comme le sublimé. Abandonné aujourd'hui.

Usage ext. — Pom., de 1/100 à 1/50.

℞ Cérat   30
   Cyanure de Hg.....   0,05 à 0,10
   Eau laurier-cerise...   2
   Laudanum Rousseau.   2

Cyanhydrargyrate de potassium.

Inusité.

Sulfocyanure de mercure.

Idem.

Prép.

℞ Cyanure de mercure   0,0025
   Ext. de buis........   0,125
   Ext. d'aconit.......   0,025
   Sel ammoniac......   0,025
   Ess. d'anis.........   1/10 de gtt.

Pil. d'après Parent.

Iodures de mercure.

Protoiodure.

Iodure mercureux.

V. Ind. XIX, *Méd. altérante.*
Pil. diverses, etc.
Usage ext. Pom. à 1/20.

℞ Protoiodure de Hg 0,30
Chlorhyd. de morphine.... 0,25
Axonge 25

Contre bubons (Pelletan).

Biiodure.
Iodure mercurique.
V. Ind. XIX.

Iodhydrargyrate d'iodure de potassium.
V. Ind. XIX.

Oxyde mercurique.
Bioxyde.
Usage ext.

℞ Oxyde rouge de Hg 0,05
Calomel................. 0,10
Axonge 15

Pom.

℞ Bioxyde de Hg 0,25
Ong. napolitain............ 2
Vaseline 5

Idem (très petite dose),

℞ Oxyde de Hg porph.......... 1
Beurre de cacao............. 3
Huiles d'olives.............. 3

Pom. de Richter.

Peptonate de mercure.
Soluble.
Altérant antisyphilitique.
Prép.

℞ Poud. de peptone mercu-
rique 0,02
— d'opium 0,005
— de gaïac 0,02
— de guimauve...... q. s.

Chaque pil. = 0,005 de sublimé.
(Delpech.)

℞ Poud. de peptone mercurique   1
Eau dist.................. 200
Glycérine................. 50

Solut. (Delpech).

Peptone mercurique ammonique.

℞ Peptone sèche pulv......
Chlorure d'ammonium...
— de sodium.....
Sublimé corrosif........ } P. E.

Poud. = 1/4 de sublimé.

℞ Peptone hydrarg. ammon.. 0,02
Poud. d'opium........... 0,005
Ext. de gaïac............. 0,01
Poud. — 0,01

Pil. à enrober.

℞ Peptone en poud............ 9
Chlorure d'ammonium....... 9
Sublimé 6
Glycérine pure............. 72
Eau dist................. 24

Solut.

Solut. pour inject. hypod.

℞ Peptone mercur. ammon... 0,40
Eau dist................. 30

℞ Peptone mercur. ammon... 0,40
Glycérine neutre.......... 30

℞ Peptone hydrarg. ammon..... 1
Eau dist................. 25
Glycérine pure............. 5

℞ Peptone sèche pulv....... } āā 15
Chlorhydrate d'ammoniaq. }
Bichlorure de mercure ... 10

℞ De ce mélange............. 1
Eau dist................. 25
Glycérine 5

1 gr. = 8 mmg. de sublimé.
(Delpech.

℞ 1 Blanc d'œuf............ 1
  Pepsine............... q. s.
  2 Biiodure de mercure..... 10
  Chlorure de sodium...... 25
  Eau 1000
1 gr. = 0,01 de biiodure (Yvon).

℞ Peptone de viande......... 1
  Eau 50
  Sol. de sublimé à 1/500..... 20
  — sel marin à 1/5...... 16
  Eau dist., q. s. p. faire..... 100
     (Bamberger.)

℞ Peptone hydrarg. ammon..... 1
  Glycérine.................. 5
  Vaseline.................. 20
Pom.

Phénate de mercure.
(Gamberino).
Pil. de 0,02 toluisées, 1 à 6.

Sublimé.
Bichlorure de mercure.
V. Ind. XIX, *Méd. altérante.*
V. Ind. XX, *Méd. escarrotique.*
Prép. — Liq. de van Swieten
à 1/1000.

℞ Blancs d'œufs............. Nº 2
  Eau dist................. 500
  Sol. aq. de sublimé........ 5
Précipité de chloro-albuminate
ou mercure animalisé.

℞ Bichlorure de mercure... 0,50
  Blanc d'œuf........... Nº 1
  Chocolat 100
  Sucre vanillé.......... 25
Tablettes de 0,005.

℞ Perchlorure de fer crist.... 1
  Bichlorure de mercure..... 1
  Eau dist................. 1000
Gouttes antivén., 10 à 30 gr.
dans le lait (Ph. Britt).

℞ Résine de gaïac pulv....... 72
  Serpentaire de Virg........ 12
  Piment en poud.......... 8
  Opium fin concassé........ 4
  Macérez 3 j. dans alcool.... 1000
    Passez et ajoutez
  Bichlorure de mercure...... 2
Élixir antivén. de Wright, 30 gr.
dans 1,000 de tisane de salse-
pareille.

Sol. diverses p. inj. hypod.

℞ Sublimé.................. 0,20
  Eau dist................. 30
Sol., XX gtt. = 0,006 (Lewin).

℞ Chlorure double de mercure
  et de sodium............ 0,25
  Chlorure de sodium 2,50
  Eau dist 4
Sol., 1 gr. = 0,005 (Stern).

℞ Sublimé.................. 0,20
  Glycérine 30
  Eau dist................. 70
Sol., 1 gr. = 0,002 (Foussagrives).

Usage ext. — Inject. de 1/1000
(H.-M.) à 1/5000.

℞ Émuls. d'amandes amères. 300
  Bichlorure de mercure.... 0,05
  Teint. de benjoin........ 5
Émuls. merc. (Hebra).

℞ Sublimé................. 0,05
  Eau d. de laurier-cerise... 1
  Laudanum de Sydenham. 1
  Eau 250
Contre coryza (Schrötter).

℞ Décoct. de guimauve........ 20
  Miel rosat................. 4
  Liq. de van Swieten........ 3
Garg. antisyph.

℞ Sublimé.......... 0,10 à 0,15
Décoct. légère de lin   200
Sp. diacode.........   50
(Idem).

℞ Décoct. ciguë et morelle. 250
Sublimé................ 0,15
(Idem) (Ricord).

℞ Sublimé............... 0,10
Sel ammoniac.......... 0,10
Emuls. d'amandes amères. 200
Liq. de Gowland p. lot.

℞ Sublimé corrosif......... 0,50
Eau dist............... 150
Alc. de lavande.......... 10
Lot. mercurielle.

℞ Sublimé............... 0,60
Eau dist............... 1000
Alcool.................. 200
Camphre............... 2
Id. (Cazenave).

℞ Sublimé................... 4
Axonge..................... 32
Pom. de Cirillo.

℞ Sublimé................... 3
Sel ammoniac.............. 3
Axonge................... 24
Pom. de Hufeland.

Sulfate de mercure.
V. Form. C, herpétologique.

Turbith minéral.
Sous-sulfate de bioxyde; in-
sol.
Usage ext.

℞ Cérat soufré............... 30
Turbith minéral............. 1
Goudron.................... 4
(Ricord.)

℞ Turbith..................... 1
Poud. d'azarum............. 6
Poud. contre l'ozène.

Monesia.
Voy. Ind. XII, *Méd. astring.*

Noyer.
V. Ind. XXVIII, *Méd. antiscrof.*

Opium.
V. Ind. I, *Méd. hypnotique.*
V. Ind. IV, *Méd. analgésique.*

Or et Platine.
V. Ind. XIX, *Méd. altérante.*

Pensée sauvage.
V. Ind. XVII, *Méd. diaphor.*

Permanganate de po-tasse.
V. Ind. XXVII, *Méd. antisept.*
Sol. à 1/1000 pour inj. anti-
blennorrh. (Diday).

Sol. à 1/2000 (Idem).

Plomb.
V. Ind. XII, *Méd. astringente.*

Acétate de plomb crist.
V. Idem.
Sol. à 1/100 p. inject.
(Ricord.)

Sous-acétate de plomb li-quide.
V. Idem.

℞ S.-acétate de pb.......... 1 à 2
S.-nit. de bismuth....... 4
Eau de roses............. 150
Inject. antiblenn.

2 S.-acétate de plomb........... 1
  Teint. d'opium............... 1
  Eau dist................... 100
Idem.

Ac. salicylique.
  V. Ind. XXIV, *Méd. arthrit.*
  V. Ind. XXVII, *Méd. antisept.*

2 Ac. salicylique............ 1
  Teint. d'ext. d'opium........ 4
  Eau de roses............... 400
nject. Blennorrhagies.
       (Duj.-B. et Yvon.)

Salsepareille.
  V. Ind. XVII, *Méd. diaphor.*

2 Squine coupée............. 1
  Salsepareille coupée........ 1
  Gaïac coupé............... 1
  Eau...................... 150
  Sp. de Cuisinier........... 12
Tisane antisyph. (Dupuytren).

————

Tisane de Feltz. V. p. 252.

————

Sp. de Cuisinier. V. p. 253.

————

2 Ext. de réglisse.......... 3
  —   bourrache........ 9
  —   douce-amère...... 9
  —   salsepareille...... 18
  —   gaïac........... 3
  Ess. de sassafras......... 0,8
  Alcool à 90°.............. 50
  Eau...................... 400
Essence de salsep.; par pet. cuill., avec ou sans IK.
  V. p. 257.

————

2 Salsepareille............. 250
  Ec. de mezereum......... 125
  Eau, q. s. p. f. décoct..... 2000
  Sucre................... 4000
  Iodure de fer............. 10
      (Ricord et Duval.)

Sassafras.
  V. Ind. XVII. *Méd. sudorif.*

Silicate de soude.
  V. Ind. XXIV, *Méd. antiar- thritique.*

Tannin et Écorce de chêne.
  V. Ind. XII, *Méd. astringente.*

Tatuya.
  V. Ind. XVII, *Méd. diaphor.*

Térébenthine.
  V. Ind. XVIII, *Méd. balsam.*

Zinc.
  V. Ind. XII, *Méd. astringente.*

Sulfate de zinc.
  V. Idem.
  Pil. de Graham. V. p. 68.

————

Usage ext.
Sol. à 1/200 p. inject. (H.-M.).

————

2 Laudanum de Rous-
      seau............. 3
  Eau dist........... 100
  Sulf. de zinc....... 0,20 à 0,40
Inject. (Langlebert).

————

2 Sulf. de zinc.............. 2
  Acétate de plomb........... 2
  Eau d. de roses........... 400
Inject. (Ricord).

————

2 Sulf. de zinc............ 0,25
  Tannin.................. 2
  Eau d. de roses......... 200
Inject. astring.

————

2 Sulf. de zinc............ 1
  Acétate de plomb........ 0,50

Sulfate d'alumine et de
potasse.................... 0,50
Camphre pulv............. 0,10
Gomme pulv.............. 2
Eau d. de roses.......... 125

Inj. (H.-Marit.).

℞ Sulfate de zinc............. 2
Acétate de plomb.......... 2
Chlorhydrate d'ammoniaque. 1
Aloès....................... 1
Eau dist. de roses.......... 200

Idem.

℞ Sulfate de zinc............. 10
Alun calciné................ 10
Eau pure.................... 100

Inject. de Pringle.

℞ Sulfate de zinc............. 1
Eau dist.................... 150
Laudanum de Sydenham.... 2

Inject. (H.-P.).

XXVIIᵉ INDICATION

ZYMASES

Le groupe de ces maladies tend à envahir de plus en plus la pathologie, et les organites parasitaires (microbes) sont devenus l'objet de l'indication la plus importante et la plus fréquente. Quelle que soit l'idée qu'on se fasse du rôle que jouent ces agents, soit par eux-mêmes, soit par leurs produits, soit par les destructions qu'ils provoquent (ptomaïnes), la médication doit les stériliser ou les détruire dans les milieux où ils se rencontrent, sans altérer gravement ces milieux eux-mêmes.

A. — MÉDICATION ANTIZYMOTIQUE OU ANTISEPTIQUE.

Des agents de cette médication, les principaux sont microbicides, soit qu'ils absorbent l'oxygène des organites aérobies, soit qu'ils oxydent les anaérobies ; les autres sont des agents antifermentescibles, ou encore simplement des désinfectants. Toutefois la spécialité d'action de chacun d'eux n'est pas toujours définie.

Régime antiseptique. — La propreté est le premier article du régime antiseptique. Les conditions de milieu importent aussi beaucoup à l'asepsie ; l'aération et l'insolation y sont des plus efficaces.

Le froid porté jusqu'à congélation, la dessiccation par la chaleur, ou l'action thermique de la vapeur surchauffée sont de puissants agents de l'antisepsie.

Antiseptiques. — Tableau alphabétique.

Acétique (Ac.).
Alcool éthylique.
Alumine (Acétate).
Alun.
Ammoniaque.
Argent (Azotate).
Aromatiques.
Arsénieux (Ac.).
Aseptol.
Benzine.
Benzoïque (Ac.).
Benzoate de soude.
Borax.
Borique (Ac.).
Brome.
Café torréfié.
Caféine.
Camphre.
Chaux.
Chloral.
Chlore.
Chlorate de potasse.
    —   soude.
Chlorite (Hypo-) de chaux.
    —   soude.
Chlorure de chaux.
    —   d'étain.
    —   de zinc.
Chlorhydrique (Ac.).
Chloroforme.
Citron.
Coaltar.
Créoline.
Créosote.
Crésylique (Ac.).
Cuivre (Sulfate).
    —   (Phosphate).
    —   (Acétate).
Essences.
Eucalyptus.
Eucalyptol.
Eugénol.
Eulyptol.
Fer (Perchlorure).
Ferments digestifs.
Fluorhydrique (Ac.).
Formique (Ac.).
Goudron.
Iode.

Iodoforme.
Iodol.
Iodure de potassium.
Lactique (Ac.).
Lanoline.
Menthol.
Mercuriaux.
    Calomel.
    Cinabre.
    Cyanure.
    Iodure (Bi-).
    Oxyde jaune.
    Sublimé.
Naphtaline.
Naphtol.
Oxygène.
Ozone.
Permanganate de pot.
Phénique (Ac.).
Phénate de soude.
Picrique (Ac.).
Plomb (Acétate).
Pyrogallique (Ac.).
Quinine.
Quinquina.
Résorcine.
Saccharine.
Salicine.
Salicylique (Ac.).
Salicylate de bismuth.
    —   quinine.
    —   soude.
Salol.
Silicate de soude.
Sulfates.
Sulfureux.
    Hyposulfite.
Sulfureux (Ac.).
Sulfure de carbone.
Tannin.
Térébenthine.
Thymol.
Trichloroacétique (Ac.).
Trypsine.
Vaseline.
Vin aromatique.
Vulnéraire.
Zinc (Sulphophénate).

Agents de la médication antiseptique.

TABLEAU DE MIQUEL.

La dose indiquée représente la quantité de substance néces-saire pour stériliser un litre de bouillon.

1° Substances extrêmement antiseptiques.

Biiodure de Hg	0,025	Bichlorure de Hg	0,07
Iodure d'argent	0,030	Nitrate d'argent	0,08
Eau oxygénée,	0,05		

2° Substances très fort antiseptiques.

Ac. osmique	0,15	Iodure de cadmium	0,50
Ac. chromique	0,20	Brome	0,60
Chlore	0,25	Iodoforme	0,70
Iode	0,25	Chlorure cuprique	0,70
Chlorure d'or	0,25	Chloroforme	0,80
Bichlorure de Pt	0,30	Sulfate de cuivre	0,90
Ac. cyanhydrique	0,40		

3° Substances fort antiseptiques.

Ac. salicylique	1	Ac. sulf., azot., chlorh. phosphorique	2 à 3
Ac. benzoïque	1,10	Ess. d'am. amères	3
Cyanure de K	1,20	Ac. phénique	3,20
Bichromate de KO	1,20	Permanganate de KO	3,50
Ac. picrique	1,30	Alun	4,50
Gaz ammoniac	1,40	Tannin	4,80
Chlorure de zinc	1,90	Ac. oxalique, tartrique, citrique	3 à 5
Ac. thymique	2	Sulfhydrate alcalin	
Sulfate de nickel	2,50		
Ess. de mirbane	2,60		

4° Substances modérément antiseptiques.

Bromhydrate de quinine	5,50	Chloral	9,30
Ac. arsénieux	6	Salicylate de soude.	10
Sulfate de strychnine.	7	Sulfate de prot. de fer	11
Ac. borique	7,50	Soude caustique	18

5° Substances faiblement antiseptiques.

Éther sulfurique	22	Chlorhyd. de morphine	75
Chlorure de Ca	40	Chlorure de Ba	95
Borax	70	Alcool éthylique	95

6° Substances très peu antiseptiques.

Chlorhyd. de AzH^3	115	Bromure de K	240
Iodure de K	140	Sulfate de AzH^3	250
Chlorure de Na	165	Hyposulfite de NaO	275
Glycérine	225		

℞ Sublimé................. 0,001
   Ac. phénique 0,10
   Ac. salicylique.......... 0,10
   Ac. benzoïque 0,05
   Chlorure de chaux...... 0,05
   Brome................. 0,01
   Bromhyd. ac. de quinine 0,20
   Chloroforme............ 0,20
   Eau.................... 100

Mélange de Lépine.

℞ Sublimé................. 0,05
   Chlorure de sodium........ 0,25
   Ac. phénique.............. 2
   Chlorure de zinc.......... 5
   Sulfophénate de zinc....... 5
   Ac. borique.............. 3
   Ac. salicylique........... 0,60
   Thymol.................. 0,10
   Ac. citrique.............. 0,10

Mélange de Rotter.

Acétique (Acide).
Peu antiseptique.
V. Ind. IV, *Méd. tempérante.*
Sol. à 1/5.
Vinaigre en nature ou vinaigres aromatisés.
Vinaigre aromat. anglais. V. p. 42.

℞ Alcoolature vulnéraire...... 125
   Vinaigre blanc............. 875

Vinaigre aromat. des hôp.

℞ Vinaigre blanc............. 200
   Teint. d'eucalyptus........ 20
   Ac. salicylique........... 15
   Salicylate de soude........ 20

1 à 5 cuill. dans 1000 gr. d'eau.
Inject. contre cancer.

℞ Sommités de gr. absinthe.. 15
   —   pet. absinthe.. 15
   Menthe poivrée........... 15
   Romarin................. 15
   Rue..................... 15
   Sauge. 15
   Fl. de lavande........... 15
   Rac. d'acore vrai.......... 2
   Cannelle de Ceylan........ 2
   Girofle................... 2
   Muscade................. 2
   Ail. 2
   Camphre................. 4
   Ac. acét. crist............ 15
   Vinaigre blanc........... 1000

Vinaigre antiseptique (Codex) dit des Quatre-Voleurs.

Alcool éthylique.
V. Ind. II, *Méd. stimulante.*
(Gosselin et Bergeron.)
Sol., de 1/2 à 1/10 et 1/20.

Alumine (Acétate d').
Non toxique et très antiseptique, aspect gommeux (mordant des teinturiers).
Sol., 1/500 à 1/1000.

Alun.
V. Ind. XII, *Méd. astringente.*
Dose. — 0,10 à 0,50; usage int.
Usage ext. — Poud. et sol., 1 à 10 p. 100 à 500.
L'alun calciné agit aussi en absorbant l'eau.

℞ Alun crist................ 15
   Sulfate de fer 1
   —   cuivre 1
   Eau de Cologne........... 10
   Eau 1000

Eau hygiénique (Jeannel).

Ammoniaque.
V. Ind. II, *Méd. stimulante.*

℞ Ext. aq. de quinquina gris. 2 à 8
   Teint...   —   5
   Acétate d'ammoniaque.... 30
   Hyd. de fl. d'oranger..... 5
   Sp. simple............... 30

Eau 300
Avec ou sans camphre..... 0,50
- Pot. antisept., cuill. par h.

℞ Quinquina jaune..... 10
Inf. dans eau 200
  Passez, ajoutez
Bisulfate de quinine. 0,50
Sp. de quinquina.... 50
Acétate d'ammoniaq.. 10 à 20
Par cuill.

℞ Sel ammoniac.............. 2
Alcool camphré............ 20
Inf. de quinquina......... 500
Garg. antisept.

Argent (Azotate d').

V. Ind. XI, *Méd. irritante.*

Haute valeur antiseptique et fréquent emploi.

Sol. dans 1 d'eau, q. v. de glycérine et 10 d'alcool.

Dose int. — 0,01 à 0,10.

— *ext.* — Lavements, de 0,05 à 0,25.

Inject., collyres, de 1/2 à 1/100.

℞ Nitrate d'argent........... 0,30
Eau dist................. 30
Sol. (Graves). Phthisie laryngée.

℞ Nitrate d'argent............. 1
Eau........................ 1
Lanoline................... 8
Pom.

℞ Nitrate d'argent............. 1
Lanoline anhydre........... 9
Pom.

Aromatiques (Espèces).

Vulnéraires.

V. Ind. II, *Méd. névrosth.*

℞ Espèces aromat.............. 1
Teint. vulnéraire.......... 1
Vin rouge 10
Vin aromatique (Codex).

℞ Alcoolé aromat.............. 1
Vin rouge.................. 9
Vin aromat. (H. M.).

℞ Espèces aromat.............. 1
Alcool à 60°............... 9
Macérat., Teint. aromat. (H. M.)

Fomentat. à 5/100.

℞ Espèces aromat........... 50
Eau bouillante........... 1000
Alc. de camphre.......... 30
Fomentat. (H. M.)

℞ F. de mélisse.............. 5
— menthe poivrée....... 5
— romarin............. 5
— sauge............... 5
Fl. de lavande............. 12
Bulbes d'ail............... 1
Vinaigre blanc............. 400
Vinaigre aromat.
    (H. P., Codex.)

F. d'absinthe.
— angélique.
— basilic.
— calament.
— fenouil.
— hysope.
— marjolaine.
— mélisse.
— menthe poivrée.
— origan.
— romarin.
— rue.
— sarriette.
— sauge.
— serpolet.
— thym.

Fl. d'hypericum.
Fl. de lavande.
ãã 1 gr. pour 30 d'alcool à 80°.
Tcint. ou alc. vulnéraire.

Arsénieux (Acide).
Sol. dans 80 d'eau, 5 de glycérine, 141 d'alcool.
Antiseptique puissant contre certains microbes.
V. Ind. XX, *Méd. eutroph.*
Dose int. — 0,002 à 0,01.

℞ Ac. arsénieux............... 32
Carb. de potasse............ 12
Eau dist.................... 32
Savon de Marseille......... 32
Chaux vive................. 4
Camphre................... 1

Savon de Becœur, p. naturaliste.

Aseptol.
Acide sozolique ou sulfophénol. Cristallin, sol., forme des sels avec les bases.
Plus actif que l'acide salicylique, moins caustique que le phénol, et autant, sinon plus désinfectant que lui.

℞ Aseptol...................... 1
Vaseline liq................ 99

Inject. hypod.

Benzine ou Benzol.
Carbure d'hydrogène ; dissout facilement les résines, les huiles grasses et les essences, le caoutchouc et la gutta-percha (Enduits imperméables).
Parasiticide d'usage ext.
(Barth.)
En inhalation légère contre la coqueluche (Ferrand).

Antiseptique et surtout excipient d'antiseptiques.

Acide benzoïque.
V. Ind. XVIII, *Méd. balsam.*
Sol. dans 400 d'eau, 2,5 d'alcool, 3 d'éther, 10 de glycérine.
Dose int. — 1 à 5.
Sol. alc. à 1/10 ; inj. hypod.

Benzoate de soude.
Idem.
Très sol., peu ou pas toxique ; antifermentescible à 1/400 et même à 1/2000.
Dose int. — 0,50 à 12 gr.

℞ Benzoate de soude.......... 10
Miel blanc................. 10
Teint. de myrrhe........... 2

Collut., Muguet.

Borate d'ammoniaque.
Antiseptique, antiphthisique.
Dose. — 0.30, 3 f. par j.

Borax.
Sous-borate de soude.
V. Ind. IV, *Méd. tempérante.*
V. Ind. VIII, *Méd. modér.*
Sol. dans 22 d'eau, 2 de glycérine, non dans l'alcool.
Il engourdit les germes plus qu'il ne les tue.
V. Ind. IV, *Méd. temp.*
   — VII, — *modérat.*
   — XIX, — *altér.*
   — XXIV, — *antiarthr.*
Dose interne. — 0,50 à 4 et 8.
Usage ext. — Sol. à 2 et 4/100.
Glycéré à 1 ou 2/5.

♃ Borate de soude............. 2
Lait de benjoin............. 40

Lot.

———

♃ Borax.................... 5 à 10
Alcool camphré.......... 20
Eau dist............... 500

Idem.

———

♃ Borax 8
Craie précipitée............. 30
Esprit-de-vin.............. 90
Eau d. de roses............ 90

Lot. comp. (Johnson).

———

♃ Bicarbonate de soude........ 4
Borate   — 2
Sp. de mûres............... 20

Contre muguet.
        (Duj.-B. et Yvon.)

———

♃ Glycérine pure............. 20
Amidon................... 4
Borate de soude............. 4

Idem (Sée).

———

♃ Borax pulv................. 5
Tannin................... 2
Glycérine 60

Collut. Aphthes.

Acide borique.
V. Ind. IV, *Méd. tempérante.*
Antiseptique actif et fort peu
toxique; des plus employés. Sol.
dans 25 d'eau, 5 de glycérine,
16 d'alcool.
Dose int. — 0,25 à 4.
Usage ext. — Sol., 4/100.
Pom., 4/30.

———

♃ Ac. borique........... 1 à 1,50
Lanoline.............. 10

Pom.

———

♃ Ac. borique pulv........... 4
Axonge benzoïnée ou vaseline. 30

Pom.

———

♃ Ac. borique pulv........... 6
Cire..................... 3
Paraffine................. 6
H. d'am. d................ 21

Ong. boriqué (Lejeune).

———

Charpie et gaze boriquées.
Sol. bouillante à P. E.

———

♃ Ac. borique................ 15
Crème de savon............. 90

Savon antiseptique (Hélot).

Brome.
V. Ind. III, *Méd. antispas.*
V. Ind. IV, *Méd. akinésique.*
Inhalat., etc.

———

♃ Brome..................... 1
Vaseline................... 9

Pour inject. hypod.

Café torréfié (Poudre de)
et **Caféine.**
V. Ind. II, *Méd. névrosthén.*
V. Ind. XIII, *Méd. cardiaque.*

Camphre.
V. Ind. III, *Méd. antispasm.*
Prép.

———

♃ Quinquina calisaya.......... 10
Serpentaire de Virginie....... 10
Décoct., filt., ajoutez
Alcool camphré............. 10
Acétate d'ammoniaque....... 15
Sp. de quinquina........... 40

Pot. antisept. (Duj.-B. et Yvon.)

———

℞ Camphre.................... 1 à 2
Jaune d'œuf................. N° 1
Décoct. d'éc. de chêne..... 250
Ess. de Winter Green..... V gtt

Lav. antisept.

℞ Ac. borique............... 2
Teint. de quinquina........ 20
Décoct.   —   250
Alcool camphré............ 10
Sp. citrique.............. 50

Garg. antisept. (Idem.)

℞ Camphre.................. 25
Ac. acétique............... 25
Vinaigre................... 950

Vinaigre camphré.

℞ Camphre.................. 5
Huile d'am. d.............. 100

Pour inj. hypod.

℞ Camphre.................. 1
Vaseline liq............... 100

Idem.

Chaux (Eau de).

V. Ind. XVI, *Méd. anexosm.*
Peu efficace, sol. à 1/100.
Lin. oléo-caléaire. V. p. 178.

Chaux vive.

Employée surtout à l'assainissement.

Chaux (Sucrate de) ou Saccharate.

V. Ind. XVI, *Méd. antidiarrhéique.*

℞ Chaux vive............... 8
Sucre pulv................. 16
Glycérine.................. 16
Eau, q. s. p. f............ 100

Glycéré de sucrate de chaux.

℞ Vaseline................. 40
Sucrate de chaux.......... 10
Sublimé................... 0,05

Lin. calc. antiseptique.

Chloral.

V. Ind. I, *Méd. hypnotique.*
Très sol.
Sol. à 1/100 en inj.

℞ Sol. d'hyd. de chloral à 1/100. 50
Alc. d'ess. d'eucalyptus...... 5

Sol. antisept. (Martineau.)

℞ Hyd. de chloral............ 8
Glycérine pure............. 30

Topique, Amygdalite.
                (Chilwood.)

℞ Hyd. de chloral............ 8
Eau dist................... 90

Topique, Cancer (Fleischer).

℞ Hyd. de chloral............ 1
Glycérine.................. 30
Eau dist................... 20

Ulcères atoniques (Vallin).

℞ Hyd. de chloral.......... 10
Ess. d'eucalyptus.......... 1
Alcool.................... 50
Eau...................... 1000

Inject. vaginale (Martineau).

Chlore.

Chlore liq. = 2 lit. 156 de chlore gazeux dissous dans 1 litre d'eau.

Très antiseptique, désinfectant.

Prép. — 10 gr.

℞ Chlore liq............... 20
Eau filtrée............... 200
Sp. simple................ 50

Pot., par cuill.

℞ Hydrochlore ....   2 à 5
Eau.   500
Sp. de gomme...........   50
Tisane.

———

℞ Chlorure de sodium.........   25
Bioxyde de manganèse......   10
Ac. sulfurique.............   20
Eau........   20
Fumigat. guytonnienne.

Chlorate de potasse.
V. Ind. XVII, *Méd. sialag.*
Sol. dans 17 d'eau, 30 de glycérine.
Dose int. — 0,50 à 4 et 8 gr.
Utile surtout pour la bouche.
V. Form. E. Odontolog.

℞ Chlorate de potasse.........   10
Eau.....................   250
Mellite de roses.............   50
Ac. chlorhydrique..........   2
Garg. antisept. (Jeannel).

———

℞ Chlorate de potasse.........   5
Teint. éth. de perchlorure de
fer   5
Sp. de framboises...........   25
Eau   150
Pot. Dipht. (Waldenburg).

———

℞ Émétique ....   0,05 à 0,10
Sp. d'ipéca........   30
Oxymel scillitique..   10
Chlorate de potasse.   4
Inf. de polygala....   150
Pot. Croup. (Hôp. des enf.)

———

℞ Chlorate de potasse.........   5
Ac. borique...............   5
Eau   150
Sol., aspirat. Ozène.

———

℞ S.-nit. de bismuth...........   10
Chlorate de potasse...........   1
Poud., Ozène (Debout).   .

Chlorate de soude.
Comme le chlorate de potasse ; plus sol.
Sol. dans 3 d'eau.

Hypochlorite de chaux.
Même action que le chore, dose double comme l'hypochlorite de soude.

Hypochlorite de soude.
Chlorure de soude liq. Liq. de Labarraque, désinfectant.
Prép. — 1 à 2 gr.

℞ Chlorure de soude........   2
Eau.....................   1000
Sp. de quinquina..........   100
Tisane chlorurée (Chomel).

———

Lavement à 10/500.
(Labarraque.)

———

Sol. : tisane, lavement, 5 à 10/1000.

℞ Liq. de Labarraque......   2 à 5
Eau.....................   150
Sp. simple...............   15
Pot.

———

℞ Chlorure de soude...........   30
Décoct. de quinquina........   90
Sp. d'éc. d'oranges..........   30
Garg. antisept. (Guersant.)

———

Glycéré, 5 à 10/100, pour collutoire.

———

Inject. vaginale, 20 à 50/1000.

———

Bain, 500 gr.

Chlorure de camphre.
Succédané de l'iodoforme, s'emploie comme lui.

Chlorure de chaux.
Usage ext.

℞ Chlorure de chaux sec à 90°. 5
Alcoolé de camphre........ 5
Eau 100

Lot. antiseptique (H. M.).

___

℞ Chlorure de chaux......... 4
Opium..................... 6
Eau dist.................. 150

Lot. (Gallois.)

___

℞ Chlorure de chaux......... 1
Laudanum de Sydenham.... 2
Eau....................... 200

Inject.

___

℞ Chlorure de chaux sec..... 12
Eau dist.................. 50
Alc. de cochléaria........ 50
Ess. de menthe........... V gtt

Sol. pour la bouche (Vallin),
1/2 cuill. à café dans un verre
d'eau.

___

℞ Chlorure de chaux.......... 1
Eau de gomme............. 50
Sp. d'éc. d'oranges......... 10

Collut. (Angelot).

___

℞ Chlorure de chaux......... 8
Eau....................... 500
Miel clarifié.............. 50

Garg. (Duj.-B. et Yvon).

___

℞ Chlorure de chaux liq...... 12
Mellite de roses........... 25
Eau dist.................. 150

Garg. (Gallois.)

___

℞ Chlorure de chaux.......... 2
Borate de soude............ 2
Axonge.................... 30

Póm. (Beasley).

___

℞ Chlorure de chaux sec....... 20
Alun calciné................ 10

Poud. désinfect. (Collin).

Chlorure d'étain.
Liqueur fumante de Liba-
vius; antiseptique; contre ul-
cères cancéreux.
Usage ext. — Sol., 0,025/500.
Pom., 5 à 10/30.

Chlorure de zinc.
V. Ind. XI et XXI.
Très sol., inodore, désodorant
et antiseptique.
Sol., de 2 à 5/1000.
Usage ext. — Sol. à 8/100
(Lister).
Sol. à 10/100 (Lucas-Champ.).
— de 1 à 5/100 suffit sou-
vent.
Sol. à 1/10 pour les crachoirs.
Sol. de 45° à 50° Baumé pour
conservation des cadavres.

Acide chlorhydrique.
V. Ind. IV, *Méd. tempérante.*
— VIII, *Méd. eupeptique.*
Un litre d'eau dissout 460 gr.
de gaz HCl.
Dose int. — De 2 à 4/1000.
Bon antiseptique gastrique.
Fumigat.

Chloroforme et *eau chloro-formée.*
Sol. dans 100 d'eau.
V. Ind. I, *Méd. hypnotique.*
Dose int. — 1 à 4 gr.

℞ Chloroforme.............. 0,50
Camphre 0,25
Ether sulf................ 1,50
Teint. de myrrhe.......... 1,50

Mucilage de g. arab....... 8
Eau camphrée.......... 50
Par cuill. à café (Bennett).

♃ Chloroforme................. 2
Vaseline liq................. 8
Pour inject. hypod.

Citron (Essence de).
V. Ind. IV, *Méd. tempérante.*

♃ Huile vol. de bergamote.... 10
—   Portugal..... 10
—   citron........ 2
—   ll. d'oranger.. 2
—   romarin...... 2
Alcool à 90°............. 1000
**Teint. d'ess. de citron (Codex);
Eau de Cologne.**

Coaltar.
Sorte de goudron, résidu solide et complexe de la distillation de la houille contenant
benzine, toluène, phénols, pyri-
dine, etc.
Bon désinfectant, usité à
l'extérieur en lotions, inject.,
poud.
Prép. — Glycéré à 1/10.

♃ Coaltar.................... 1
Charbon pulv................ 2
(Magne-Lahens.)

♃ Plâtre ou farine......... 100
Coaltar................ 1 à 4
(Corne et Demeaux.)

♃ Coaltar.................... 1
Amidon.................... 30
(Devergie.)

♃ Coaltar................... 2
Alcool à 50°.............. 100
Eau...................... 1000
Sol. de Legouëst.

♃ Chaux vive............... 10
Chlorhyd. d'ammoniaque.... 10
Eau....................... 30
Coaltar................... 15
Sable fin................. 200
(Adrian et Deschamps.)

♃ Coaltar.................. 10
Teint. de saponaire.......... 24
**C. saponiné (Lebeuf - Codex)
avec 4 p. d'eau.**

♃ Coaltar................}
Savon coupé............} P. E.
Alcool à 85°............}
C. saponifié (Demeaux).

♃ Goudron de houille.......... 1
Teint. de bois de Panama.... 4
Eau...................... 20
Émuls. (Codex).

Créoline.
Un des produits de la distil-
lation du goudron de houille.
Serait un bon antiseptique
de l'appareil gastro-intestinal.
Prép. — De 0,01 à 8 gr.
Capsules.
Sol. aq., 1 à 5/1000.

♃ Créoline.................. 0,06
Gomme adrag............ 0,01
Alcool étendu.............. 0,01
Suc de réglisse............ 0,12
Poud.   —   0,12
Mucilage de g. arab....... q. s.
Pil., 2 à 20 (Spaath).

Lav. 1/200. Dysentéric.

Créosote.

Sol. dans 90 d'eau, antiseptique à 1/100.

V. Ind. XXV, *Méd. antiscrof.*

Dose int. — Jusqu'à 1, 2 et 4 gr. (?)

Eau créosotée à 1/100.

Glycérine à 1/2 p. 100.

— à 2/150.

℞ Créosote pure.............. 1
Alcool...................... 4
Glycérine 60

Glycérine créosotée.

℞ Créosote 0,40
Ac. acétique............... 0,40
Ether sulf. alcoolisé..... 15
Sp. de sucre............... 15
Eau........................ 210

Pot. Typhus (Murchison).

℞ Créosote................ 1
Huile d'olives.............. 10

Pour inject. hypod.

℞ Peptone sèche............. 1
Créosote 0,3
Glycérine 7
Alcool. 1
Eau........................ 2

Inject. hypod.

℞ Morphine.................. 0,10
Créosote 0,90

Inject. hypod., VI gtt.

Usage ext. — Outre les préparations ci-dessus, en lot., etc.

Pom. à 1/15.

℞ Créosote............ 0,25 à 0,50
Vaseline............... 60

Onguent.

℞ Créosote 1
Ac. acétique crist........... 1
Alcool méthylique.......... 4
Eau 380

Liq. désinfect.

℞ Inf. de sauge.............. 200
Créosote................... 1

Collut.

℞ Créosote. 1
Alc. de lavande comp....... 12
— myrrhe 12
— capsicum 6
Sp. simple................. 24
Eau....................... 150

Garg. (Green).

℞ Alc. de mélisse comp...... 10
Huile d'amandes d....... 20
Fiel de bœuf............. 40
Créosote .... X gtt

Baume acoustique (Bouch.).

Crésylique (Acide).

Crésylol, supérieur au phénol comme antiseptique et beaucoup moins toxique que lui.

Cuivre (Acétate de).

V. Ind. XXI, *Méd. escarot.*

℞ Huile de lin................ 180
— d'olives 180
— de laurier........... 180
Oléorésine de térébenthine.. 60
Aloès pulv................. 8
Sulf. de zinc pulv.......... 6
Verdet pulv................ 12
Ess. de genièvre........... 15
— girofle............. 4

Baume vert de Metz.

(Soubeiran.)

Phosphate de cuivre.

V. Ind. XXV, *Méd. scrofulo-tub.*

Cuivre (Sulfate de).
V. Ind. XII, *Méd. astring.*
Usage int.

℞ Eau...................... 180
   Sulfate de cuivre......... 0,50
   Ext. d'opium............. 0,03
Pot., une cuill. chaqne heure.
Bronchite fibrineuse (Sauer).

———

Usage ext. — Liq. de Villate.
V. *Méd. astring.*, p. 207.

Cyanhydrique (Acide) et
Cyanures.
Peu utiles et dangereux.

Essences de Wintergreen, de
mirbane, d'amandes amères,
etc.
V. Ind. I et II.

Eucalyptus.
V. Ind. XVIII, *Méd. balsam.*

℞ Alcoolature d'eucalyptus...... 1
   Glycéré d'amidon.............. 9

Eucalyptol.
Essence d'eucalyptus ; saveur
brûlante.
S'emploie en capsules.
Puissant antisept. à 1/600.
Prép. — V. Ind. XVIII, *Méd.*
balsamique.
Sol. pour inj. hypod.

℞ Eucalyptol............... 1 vol.
   Huile d'olive............. 2
Inj. de 1 gr. (Roussel).

———

℞ Vaseline pure............... 20
   Eucalyptol.................. 5

———

℞ Eucalyptol 2
   Iodoforme................... 0,1
   Vaseline liq. méd........... 8

Eugénol.
V. Ind. II, *Méd. névrosth.*
Ind. XXIII, *Méd. antipyr.*

℞ Eugénol 3
   Vaseline liq. méd........... 97
Inj. hypod. (Tuberculose.)

Eulyptol.
Mélange antiseptique.

℞ Ac. salicylique.............. 6
   — phénique 1
   Eucalyptol 1
Mixt., usage interne et ext.
                 (Schmaltz.)

Fer (Perchlorure de).
V. Ind. XII, *Méd. astring.*

℞ Solut. perchl. de fer.. XX à XL
   Eau .... 1 verre.
Cuill. de 5 en 5 min., Croup.
                 (Aubrun.
Solut. à 1/2 et à 2/1. Aban-
donnée (Ph. Germ.)

Fer (Sulfate).
V. Ind. XII, *Méd. astring.*

℞ Sulf. de protoxyde de fer. 500
   Ac. phénique............. 1
   Eau 10000
Désinfectant.

Ferments digestifs.
V. Ind. VIII, *Méd. eupeptique.*
Capables de dissoudre les
micro-organismes et les fausses
membranes.
Papaïne, thrypsine, pepsine,
pancréatine.

℞ Sol. d'ac. salicylique à 1/1000. 50
   Thrypsine..................... 5
   Rendre alc. avec bicarb. so-
   dique.

Fluorhydrique (Acide).
Puissant antiseptique et mi-

crobicide ; s'emploie en inhalations.

℞ Eau........................ 300
Ac. fluorhyd................ 150

Mélange de barbotage.

Formique (Acide).

Assez bon antiseptique, mais peu usité.

Gayacol.

Acide pyrogaïacique, produit de la distillation de la créosote.

Liq. incol., odeur de créosote. Succédané de la créosote. Antiphth.

Prép. — Comme la créosote.

℞ Gayacol.................. 13,50
Teint. de gentiane........ 30
Alcool.................... 250
Vin de Xérès............. 700

Cuill., 3 f. dans de l'eau (Bouchard).

___

℞ Gayacol.................. 7,50
Teint. de quinquina...... . 20
Vin de malaga........... 1000

De 1 à 5 cuill. (Bourget).

___

℞ Gayacol.................. 2
Huile d'amandes........... 20
Gomme arab. pulv......... 10
Eau dist.................. 950

Lav., 20 à 30 gr.

Goudron.

Antiseptique sutout par la créosote qu'il contient.

V. Ind. XVIII, *Méd. balsam.*

Hélénine.

V. Ind. XXV, *Méd. antiscrof.*

Hydronaphthol.

V. *Naphthol.*

Iode.

Sol. dans huiles grasses, vaseline, dans 7,000 d'eau, 52 de glycérine, 20 d'éther et de chloroforme, 12 d'alcool.

Puissant antiseptique.

V. Ind. XIX, *Méd. résolutive.*

Dose int. — 0,01 à 0,05.

℞ Eau...................... 80
Eau de fl. d'oranger..... 20
Teint. d'iode .... VII gtt
Iodure de potassium..... 0,10
Sp...................... 20

Pot. prévent. de diphth.

(A. Dumas.)

___

℞ Iode...................... 2
Vaseline liq............... 98

Pour inject. hypod.

Iodoforme.

Sol. dans 80 d'alcool, 6 d'éther, dans le chloroforme, la benzine, les huiles ; insol. dans l'eau et dans la glycérine.

Bon antiseptique local.

V. Ind. IV, VII, XVIII, XIX, XXVI.

Dose int. — 0,10 à 0,40.

Toxique à 0,50.

℞ Iodoforme................ 10
Ether sulf................ 20
Alcool.................... 20

Sol.

___

Éther iodoformé de 1/4 à 1/20.

___

℞ Iodoforme.............. 0,60
Ether sulf............... 70
Charbon vég. pulv....... 200
Glycérine............... 180

1 cuill. de 2 en 2 heures.

Mixt. antisept. (Bouchard).

___

♃ Charbon de peuplier........ 100
. Ether sulf.................. 70
 Iodoforme 1
1 cuill. par 1/2 verre de 2 en 2 h.
Poud. antisept. (Bouchard).

♃ Iodoforme.................. 5
 Ether..................... 15
 Vaseline. 80
Pour inj. hypod.

♃ Iodoforme.................. 1
 Vaseline liq................ 99
Idem.

Injection intraparenchymat.
d'éther iodoformé pur.

Chloroforme iodoformé.

Usage ext. — Vaseline, de 5
à 10 p. 100.
 Glycérine, de 5 à 20 p. 100.
 Collodion à 1/10.
 Chloroforme à saturation.

♃ Iodoforme........ . 1
 Axonge................. 1
 Lanoline. 8
Pom.

♃ Iodoforme.............. 18
 Sulf. de quinine......... 3
 Charbon pulv........... 15
 Ess. de menthe......... XL gtt
Poud. désinfect. Cancer.

♃ Iodoforme........ 0,30 à 0,50
 Ether sulf.......... 3 à 5
 Vaseline.......... 30
 Ess. de roses....... V à X
Pom., Ozène (Lennox-Brown).

♃ Iodoforme...............
 Poud. de quinquina......
 — benjoin........ P. E.
 Carb. de magnésie.......
 Saturer d'ess. d'eucalyptus.
 (Lucas-Championnière.)

♃ Iodoforme porph... 50
 Ether sulf....... . 250 cent. c.
 Alcool........... 1000
Pour iodoformer coton et gaze.

♃ Iodoforme................. 40
 Poud. de g. adragante..... 5
 — amidon............. 10
 — sucre.............. 15
 Dextrine.................. 30
 Eau..................... q. s.
Pour crayons.

Iodol.
 Poud. jaune crist., presque
inodore, insipide, fort peu sol.
(1/5000) dans l'eau, assez sol.
dans alcool, éther, huiles.
 Prép. — Comme l'iodoforme
0,10 à 0,15; toxique à 2.

♃ Iodol.................... 0,10
 Poud.................... q. s.
 Suc de réglisse........... q. s.
Pil., 1 à 2 par j.

♃ Iodol.................... 2 à 3
 Alcool................... 35
 Glycérine................ 62
Solut. pour inject., etc.

♃ Vaseline 10
 Iodol.................... 2
Pom. (Trousseau).

Iodure de potassium.
 V. Ind. XIX, *Méd. altérante.*

Lactique (Acide).

Acide galactique ; sol.

V. Ind. IV, *Méd. tempérante.*

Contre la diphtérie et diarrhée verte des enfants ; contre cancer (?)

Prép.

℞ Ac. lactique.............. 2
Eau 80
Sp. de sucre.............. 20

Pot. par petites cuill. (Hayem).

℞ Ac. lactique.............. XX
Ether..................... 45
Glycérine 45

Garg. antidipht. (Kline).

Lavande.

V. Ind. II, *Méd. névrosth.*

℞ Alcoolat de lavande........ 100
Vinaigre très fort.......... 100
Ac. salicylique............. 5

Vinaigre antiseptique.

Lanoline.

V. Ind. X, *Méd. émolliente.*

Corps gras extrait du suint des moutons, riche en cholestérine ; hydratée, visqueuse, gélatineuse ; miscible à l'eau.

Sol. dans éther, chloroforme, benzine, sulfure de carbone, pas dans alcool ; s'émulsionne avec un peu de carbonate de soude.

Bon excipient des pom. antiseptiques.

℞ Ichtyol.................. | āā
Lanoline................ |

Onct., Erysipèle (Nussbaum).

Menthol.

Camphre de l'essence de menthe. Sol. dans alcool, éther, chloroforme et glycérine, pas dans l'eau.

Antiseptique, double de l'acide phénique.

Prép.

℞ Menthol .... | P. E.
Ac. phénique............ |

℞ Menthol .... | P. E.
Thymol................. |

℞ Menthol 3
Camphre..................... 2

℞ Menthol 1
Vaseline liq................. 9

Pour inj. hypod.

Mercuriaux.

V. Ind. XIX, *Méd. altérante.*

V. Ind. XXVI, *Méd. spécifique.*

Sublimé.

Sol. à 1/15 dans eau, très sol. dans alcool (1/4) et éther et dans acides sulfurique, chlorhydrique, nitrique.

Le bicarbonate de chaux de l'eau ordinaire tend à le précipiter, mais l'addition de chlorure de sodium assure la dissolution.

V. Ind. XIX et XXVI.

℞ Sublimé 1
Chlorure de sodium........ 1
Eau ordin................. 1000

Aussi antiseptique que la liqueur de van Swieten ; antiseptique des plus puissants.

℞ Liq. de Van Swieten...   10 à 20
Rhum vieux..........   30 à 40
Laudanum de Sydenham   XX à XL
Eau..................   70

Pot., Choléra (Yvert).

℞ Sublimé.................   0,20
Eau dist.................   30

Pour inject. hypod.

Usage ext.

Liq. de van Swieten (à 1/1000).
V. p. 313.

℞ Sublimé   1
Alcool à 90°........   40
Eau. dist...........   1000 à 2000

℞ Sublimé   1
Chlorure   de   sodium   ou
   chlorhyd. d'ammoniaque.   1
Eau dist.................   1000

℞ Sublimé   1
Ac. tartrique..............   5
Chlorhyd. d'ammoniaque...   1
Eau   1000

Sol. antiseptique (Laplace).

℞ Sublimé.................   7,5
Eau.....................   1500
Alcool...................   1500
Glycérine...............   500

Sol. pour le coton et la gaze.

Collodion à 1/30.

Éther merc. à 1/40.

Pom. vaseline à 1/1000.

℞ Sublimé   1
Gomme du Sénégal........   10
Glycérine   10

Alcool à 80°..............   100
Eau dist. p. f............   1500

Liq. antisept. (Thomas).

℞ Bichlorure de mercure...   2
Sulfure rouge de mercure.   1
Créosote   0,50
Eau.....................   300

Lotion rouge de Neumann.
(Ewald.)

℞ Amandes douces........   30
—   amères........   15
Eau d. de laurier-cerise..   50
Eau (Emuls.)............   250
Sublimé.................   0,25
Teint. de benjoin........   20

Émuls. ou cosmétique.

℞ Sublimé   10
Poud. de g. adragante.....   5
—   amidon............   25
—   sucre............   20
Dextrine.................   40
Eau.....................   q. s.

Pour crayons.

Biiodure de mercure.
Sol. dans alcool et éther,
fort peu dans eau (0,04), peu
dans eau alcoolisée (1/10) et
peu dans les corps gras.
V. Ind. XIX, XXVI, *Méd. alt.*
et *Méd. spécifique.*

℞ Biiodure de mercure.......   0,03
Eau dist.................   2
Iodure de potassium........   q. s.

Pour inject. hypod.

Usage ext.

℞ Biiodure de mercure....   0,10
Alcool à 90°............   20
Eau dist................   1000

(Trélat.)

Cyanure de mercure.

Sol. dans 8 d'eau, 20 d'alcool, 4 de glycérine; un des plus puissants antiseptiques.

V. Ind. XIX, *Méd. altérante.*

Savon peu toxique et fort antiseptique.

Oxyde jaune de mercure.

℞ Oxyde j. de mercure.......... 1
Axonge...................... 3
Lanoline.................... 6

Pom.

———

℞ Oxyde j. de mercure.......... 1
Vaseline liq................ 9

Pour inj. hypod.

Calomel.

℞ Calomel à la vap......... 0,01
Pepsine................. 0,06
Teint. d'opium.......... 1/2 gtt
Ext. de phellandrie...... q. s.

Pil., 2, de 2 en 2 h.

———

℞ Calomel à la vap.......... 0,01
Pepsine................. 0,06
Ergotine Bonjean......... 0,002
Réglisse................. q. s.

Pil.

———

℞ Calomel................. 0,01
Pepsine................. 0,06
Ext. de jusquiame........ 0,005
Ext. de phellandrie........ q. s.

Pil., Phth. (Dochmann).

Usage ext.

℞ Précipité blanc.............. 1
Axonge...................... 1
Lanoline.................... 8

Pom.

———

℞ Calomel................... 4
Oxyde rouge de Hg.......... 4
Sucre pulv................ 15

Poud. à priser, Ozène.

(Trousseau.)

Poud. à 1/60 (Idem).

———

℞ Calomel................... 8
Vaseline liq................ 92

Pour inj. hypod.

Cinabre.

℞ Cinabre................... 1
Axonge...................... 1
Lanoline.................... 8

Pom.

Myrtol.

V. Ind. XVIII, *Méd. balsam.*

℞ Myrtol.................... 1
Vaseline liq................ 4

Inj. hypod.

Naphtaline.

Substance lamelleuse, blanche, odeur et saveur âcres aromatiques. Insol. dans eau, sol. dans alcool, éther, huiles et quelques acides.

Antiseptique insol. assez actif; désinfectant de l'intestin.

Prép. — 0,50 jusqu'à 3 gr,50 et 5 gr.

℞ Naphtaline purifiée........ 5
Sucre blanc.............. 5
Ess. de bergamotte........ 1 gtt

Div. en 20 d., 5 à 10 (Rossbach).

Naphtol (β).

Son insolubilité assure son passage dans tout l'intestin et son innocuité toxique.

Prép. — Antiseptique, 0,40 ; toxique, 3,80.

Sol. alcool. faible, 1/1000.

Sol. alcool. forte, 1 à 2/100.

℥ Naphtol β.................. 0,25
Salicylate de bismuth...... 0,25
Dose antisept., 1 de 2 en 2 h.

℥ Naphtol B.................. 0,25
Salicylate de magnésie..... 0,25
Dose id.

℥ Naphtol β.................. 0,30
Salicylate de bismuth...... 0,30
Magnésie anglaise......... 0,30
Dose idem, de 4 en 4 h.

℥ Charbon................. 50
Sucre.................... 25
Naphtol β................ 2,50
Salicylate de bismuth..... 2,50
Antisepsie intestinale.
                (Bouchard.)

Usage ext.
Inject. à 1/20.
Collut. à 1/100.

℥ Naphtol.................... 6
Axonge..................... 1
Lanoline................... 8
Pom.

℥ Camphre pulv.............. 2
Naphtol B.................. 1
P. frict.

℥ Naphtol B.................. 5
Alcool à 90°............... 33
Eau de chaux. q. s. p. f. 100 c. c.
A injecter a chaud. Abcès froids.
                (Lasserre.)

Ouate.
Simple , hydrophile, phéniquée, salicylée, etc. Ouate de
bois.

Oxygène.
Puissant contre les vibrions
septiques (aérobies).

V. Ind. XX, *Méd. eutroph.*

Eau oxygénée.
Bioxyde d'hydrogène, oxy-
dant et désinfectant; caustique
quand elle n'est pas parfaite-
ment neutre ; elle est employée
en pansements, lot. , inject.,
pure ou étendue d'eau.

Eau chargée d'oxygène sous pression.
Non irritante; se donne en
boissons.

Ozone.
Oxygène ozonisé; non em-
ployé en nature.

Papier antiseptique.
Papier brouillard imbibé de
solut. antiseptique.

Palommier.
V. Ind. II, *Méd. névrosthén.*

℥ Ess. de gaultheria.......... 5
Alcool à 86°............... 100
Eau....................... 50
Solut. désinfectante (Gosselin).

Permanganate de potasse.
Type des antiseptiques oxy-
dants, bon contre les anaéro-
bies.
Sol. dans 15 d'eau.
Caustique au delà de 1/10.
Tache les linges et la peau.
Incompat. — Alcool, glycé-
cérine, sucre et toutes solu-
tions organiques.
Prép. — 0,10 à 0,50.
Sol. à 1/1000.

Sol. à 1/100 pour inj. hypod.

℞ Permang. de potasse.   0,20 à 0,50
Eau dist.............   120

Par cuill., Septicémie.

(Van den Corput.)

℞ Permang. de potasse......   1
Eau dist...............   100
Thymol................   0,50

Contre sueur des pieds.

(S. Martin.)

Phénique (Acide).

Phénol, acide carbolique ; cristallisé ou en neige, peu volatilisable. Il arrête et suspend l'action zymotique plutôt qu'il n'en détruit les germes ; peu sol. dans eau (5/100), sol. dans alcool, éther. Dans la glycérine, les huiles et les graisses, il perd toute action irritante topique.

V. Ind. XXIII, *Méd. antipyr, Prép.* — 0,05 à 1 gr.
Eau phéniquée à 1/1000.
Sp. à 1/1000, 20 à 60 gr.
Glycéré, de 1/5 à 1/20 et 1/50.

℞ Alcool phéniqué......... ⎫ P. E.
Ou ac. phénique liq..... ⎭

Huile phéniquée à 1/100.
Vinaigre phéniqué à 1/100.

℞ Ac. phénique.............   1
Alcool de vin............   1
Teint. d'iode............   X gtt
Teint. de belladone........   2
Eau de menthe..........   50
Sp d'opium.............   10

Mixt., petite cuill, de 2 en 2 h.
Coqueluche, etc.

℞ Phénol................   1
Vaseline liq..............   99

Pour inj. hypod.

℞ Ac. phénique.......   1 — 1 à 2
Eau...............   30 — 100

Idem.

℞ Ac. phénique liq......... ⎫ P. E.
Glycérine .... ⎭

Idem.

℞ Ac. phénique.............   5
Eau dist..................   10
Alcool...................   10

Idem.

Usage ext. — Vaseline à 1/100.
Cérat à 0,30/100.
Huile, de 1/2 à 1/20 (Lister).
Vinaigre à 1/120 (Codex).

℞ Ac. phénique.............   25
Alcool ou glycérine........   25
Eau.....................   950

Sol. faible à 1/40 (Lister).

℞ Ac. phénique.............   50
Alcool ou glycérine........   50
Eau.....................   900

Sol. forte à 1/20 (Lister).

℞ Alcool à 85°.............   10
Ac. phénique.............   1
Ess. de citron............   3
ou de Wintergreen.

Sol. ph. parfumée (Lebon).

℞ Ac. phénique crist...........   10
Camphre.................   1
Alcool à 90°.............   10
Ac. pyroligneux...........   80

Vinaigre ph. camphré (H. P.)

℞ Ac. phénique.............. 2
Glycérine................. 15
Alcool................... 15
Eau 200

Lot. (Hutchisson).

℞ Ac. phénique.............. 1
Glycérine................. 12
Eau 250

Garg. (Mackensie).

℞ Alcool à 36°.............. 10
Ac. phénique.............. 10
Camphre.................. 20
Huile 30

Caustique, après ablat. des f. membr. (Gaucher).

℞ Ac. phénique.......... 0,50 à 1
Sp. diacode.......... 50
Décoct. guimauve...... 250

Garg.

℞ Ac. phénique neigeux.... 5 à 10
Camphre............... 20
Alcool................ 10
Ac. tartrique........... 0,70
Huile d'am............. vol. égal

Badigeon, Diphth. (Gaucher).

℞ Ac. phénique.............. 5
Camphre................. 20
Huile d'olives ou glycérine... 25

Idem (Soulez, Chantemesse).

℞ Ac. phénique.............. 5
Axonge................. 10
Lanoline............... 90

Pom.

℞ Glycéré d'amidon........... 10
Ac. phénique.............. 1

(Jeannuel.)

℞ Ac. phénique liq........... VI
Alcoolé d'iode............. 3
Glycérine................. 30
Eau dist.................. 150

Eu inject. Antisept.
(Percy, Boulton.)

℞ Huile d'olives........... 12
Litharge................. 12
Cire 3
Ac. phénique crist........ 2,50

Emplâtre phéniqué (Lister).

℞ Ac. phénique crist........ 10
Eau dist................ 1
Huile d'olives........... 5
Corde à boyau récente..... q. s.

Catgut, pour ligat. antisept.
(Lister.)

℞ Ac. phénique crist........... 1
Résine..................... 5
Paraffine.................. 7

Pour phéniquer la gaze.

℞ Alcool à 95°.............. 120
Colophane 20
Glycérine 5
Ac. phénique crist......... 5

Idem.

℞ Ac. phénique........ 1 à 10
Amidon .... 500 à 1000

Poud. désinfect.

℞ Phénate de chaux........ } P. E.
Sulfite de magnésie...... }

Poud. désinfect. (Mac Dougall).

℞ Ac. phénique.............. 2
Alcool à 90°.............. 2
Ess. de thym............. 2
Sulf. de zinc............. 20
Sciure de bois........... 100

Poud. pour conservation des cadavres; 20 k. pour un cadavre (Codex).

℞ Ac. phénique du commerce... 4
  Sciure de bois............. 16
Idem (Wafflard).

Phénate de soude.
Phénol sodé, phénol du vulgaire.
Désinfect., antihémorrrhag., antiparasitaire.
Prép.

℞ Ac. phénique........... 70
  Soude caustique......... 30
  Eau p. f.............. 1000
Sol. à 1/10.
Pom. à 1/10.

Picrique (Acide).
Sol. dans 86 d'eau, dans alcool, éther ; facilement toxique, peu maniable.

Plomb.
S.-acétate, carbonate et deutoxyde ou minium.
V. Ind. XII, *Méd. astringente.*

Plomb (Azotate de).
Sol. à 1/10.
Désinfectant Ledoyen.

Pyrogallique (Acide).
V. Ind. XII, *Méd. astringente.*
Très sol.; antiseptique à cause de son avidité pour l'oxygène
V. Form. C herpétologique.
Usage ext.

℞ Ac. pyrogallique........... 1
  Axonge................... 1
  Lanoline................. 8
Pom.

℞ Ac. pyrogallique.......... 40
  Poud. de g. adrag........ 5
  — d'amidon........... 15
  — de sucre........... 2

Dextrine............... 2
Eau.................. q. s
Pour crayons.

Quinine.
Puissant antiseptique, antifermentescible et antizymotique ainsi que ses sels.
Sol. neutre à 2/1000.
V. Ind. XXIII, *Méd. antipyr.*

℞ Chlorhyd. de quinine neutre.. 2
  Eau dist.................. 4
Sol. pour inject. hypod.

Quinoléine.
V. Ind. XXIII, *Méd. antipyr.*
Antiseptique (Donath).
Prép.

℞ Quinoléine............... 5
  Alcool.................. 50
  Eau.................... 50
Sol. en compresses.

———

℞ Quinoléine............... 1
  Eau dist............... 500
  Alcool................. 50
  Ess. de menthe......... X
Garg. ou inhalat.
      (Bardet et Egasse.)

Quinoline.
℞ Quinoline............ 0,60
  Alcool à 90°.......... 30
  Eau dist. bouillie.... 300
  Ext. de menthe........ I gtt
Garg., Diphthérie.

———

℞ Quinoline.............. 1
  Alcool à 90°.......... 25
  Eau distil............ 25
Badigeon (idem.)

Quinquina.
V. Ind. VIII, *Méd. eupeptique.*
— XX, *Méd. tonique.*
— XXIII, *Méd. antipyr.*
Décoct. pour lot., 30/1000.

℞ Quinquina pulv............. 25
Camphre pulv.............. 6
Myrrhe 6
Ong. styrax............... 25
Ess. de térébenthine........ 25
Pom. antigangr. (Rust.)

℞ Quinquina gris pulv......... 16
Camphre pulv.............. 1
Poud. antiseptique.

Résorcine.
V. Ind. XXIII, *Méd. antipyr.*
Très sol. dans eau, alcool, éther, saveur sucrée, odeur nulle, à peine caustique.
Usage ext. — Non toxique.
Prép. ext. — Sol. aq. légère, 1 à 4/100.
Sol. aq. forte, 5 à 10/100.
Pom., 1 à 2/10.
Huile, 1 à 2/30.
Glycéré, 4/20.

℞ Résorcine................... 10
Vaseline.................... 50
Poud. de riz............... 25
Oxyde de zinc.............. 25
Pom.

℞ Résorcine............... 5 à 10
Huile de ricin........... 45
Alcool................... 150
Baume du Pérou 0,50
Pom.

℞ Phénol................... 67
Résorcine.................. 33
Fondre ensemble.

℞ Résorcine pure............ 40
Poud. de g. adragante..... 5
— d'amidon........... 10
— de sucre............ 20
Dextrine.................. 25
Eau .... q. s.
Pour crayons.

℞ Résorcine.............. 5 à 20
Eau dist................. 100
Pour inj. hypod.

Saccharine.
Sucre de houille, peu sol. dans eau, sol. dans alcool, éther, glycérine.
Gros comme un pois sucre autant qu'un morceau de sucre.
Usage int. — Non sans danger.

℞ Saccharine................... 6
Alcool rect................. 100
Bicarb. de soude........... 4
Ess. de menthe............ XX
Sol. ammoniacale de carmin.   X
Élixir de la bouche (C. Paul), qq. gtt. dans 1/2 verre d'eau.

Salicine.
V. Ind. XXIII, *Méd. antipyr.*

Salicylique (Acide).
Sol. dans 414 d'eau, 2 1/2 d'alcool, 2 d'éther.
Suspend l'activité des germes plus qu'il ne les détruit.
V. Ind. XXIII, *Méd. antipyr.*, XXIV, *Méd. antiarthritique.*
Prép. — 1 à 5 gr.
Sol. à 6/100.
Glycéré à 1/10.

℞ Ac. salicylique............. 1
Glycérine................... 20
Eau 80
Sol. (Muller).

24 Ac. salicylique....... 4
Borate de soude...... 4
Eau............... 100 à 500

(Ce mélange accroît l'efficacité des deux antiseptiques.)

24 Ac. salicylique.............. 1
Eau dist.................... 75
Sp. d'éc. d'or............... 30

Pot. par cuill. (Schakowskie).

Usage ext.

24 Ac. salicylique............. 6
Talc....................... 100

Poud. désinfect.

24 Ac. salicylique............. 3
Amidon..................... 10
Talc....................... 87

Idem.

24 Ac. salicylique............ 0,25
Tannin..................... 2,50
Borax...................... 2,50

Contre ozène (Waldenburg).

24 Ac. salicylique......... 0,50 à 1
Alcool.................... q. s.
Glycérine.............. 40
Inf. d'encalyptus........ 60

Topique, Diphth. (Cadet de G.).

24 Ac. salicylique............. 1
Axonge..................... 7
Lanoline................... 7

Pom.

24 Ac. salicylique............. 1
Alcool..................... 3
Axonge.................... 10

Id. (Wagner).

Vaseline................... 225
Ac. salicylique............. 10
F. prendre avec :
Talc....................... 250
Ac. salicylique............ 10

Pom. Variole confl. (Baudon).

Ac. salicylique........ 0,50 à
Alcool, pour dissoudre.. q. s.
Glycérine............... 40
Inf. d'eucalyptus........ 60

Solut., Diphth. (Cadet de G.).

24 Ac. salicylique........... 10
Alcool à 95°............. 300
Glycérine................ 4
Ouate.................... q. s.

Ouate salicylée.

24 Ac. salicylique............. 3
Acétate d'alumine........... 3
Alc. d'eucalyptus glob....... 10
— de verveine........... 10
— de lavande........... 10
— de benjoin........... 10
Ac. acétique à 8°........... 10

Vinaigre de Pennès.

24 Ac. salicylique........... 10
Poud. de g. adrag......... 5
— d'amidon........... 40
Dextrine.................. 25
Sucre pulv............... 20
Eau..................... q. s.

Pour crayons.

Salicylate de soude.

V. Ind. XXIV, *Méd. antiarthritique.*

Sol. dans 10 d'eau.
Dose int. — 2 à 10 gr.

24 Salicylate de soude......... 4
Cold cream............... 100

Pom. contre variole (Baudon).

24 Salicylate de soude.......... 1
Eau dist................... 4

Pour inj. hypod.

Salicylate de bismuth.

A peine sol.
Désinfectant de l'intestin.
V. Ind. XVI, *Méd. antidiar.*

V. Ind. XXIV, *Méd. antiar-thritique.*

Prép. — 2 à 10 gr. comme le sous-nit. de bismuth.

Salicylate de quinine.
V. Ind. XXIII, *Méd. antipyr.*
Antiseptique, autant, sinon plus, que le sulfate.

Salol.
Corps cristallin de la série aromatique, salicylate de phényl. Insipide, insol. dans eau, sol. dans alcool; succédané de l'acide salicylique et des salicylates. Comparable à l'iodoforme et au sublimé.

Prép. — 0,50 à 5 gr., 8 gr. et 10 gr.

Dose antiseptique, 0,50 à 5 g.
En cachets de 0,50 à 1 gr.

℞ Sucre vanillé................ 8
Salol....................... 2

Saccharure de salol.

℞ Gomme adragante.......... 1
— arabique 3
Eau........................ 10
Salol....................... 25
Sucre...................... 60
Ess. de citron.............. V

Div. en 100 tablettes.

℞ Salol...................... 4
Gomme pulv.............. 5
Huile d'am. d............. 5
Sp. de tolu............... 30
Teint. de quillaya saponaria. 3
Eau....................... 150

Pot. antiseptique.

℞ Salol...................... 1
Chloroforme.............. 1
Vaseline liq.............. 8

Inj. hypod.

Usage externe.

℞ Salol pulv............... ⎰ P. E.
Amidon................. ⎱

℞ Salol...................... 4
Ether...................... 4
Collodion élastique.......... 30

Collodion. Gerçures.

Pom. 4/30.

℞ Huile d'olives............. 60
Salol...................... 10
Eau de chaux.............. 60

Liniment. Brûlures.

℞ Beurre de cacao.......... 4
Cire blanche............. 0,35
Salol...................... 1

Supp.

Sulfates de cuivre, de fer, de zinc.
V. Ind. XII, *Méd. astringente.*

Sulfureux.
Soufre, acide sulfurique.
V. Ind. XII, *Méd. astringente.*

Sulfite de soude.
Bisulfite.
Désinfectant peu usité.

℞ Eau...................... 100
Glycérine................. 5
Sulfite de soude.......... 10

P. irrigat.

Hyposulfite de soude.
Sulfite sulfuré de soude.

Très sol. dans eau et glycérine, insol. dans alcool.

V. Ind. XVII, *Méd. purgative.*

Incompat. — Acides et iode.

Prép. — 1 à 5 et 10 gr.

Sp. à 2/50.

℞ Sol. de gomme édulc...... 1000
Hyposulfite de soude...... 2 à 5

Tisane (Polli).

℞ Hyposulfite de soude........ 15
Eau dist.................... 60
Sp. simple.................. 25

Pot. antizymot. (Idem).

℞ Sp. de fumeterre............ 40
— pensées sauvages..... 10
Hyposulfite de soude........ 1

2 cuill. (Biett).

Usage ext. — Sol. forte à 1/5.
Sol. faible à 5/100.
Inject. depuis 1/100.
Glycérolé à 8/100.
Pom. à 4/30.

℞ Garg. émoll............... 250
Hyposulfite de soude........ 20

Garg. (Polli).

℞ Hyposulfite de soude......... 1
Glycéré d'amidon............ 4

Désinfectant.

Hyposulfite de magnésie.

Peu usité; mêmes formules.

Acide sulfureux.

Antiseptique par désoxydation; employé surtout en fumigations.

Prép. — Sol. aq. à titre variable pour usage ext.

En lavement avec acide carbonique (Bergeon).

Sulfure de carbone.

Gaz très peu sol. Antiseptique, bon désinfectant de l'intestin, mais inflammable et désagréable d'odeur.

Prép. — 1 à 3 gr. en pot., en lav.

℞ Sulfure de carbone......... 10
Eau dist................... 500
Ess. de menthe............. IV

5 à 10 cuill. dans du lait.
Eau sulfo-carbonée (Duj.-B.).

℞ Alcoolat de menthe.......... 9
Sulfure de carbone.......... 1

Teint., 5 à 10 gtt. dans du lait, 3 fois par jour.

℞ Sulfure de carbone...... 1
Vaseline liq............ 9 à 19

P. inj. hypod.

En lavement avec acide carbonique (Bergeon).

En compresse, révulsif instantané.

Sulfure de calcium.

℞ Chaux 1
Soufre..................... 2
Eau 20

Décoct. et réd. à 12.
Solut. de Wleminck.
Pulvérisat. Diphtérie.

Silicate de soude.

Pourrait encroûter les germes. (?)

Inject. vésicales à 1/200.
—   blennorrh. à 1/100.

Tannin.
V. Ind. XII, *Méd. ostringente.*
Glycéré de 1/10 à 1/50.

℞ Tannin à l'éther pulv......... 1
Glycéré d'amidan............ 5

———

℞ Tannin 0,1
Glycérine 2
Eau dist.................. 25
Hyd. de roses............. 5
Pulvérisat., Ozène (Davey).

Térébenthine.
V. Ind. XVIII, *Méd. balsam.*

℞ Térébenthine.............. 50
Jaune d'œuf................ N° 1
Ong. basilicum............ 50
Aloès.................... 10
Ong. dig. antisept. (Boerhaave).

Térébenthine (Essence de)
V. Ind. II, VIII, XVIII, *Méd.*
névrosth., eupnéique, balsam.

Et ses dérivés oxydés : *ter-*
pine, terpinol, térébène, etc.,
sont des antiseptiques désinfectants.
Prép. — Eau d'Anhalt.
V. Ind. XVIII. V. p. 326.
Usage ext.

℞ Huile de camomille......... 100
Ess. de térébenthine........ 25
P. frict.

———

℞ Ess. de térében.hine....... 4
Teint. d'eucalyptus........ 4
Ac. phénique.............. 4
Alcool................... 300
Eau dist................. 1000
P. inhalat. et pulvérisat.

———

℞ Savon méd...................
Téréb. de Venise............ 1
Eau dist.................. 20
Inject. de Decharding.

———

℞ Ess. de térébenthine......... 15
Ac. acétique................ 15
Camphre acétique.......... 15
Camphre................... 3
Huile d'olives............. 12
Liniment (Ph. Britt.).

———

℞ Ess. de térébenthine....... 25
Jaune d'œuf............... N° 1
Inf. (15) de camomille...... 300
Alcool camphré........... 25
Fomentat. (Thielmann).

———

℞ Décoct. de citron......... 250
Ess. de térébenthine...... 10
—   menthe........... X gtt
Garg.

———

℞ Térébenthine................ 1
Vaseline liq.................. 4
Sol. Inj. hypod.

———

℞ Terpinol................... 1
Vaseline liq................. 20
Sol. idem.

Thymol. Essence de thym.
Acide thymique.
Thymus vulgaris. Désinfectant et antiseptique peu toxique ; très peu sol. dans 150
d'eau, sol. dans alcool, éther,
acide acétique.
Prép. — Comme l'acide phénique.
1 gr. à 7, lot., inject., inhalat.
Glycéré et pom., 1 à 4/100.

2́ Ac. thymique............ 2 à 4
Alcool.................. 100
Eau 900
Solut. antisept. (Giraldès).

2́ Ac. thymique............. 2
Alcool.................. 50
Eau 900
Glycérine 50
Sulfate de cuivre.......... 50
Sol. idem.

2́ Phénol absolu............ 50
Thymol................. 2
Alcool à 90°............. 50
Eau q. s. p. f............ 1000

2́ Ac. thymique............. 1
Alcool à 85°............. 4
Eau dist................ 995
Lot. (Bouilhon-Pasquet).

2́ Ac. thymique........... 1 à 4
Glycéré d'amidon ou vase-
line 100
Pom.

2́ Talc.................. 90
Amidon................ 10
Tannin................ 3
Ac. salicylique.......... 0,50
Thymol............... 0,10
Poud. contre la sueur (Yvon).

2́ Thymol 1
Vaseline liq.............. 9
P. inject. hypod.

Tourbe végétale.
Comme la ouate.

Trichloracétique (Acide).
Soluble, antiseptique puissant et utile dans plusieurs affections cutanées.

Prép. — Sol. de 1 p. 100 à 2 p. 100.
Lotions ou compresses.

Trypsine.
V. Ind. VIII, *Méd. eupeptique*.
Contre la diphtérie.

Vaseline.
V. Ind. X, *Méd. émolliente*.
Mélanges d'huiles lourdes et de paraffines de pétrole, neutre, insipide, inodore. Sol. dans éther, chloroforme, huiles; insol. dans eau, glycérine. Ne rancit pas.
Bon excipient des pommades antiseptiques.

Zinc (Sulfate de).
V. Ind. XII, *Méd. astring*.

Zinc (Sulfophénate de).
Sel très sol., antiseptique et désinfectant.
Usage ext. — Sol. de 0,15 à 0,30/30 pour inject.
V. *Sulfate de zinc*.

2́ Savon de Marseille......... 600
Sulfophénate de zinc....... 15
Ess. de geranium rosat..... 15
Teint. de quillaya......... 20
Teint. alcool. saturée d'co-
sine................... 4
Glycérine off............. 90
Eau dist................ q. s.
Savon antiseptique (Gay).

2́ Huile d'am. d............ 72
Lessive de soude........ 24
— potasse........ 12
Sulfophénate de zinc...... 2
Ess. de roses............ 0,50
Idem (Reverdin).

B. — MÉDICATION IOCRATIQUE.

Elle a pour objet la neutralisation des venins ou des virus, sur place ou après leur absorption.

Elle comprend un certain nombre d'antiseptiques, des stimulants (Ind. II) et des altérants (Ind. XIX et XX).

Les vaccinations selon la méthode Pasteur sont appelées à y jouer le principal rôle.

Régime iocratique. — Il implique l'usage des stimulants alcooliques et toniques. L'excitation des sécrétions, et notamment de la sudation, favorise l'indication.

Agents de la médication iocratique.

Ammoniaque.
Antiseptiques.
Arsenic.
Cédron.
Guaco.

Hoang-nan.
Iode.
Opium.
Phénol.
Moyens locaux.

Ammoniaque.
V. Ind. II.

Ammoniaque liq. ou eau de Luce. V. p. 32.

℞ Ammoniaque liq........... XXX
  Eau d. de mélisse......... 120
  Sp. simple............... 30

Cuill. de 10 en 10 min.

(Foussagrives.)

———

℞ Ammoniaque à 22°.......... XX
  Sp. d'opium............... 30
  Cognac.................... 60
  Madère 120

Par cuill. (idem).

———

Deux gouttes d'ammoniaque dans un petit verre d'eau-de-vie de 5 en 5, puis de 10 en 10 minutes (Idem).

Antiseptiques.
Arsenic.
V. Ind. XX, *Méd. eutrophique.*

Cédron.
V. Ind. XXIII, *Méd. antipyr.* 0,20 à 0,30 dans de l'eau-de-vie.

Guaco.
V. Ind. XVIII, *Méd. diaphor.* Inf. et teint.

Hoang-nan.
V. p. 114.

Iode.
V. Ind. XIX, *Méd. altérante.*

Opium.
V. Ind. I, *Méd. narcotique.*

Phénols.
V. Ind. XXVII, *Méd. antisept.*

℞ Ac. phénique................. 2
  Alcool...................... 1

Sol. (Viaud-Grandmarais).

Moyens locaux de destruc-
trion des venins :

Astringents.

2ᶜ Perchlorure de fer	8
Ac. citrique	8
Ac. chlorhydrique	8
Eau	50

Solut. (Rodet).

XXVIIIᵉ INDICATION

PARASITISME

Bien que les zymases puissent à la rigueur rentrer dans le parasitisme, celui-ci s'en distingue pourtant, en ce que le parasite occupe la surface du corps, ou encore, sous le nom d'helminthe, les premières voies (digestives).

De là la séparation de la médication antiparasitaire, laquelle se dédouble en médication anthelmintique et médication épizoïcide (Fonssagrives).

MÉDICATION PARASITICIDE OU ANTHELMINTIQUE.

Les agents de cette médication agissent de deux façons : comme parisiticides et comme parasitifuges (vermifuges). Beaucoup joignent les deux influences. Quant à ceux qui ne possèdent que la première, il est bon de leur adjoindre un évacuant (purgatif).

Ce sont surtout des substances invisquantes (sucre, corps gras, glycérine). V. Ind. X, *Méd. émolliente* et des agents empruntés à la médication antiseptique, Ind. XXVII (arsenicaux, mercuriaux, sulfureux, essences, produits pyrogénés) ou enfin des agents plus spéciaux, végétaux en général.

Régime parasiticide. — Un régime tonique doit favoriser cette médication, qui est elle-même cause d'affaiblissement; de plus l'appauvrissement de la nutrition est généralement le fait des sujets atteints d'affections parasitaires.

POUR LA MÉDICATION ÉPIZOÏCIDE.

V. Form. C, *herpétologique.*

Agents anthelmintiques.

Absinthe,
Acétone.
Aloès.
Andira inermis.
Antimoine.
Asa fœtida.
Arsenicaux.
Aurone mâle.
Azedarach.
Benzine.
Camomille.
Chenopodium.
Chloroforme.
Citrouille.
Etain.
    Sulfure.
Fer (Sulfate).
Fougère mâle.
Gras (Corps).
Grenadier (Rac.).

Peltiérine.
Kamala.
Kousso.
Mercure.
Mercuriaux.
(Calomel.
) Iodhydrargyrate de pot.
(Sublimé.
Mousse de Corse.
Moussena.
Saoria.
Santonine.
Semen contra.
Sethia acuminata.
Suie.
Tanaisie.
Tatzé.
Spigélie.
Sucre.
Valériane.

Absinthe.
V. Ind. VIII, *Méd. eupeptique.*

Absinthe maritime.
Artemisia maritima. Vermif.
Prép. — 5 à 10 gr., inf.
5 à 20 gr., lav.

2⟝ Bourgeons de sapin........ 30
   F. fraîches d'absinthe...... 24
   Gentiane sèche conc....... 15
   Bière.................... 5000

Macérer 3 j., 50 à 250 gr.
Stomachique anthelm. (Codex).

Acétone.
Éther pyro-acétique.
Très sol., anesthésique et an-
thelmintique.
Prép. — XV à XXV gtt., dans
une inf.

2⟝ Acétone................... 2
   Alc. d'oranger............ 5
   Sp. d'éc. d'oranger........ 30
   Eau de tilleul............ 120

Pot. par cuill.

Aloès.
V. Ind. XVII, *Méd. purg.*
— VIII, *Méd. eupeptique.*
Quelque peu vermifuge.
Prép. — Supp., de 0,20 a
0,50/4.

2⟝ Aloès.................... 0,05
   Calomel.................. 0,05
   Savon méd............... 0,05

Pil., 1 à 5 (Burdach).

2⟝ Aloès.................... 1
   Jaune d'œuf.............. No 1
   Décoct. d'absinthe........ 250

Lav. (Fonssagrives).

Élixir de longue vie. V. p. 133.

Andira inermis.
Légumineuse, arbre des Antilles. Dans l'écorce est un glucoside, l'*andirine*, anthelmintique et purgative.

Prép. — Décoct., 4 cuill.
Poud., 1 à 1,50.
Ext. fluide, 1 à 2.
Danger d'irritation gastro-intestinale.

Antimoine (Limaille d').
Abandonné.

Tartre stibié.
Dose vomit. répétée 2 ou 3 fois la semaine. Inusité.
  V. Ind. XYII, *Méd. émétique.*

Asa fœtida.
  V. Ind. III, *Méd. antispasm.*

♃ Aloès	0,15
Tabac	0,15
Asa fœtida	0,15
Huile camphrée	10
Eau	500

Lav. (Raspail).

Arsenicaux.
Dangers d'intoxication.
Dose anthelmintique, 0,01 à 0,05 d'arséniate de soude ou d'acide arsénieux.
  V. Ind. XX, *Méd. altérante.*

Aurone mâle.
Citronelle, *Artemisia abrotanum;* synanthérée. Se rapproche de l'absinthe.
  Amer, tonique, vermifuge.
  Inf., 1/100.

Azedarach.
Margousier, arbre des Indes. Vermifuge. Peu usité.

Benzine.
  V. Ind. XXVII, *Méd. antisept.*
Prép. — X gtt. de benzine de

3 en 3 h. dans une inf. de menthe, jusqu'à XL gtt., dans la trichinose (Rodet).

Camomille romaine.
Anthemis nobilis. L'huile vol. des capitules est anthelmintique.
  V. Ind. I , *Méd. antispasm.*

Chenopodium anthelmenticum.
Contre les lombrics, aux États-Unis.

♃ Huile de chénopode	X gtt
Sp. simple	30

     (Ph. New-York.)

Chloroforme.

Chloroforme	4
Glycérine	40
Huile de croton	I gtt

En 4 fois.

Chloroforme	2
Huile de ricin	20

En 2 ou 3 fois (Kaiser).

Citrouille.
Les semences du *cucurbita pepo*, courge ou potiron, sont ténifuges. Le principe actif serait dans l'endoplèvre. Cette seconde enveloppe peut être donnée seule (Heckel); elle forme le 20° du poids de la graine. Faire suivre d'huile de ricin.
  Prép. — Semences, 60 à 80.
  Inf., 15 à 20 gr.
  Émuls., 20 a 40 gr. ou 4 à 5 gr. d'endoplèvre.

24 Semences de courge mon-
    dées................. 50 à 60
Sucre...................... 30
Eau de fl. d'oranger..... q. s.

Émuls. ou pâte.

---

24 Looch blanc............... 100
Pâte de sem. de courge..... 100

Étain.
Métal anthelmintique peu em-
ployé.
Prép. — Limaille.
Poud., 5 à 30 gr.

Élect., P. E.

---

24 Poud. d'étain.............. 1
Ec. d'oranges confites...... 2
Poud. de sucre........... q. s.

Bols d'étain (Swediaur).

---

24 Étain pur.................... 3
Mercure....................... 1

Amalgame, 0,20 à 4 gr. ; se
donne en poud. élect., etc.

Sulfure d'étain.
Poudre de Brugnatelli, 2 à
4 gr., 3 et 4 f.

Fer (Sulfate de).
V. Ind. XII. *Méd. astring.*
V. Ind. XIX. *Méd. tonique.*

---

24 Sulfate de fer.............. 0,05
Santonine.................... 0,05
Sucre vanillé.............. 0,50

Dose vermifuge tonique.
        (Duj.-B. et Yvon.)

Ficus doliaria.
Ulmacée du Brésil, sorte de
pepsine végétale qui, avec le
fer, combat l'ankylostome.

Le latex de ce ficus donne le
gamalleira dont on a extrait la
doléarine (Peckolt). 12 gr.

Fougère mâle (Rhizome de).
Nephrodium filix mas.
La matière grasse ou oléo-
résine sol. dans l'éther est le
principe actif.
Anthelmintique, ténicide très
efficace.
    Prép. — Huile éthérée, 2 à
8 gr.
Poud., 30 à 50.
Tisane : inf., 2/100.

Ext. oléo-résineux de fougère
m., 0,5. En caps., 6 à 10 caps.
(Trousseau) à prendre de 10 en
10 minutes.

---

24 Ext. éth. de fougère m..... 8
Calomel.................... 0,80

En capsules de 0,55 (Crequy).

---

24 Ext. oléo-résineux de foug.
    m...................... 0,2
Rac. de foug. m. pulv...... 0,5
Conserve de roses......... q. s.

Bols vermifuges (Peschier).

---

24 Ext. éth. de foug. m........ 0,20
Gomme arab. pulv......... 0,05
Eau....................... 0,05
Fougère mâle pulv......... q. s.

Pil. (Mayet).

---

24 Ext. éth. de fougère m....... 2
Miel rosat.................. 16

Miel de fougère (Dauglison).

℞ Fougère mâle pulv........... 2
Rac. de valériane pulv....... 2
Semen contra pulv.......... 2
Sulfate de potasse pulv....... 2
Miel...................... 10

Élect. vermif. (Ph. Belge, etc.).

℞ Huile éthérée de fougère m. 2,5
Calomel à la vap.......... 2,5
Poud. de fougère récente... q. s.

P. pil. de 0,30, et 2 h. après la dernière, huile de ricin 60 gr.
(Coindet, Trousseau.)

℞ Bourgeons récents de fougère mâle..................... 5
Ether...................... 40

Teint., 8 gr. (Peschier).

℞ Ext. éthéré de fougère mâle.. 5
Teint. émulsive............ 2
Glycérine................. 30
Liq. d'Hoffmann............ 2
Eau de menthe............. 65

Pot. ténifuge (Nicot).

℞ Poud. de foug. m....... 6 à 12
Eau.................... 125

A prendre le matin à jeun et 1 h. après, ce bol purg. :

℞ Calomel à la vap.......... 0,15
Scammonée............... 0,15
Gomme-gutte............. 0,07
Miel.................... q. s.

Ténifuge (Nouffer).

Gras (Corps).

V. Ind. X, *Méd. émolliente.*
Lavements d'huile de ricin ou d'huile d'olives, supp. au beurre de cacao, onctions huileuses.
Contre les oxyures.

Grenadier (Racine de).

Punica granatum, des myrtacées. Écorce de racine de gr. de Portugal. Les fl., fr. et éc. de fr., peu usitées.

Astring., vermifuge, ténicide ; ajoutez un purg.

Prép. — Poud., 2 à 8 gr.
Ext. alcool., 10 à 25.

℞ Éc. fraîche de rac. de grenadier..................... 60
Eau...................... 750
Macérer 6 h. Décoct. et réd. à..................... 500

Apozème, à prendre en 3 fois de 1/2 h. en 1/2 h. (Codex).

℞ Éc. fraîche de rac. de grenadier........... 60 à 90
Eau (Macérer 24 h.)... 2 verres.
Décoct. et réduire à.... 1 verre.

(Laboulbène.)

℞ Éc. de rac. de grenadier 50
Eau q. s. p. décoct.......... 250
Ext. de fougère mâle........ 2
Gomme pulv............... 2
Sp. de menthe............. 30

Décoct. ténifuge.
(Duj.-B. et Yvon.)

Peltiérine.

Alcaloïde extrait avec trois autres (Tanret) de l'écorce de grenadier. Liquide incol., mais se résinifiant promptement.

Très sol. dans alcool, éther, chloroforme et dans 20 d'eau.

Elle forme des sels (sulfate et tannate).

Prép.

℞ Sulfate de peltiérine. 0,35 à 0,40
  Tannin............ 1 à 1,50
  Sp. simple......... q. s.
A donner en même temps qu'une inf. de séné à 10/100. Ou entre 2 purgations.
(Bérenger-Féraud.)

Kamala.

Poud. fine cramoisie d'une euphorbiacée de l'Inde, venant des glandes qui entourent les fruits de l'*Echinus philippinensis*. Inodore, insipide, à peine sol.

Ténifuge.

Prép. — 6 à 12 gr., poud.
Teint. à 1/5, 4 à 8 gr.

℞ Poud. de kamala....... 6 à 12
  Pulpe de tamarin....... 30 à 40
  Suc de citron.......... q. s.
Élect. ténifuge (Du Plessis).
En une fois le matin.

℞ Teint. de kamala.......... 20
  Eau aromatique............ 120
  Sp. d'éc. d'oranges........ 20
Pot. tænifuge (Davaine) en 4 fois, d'h. en h.

Kousso.

(Inflorescences de).
Rosacée d'Abyssinie (*Brayera anthelminthica*) un peu nauséeuse. Anthelmintique général, ténicide et ténifuge. Principe actif : *koussine* avec résine âcre et amère.

Prép. — Poud., 15 à 20 gr.
Inf., 250 gr. d'eau.
Apozème, 20/150.
(Avaler le tout.)

℞ Kousso 1
  Sucre..................... 2
Kousso granulé (Mentel).

℞ Koussine................. 0,2
  Masse .... q. s.
Pil., 3 à 10 en 1 fois.

Lavement; inf. 1/90.

Mercuriaux.

Mercure coulant. Abandonné.
Pil d'ong. merc. V. p. 345.
V. Ind. XIX, *Méd. altérante.*

℞ Mercure................... 16
  Mucilage de gomme arab... 32
  Quinquina pulv............ 52
  Sp. de menthe............. q. s.
Élect. anthelm. de Heister.

Calomel.

V. Ind. XIX, *Méd. altérante.*
Poud. ou pil., 0,20 à 0,50.
Past. à 0,05.
Biscuits à 0,30.

℞ Calomel à la vap........... 0,02
  Semen-contra pulv......... 0,08
  Camphre................... 0.03
  Sp. simple................ q. s,
Pil., 2 à 8 le soir (Chaussier).

℞ Semen-contra pulv......... 0,12
  Calomel à la vap.......... 0,06
  Ext. d'absinthe........... q. s.
Pil., 2 à 10 (Bouch.).

℞ Poud. d'absinthe......... 0,25
  Semen-contra............. 0,25
  Calomel.................. 0,125
Doses, 1 à 4.

Iodhydrargyrate de potasse.

V. Ind. XIX.

℞ Biiodure de mercure........ 1
Iodure de potassium........ 10
Eau dist.................. 100

Lav. Oxyures (Trousseau).

Sublimé.

V. Idem.

℞ Sublimé................ 0,015
Décoct. de lin.......... 60

Lav. Ascarides (Kopp).

Mousse de Corse.

Fucus helminthocorton des rochers de Corse et de Sardaigne (algue); employée surtout chez les enfants parce qu'elle est à peine amère. Vermifuge.

Prép. — Poud., 1 à 10.
Décoct., 5 à 20.
Gelée, 20 à 60.
Sp., 20 à 60.
Inf. dans du lait, 1/50.

℞ Mousse de Corse........... 30
Sp. simple............... 30
Eau bouillante........... 100

Pot. vermifuge (H. M.).

℞ Mousse de Corse........... 5
Absinthe................ 5
Ess. de grenades.......... 5
Eau bouillante........... 300
Sp. d'éc. d'oranges am...... 50

Apozème vermifuge.

℞ Mousse de Corse........... 16
Eau 100
Décoct. et réd. de 1/2.
Calamus aromaticus....... 3
Angélique............... 3
Séné................... 3
Inf. et sucre........... 100

Pot. vermifuge (Boullay).

℞ Mousse de Corse........... 15
Semen-contra 10
Eau 200

Lavement.

Moussena ou Moucenna.

Écorce d'Abyssinie d'une légumineuse : *Albizzia anthelmintica*.

Ténifuge, succédané du kousso. Inusité.

Saoria.

Fruit desséché du *Mæsa picta* d'Abyssinie. Ténifuge.

Prép. — 30 gr. de poudre dans une inf.

Santonine ou Acide santonique.

Glucoside extrait du semen-contra. Sol. dans 300 d'eau, 40 d'alcool, 70 d'éther, 5 de chloroforme.

Vermifuge, surtout contre les lombrics.

Prép. — 0,02 à 0,05 pour enfants ; 0,05 à 0,110 pour adultes.

Tablettes de 0,01, 5 à 20.
Dragées de 0,01 à 0,025.
Biscuits à 0,10, 1 à 3.

℞ Santonine pulv........... 0,10
Résine de jalap........... 0,005
Chocolat 0,90

Past., 1 à 3 (Guichon).

℞ Santonine................ 0,10
Calomel................. 0,15
Sucré de lait............ 1

Dose vermif. (Bouchut).

℞ Santonine................ 0,05
Ext. d'absinthe............ 0,10
Guimauve pulv............. q. s.
Pil. id., 1 à 2 et à 6.

℞ Santonine.......... 0,05 à 0,30
Alc. de menthe..... 10
Eau tiède.......... 200
P. lavement.

Semen-contra.

Barbotine. Sommités de plusieurs espèces d'armoises exotiques (*artemisia*) des synanthérées.

Pour principe actif la *santonine*; stimulant et vermifuge surtout contre les lombrics.

Semen-contra, absinthe, camomille romaine et tanaisie = *Espèces anthelmintiques.*

Prép. — Poud., 1 à 10 gr.
Inf., 1/100.
Sp. à 1/15, 1 à 4 cuill.
Ext., 0,50 à 2 ; inusité.
Huile vol., II à X (id.).

℞ Semen-contra pulv......... 1
Mousse de Corse pulv...... 1
Valériane pulv............ 0,50
Calomel.................. 0,10
Dose à prendre, 2 mat. de suite.
(Duj.-B. et Yvon.)

℞ Semen-contra....... 0,20 à 0,50
Pâte............... q. s.
Biscuit vermif., 1 à 5.

℞ Semen-contra pulv......... 10
Eau bouillante............. 500
Apozème (H. P.).

℞ Semen-contra.............. 0,02
Calomel................... 0,08
Camphre.................. 0,03
Sp. simple................ q. s.
Pil. anthelm., 2 à 8 (Chaussier).

℞ Semen-contra pulv......... 0,25
Calomel à la vap.......... 0,05
Miel blanc................ q. s.
Bol anthelm., 4 à 12 (H. M.).

℞ Semen-contra pulv......... 0,10
Calomel à la vap.......... 0,05
Ext. d'absinthe........... q. s.
Idem, 4 à 12.

℞ Semen-contra.............. 4
Mousse de Corse 4
Ec. d'oranges am.......... 2
Cannelle.................. 2
Eau...................... q. s.
Sucre.................... 100
Sp. vermifuge de Boullay, 2 à 4 cuill.

℞ Séné 6
Rhubarbe.................. 5
Semen-contra.............. 5
Mousse de Corse........... 5
Tanaisie.................. 5
Petite absinthe........... 5
Absinthe marine.......... 5
Inf. dans eau q. s. p. f... 250
Sucre.................... 500
1 cuill. chaque matin.
(Cruveilhier.)

℞ Semen-contra .... 4 à 8
Eau bouillante............ 125
Sp. d'éc. d'oranges....... 30
Pot. vermif. en 3 ou 4 f.
(Soubeiran.)

℞ Semen-contra 10
Eau (Inf.).................. 100
Sp. de mousse de Corse.... 30
Pot. id., le matin.
                (Duj.-B. et Yvon.)

———

℞ Semen-contra.............. 20
Mousse de Corse........... 10
Sp. d'armoise comp........ 60
Lait...................... 125
Pot. anthelm. (Jaccoud).

———

℞ Semen-contra pulv 2
Sp. de fl. de pêcher........ 30
Eau de laitue.............. 150
Pot. id. (H. Lond.).

———

℞ Semen-contra 5
Mousse de Corse............ 4
Café torréfié............... 4
Eau bouillante............. 125
Sp. de capillaire.......... 30
Pot. id.

———

Lavement, 2 à 10/100, inf.

Sethia acuminata.
Bon vermifuge pour les enfants, 0,50 à 0,75.

Spigélie anthelmintique.
Loganiacée des Antilles.
Ses feuilles ont une odeur et
une saveur analogues à celles
du pyrèthre.
Prép. — Décoct. à 1/10.
Inf., 15 p. 285, à donner en
6 fois, de 3 en 3 h.

———

℞ Spégélie de Maryland........ 15
Séné 15
Jalap pulv................. 2
Sem. de cardamome........ 2
Bitartrate de potasse........ 4

Ext. de réglisse............ 8
Eau bouillante............. 200
Inf., 1 h.; par cuill.

Sucre.
Lavement sucré contre les
oxyures.

Suie.
V. Ind. XXV, *Méd. antiscrof.*
V. Form. C, *herpétologique.*

℞ Café torréfié pulv........ 10
Suie tamisée............. 5 à 10
Eau bouillante.......... 60
Sp. d'armoise comp..... 40
Café vermifuge, en 4 fois.
                (Trousseau.)

Tanaisie.
Sommités fleuries du *Tana-*
cetum vulgare, f. et fl.; herbe
aux vers.
Prép. — Inf.. 5 à 10/1000.
Huile vol., I à II gtt; inusité.
En lavement, 10 à 15.

Tatzé.
Fruits du *Myrsina africana*.
Ténifuge.
Prép. — 15 à 20 grammes de
poudre dans inf. aromatique.

Valériane.
V. Ind. III, *Méd. antispas.*

℞ Calomel.................... 0,01
Poud. de valériane 0,10
    —   badiane.......... 0,20
Sucre blanc............... 0,40
Dose anthelmint.
                (D'après Gœlis.)

℞ Poud. de valériane........ 0,60
    —   jalap. 0,30
    —   séné............ 0,30
Idem (Ewald).

XXIXe INDICATION

EMPOISONNEMENTS

Dans tout empoisonnement, il importe avant tout de faire évacuer ce qui peut rester de poison dans les premières voies : 1° par la pompe stomacale et par les évacuants (vomitifs de préférence) (V. Ind. XVII, *Méd. éméto-purgative*) ; 2° de neutraliser ce qui reste de poison non évacué et d'en combattre les effets nuisibles (*Méd. antidotique*); enfin 3° de traiter par les moyens appropriés la maladie toxique consécutive et la cachexie (*Méd. éliminatrice, altérante, tonique*, etc.).

MÉDICATION ANTIDOTIQUE.

Les antidotes sont des substances qui agissent sur les poisons qu'elles rencontrent sur ou dans les organes, de façon à les neutraliser et à les mettre hors d'état de nuire.

Régime antidotique. — Une fois la cause toxique écartée ou évacuée ou neutralisée, il faut soutenir les forces du sujet dont le poison a altéré la nutrition et que la médication a pu ébranler encore.

Liste des poisons.

Acétique (Ac.).
Acides.
Acide pyrogallique.
Aconit.
Alcalis caustiques.
    Potasse.
Alcool.
Alun.
Ammoniaque.
Aniline.
Antifébrine.
Antimoine.
    Emétique.
Antipyrine.
Arsenic.
Arum maculatum.
Atropine.
Baryum et baryte.
Belladone.
Benzine.

Bichromate de potasse.
Brucine.
Bryone.
Caféine.
Calabar (Fève de).
Camphre.
Cantharides.
Carbonique (Ac.).
Carbone (Oxyde de).
Champignons.
Chloral.
Chlorate de potasse.
Chlore.
Chloroforme.
Chlorhydrate d'ammoniaque.
Chlorhydrique (Ac.).
Chromique (Ac.).
Ciguë, cicutine.
Colchique.
Coloquinte.

Créosote.
Croton (Huile de).
Cuivre.
Curare.
Cyanhydrique (Ac.).
Cyanure de potassium.
Datura.
Digitale.
Duboisine.
Ergot.
Emetique.
Esérine.
Éther.
Euphorbe.
Gaz d'éclairage.
Gelsemium.
Hyosciamine.
Iode.
Iodoforme.
Iodure d'éthyle.
Jaborandi.
Jusquiame.
Kairine.
Laurier-cerise.
Lobélie.
Morphine.
Morphinisme.
Muscarine.
Nicotine.
Nitrique (Ac.).
Nitrate d'argent.
   — de potasse.
Nitrite d'amyle.
   — de sodium.
Nitrobenzine.
Nitroglycérine
Noix vomique.
Opium.
Oxalates.

Oxalique (Ac.).
Paraldéhyde.
Perchlorure de fer.
Pétrole.
Phénique (Ac.).
Phosphore.
Physostigmine.
Picrotoxine.
Pilocarpine.
Pituri.
Plomb.
   Saturnisme.
Potasse.
Précipisé blanc.
   — rouge.
Protoxyde d'azote.
Quassine.
Quinine.
Résorcine.
Sabine.
Salicylique (Ac.).
Salol.
Santonine.
Scille.
Sel d'oseille.
Soude.
Spartéine.
Stramonium.
Strychnine.
Sublimé.
Sulfates.
Sulfhydrique (Ac.).
Sulfurique (Ac.).
Tabac.
Tartrique (Ac.).
Térébenthine.
Vératrine.
Zinc (Sels de).

Acide acétique.

Poison irritant caustique.
Tue par collapsus.
Ind. — Absorbants. Magnésie, q. v.
Inj. de morphine et d'éther.

Acides en général.

Poisons irritants.
Ind. — Magnésie calcinée.
Ammoniaque.

Eau de savon, eau de chaux.
Bicarbonates, 10/500.
Lait, huile, gruau, eau albumineuse, gommeuse, mucilages.
Stimulants, Inject. d'éther, de morphine.

℥ Magnésie calcinée ... ...
  Hyd. de peroxyde de fer.   P. E.
  Charbon animal pulv ....

Antidote complexe (Dorvault), de 3 à 5 cuill. dans de l'eau.

Acide pyrogallique.
Ind. — Vomitifs, Aération.
Oxygène. Thé au rhum, sinapisat. Inject. d'éther.

Aconit.
Narcotique, action centripète.
Prostrat.,lipothymie,algidité.
Ind. — Pompe stomacale, vomitifs. Eau tiède ; apomorphine.
Stimulants int. (alcooliques, sel volatil).
Stimulants ext. (sinapisat. frict.).
Révulsifs aux extrémités.
Respirat. artif.
Inject. d'atropine, de digitaline, d'éther.
Inhalat. de nitrite d'amyle (?).
Respirat. artificielle.

Alcalis caustiques.
Potasse ou **Soude.**
Cautérisation topique.
Mort dans l'algidité.
Ind. — Boissons acidules abondantes (vinaigre, acide citrique, etc.).
Inhalat. d'ac. acétique.
Boissons émoll. (eau albumineuse, lait, gruau).
Huile d'olive. q. v.

Alcool.
Excitant nerveux et général, altérant nntritif (formes chr.).
Mort dans le coma.
Ind. — Pompe stomacale et vomitifs.
Douches.
Café. Inhalat. d'ammoniaque.

Acétate d'ammoniaque, 15 gr.
Stimulat. périphérique.

Alun.
Ind. — Vomitifs.
Boissons mucilag.
Lait, magnésie.

Ammoniaque.
Caustique topique, irritant.
Mort dans le collapsus.
Ind. — Acide acétique, vinaigre, citron et autres acides.
Boissons émoll. (eau albumin.).
Inject. de morphine.

Aniline.
Lipothymie et cyanose.
Ind. — Stimulants.
Respirat. artificielle.Oxygène.
Saignée ou transfusion.

Antifébrine.
Ind. — Vomitifs. Saignée.
Oxygène, Respirat. artif. Stimulants.

Antimoine.—Émétique.
Action irritante, topique.
Collapsus, algidité.
Ind. — Vomitifs s'il y a lieu (apomorphine, moutarde, sulfate de zinc, vin d'ipéca).
Ac. gallique ou tannin, astringents tanniques.
Thé, café forts.
Émoll. (eau albumin.).
Inject. d'éther, chaleur périph.). Inject. de morphine.

Antipyrine.
Ind. — Vomitifs, Boissons mul. Révuls. Sinapisat. Inject.

d'éther, d'atropine. Glace au prœcordium.

Arsenic ou Acide arsénieux.

Poison irritant, douleurs, collapsus, algidité.

Ind. — Pompe stomacale, vomitifs (inject. s.-cut. d'apomorphine), eau chaude ou salée.

Magnésie en abondance.

Huile commune ou h. de noix ou liniment oléo-calcaire.

Fer dialysé ou hydrate de sesquioxyde de fer.

Boissons mucilagineuses, huile.

Stimulants, chaleur périphérique. Inject. de morphine.

Arum maculatum.

Poison irritant, convulsions.

Mort dans le coma.

Ind. — Vomitifs, huile de ricin.

Café fort. Inject. de morphine.

Atropine.

Sympt. angineux, oculaires, délire psychique et d'action. Peau rouge, sèche.

Ind. — Pompe stom. et vomitifs. Lavement purg.

Stimulants (thé, alcool, sel volatil, éther chlorhydrique, café fort.

Sinapisation.

Inject. s.-cut. de pilocarpine ou au besoin de morphine ou de physostigmine.

Respiration artificielle.

Baryum et Baryte.

Poison irritant.

Mort dans le collapsus.

Ind. — Pompe stom. ou vomitifs.

Acide sulfurique dilué.

Sulfates de soude et de magnésie.

Stimulants, chaleur.

Inject. d'éther et de morphine.

Belladone.

V. *Atropine.*

Benzine.

Poison narcotique, stupéfiant.

Ind. — Vomit.

Stimulants (alcool, ammoniaque, éther chlorhydrique, douche écossaise, électrisat. du cœur et du thorax).

Inject. d'atropine.

Respirat. artificielle.

Bichromate de potasse.

Poison irritant, caustique. Collapsus.

Ind. — Pompe stomacale ou vomitifs.

Eau albumineuse avec carbonate de magnésie ou de chaux.

Lait, tisane d'orge, gruau.

Chaleur périph., stimulants.

Inject. d'éther ou de morphine.

Brucine. V. *Strychnine.*

Bryone.

Poison irritant, coma.

Ind. — Vomitifs.

Stimulants (alcool, éther
chlorhyd., sel volatil).
Inj. d'éther.

Caféine.
Sympt. angineux et nerveux.
Mort dans le collapsus.
Ind. — Vomitifs, ipéca, sel).
Stimulants (alcool, champa-
gne, sel volatil, frict., mas-
sage).
Inj. s.-cut. de morphine seule
ou avec atropine (0,01/0,30.

Calabar (Fève de).
Poison nerveux. Lypothy-
mies. Mort par asphyxie.
Ind. — Pompe stom. et vomitifs.
Inject. s.-cut. de sulfate d'a-
tropine (0,01 de la sol. à 1/100
de 1/4 d'h. en 1/4 d'h.) ou chloral (0,50 tous les 1/1 d'h.).
Inject. s.-cut. de nitrate de
strychnine (0,25 de la sol. à
2 p. 100.
Stimulants.
Respirat. artificielle.

Physostigmine, Ésérine.
Comme le précédent.

Camphre.
Poison nerveux, lipothymies,
algidité.
Ind. — Pompe stomacale ou
vomitifs.
Stimulants (sel volatil, inhalat. d'éther ; inject. s.-cut. d'alcool, chal. périph., frict., douche écossaise, pas d'alcool par
l'estomac).
Respirat. artif.

Cantharides.
Poison irritant topique et à
détermination urinaire et péri-
tonitique. Convulsions.
Ind. — Pompe stomacale ou
vomitifs.
Boissons émoll. et gomm.,
mais pas huileuses.
Purg. doux, salins.
Bains, inject. de morphine.

Carbonique (Acide).
Poison nerveux. Lipothymie.
Mort dans le coma.
Ind. — Aérat., respir. artif.
Stimulants (inhalat. ammoniacale, lavements de café,
frict., chal., faradisat., douche
froide thoracique).
Inhalat. d'oxygène, d'ammoniaque ou d'acide acétique, saignée ou transfusion.

Carbone (Oxyde de).
Idem.

Champignons.
V. *Muscarine.*

Chloral.
Poison nerveux, hypnose,
puis mort dans le coma (arrêt
du cœur).
Ind. — Pompe stomacale ou
vomitifs.
Stimulation (sinapisat., faradisat., massage, chaleur, lavement de café).
Inject. hypod. de strychnine
(0,30 de la sol. à 2 p. 100.
Inhalat. de nitrite d'amyle (?).
Respirat. artificielle.

27.

Chlorate de potasse.
Ind. — Vomit., huile de ricin. Lav. purg. Émoll.

Chlore.
Par inhalation : Poison irritant.
Ind. — Aérat, inhalat. de vapeur d'eau, inhalat. ammoniacales alternant avec chloroforme ou éther ou hydrogène sulf.

Chloroforme.
Par inhalation : syncope et asphyxie.
Ind. — Tirer la langue. Tête en bas, flagellat. du visage et du thorax, douche écossaise, faradisat. Courants ascend.
Respirat. artificielle.
Inhalat. de nitrite d'amyle.
Par ingurgitation : action irritante topique, collapsus, coma.
Ind. — Pompe stomacale ou vomitifs
Inject. d'une sol. de carbonate de soude.
Stimulat. gén. (frict., sinapisat., lavement de café).
Inhalat. de nitrite d'amyle.

Chlorhydrate d'ammoniaque.
Ind. — Vomitifs. Boissons émoll. Lait. Frict. stimul. Inj. de morphine.

Chlorhydrique (Acide).
Poison irritant caustique.
Mort par l'algidité.
Ind. — Eau savonneuse et alcaline (bicarb. de soude, de potasse, d'ammoniaque, sel volatil, magnésie, eau de chaux).
Tisanes émoll., lait, eau albumineuse ou gommeuse, graine de lin, gruau, huile.
Inject. de morphine.

Chromique (Acide).
Poison irritant caustique.
Ind. — Pompe stomacale ou vomitifs.
Carbonate de magnésie ou de chaux dans du lait ou de l'eau albumineuse.
Boissons émoll.

Ciguë, Cicutine.
Stupéfiant du système nerveux. Mort par asphyxie.
Ind. — Pompe stomacale ou vomitifs.
Acide tannique ou gallique, thé, café.
Stimulants (eau-de-vie, éther chlorhydrique, ammoniaque, chaleur périphérique).
Respirat. artificielle.
Inject. de sulfate d'atropine (0,30 de la sol. à 1/100.

Cocaïne.
Poison paralyseur du cœur et de la respiration.
Collapsus syncopal.
Les cas observés ont été consécutifs à des inject. hypod.
Ind. — Stimulants, fric
Respiration artificielle.
Inject. d'éther.

Colchique.
Poison irritant topique.
Prostrat., accid. chotériformes.

Ind. — Pompe stomacale ou vomitifs.

Acide tannique ou gallique, thé, café.

Stimulants en cas de collapsus. Inject. de morphine jusqu'à 0.30.

Boissons émoll.

Coloquinte.

Poison irritant topique.

Accidents cholériformes, collapsus.

Ind. — Pompe stomacale ou vomitifs.

Camphre (X gtt. d'esprit de camphre) sur du sucre ou dans du lait, de 1/4 en 1/4 d'h.

Laudanum (1,50 dans un groog ou en lavement).

Boissons émoll., eau album.

Stimulants, eau chaude, éther chlorhyd., sel volatil.

Inject. d'éther, chaleur périp.

Créosote.

V. *Acide phénique.*

Croton (Huile de).

Action irritante, accid. cholériformes. Collapsus.

Ind. — Pompe stomacale ou vomitifs.

Boissons émoll., eau albumin., etc.

Camphre (X gtt. d'esprit sur du sucre ou dans du lait de 10 en 10 minutes).

Stimulants (eau-de-vie, sel volatil, éther chlorhyd., inject. d'éther, de morphine).

Cuivre.

Action irritante, saveur métallique, accid. cholériformes, mort dans le coma.

Ind. — Lait et œufs, q. v.

Pompe stom. et vomitifs.

Tisane d'orge, gruau, eau albumin. Lav. émoll.

Inject. de morphine, cataplasmes.

Curare.

Toxique des nerfs moteurs.

Mort par arrêt respiratoire.

Ind. — Respirat. artificielle.

Stimulants, q. v. (eau-de-vie, vin chaud, sel volatil, éther chlorhyd.).

S'il y a inoculat., la retarder au moyen de la ligature.

Cyanure de potassium et Acide cyanhydrique.

Poison nerveux, insensibilité, arrêt fonct., convuls., contracture.

Ind. — Sulfate de fer (par 30 gr.) et carbonate de soude.

Pompe stom. et vomitifs.

Stimulants (eau-de-vie, ammoniaque, éther chlorhyd., sel volatil, en inhalat., en lavem., faradisat. thoracique et cardiaque, douches écossaises). Liq. de Labarraque étendue, Magnésie. Oxygène. Électricité.

Inject. s.-cut. d'atropine (0,30 de la solut. à 1/100.

Respirat. artificielle et inhalat. de nitrite d'amyle. (?)

———

2° Sulfate de protoxyde de fer 3
Sulfate de peroxyde de fer 4
Carbonate de soude ...... Excès.
Antidote, 15 à 30 gr.

Datura.
Poisonn arcotique âcre; comme la belladone.
Mêmes indications (la physostigmine exceptée).

Digitale.
Poison cardiaque avec irritation intestinale et troubles nerveux, lipothymie.
Mort dans le coma.
Ind. — Pompe stom. et vomitifs. Lav. purg.
Acide tannique ou gallique.
Stimulants (thé, café fort et chaud, eau-de-vie, sel volatil, éther chlorhydrique en pot. ou en lav.).
Frict. Sinapismes. Chaleur.
Inject. d'aconitine (0,10 de la sol. à 1/200.
Décubitus horizontal.

Duboisine.
Comme l'atropine.

Émétique.
V. *Antimoine.*

Ergot.
Action muscul. anémiante, rarement fâcheuse, sauf dans la grossesse.
Ind. — Pompe stomacale ou vomitifs.
Purgatifs (ricin, sulfate de magnésie.

Acide tannique ou gallique.
Stimulants (eau-de-vie, sel volatil, éther chlorhy., chal. périph., nitro-glycérine : 0,10 de la sol. alc. à 1 p. 100).
Nitrite d'amyle en inhalat.
Décubitus horizontal.

Ésérine.
V. *Calabar (Fève de).*

Éther (*par inhalation*).
Comme le chloroforme.
Ind. — Idem.

Euphorbe.
Ind. — Vomitifs. Laudanum.
Boissons émoll.

Gaz d'éclairage.
Poison nerveux.
Convulsions, coma et asphyxie.
Ind. — Aération. Respirat. artificielle. Inhalations d'oxygène.
Stimulants (inhalat. d'ammoniaque, sinapisat., faradisat., chaleur périph., café, etc., en pot. ou en lav., douche écossaise, saignée quelquefois.

Gelsemium.
Poison nerveux.
Vertiges, troubles oculaires, paralysies, asphyxie.
Ind. — Pompe ou vomitifs.
Inject. d'atropine (0,10 de la sol. à 1 p. 100 à répéter de 1/4 en 1/4 d'h.
Stimulants (eau-de-vie, éther chlorhyd., sel volatil, douche écossaise).
Respirat. artificielle.

Hyoscyamine.
V. *Atropine* et *Belladone*.

Iode.
Poison irritant.
Lipothymies, convulsions.
Ind. — Pompe stomacale et vomitifs.
Amidon (orge, gruau, riz).
Eau albumineuse ou panée.
Magnésie calcinée.
Inhalat. de nitrite d'amyle.
Inject. de morphine.

Iodoforme.
Troubles comme méningitiques.
Ind. — Comme l'iode et le chloroforme.

Iodure d'éthyle,
Ind. — Vomit., aérat.
Resp. artif.

Kairine.
V. *Résorcine.*

Laurier-cerise.
V. *Acide cyanhydrique.*

Lobélie.
Poison nerveux émétique.
Lipothymies, convuls., collapsus.
Ind. — Rarement les évacuants.
Acide tannique et gallique.
Stimulants (thé fort, eau-de-vie, sel volatil, inject. d'éther, chaleur périph.
Noix vomique (1 gr. de teint.) ou inject. de nitrate de strychnine (0,10 de la sol. à 2 p. 100.
Décubitus horizontal.

Morphine et **Opium.**
Poison narcotique.
Mort dans le coma.
Ind. — Pompe stomacale ou vomitifs.
Lavage de l'estomac.
Tenir le malade en activité, sinapisat., fustigat., massage, marche, inhalat. d'ammoniaque, faradisat., lavem. de café, affusion froide à la tête et au thorax.
Inject. de sulf. d'atropine (0,002) à répéter.
Inhalat. de nitrite d'amyle.
Respirat. artificielle.

Morphinisme.
Diminuer graduellement la dose.
Mêler l'atropine ou l'hyosciamine à la morphine.
Essayer les excitants substitutifs (vin, coca, champagne.)
Combattre l'insomnie par d'autres hypnotiques (bromure de sodium).
Massage, électrisation.

Muscarine et **Champignons.**
Poison intestinal, excitat. nerveuse suivie de coma.
Mort par arrêt du cœur.
Ind. — Pompe stomacale ou vomitifs.
Purg. (huile de ricin).
Inject. d'atropine (0,10 de la sol. de 1/4 en 1/4 d'h.).
Stimulants : eau-de-vie, inject. d'éther, esprit de chloroforme (3,50), sel volatil (3,50).

Nicotine, Tabac.

Poison nerveux, lipothymie, collapsus, algidité.

Ind. — Vomit. ou pompe stom.

Acide tannique (2 gr.).

Noix vomique (1 gr.) ou inject. de nitrate de strychnine (0,10 de la sol. à 2 p. 100).

Stimulants (alcool, éther et chaleur périph.).

Décubitus horizontal.

Nitrique (Acide) ou azotique, Eau forte.

Poison irritant caustique.

Peu de ph. réactionnels.

Ind. — Comme l'ac. chlorhydrique.

Nitrate d'argent.

Vomissement qui noircit à l'air, poison irritant.

Ind. — Sel marin.

Vomitif.

Boissons émoll.

Nitrate de potasse (Salpêtre.

Irritant intestinal, accid. cholériformes.

Ind — Pompe stom. ou vomitifs.

Boissons mucilag. (eau albumin.) et huiles.

Stimulants : groogs, essence de camphre (V gtt.), lavements alcoolisés, inject. d'éther, chal. périph. et sinapisat.

Inhalat. de nitrite d'amyle.

Inject. d'atropine (si le cœur faiblit).

Décubitus horizontal.

Nitrite d'amyle.

Poison congestionnant.

Stupéfiant du système nerveux.

Ind. — Pompe stomacale ou vomitifs.

Aération, respirat. artific.

Inject. de cocaïne.

Décubitus.

Nitrite de sodium.

Poison nerveux.

Lipothymie, anxiété, prostration.

Ind. — Pompe stomacale ou vomitifs.

Aération, respiration artific.

Ergot (3,50 d'ext. ou inject. d'ergotine, 0,30).

Inject. d'atropine (0,001).

Décubitus.

Nitro-benzine, Essence de mirbane.

Poison paralysant.

Congest. passive, cyanose, convulsions, asphyxie.

Ind. — Pompe stomacale ou vomitifs.

Stimulants : eau-de-vie, éther chlorhyd. en pot., en lavem., en inject., inhalat. ammoniacales, douches écossaises, faradisat.

Respirat. artificielle.

Inject. d'atropine.

Nitro-glycérine.

Poison nerveux, paralysie vaso-motrice, angoisse, nausée.

Mort dans le collapsus.

Ind. — Décubitus.

Eau froide sur la tête.
Ergot (3,50 et inject. d'ergotine (0,05) de 1/4 d'h. en 1/4 d'h.
Atropine (sulfate d'), inject.
de 0,01 ou X gtt. de teint. de
belladone.
Inject. d'éther.

Noix vomique.
V. *Strychnine*.

Opium.
V. *Morphine*.

Oxalique (Acide).
Poison irritant caustique.
Quelquefois tétanos, fin dans
le coma.
Ind. — Lait de chaux, sucrate
de chaux (3 gr. répétés.
Blanc d'Espagne, craie.
Huile de ricin (30).
Éviter les alcalis.

Oxalate (Sel d'oseille).
Ind. — Vom. Émoll.
Chlorure de magnésium (20 à
30) ou de calcium.

Paraldéhyde.
Comme le chloral.

Perchlorure de fer.
Ind. — Vomit., Subst. tanniques, Café, thé. Stimulants,
frictions.

Permanganate de po-
tasse.
Ind. — Vomit., Eau vinai-
grée et sucrée. Décoct. astring.,
Café, thé. Lait.

Pétrole.
Poison irritant, coma.

Ind. — Pompe stomacale ou
vomitifs.
Stimulants divers.
Chaleur périphérique.

Phénique (Acide), Phénol.
Poison irritant, paralysant.
Collapsus, algidité, coma.
Ind. — Pompe stom. ou vo-
mitifs et lavage de l'estomac
avec des sulfates sol. ou du su-
crate de chaux.
Purgatifs : sulfates sol. et
huile de ricin.
Blancs d'œufs, huiles.
Stimulants : groogs, éther en
pot. et en inject., sel volatil,
chal. périph., frict., faradisat.
Inhalat. d'oxygène.
Inhalat. de nitrite d'amyle.
Saignée ou transfusion.

Phosphore.
Poison du sang et des nerfs.
Hémorrhagies, accidents ner-
veux.
Ind. — Vomitifs (sulf. de
zinc et ipéca et surtout sulf. de
cuivre). Purgat.
Eau albumineuse et eau de
chaux.
Essence de térébenthine.

℞ Ess. de térébenthine..... 4
Gomme adrag............ 0,25
Sp. de fl. d'oranger...... 20
Pot. gommeuse......... 100

Pot. en 4 fois (Andant).
Inhalations d'oxygène.

Physostigmine.
V. *Calabar (Fève de)*.

Picrotoxine.
Poison lipothymique.
Éruption quelquefois, accidents nerveux.
Ind. -- Pompe stomacale ou vomitifs.
Chloral, bromure de pot.

Pilocarpine.
Le contraire de la belladone.
Ind. — Inject. d'atropine (0,10 de la sol. à 1 p. 100).

Pituri.
Narcotique, poison respiratoire.
Ind. — V. *Atropine.*

Plomb.
Accidents gastro-intestinaux, lipothymie, collapsus.
Ind. — Pompe stomacale ou vomitifs.
Acide sulfurique dilué et sulfates alcalins (magnésie, soude).
Lait, eau albumineuse, orge, cataplasmes.
Inject. de morphine, atropine.

Saturnisme chronique.
Cachexie nutritive, etc.
Ind. — Boissons salines et acidules alternativement.
Aération, propreté.
Massages, faradisat.
Bains sulf.
Bon régime.

Potasse.
V. *Alcalis caustiques.*

Précipité blanc.
Précipité rouge.
V. *Sublimé.*

Protoxyde d'azote.
Comme l'éther.

Quassine. V. *Santonine.*

Quinine.
Poison stupéfiant.
Ind. — Vomit.
Chal., Excitat. périph.
Boissons stimul., Éther chlorhydr.
Laudanum et opium (Gubler).
Belladone et atropine.
Respirat. artif.

Résorcine.
Accid. nerveux lipothymiques, collapsus.
Ind. — Pompe stom. ou vomitifs et lavage de l'estomac avec de la soude ou du sucrate de chaux.
Eau albumineuse.
Stimulants : alcool, groogs, chaleur périphér , vin rouge.
Inject. d'atropine (0,10 de la sol. à 1 p. 100.
Inhalat. de nitrite d'amyle.

Rue et Sabine.
Poison irritant.
Convulsions, coma.
Ind. — Vomitifs. Purg. (ricin).
Boissons mucilagin.
Cataplasmes.
Inject. de morphine.

Salicylique (Ac.) et Salicylates.
Ind. — Vomit., Chal., Excitat. périph., Boissons stimul., Éther, Laudanum, Respirat. artif.

Salol.
Comme le précédent, plus le sulfate de soude.

Santonine.
Ind. Vomit, stimulants.
Excitat. périph. Inhalat. d'éther ; chloral.

Scille.
Ind. — Vomit., Stimulants.
Thé au rhum, Laudanum, Alcool camphré.

Sel d'oseille.
V. *Acide oxalique.*

Soude.
V. *Alcalis caustiques.*

Spartéine.
Ind. — Vomit., Décoct. astring., Café, Frict.

Stramonium.
V. *Datura.*

Strychnine.
Accid. nerveux tétaniquess
Mort par asphyxie ou collapsus.
Ind. — Pompe stom. (au début) ou vomitifs (apomorphine en inject.), huile de ricin.
Charbon animal ou teint. d'iode (par X gtt.). Tannin.
Café, thé.
Bromure de potassium ou de sodium et chloral.
Inhalat. de chloroforme, d'éther, de nitrite d'amyle.
Curare (en inject. s.-cut.).
Respirat. artificielle, si possible.

Sublimé corrosif et empoisonnement mercuriel caustique.
Salivat., accid. intestinaux, algidité, syncope, mort.
Ind. — Pompe stomacale et vomitifs.
Eau albumineuses et tisanes féculentes. Sulfure de fer hydraté, Eau sulf.
Stimulants s'il y a lieu.

Sulfhydrique (Acide).
Comme l'ac. carbonique, sauf inhalat. de chlore et ingest. de liq. de Labarraque étendue.

Sulfurique (Acide).
Poison caustique.
Excitation et mort dans l'algidité.
Ind. — Eau de savon, eau de chaux. Magnésie, lessive de soude, bicarbonate de soude et de potasse.
Lait, blancs d'œufs, huiles, boissons mucilagineuses.
Inject. de morphine.

Sulfates de cuivre et de zinc.
V. *Cuivre*; V. *Zinc.*

Tabac.
V. *Nicotine.*

Tartrique (Acide).
Poison irritant, coliques, collapsus.
Ind. — Blanc d'Espagne, chaux, craie, sucrate de chaux.
Huile de ricin.
(Éviter les autres alcalins.)

Térébenthine.

Ivresse spéciale, analogie avec opium.

Ind. — Pompe stomacale ou vomitifs.

Sulfate de magnésie.
Boissons émoll.
Inject. de morphine.

Vératrine.

Poison irritant et dépressif nerveux. Convuls., lipothymie.

Ind. — Pompe stom. ou vomitifs. Tannin et purg. huileux.

Stimulants : alcool, champagne, éther chlorhyd., sel volatil, café, chaleur périph.

Laudanum ou morphine.
Décubitus horizontal.

Zinc (Sels de).

Irritant caustique, coma.

Ind. — Vomit. et purg. huileux. Lessive de soude, carbonate de soude ou de potasse.

Lait et œufs, cataplasmes, lavements féculents.

Acide tannique, acide gallique.

Inject. de morphine.

B

FORMULAIRE BROMATOLOGIQUE

FORMULAIRE DES DIVERS RÉGIMES ALIMENTAIRES OU DE LA DIÉTÉTIQUE

En dehors du régime *normal* et du régime *d'entrainement*, le régime peut être *analeptique* et reconstituant, ou bien *abstinentiel* et diététique.

Enfin il est des régimes spéciaux, des diètes exclusives. Leur étude terminera cet article.

(*a*). **Régime normal.**

L'aliment, c'est tout ce qui nourrit. La ration dite d'entretien doit réparer ce que l'homme perd chaque jour; en chiffres, 20 gr. d'azote et 310 gr. de carbone.

Il faut qu'il y ait un rapport constant entre les matières azotées, les féculents et les corps gras ; celui des matières azotées aux féculents est de 1 à 3,50, et celui des mêmes matières aux corps gras est de 1 à 0,45 (Moleschott). D'après ces chiffres, l'adulte doit absorber chaque jour 125 gr. de mat. azotées, 430 gr. de féculents et 125 gr. de graisse, autrement dit environ 820 gr. de pain et 220 gr. de viande. La ration de travail est d'ailleurs le double de la ration d'entretien.

Les principaux aliments peuvent se diviser ainsi :

1° Azotés (viandes diverses, poissons, mollusques, crustacés).

2° Végétaux protéiques (légumes verts, fruits).

3° Végétaux farineux (céréales, féculents divers).

4° Gras (huiles, graisses, beurres).

5° Aliments inorganiques.

6° Boissons (eaux, liquides aromatiques, alcooliques).

(*b*). **Régime analeptique.**

Dans tous les cas où la nutrition est tombée au-dessous de son taux normal, il y a lieu de songer à ce régime.

Il comprend tous les aliments « valentis materiæ » ; mais il faut y joindre les moyens stimulants de l'appétence, les eupeptiques et les assimilateurs.

1. **Analeptiques protéiques.**

La chair des mammifères

(*viande*) est le principal analeptique.

En se basant sur leur valeur nutritive, la viande de chevreuil et celle de cheval sont au premier rang. Et quant à leur digestiblité, ce sont les moins cohérentes, celles des animaux jeunes, des volailles, qui le sont le plus. L'emploi de la viande en poudre ou en pulpe, crue ou cuite, accroît beaucoup sa digestibilité. Toutefois les viandes les plus nutritives, gibier à poil, gibier à plumes, bœuf rôti, etc., sont de plus excitantes, et topiquement, et sur l'ensemble de l'économie.

Viande crue.

Pulpe de viande crue, mouton surtout, râpée ou pilée, passée au tamis, puis roulée dans de la poudre de sucre ou de chapelure, q. s. p. f. des boulettes ou une pâte. A prendre pure ou dans du boulllon, de la gelée, des gelées de fruits, de la conserve de roses, ou encore dans un tapioca au gras On la mêle à des œufs brouillés, à de la purée de pommes, à des épinards.

———

℞ Filet de bœuf.............. 60
   Sel marin................. 1
   Gelée de fruits............ 500
Conserve de Damas (Adrian).

———

℞ Viande crue.............. 50
   Amandes d. mondées....... 15
   — amères.......... 1

Sucre blanc................ 16
Eau....................... q. s.
Looch analeptique (Yvon).

———

℞ Viande crue râpée......... 100
   Sucre pulv................ 40
   Vin de Bagnols............ 20
   Teint. de cannelle......... 5
Marmelade de viande (Lailler).

———

La **poudre de viande** est préparée par dessiccation (au b.-m.) et broyée.

On peut la donner en cachets ou mêlée à toutes les compositions alimentaires (potages, chocolat, fécule, farine de lentilles, lait, poud. ou ext. de légumes, kola, etc.).

Elle représente cinq fois son poids de viande fraîche.

———

℞ Tapioca léger........ 1 assiette.
   Poud. de viande...... 50 à 60
Potage.

———

Lait à 50° sucré............. 250
Poud. de cacao............. 10
— viande........... 60
Bavaroise.

———

℞ Glace aux fruits........ 150
   Poud. de viande........ 20 à 50
Glace (Bardet).

———

℞ Poud. de viande........ 2 cuill.
   Sp. de punch............ 3 cuill.
   Lait................... q. s.
Grog analeptique (Duj.-B.).

———

Les **gelées de viande** se préparent comme les consommés avec addition de jarret de veau. Elles sont plus appéritives qu'alimentaires.

———

Les **blancs-manger** gras contiennent les principes extractifs de viandes blanches.

———

℞ Poulet froid râpé.......... 20
  Jaune d'œuf............... N° 1
  Bouillon........... .... q. s.
Potage à la reine.

———

Le **bouillon** (décocté de viande) contient plus d'éléments peptiques que d'éléments nutritifs. Le **consommé** est un bouillon plus fort ou concentré.

———

℞ Eau..................... 4000
  Viande désossée........... 1000
  Légumes verts............ 400
  Sel..................... 10
Bouillon des hôp. de Paris.

———

Le **beef-tea** est un bouillon préparé en mêlant parties égales de viande maigre de bœuf et d'eau froide; on porte à l'ébullition, et après qq. minutes, on passe avec expression, on sale et on assaisonne.

Le **bouillon à la boule** est préparé en faisant chauffer au bain-marie bouillant une boule d'étain close, renfermant les éléments d'un consommé.

Le **bouillon américain** se fait sans eau. Mettre dans une marmite autoclave des couches alternatives de viande coupée menu et de légumes divisés, mouiller avec du bouillon, chauffer 2 ou 3 h. au b.-m. au-dessous de 60°. Passer avec expression.

Le **bouillon de Liebig** se prépare avec

℞ Viande fraîche hachée....... 250
  Eau.................... 500
  Ac. chlorhydrique.......... IV
  Chlorure de sodium......... 3
Laisser macérer une heure et passez au tamis.

———

Les substances azotées ou protéiques rendues solubles par les sucs digestifs (pepsine, pancréatine) sont les *peptones*.
. Les **peptones** peuvent être neutres ou acides; liquides, solides ou sèches; on les emploie surtout en lavements.

℞ Jaune d'œuf....... N° 1
  Laudanum........ V
  Peptone liq....... 2 gr. cuill.
  Ou peptones sèches. 2 pet. cuill.
Lavement nutritif.

———

En cas d'acidité, ajoutez bibarbonate de soude 0,50.

———

℞ Œufs battus....... N° 3
  Farine.......... 1 pincée.
  Sol. de glycose à
    20 0/0 .... 1/2 verre.
  Peptone.......... 1 cuill. moy.
Lav. peptonisé (Ewald).

———

Les **poissons**, regardés comme moins alimentaires que

la viande, ont cependant une valeur nutritive peu inférieure à elle.

Il y a poissons à chair blanche (les plus digestifs), poissons à chair jaune (les plus nourrissants), poissons à chair grasse.

Le **lait** renferme tous les principes essentiels de l'alimentation; c'est donc un analeptique.

Il est de plus un bon régulateur de l'acidité du suc gastrique (Richet), un diurétique et antidiarrhéique.

Le plus usité est le lait de vache. C'est aussi le plus nutritif. On donne aussi le lait de chèvre, qui s'en rapproche, et le lait d'ânesse, qui ressemble davantage au lait de femme.

℞ Eau........................ 910
Ext. sec................... 123
Beurre..................... 34
Sucre...................... 52
Caséine.................... 28
Sels....................... 6

Ce tableau représente la composition du lait de vache; sa densité est de 1033.

La **diète lactée** ou **régime lacté** consiste à s'alimenter de lait, soit seul (régime exclusif ou absolu), soit mêlé à quelques autres aliments, surtout les œufs, ou encore en prenant du lait entre les repas, ou bien aux repas à la place de toute autre boisson (régime mitigé). 3 à 4 lit. par jour suffisent à la nutrition; il importe d'en frac-

tionner les doses. On peut couper le lait avec de l'eau et surtout des eaux minérales alcalines, ou encore avec de l'eau de chaux. On peut l'aromatiser, pour varier, avec qq. gouttes de liqueur ou d'une infusion aromatique (café, thé, kirsch, rhum, etc.). La soupe et les potages au lait peuvent être introduits dans le régime.

Le **petit-lait** n'est autre chose que le lait dont on a précipité la caséine et enlevé le beurre (avec la crème).

℞ Eau........................ 62,3
Mat. protéiques............ 1,1
Sucre de lait.............. 5,1
Mat. grasses............... 0,1
Sels et extractif.......... 0,4

C'est une boisson altérante nutritive dont on fait en quelques pays (France, Suisse, Tyrol) des cures spéciales.

On le prépare à l'aide de l'ac. tartrique et de l'ac. citrique. Il est bon souvent de corriger son acidité par l'addition d'un peu de bicarb. de soude.

Le lait peut fermenter, en raison du sucre qu'il contient et donne par ce moyen trois produits :

Le **koumys** (lait de jument fermenté) contient, outre les éléments du lait, de l'ac. lactique et de l'alcool.

On débute dans les cures par le koumys faible à 1 p. 100 ou jeune et on continue par le koumys fort ou vieux à 2 ou·3 p. 100.

Le **galazyme** est un koumys artificiellement obtenu en faisant fermenter le lait.

℞ Levure haute de grains......   4
    Sucre en poudre............   10
    Eau, q. s. p. dissoudre pour un
      litre de lait.

Il est alcoolisé à 1 p. 100 et peut être pris dès le lendemain.

Le **kéfyr** est du lait de vache qu'on fait fermenter à l'aide des graines de kéfyr (*dypsora caucasica*). 4 cuill. de graines de kéfyr lavées dans une solut. peu alcaline, pour un litre de lait.

Le kéfyr jeune est, comme le koumys, plus léger que le vieux.

Le **fromage** constitue un aliment très azoté et facile à digérer, mais parfois un peu irritant (fromages fermentés). Les fromages blancs et frais peuvent entrer dans la diète lactée.

Les **œufs** (V. Ind. X, *Méd. émoll.*) contiennent 36 p. de blanc, subst. protéique, p. 8 de jaune, subst. grasse divisée, et 6 de coquille. C'est un aliment presque complet pour l'homme.

OEuf cru, œuf à la coque, œuf poché, œuf au bouillon, crèmes ou œufs au lait.

Lait de poule. — Émulsion de jaunes d'œuf dans l'eau

chaude non bouillante, ou dans une infusion quelconque, aromatisée et sucrée. V. p. 184 et 317.

℞ Jaune d'œuf..............   Nº 1
    Sucre en poud............   20
    Rhum ou liqueur..........   25

Crème américaine.

℞ Jaune d'œuf..............   †
    Huile d'amandes d..........   30
    Eau de fl. d'oranger........   10
    Sp. (*ad lib.*)...............   30
    Eau   100

Looch jaune.

℞ Jaune d'œuf..............   Nº 1
    Crème   90
    Eau de cannelle...........   10
    Sucre blanc..............   15

Pot. analeptique (Sainte-Marie).

℞ Jaune d'œuf..............   Nº 1
    Salep pulv................   1 à 2
    Bouillon..................   125

Lav. analeptique.

Les **mollusques**, huître, moule, escargot, sont très azotés.

L'*huître* est le plus digestible; l'abondance de son propre foie la fait se digérer seule dans l'estomac.

La moule peut renfermer une ptomaïne toxique.

L'*escargot* a été employé en médecine, sous forme de bouillons et de pâtes.

℞ Escargots................   120
    Eau   1000
    Capillaire................   5

Bouillon d'escargots.

Pulpe de limaçon.......... 500
Sucre et gomme........ ... 250

Hélicine ou saccharolé de limaçon.

Les **crustacés** offrent un aliment très azoté, mais peu digestible.

Gélatine.
V. Ind. X, *Méd. émoll.*

2. Gelées végétales.

Préparées avec des algues diverses (*Fucus carragahen, Porphyra vulgaris, Ulva latissima*, etc.), avec des lichens (lichen d'Islande), avec la gélatine purifiée, avec la colle de poisson (cartilage de différents poissons ou vésicule aérienne de l'esturgeon). Les gelées de fruits se prennent naturellement, par l'acide pectique que ceux-ci contiennent.

Lait...................... 1000
Carragaheen............ 5
Sucre blanc............ 30
Cannelle 1,30

Décoct. de 10 min.
Lait analeptique (Thodanter).

Gelée de corne de cerf... 250
Amandes douces........ 30
Sucre.................. 20
Eau de fl. d'oranger..... 20
Alcoolat de citron........ qq. gtt.

Blanc-manger.
On peut remplacer par du lait la gelée de corne de cerf.

Carragaheen 60
Sucre blanc.............. 125

Eau dist .... q. s.
Eau de fl. d'oranger....... 10

Gelée (Codex).

Corne de cerf râpée........ 250
Eau dist.................. 2000
Sucre blanc.............. 125
Citron.................... N° 1

Idem.

Saccharure de lichen....... 75
Sucre blanc.............. 75
Eau dist................. 150
Eau de fl. d'oranger........ 10

Idem.

Mousse de Corse 30
Sucre blanc................ 60
Vin blanc.................. 60
Colle de poisson............ 5

Idem.

Fruits.

Ce sont des aliments sucrés et acides tenant en solution étendue des sels de chaux et de potasse.

L'usage abondant et méthodique de quelques-uns de ces fruits est pratiqué dans certains pays comme une cure spéciale, en Suisse, en Allemagne et en France.

Je conseille souvent la cure d'oranges en hiver et au printemps, la cure de cerises l'été, et la cure de raisin à l'automne.

V. Ind. IV, *Méd. tempérante.*
V. Ind. XIX, *Méd. altérante.*

Cure de raisins.

1° Repas uniquement composé de raisin, avec ou sans adjonction d'un peu de viande grillée.

Commencer par 50 gr. et arriver progressivement à 2, 3 et 4 kilos.

Prendre le raisin à la vigne autant que possible.

2° Le premier repas, celui du matin, doit être le plus abondant.

3° Après le premier repas, deux heures de promenade, puis déjeuner au pain, avec un verre d'eau.

4° A midi, second repas de raisin; à 2 heures, dîner léger.

5° A 5 heures, troisième repas de raisin; collation vers 7 heures.

Cette cure doit durer environ six semaines.

Les **légumes herbacés** sont, les uns, riches en albumine végétale et azote, tels sont le chou, l'asperge; les autres, riches en acides végétaux (oseille, tomate); ou enfin ils sont mucilagineux et salins, tels que les laitues et chicorées.

Ils sont utiles à l'économie, en général, par leur influence tempérante, par leur action topique peu excitante, et par leurs sels de potasse, lesquels sont favorables à la nutrition.

℞ F. fraîches d'oseille........ 40
     —   de laitue....... 20
     —   de poirée....... 10
     —   de cerfeuil..... 10
Sel marin................. 2
Beurre frais.............. 5
Eau commune............ 1000

Bouillon d'herbes (Codex).

Bouillon de légumes.
Composé comme le précédent, plus les légumes ordinaires du pot-au-feu.

---

3. Les légumes farineux rentrent, avec les aliments qui suivent, dans la catégorie des aliments hydrocarbonés.

La lentille paraît être le plus nourrissant d'entre eux.

Les fécules diverses sont employées comme analeptiques doux et légers : sagou, salep, arrow-root, tapioca, glands doux.

℞ Salep pulv.............. 15
Cacao pulv.............. 60
Glands doux torréfiés pulv... 60
Fécule de pomme de terre... 45
Farine de riz............. 60
Sucre blanc.............. 250
Sucre vanillé............ 5

Racahout (Dorvault) pour potages au lait.

℞ Cacao torréfié pulv.......... 25
Farine de riz.......... 100
Fécule de pomme de terre... 100
Santal rouge pulv.......... 3

Palamoud (Soubeiran) pour potages au lait ou à l'eau.

Sagou.
Fécule d'un palmier, *Sagus farinifera.*

℞ Sagou.................... 15
Sucre.................... 125
Eau 400

Gelée de sagou (Soubeiran).

Salep.
Fécule des tubercules de diverses orchidées.

Gelée comme ci-dessus.
Chocolat au salep à 3/100.

______

℞ Farine de riz............... 50
Fécule de sagou............ 18
Salep...................... 30
Cacao pulv................. 40
Fécule de pomme de terre... 80
Gélatine sèche............. 20
Sucre pulv................. 240
Sucre vanillé.............. 1

Kaïffa; à l'eau on au lait.
(Hager.)

Céréales.

Les plus employées sont le *blé*, le plus riche en matières azotées (20 p. 100), le maïs, l'avoine, le seigle et le *riz*, le plus pauvre en matières azotées, mais le plus riche en amidon. Le *maïs* renferme aussi des matières grasses; l'*avoine* contientdu fer et un principe excitant qu'on a comparé à la vanille.

La semence d'avoine mondée (*gruau*) est un bon analeptique pour l'alimentation des enfants (Duj.-B.).
V. Ind. X, *Méd. émoll.*

Pain.

Le pain est un aliment complexe dans lequel on distingue la croûte et la mie. La croûte est plus sucrée et plus nourrissante. Il est fait avec la farine séparée du son.

Le pain de son, un peu laxatif, renferme aussi plus de phosphates assimilables.

Le pain de gluten, fait avec les substances protéiques de la farine, renferme encore de 1 à 4/10 de principes amylacés.

Le pain grillé est rendu plus digestible par les peptones et diastases qui s'y sont formées.

Le pain d'amandes (V. *Rég. diabétique*).

Le pain de soya (graine d'une légumineuse non amylacée).
V. *Idem.*

Chocolats.

Mélange de cacao et de sucre.

℞ Cacao caraque............. 300
Cacao maragnan............ 300
Sucre en poudre........... 500
Cannelle pulv............. 3

Chocolat simple ou de santé.
(Codex.)

______

℞ Chocolat sans cannelle...... 1000
Poud. de vanille sucrée.... 40

Sucres.

℞ Sucre blanc................ 17
Eau dist................... 10

Sp. simple (Codex).

______

Glyzine ou glycyrrhizine.
Édulcorant, 0,40/1000.

Saccharine.
V. Ind. XXVII, *Méd. antiseptique.*

4. Les aliments gras se divisent en graisses, beurres et huiles.
V. Ind. X, *Méd. émoll.*

Crème de lait.
Soit en nature, soit avec un peu de café, ou aiguisée d'un

peu de liqueur, ou avec des fruits (fraises).

Beurre.

En nature, beurres iodés, bromurés.

V. Ind. XIX, *Méd. altérante nutritive.*

Beurre de cacao.

Sert à faire les suppositoires.

Huiles.

V. Ind. X, *Méd. émolliente.*

Préférer les huiles blondes aux brunes.

Graisses animales : gras de porc (de jambon).

Foies gras.

Huile de foie de morue.

V. Ind. XXV, *Méd. s·rof. tub.*

Poissons (sardines, thon) conservés dans l'huile.

5. Boissons.

Elles peuvent se diviser en boissons aqueuses, boissons alcooliques et boissons aromatiques.

Les boissons sont toutes plus ou moins aqueuses. L'eau pure est souvent la meilleure. L'eau potable doit contenir de l'air (25 à 50 c. c. par litre) et des sels (0,50 par litre). Elle doit dissoudre le savon et permettre la cuisson des légumes farineux.

Eaux minérales (V. *Form. hydrothérapique*).

Les **boissons alcooliques** sont les plus usitées. Qu'il soit ou non assimilé, l'alcool dilué est un tonique et un antidéperditeur. Il est la base des boissons ci-dessous :

Vins.

Ils contiennent, outre l'alcool et l'eau, du tannin, de la glycérine, des éthers, des huiles essentielles et des sels. Leur richesse en alcool varie de 7 à 15 p. 100. Vins de liqueurs (les plus alcooliques), vins rouges de Bourgogne (assez alcooliques), vins de Bordeaux (très tanniques), vins blancs (chargés de tartrates), vins mousseux (par l'ac. carbonique) ; ces derniers sont stimulants et antiémétiques.

Le **cidre**, boisson faite avec les pommes ou avec les poires, récent et doux renferme seulement de 1 à 2 p. 100 d'alcool, et plus tard 5 à 6 p. 100. Il est laxatif et diurétique.

La **bière** varie de 3 à 7 p. 100 d'alcool ; les bières anglaises sont les plus alcooliques, les bières autrichiennes le sont le moins.

Le **malt** est leur agent le plus actif ; on en fait des bières spéciales : *bières de malt*, des *extraits de malt* et de la *maltine.*

V. Ind. VIII, *Méd. eupeptique.*

Les **bières médicamenteuses** se font au qquina, au goudron, etc.

V. Ind. VIII, *Méd. eupept.*
— XX, *Méd. eutroph.*

Eaux-de-vie.

Le nom de trois-six leur vient de ce qu'elles sont faites de 3 p. d'alcool pour 3 d'eau = 6 au total. La quantité d'alcool varie dans les différentes eaux-de-vie depuis 45 jusqu'à 96 p. 100.
V. Ind. II et XX.

Café, thé, maté.

V. Ind. II, *Méd. névrosthén.*

Liqueurs.

Eaux-de-vie ou alcoolés additionnés d'un sirop.

L'absinthe et les apéritifs divers rentrent dans cette catégorie. Ils sont actifs et dangereux par leur alcool et surtout par les essences qu'ils contiennent.

(c). Suralimentation.

Poud. de viande, 100 à 400 gr., viande crue, œufs, etc.

Gavage.

Contre l'anorexie et les vomissements (mélange de lait, poud. de viande et œufs).

Alimentation forcée.

En cas d'aliénation, par exemple.

Faire passer la sonde gastrique par la bouche, ou mieux par les fosses nasales.

(d). Régime d'entraînement.

On désigne sous ce nom l'ensemble des moyens empruntés à l'hygiène, dans le but d'imprimer à la nutrition une direction déterminée. Ces moyens sont : l'exercice, les évacuants, les soins de la peau, l'alimentation, l'aération, l'abstinence d'efforts et de rapports vénériens, la tempérance et l'influence morale.

On applique l'entraînement à la cure de l'obésité, de la faiblesse organique, etc.

(e). Diète abstinentielle.

Destinée à lutter contre les hypertrophies et les néoplasmes et à réduire le volume d'un fœtus disproportionné (Depaul), etc.

Cura famis.

A été proposée dans certaines syphilis; mais éviter la cachexie.

Méthode de Dulaurens.

Abstinence (2 repas par j.) et ext. de gaïac.

Méthode d'Osbeck.

Ext. de ciguë, squine et salsepareille, viande maigre.

Méthode de Valsalva.

Préconisée surtout contre l'anévrysme cardiaque.

1º Saignées.

2º Réduction graduelle du régime jusqu'à moitié de l'ordinaire.

3º Pas de vin, mais boisson alimentaire (lait, bouillon).

4º Repos absolu.

Diète sèche.

Dans l'hydropisie, dans certaines dyspepsies.

1º Se tenir dans un endroit frais.

2º Peu d'exercice et lenteur des mouvements.

3º Réduire les boissons quelles qu'elles soient et les aliments aqueux.

4º Boire au chalumeau.

5º Peu de fruits aqueux.

6º Lotions fréquentes de la bouche avec de l'eau aiguisée d'essence de menthe, ou légèrement alcaline aiguisée d'eau de Botot, ou past. de Vichy.

7º S'abstenir de condiments et d'aliments capables d'altérer (fritures, saumures, féculents).

8º Usage quotidien de sel de prunelle (nitrate de potasse fondu), 2 à 4 gr. dans 1000 d'eau froide.

(f). Régimes contre l'obésité.

Régime Banting.

L'abstention de tout aliment gras et réduction des éléments hydrocarbonés.

Abstention de lait, de sucre, de beurre ; abstention de liquides et surtout de bière, de champagne, de Porto et d'eau de Seltz.

Réduction des aliments à 900 gr. par jour : 600 gr. d'aliments solides, 300 de liquides.

En résumé (Foussagrives), combinaison de la diète absti-nentielle, de la diète sèche et de l'entraînement par l'exercice.

Régime d'Ebstein.

Trois repas :

1º Tasse de thé (250 gr.) et pain blanc grillé et beurré (50).

2º Soupe à la moelle de bœuf, viande grasse (120) avec sauce grasse, peu de légumes rien de sucré, vin blanc léger tasse de thé noir sans lait.

3º Grande tasse de thé sans lait, ni beurre, ni sucre ; œuf ou rôti de viande grasse avec 30 gr. de pain beurré.

Régime de Demuth.

Réduit seulement beaucoup les hydrocarbures.

Régime d'Œrtel.

1º Café ou thé (150) avec un peu de lait et 75 gr. de pain.

2º Bouilli ou rosbif, ou bien veau, ou gibier, ou volaille peu grasse (100 à 200 gr.), poissons, pain et parfois farineux (26 à 100), 100 à 200 gr. de fruits frais ou quelques confitures ; pas de boisson. A défaut de fruits, vin léger : 17 à 25 centilitres.

3º Tasse de café, peu ou pas de pain.

4º Œufs (1 à 2), viande (150) et pain (25 gr.), un peu de fromage, de salade ou de fruits. 17 à 25 centil. de vin coupé d'un peu d'eau.

Adoucissement et addition d'un peu de liquides, pour ceux

qui n'ont eu aucune affection du système circulatoire.

Régime de G. Sée.

Diminution des mat. azotées, 60 a 90 gr. de graisses, hydrocarbures au minimum. Thé abondant, ni bière, ni boissons alcooliques. Sudations, b. de vapeur, hydrothérapie. Exercices muscul., pas d'équitat.

Iodures et eaux alcalines.

Régime de Duj.-Beaumetz.

Réduction des boissons et des aliments aqueux ainsi que des féculents; pas d'abstinence.

1º Pain (25), viande froide (50), thé léger sans sucre (200).

2º Pain (50), viande (100) ou ragoût ou 2 œufs, légumes verts (100), fromages (16), fruits.

3º Pas de soupe, pain (50), viande ou ragoût (100), légumes verts (100), salade, fromage (15). fruits.

Purgations répétées. Exercices corporels, massage, bains de vapeur.

Régime de Schwenninger.

Pas de boissons, même aux repas, ni aliments liquides.

Pas d'hydrocarbures.

Régime de A. Robin.

1º Obèses par excès : boissons abondantes.

2º Obèses par défaut : diminuer les boissons.

(L'augmentat. du chiffre de l'urée ou l'augmentat. du rapport des matériaux solides de l'urine à l'urée indique l'excès ; la diminution de ce chiffre et de ce rapport indique le défaut.)

(*g*). **Régimes des diabétiques**.

Régime mixte de Bouchardat.

Pain de gluten et suppression de tous aliments contenant du sucre, ou pouvant en produire.

Défendus : potages aux pâtes, au pain, au lait, sauces farineuses ou lactées. Tous les féculents et tous les sucres. Les légumes sucrés et les fruits.

Permis : potages gras, aux œufs, aux légumes, sauf navets et carottes.

Toutes les viandes, poissons, mollusques et crustacés, graisses.

Légumes verts et aqueux, vin pur ou coupé d'eaux alcalines.

Gymnastique, massage, hydrothérapie.

Régime de Cantani.

Viandes et graisses; ni légumes ni féculents.

Ac. lactique, 1 à 2 gr.

Régime de Dongkin.

Diète lactée jusqu'à 6 litres par j.

(*h*). **Régimes de la goutte.**

Viandes blanches, œufs, poissons mollusques, pas de gibier, pas de fromages fermentés.

Légumes en abondance, sauf l'oseille et les épinards, peu de féculents. Pommes de terre au lieu de pain, fruits et cures de fruits (fraises, raisins).

Peu de vin : Bordeaux et vins blancs légers avec eau alcaline, cidre. Ni bière, ni liqueurs.

Régularité dans le régime.

Frictions, massage, bains aromatiques.

(i). Régimes des gravelles.

Gravelle urique.

Comme pour la goutte.

Gravelle oxalique.

Ni thé, ni café, ni épinards, ni oseille, ni tomates.

Gravelle alcaline.

Lait, balsamiques.

Gravelle hépatique.

Pas de graisses, peu de féculents, sauf la pomme de terre ; ni pâtisserie, ni mets sucrés ; vins légers. Purgations rapprochées, exercice musculaire.

(j). Régimes de l'albuminurie.

Régime lacté, absolu ou mixte ; pas d'œufs.

Régime de Senator.

Pas de viande.

Légumes divers, fruits, graisses, lait, quelques viandes blanches et le porc.

Lait, ou vin coupé d'eaux alcalines ; liqueurs et bière.

℞ Iodure de potassium........   1
Phosphate de soude........   2
Chlorure de sodium........   6
Eau potable.............. 1000
(Semmola.)

Faire agir la peau, massage, climat tempéré.

(k). Régimes des dyspeptiques.

Les quatre régimes de Leabe.

1° Bouillon, solut. de viande, lait, œufs mollets et crus.

2° Cervelle et riz de veau, poulet et pigeon bouillis, bouillies.

3° Bifteck saignant, jambon cru.

4° Rôtis de poulet, de pigeon, de perdrix, de chevreuil. Rosbif saignant, veau rôti ; macaroni. Peu de vin et de légumes.

Diviser les régimes selon les variétés de dyspepsie par exagérat. ou diminut. de fonct., soit dans les sécrétions, soit dans la sensibilité, soit dans les mouvements.

(l). Régime de la diarrhée.

Lait, peptones et lait, viande crue et poud. de viande. Ceinture de flanelle, enduits, collodion.

(m). Régime de la constipation.

Végétarien, pain de son, pain d'épice, fruits, primeurs, cures de fruits, graines inertes (lin, moutarde), gymnastique, massage.

C

FORMULAIRE HERPÉTOLOGIQUE

Il comprend les médications et les agents susceptibles de modifier la nutrition et les fonctions de la peau et secondairement celles des muqueuses.

Régime antiherpétique. — Éviter l'alimentation épicée et indigeste, les viandes fumées et faisandées, le gibier à poil, les poissons de mer, les coquillages, les crustacés.

Milieu frais et tempéré. Tenir le ventre libre.

Aconit.

℞ Glycérine neutre............ 20
Oxyde de zinc................ 4
Teint. d'aconit.............. 2

Gerçures du sein (Ferrand).

Albumine.

℞ Blanc d'œuf.............. } P. E.
Esprit-de-vin .... }

Excoriations (Christison).

Alcalins.

V. Ind. VIII et XIX.

Altérants.

V. Ind. XIX.

Alumine.

℞ Nitrate d'alumine........ 1,50
Eau dist................. 120

Lot., Prurit vulvaire.
(Gill et Winckel.)

Alun.

℞ Alun..................... 1
Camphre................. 0,75
Axonge 20

Pom., Prurit (Gibert).

℞ Alun calciné.............. 2,50
Iodure de pot............ 1
Laudanum (Rousseau)..... 1
Pom. rosat.............. 2,50
Axonge 15

Pom., Engelures (Mayet).

℞ Borax.................... 1,50
Alun 1
Benjoin................. 1
Moutarde................ 6
Rac. d'iris............. 5
Son..................... 5
Son d'amandes........... 15

Engelures. Préventif (Baudot).

Amandes douces.

℞ Huile de cade............. 7
Huile d'amandes d......... 6
Glycérine................ 6

Lin., Crevasses (Van Holsbech).

℞ Beurre de cacao.......... 7
H. d'amandes d.......... 5
Oxyde de zinc.......... 0,10
Borate de soude......... 0,10
Ess. de bergamote....... VIII

Lin., Gerçures.

♃ Raisin frais................. 25
   H. d'amandes............. . 50
   Cire blanche.............. 25
   Orcanette................. 2
   Ess. de roses.............. q. s.
Gerçures (Duj.-B. et Yvon).

Amers.
V. Ind. VIII.

Amidon.
Poud. de riz, de talc, d'iris, de lycopode, de vieux bois, etc.

♃ Amidon..................)
   Tan porph............... } P. E
   S.-n. de bismuth........)

♃ Amidon.................. 60
   Poud. d'iris.............. 10
   Fl. de cassie pulv......... 1
   Girofles pulv.............. 0,50
Intertrigo des enfants.

Ammoniaque (Chlorhydrate).

♃ Chlorhyd. d'ammoniaque..... 1
   Eau dist.................. 50
Lot., Couperose.

♃ Amandes blanchies 30
   Hyd. de fl. d'oranger....... 60
   Hyd. de roses............. 250
     Emuls., ajoutez
   Chlorhyd. d'ammoniaque.... 4
   Teint. de benjoin.......... 8
Lot. comp., Gerçures.
          (Herrmann.)

♃ Alc. aromat. ammoniacal.... 2
   Beurre de cacao............ 10
   Huile d'olives..... 5
   Tannin................... 0,2
   Quinine.................. 0,1
Pom., Alopécie (Steege).

Anchietea salutaris.
Violacée grimpante du Brésil. Mercure végétal.
Poud. de la racine; drastique, puis tolérée.
Dose : 0,35 à 0,70, 3 f. par j.

Anthracène.
Produit extrait du goudron de houille. Insol. dans eau, sol. dans térébenthine. Antiprurigineux.
Prép.

♃ Anthracène.................. 1
   Ess. de térébenthine 5

Pom. à 110.

Antimoniaux.
V. Ind. IV, *Méd. contro-stimulante.*

♃ Sulfure d'antimoine........ 0,05
   Ext. de douce-amère....... 0,15
Pil. antiherpétiques de Kunckel, 1 à 10.

♃ Tartre stibié............. 0,025
   Crème de tartre........... 4,
Dose de Devergie.

Antiseptiques.
V. Ind. XXVII.

Araroba.
Contre l'herpès circinné.

Argent (Nitrate d').
Sol., 0,25/30. Eczéma capitis.

Sol., 2/25 (Biett).

Arnica.

℞ Teint. de fl. d'arnica......... 10
   Ac. tannique................ 5
   Poud. de gom. acacia........ 5

Topique, Furoncle.(Hall).

Arsenicaux.

 V. Ind. XX.
 Pil. de Biett.
 Arséniate de fer (id.).

Iodure d'arsenic.

 V. Ind. XIX.

℞ Iodure d'arsenic......... 0,005
   Ext. de ciguë............ 0,10

Pil. de Thompson, 1 à 2.

————

 Liq. de Donovan.
 V. Ind. XIX.

Acide arsénieux.

 V. Ind. XX.

℞ Axonge.................... 30
   Poud. de Rousselot.......... 5
   Ess. de bergamotte......... 1

Pom. antiparasitaire.

Bains divers.

Baume du Pérou.

 Usage ext.

℞ Baume du Pérou........... 5
   Alcool.................... 125
   Ac. chlorhydrique......... 4
   Teint. de benjoin.......... 15

Contre engelures (Marjolin).

————

℞ Baume du Pérou........... 10
   Baume nerval.............. 20
   Eau de Cologne............ 30

Idem (Duj.-B. et Yvon).

————

℞ Baume du Pérou........... 4
   Ext. de Saturne........... 4
   Axonge.................... 30

Idem.

————

℞ Baume du Pérou........... 4
   Alcoolat vulnéraire........ 30

(P. de Mignot.)

————

℞ Huile d'amandes douces...... 6
   Baume du Pérou........... 4
   Gomme arab. pulv.......... 2
   Eau dist. de roses......... 50

Gerçures du mamelon.

————

℞ Baume du Pérou........... 15
   Vaseline.................. 30

Topique, Engelures.

Bardane.

 V. Ind. XVII, *Méd. sudorif.*

℞ Rac. de bardane.......... 25
   Rac. de patience.......... 25
   F. de coca................ 10
   Eau, q. s. p. f............ 1000

Décoct., Lot. antiprurig.

Belladone.

℞ Glycéré d'amidon............ 20
   Teint. de belladone......... 1
   Teint. d'aconit............ 2
   Oxyde de zinc............. 4

Gerçures du sein (Ferrand).

Benjoin.

℞ Alc. de benjoin............ 1
   Eau de roses.............. 100

Lait virginal.

————

℞ Teint. de benjoin......... 4
   Glycérine................. 8
   Huile de lin.............. 15
   Cire jaune................ 8
   Ess. de lavande........... 1,50

Onct., Engelures (Orosi).

℞ Beurre de cacao........... 30
Vaseline................ 10
Teint. de benjoin........ 10
Oxyde de zinc............ 5
Ess. de roses............ II gtt

Onct., Crevasses.

℞ Blanc de baleine.......... 125
Axonge................... 250
Huile d'amandes.......... 375
Benjoin.................. 125
Vanille.................. 42

Pom. divine, Cosmétique.

℞ Éther.................... 50
Teint. de benjoin........ 5 à 7
Vaccilline 0,05
Héliotropine............. 0,15
Ess. de géranium........ I gtt.

Une cuill. par frict. Chevelures grasses.

℞ Axonge 60
Goudron 6
Beurre de muscade........ 4
Benjoin.................. 1
Baume de Fioravanti...... 3
Baume du Commandeur.... 3
Musc.................... 0,1
Ess. de patchouly........ 0,5

Pom., Alopécie (Dauvergne).

Benzine.

℞ Benzine................. 6
Axonge.................. 25

Contre la gale (Lambert).

Bismuth (Sous-nit.).
Glycéré à 1/10.

℞ S.-n. de bismuth........ 5 à 10
Oxyde de zinc........... 5
Glycéré d'amidon....... 60

℞ S.-n. de bismuth........... 4
Calomel.................... 1
Oxyde de zinc.............. 1

Poud., Herpès (Fournier).

℞ Poud. lycopode............. 30
S.-n. de bismuth 10
Rac. belladone pulv......... 2

Prurit vulv. (G. de Mussy).

℞ Eau de roses................. 5
Oxyde de bismuth........... 1

Blanc de perle liquide.

Le salicylate de bismuth s'emploie de même.

Borax.

℞ Borax................ 10
Sulf. de morphine........ 0,40
Eau de de roses......... 200

Lotion, Prurit (Weigs).

℞ Borax............... 0,50 à 2
S.-carb. de soude.... 0,50 à 15
Glycérine pure....... 10 à 15
Eau dist............. 300

Lot., Couperose scrof. (Bazin).

℞ Borate de soude 30
Éther sulf................. 15
Eau 250

Lot., Acné sébacée (Hillairet).

℞ S.-borate de soude.......... 10
Alcool.................... 125
Hydr. de roses............. 125

Lot., Pityriasis (Mialhe).

℞ Borate de soude............ 4
Alcool.................... 5
Eau dist................. 90

Lot., Excoriations.

℞ Borax pulv................. 5
Hyd. de laurier-cerise........ 25
Décoct. de f. de mauve...... 500

Lot., Prurit vulvaire.
(G. de Mussy.)

℞ Borax 3
Glycérine pure............. 40
Eau....................... 150
Mixt., Gerçures (Brinton).

℞ Borax............. 0,25 à 0,50
Glycérine 10
Eau dist.......... 300
Sol., Couperose arthrit. (Bazin).

℞ Eau de Cologne........... 120
Ac. phénique.............. 4
Borax 5
Glycérine 60
Sol., Eczéma capitis.
(Duj.-B. et Yvon.)

℞ Borax.................... 10
Sublimé.................. 0,50
Alc. de lavande.......... 30
Eau...................... 120
Sol., Ephélides (Idem).

℞ Poud. de safran.......... 0,50
Borax porph.............. 1
Glycéré d'amidon......... 10
Teint. de myrrhe .... X gtt
Topique (Delcour).

Bromure d'arsenic.
Instable et dangereux.
Contre les maladies cutanées.
(Giffard.)

Prep.

℞ Bromure d'arsenic....... 0,06
Alcool 8
Élixir simple........... 250
4 gr. dans de l'eau.

Cade (Huile de).
Huile pyrogénée obtenue par
distillation du bois de genévrier. Parasiticide, résolutive.
Prép. — Quelques gouttes à
1 ou 2 gr.

℞ Huile de cade........... 0,05
Ext. de douce-amère..... 0,10
Ac. arsénieux........... 0.0005
Poud. guimauve........ q. s.
Pil., Psoriasis, 2 à 10 (Bazin).

Usage ext.
Pom., 1/2 à 10.

℞ Huile de cade............... 2
Huile d'amandes d........... 4
Glycérine 30
Lin., Gerçures du sein.

℞ Huile d'amandes d.......... 60
Huile de cade.............. 15

℞ Mucilage de s. de coings..... 30
Huile de cade.............. 4

℞ Glycérine 30
Huile de cade.............. 1
(Bazin.)

℞ Axonge.................... 30
Carb. de soude.......... 2 à 4
Huile de cade.......... 2 à 4
Goudron.................. 2 à 4
Pom., Eczéma des mains.
(Guillot.)

Calomel.
Glycéré d'amidon........ 20
Calomel .... 1 à 2
Pom.

Calomel 1
Vaseline.......... 10 à 20
Idem.

℞ Calomel 1
Ac. tannique........... 2 ou 3
Axonge................. 30
Pom. antidartreuse (Hardy).

℞ Calomel............ 0,25 à 2
Axonge............... 30

Pom., Fissure (Salmon).

Calomel, précipité blanc.

℞ Cérat.................... 30
Précipité blanc........... 2
Ac. chrysophanique....... 0,25

℞ Précipité blanc........... 2
Cinabre.................. 1
Chlorhyd. morphine...... 0,25
Cérat ou vaseline........ 30

Pom. (Gibert).

℞ Ppité blanc............... 1
Beurre de cacao........... 30
Baume du Pérou........... 4

Pom. (Corbel-Lagneau).

℞ Calomel.................. 5
Soufre sublimé............ 5
Eau de laurier-cerise....... 5
Axonge................... 40

Pom. (H. P.).

℞ Calomel.................. 1
S.-nit. de bismuth........... 2
Cérat ou vaseline........... 25

Pom., Eczéma (Oppolzer).

℞ Ppité blanc............... 2,50
Ong. populœum........... 20

Pom. (Hebra).

℞ Calomel.................. 0,10
Aloès.................... 0,10
Oxyde de zinc............ 3
Cérat sans eau............ 12

Pom. de Scarpa.

℞ Calomel............. 0,25 à 0,5
Glycéré d'amidon..... 5

(Galezowski.)

Cantharides.

℞ Acétate de plomb........ 4
Baume du Pérou......... 8
Alcool à 21°............. 80
Teint. de cantharides..... 1,20
— girofles......... 0,75
— cannelle........ 0,75
Moelle de bœuf.......... 125
Pom. à la rose........... 125
Huile d'olives. .... q. s.

Pom., Alopécie (Dupuytren).

℞ Moelle de bœuf.............. 75
Baume nerval............... 75
Huile rosat................ 10
Ext. alc. de cantharides...... 1

Pom., id.

℞ Axonge balsamique.......... 300
Suc de citron.............. 6
Teint. de cantharides....... 2
Ess. de citron............. 10

Pom., id. (Ph. Germ.).

Capsicum.

℞ Teint. de capsicum........ 10
Alcool fort................ 100

Lot., Alopécie (Sigmund).

℞ Teint. de capsicum.......... 5
— benjoin.......... 5
Ong. populœum.............. 4

Pom., id. (Id.).

Chaulmugra.

Huile ou beurre des graines du *Gynocardia odorata*, arbre de l'Inde.

Prép. — En pil. ou perles dans le lait, l'huile de foie de morue, 0,30 à 0,40.

Liniments avec chloroforme et camphre.

Pom. avec axonge, q. s.

Chaux.

℞ Chaux éteinte............... 3
Carbonate sodique........... 6
Axonge..................... 30
Pom., Teigne (Mahon). Dépilat.

℞ Chlorure de chaux.......... 2
Eau 100
Lot. (Derheims).

Sulfure de calcium.
Antipsorique. Insoluble.
6 à 8 gr. en pom.

℞ Chaux vive................. 1
Soufre sublimé............. 2
Eau 12
Lot. et frict., Gale (Belg.).

℞ Sulfure de calcium......... 10
Axonge.................... 100
Ess. de thym.............. 1
Pom. (Debreyne).

Sulfure sulfuré de calcium.
Hydrosulfate de chaux.
Dépilatoire énergique.

Cannabine du haschich.

℞ Ac. salicylique............. 1
Cannabine................. 0,25
Alcool à 90°............... 1
Ether à 62°............... 2,50
Collodion élastique........ 5
Topique, Cors et verrues.
      (Duj.-B. et Yvon.)

Cantharides.
V. Ind. XI.

Chloral.

℞ Hyd. de chloral............. 4
Gomme pulv................ 4
Camphre pulv.............. 4
Cérat..................... 30
Pom. Urticaire (Bulkley).

℞ Camphre.................... 4
Hyd. de chloral............ 1
Ong. rosat................. 30
Pom., Prurit (Id.).

℞ Hyd. de chloral .... 5 à 10
Eau 250
Lot., Prurit (Vidal).

℞ Hyd. de chloral............. 3
Liq. de Van Swieten........ 10
Eau 50
Lot., Pityriasis (Martineau).

℞ Chloral hyd................ 1
Eau dist.................. 100
Lot., Prurit vulv. (Gellé).
Id., Sueurs fétides (Ortega).

℞ Inf. de coca............... 100
Chloral................... 10
Prurit (Ferrand).

Chlorate de potasse.

℞ Sol. à 4/100.
Après cautérisation avec
Ac. chlorhydrique........ 2
Alcool rectifié.......... 5 à 20
Sol., Acné (Gallois).

Chlore.

℞ Chlore liquide.............. 5
Eau simple................ 100
Foment., Engelures.

Chlorhydrique (Acide).

℞ Ac. chlorhydrique......... XXV
Ac. nitrique.............. XXV
Eau dist.................. 300
Lot., Lichen, eczema.
      (Cazenave.)

Chrysophanique (Acide).
Ac. rhubarbarique , rhéine.

Se trouve dans la rhubarbe et dans plusieurs autres substances (séné, etc.). Peu sol. dans eau, sol. dans alcool, éther, chloroforme.

Purgatif énergique, mais inusité.

Prép. — Usage ext.
Sol. aq., 1/250.
Sol. chloroformique à 1/10.
Sol. éthérée, 1/30.

Pom. à 1/40.
Éphélides (Naumann).

Pom., **3** à 6/100.
Psoriasis.

℞ Chloroforme................ 90
Gutta-percha................ 9
Ac. chrysophanique......... 10
Traumaticine à l'ac. chrys.

℞ Ac. chrysophanique...... 0,15
Sublimé corrosif........ 0,30
Alcool à 60°............. 150
Ess. de bergamote....... 2
Sol., Ephélides (Yvon).
Prurit de la tête.

℞ Ac. chrysophanique. 0,001 ou 1/2
Eau dist.......... 1
Inj. hypod., Eczéma, psoriasis.

Cocaïne.

℞ Glycérine.............. 20
Chlorhyd. de cocaïne....... 0,02
Contre le prurit (Ferrand).

℞ Chloroforme.......... 45
Gutta-percha.......... 5
Chlorhyd. de cocaïne.. 0,50 à 1
Idem (Ferrand).

℞ Chlorhyd. de cocaïne....... 0,6
Lanoline................... 30
Pom., Prurit vulvaire.

Collodion.
V. Ind. X.

Concombres.
℞ Axonge................. 10
Graisse de veau.......... 6
B. de tolu.............. 0,02
Eau de roses........... 0,10
Suc de concombre........ 12
Pom. aux concombres.

Créosote de hêtre.
℞ Axonge................. 30
Créosote............... X gtt
S.-acétate de plomb....... X gtt
Ext. thébaïque.......... 0,10
Pom., Engelures (Devergie).

Cuivre (Oxyde noir de).
℞ Oxyde noir de cuivre..... 1 à 4
Pom. rosat............... 30
Pom., Zona (Gloner).

Cuivre (Acétate de).
℞ Cire blanche............... 16
Emplâtre de poix........... 8
Galbanum................ 8
Acétate de cuivre.......... 7
Ess. de térébenthine........ 1
Créosote................. 2
Emplâtre, Cors (Baudot).

Daphne mezereum.
℞ Salsepareille............. 30
Ec. de daphné mezereum... 4
Bardane................. 5
Patience................ 5
Douce-amère 5
Eau (Inf.)............... 1000
Sp. de saponaire......... 60
Tisane antiherpétique.

Dépilatoires.

℞ Sulfhydrate de soude........ 3
  Chaux vive pulv............ 10
  Amidon..................... 10
Pâte, 3 à 4 minutes, puis lavez.
                        (Boudet.)

___

℞ Sulfhydrate chaux en pâte.... 20
  Ess. de citron.............. 1
  Glycéré d'amidon............ 10
  Amidon..................... 10
Pâte, qques minutes, lavez.
                        (Réveil.)

___

℞ Chaux vive................. 15
  Gomme pulv............... 30
  Orpiment pulv............ 2
  Eau...................... q. s.
Pâte, qques minutes (Delcroix).

___

℞ Orpiment.................. 1
  Amidon..................... 10
  Chaux vive 16
  Eau .... q. s.
Pâte (Plenck).

___

℞ Sulfure j. d'arsenic....... 1 à 2
  Chaux vive pulv.......... 8
Rusma des Turcs.

V. *Chaux.*

Ellébore blanc.

℞ Ellébore 25
  Eau (Inf.).................. 500
  Teint. de capsicum........ 10
Lot., Exanthème.

___

Inf. à 12/200.
Lot., Affect. parasit.
                    (Swediaur.)

___

℞ Ellébore pulv............. 4
  Nitrate de potasse........ 0,50
  Soufre sublimé 12
  Savon noir.............. 12
  Axonge 36
Pom.

___

℞ Rac. d'ellébore pulv........ 10
  Chlorhyd. d'ammoniaque..... 5
  Axonge.................... 80
Pom. de Pringle, Gale, prurigo.

Ellébore vert.
Feuilles, peu usité.
Ext. alcool., 0,02 à 0,04.

Essences.

℞ Alcool à 85°............... 600
  Ess. d'orange.............. 32
  — de citron 8
  — de bergamote ., ... 4
  — de roses............... 1
Eau de Portugal.

___

℞ Ess. de citron 48
  —   bergamote.......... 48
  —   girofle............. 12
  —   lavande........... 8
  —   néroli............ 4
  —   cannelle.......... 4
  —   roses............. 12
  —   d'écorces d'orange.. 1
  —   Santal......... 1
  Ammoniaque liq. à 22°..... 1000
Ess. volatile anglaise.
Flacons de poche.

___

℞ Ac. azotique à 40°....... ⎫ P. E
  Benzine................. ⎭
Ess. de mirbane.

Fer (Perchlorure de).

℞ Perchl. de fer sublimé........ 1
  Alcool à 90°.................. 4
Sol., Zona (Lailler).

Fer (Sulfate de).

℞ Sulfate de fer crist........ 1 à 2
  Eau 8
Sol., Mentagre (Dauvergne).

Glycérine.

℞ Amidon.................... 1
  Glycérine 14
Glycéré d'amidon.

Goa (Poudre de).

De l'*Andira araroba*; contient de l'ac. chrysophanique ou plutôt de la chrysarobine.

℞ Poud. de goa............. 2 à 4
   Axonge benzoïnée.......... 30
   Ac. acétique............... 1 à 2
Pom.

Goudron.

℞ Axonge................. 30
   Goudron de bois......... 5 à 15
Pom., Prurit (Debreyne).

℞ Goudron................... 1
   Glycéré d'amidon............ 3

℞ Goudron................... 15
   Soufre sublimé.............. 15
   Savon noir................. 50
   Eau chaude................. 50
Pom. antipsorique.

℞ Goudron de bois........)
   Savon vert............... } P. E.
   Alcool ou Eau de Cologne)
Pom. (Leyden).

℞ Goudron................... 15
   Laudanum de Rousseau...... 2
   Axonge................... 60
Pom., Prurigo (Girou de B.).

℞ Pom. au goudron........) P. E.
   Et au camphre ....)

℞ Axonge................. 30
   Carbonate de soude....... 2 à 4
   Huile de cade............ 2 à 4
   Goudron................. 2 à 4
Pom. (N. Guillot).

Gutta percha.

Produit extrait de qq arbres des sapotacées.

Sert à faire des appareils et un vernis analogue au collodion.

℞ Gutta-percha............... 1
   Chloroforme 9
Traumaticine simple.

On y incorpore aussi diverses substances.

Gynocordia odorata.

Semences d'une bixacée.
Huile de gynocordia ou de chaulmugra, V à XXX gtt., en pot. et en applicat. ext.

Hoang-nan.

V. Ind. V, *Méd. excito-mot.*

Hydrocotyle.

Ombellifère asiatique dont le principe actif est la *vellarine* et dont on emploie la plante entière dans les maladies de la peau.

Prép. — Poud., 0,20 à 1 gr.
Feuilles en cataplasmes.
Tisane, décoct., 8 à 30 p. 2000 et réduire à 1000.
Ext., 0,05 à 0,20.
Sp., 2 p. 1000.

℞ Ext. d'hydrocotyle........ 0,05
   Poud. de guimauve........ q. s.
Pil. (Lépine).

Ichthyol.

Produit de distillation d'une roche bitumineuse du Tyrol, renferme beaucoup de soufre. Peu sol. dans éther et alcool.
Se mêle à la vaseline, aux graisses et aux huiles.

Prép. — Pom. à 1/10.

℞ Ichthyol.................... 2
  Huile de ricin............ 2
  Alcool.................... 10

Sol.

℞ Ichthyol.................... 5
  Alcool.................... 50
  Ether..................... 50

Idem.

℞ Litharge................... 10
  Vinaigre.................. 30
  Bouillir et réduire à..... 20
  Huile d'olive............. 10
  Axonge.................... 10
  Ichthyol.................. 10

Pom.

Iodés.

℞ Ext. de jusquiame......... 5
  Teint d'iode.............. 5
  Moelle de bœuf............ 30
  Ess. de bergamote......... q. s.

Pom., Alopécie (Bouchut).

℞ Iode..................... 1
  Iodure de potassium..... 2,50
  Alcool.................. 30
  Eau..................... 250

Sol., Prurit vulv. (Hancke).

℞ Iode..................... 1
  Glycérine............... 200

Sol., Lupus (Auspitz).

℞ Iodure de plomb.......... 1
  Ext. de ciguë........... 1
  Axonge.................. 30

Pom., Sicosis (Bazin).

℞ Iodure de potassium...... 4
  Eau dist................ 4
  Glycéré d'amidon........ 22

Iodoforme.

Pom. diverses depuis 1/4 et 1/5.

℞ Iodoforme pulv.............. 4
  Opium pulv................ 1
  Vaseline.................. 4

Pom., Hémorrhoïdes (Sabal).

℞ Iodoforme.................. 5
  Axonge.................... 45

Pom., Prurigo (Hillairet).

Jaborandi et **Pilocarpine.**

℞ Eau dist................. 10
  Chlorhyd. de pilocarpine.. 0,05

Sol. p. inj. hypod., Prurigo.
(Simon.)

Magnésie calcinée.

℞ Magnésie calcinée......... 5
  Talc.................... 10
  Ac. salicylique......... 2
  Ess. de lavande......... X gtt

Poud., Intertrigo.

Mercuriaux.

℞ Masse de Belloste......... 0,05
  Arséniate de fer........ 0,01
  Extr. de fumeterre...... q. s.

Pil., 2, Eczéma.

℞ Mercure.................. 5
  Huile d'œuf............. II gtt
  Beurre de cacao......... 5

Émuls.
Pomm. merc. (Planche).

℞ Axonge.................... 40
  Huile d'olive........... 40
  Mercure................. 4
  Ac. nitrique à 1,42..... 8

Ong. citrin (Codex).

℞ Protonitrate de mercure... 2
  Axonge.................. 8
  Huile rosat............. 1

Pom. antiherpétique.
(Dupuytren.)

♃ Vaseline............... 30
Nitrate ac. de Hg....... X à XX
Pom., Dartres.

———

♃ Chloroiodure de Hg...... 0,50
Iodure de potassium...... 0,50
Eau dist................. 200
Lot. antidartreuse.

Protochlorure. V. *Calomel.*

Bichlorure. Sublimé.

♃ Sublimé................. 0,01
Eau de laurier-cerise.... 1000
Ext. de Saturne........ 12,50
Teint. de benjoin 1,50
Alcool 6
Eau cosmétique de Guerlain.

———

♃ Sublimé 0,10
Chlorhyd. d'ammoniaque. 2
Alcool................. 15
Hyd. d'amandes amères.. 15
Emuls.   —   .. 500
Lot. merc. cosmétique.
(Trousseau.)

———

Liq. de Gowland.
V. Ind. XXVI, p. 433.

———

♃ Sublimé................. 0,20
Eau de Cologne 20
Eau dist................ 120
Lot. antiparasitaire.

———

♃ Sublimé 8
Alcool .... q. s.
Eau dist................ 190
Lot. antiherpét. (Trousseau).
1 à 4 cuill. dans 500 gr. d'eau.

———

Eau phagédénique.
V. Ind. XIX, p. 348.

———

♃ Hyd. de chloral........... 25
Eau dist.................. 500
Liq. de Van Swieten........ 100
Lot., Pityriasis et érythème.
(Martineau.)

———

♃ Eau dist................. 100
Sublimé 1
Alcool................... 10
Lot., petite cuill., Prurigo
(Doyon), Intertrigo.

———

♃ Ac. chrysophanique...... 0,15
Sublimé................. 0,30
Ess. de bergamote........ 2
Alcool à 60°............ 150
Lot., Ephélides.

———

♃ Styrax liq................ 90
Axonge lavée............ 90
Sublimé................. 4
Emétique 4
Teint. de cantharides........ 2
Poud. d'euphorbe............ 2
Pom. Esthiomène.
(Duchesne-Duparc.)

———

Bains merc. V. Ind. XIX.

Iodure de Hg.

♃ Protoiod. de Hg.......... 1
Axonge.................. 20
Teint. de cantharides..... 3 à 5
Pom., Alopécie (Langlebert.)

———

♃ Protoiodure de Hg......... 2
Axonge 32
Pom., Psoriasis (Boinet).

———

♃ Axonge.................. 60
Protoiod. de Hg.......... 1,30
Bisulfure de Hg.......... 0,25
Ess. de roses .... V gtt
Pom., Pityriasis (Mialhe).

Biiodure de Hg.

Pom. à 1/15.
Lupus (Blasius).

℞ Biiodure de Hg.............. 2
  Axonge..................... 1
  Huile d'olives.............. 1

Au pinceau, Lupus (Cazenave).

Mercure (Sous-sulfate de bioxyde de).

V. Ind. XVII, *Méd. éméto-purgative.*

℞ Turbith minéral............ 1
  Huile d'amandes d........... 5
  Axonge ou Vaseline.......... 30

Pom. antidartreuse.

℞ Turbith min................ 1
  Glycérine 5
  Huile d'am. d............... 5
  Axonge..................... 45

Pom. (Bazin).

℞ Turbith minéral............ 1
  Laudanum................... 1
  Soufre sublimé............. 2
  Axonge..................... 30

Pom. antiherpétique.
(Cullerier, Biett.)

Mercure (Sulfure rouge).

Pom., 1 à 2/30.

℞ Carbonate de potasse........ 5
  Sulf. rouge de Hg........... 5
  Soufre sublimé............. 10
  Axonge..................... 50
  Huile d'amandes............ 10
  Ess. de lavande 5

Pom. antipsorique (Willan).

℞ Cérat...................... 30
  Minium..................... 2
  Cinabre.................... 2

Pom., Ulc. variq. (Hardy).

℞ Emplâtre diachylon........ 20
  Minium 2,50
  Cinabre................... 1,50

Empl. rouge, Impétigo (Vidal).

Mercure (Oxyde rouge de).

℞ Pom. soufrée............. 30
  Oxyde rouge de Hg......... 8
  Téréb. de Venise......... 4
  Ac. sulfurique pur........ XXX

Pom., Eczéma papuleux.
(Gabey.)

℞ Oxyde rouge de mercure..... 1
  Précipité blanc............. 1
  Sulfate de cuivre........... 1
  Pom. rosat................. 15

Mentagre (Maitre).

Mercure (Stéarate de).

℞ Stéarate de bioxyde de merc.. 1
  Axonge benzoïnée........... 20

Contre les poux (Jeannel).

Naphtaline.

V. Ind. XXVII.

℞ Naphtaline.................. 2
  Axonge..................... 30

Pom., Psoriasis (Emery).

Noix de galle.

℞ Noix de galle pulv........ 4
  Sulfate de cuivre........ 1,25
  Axonge................... 100

Pom., Teigne (?).

Pétrole.

℞ Pétrole 100

Huile d'amandes 100
Laudanum de Syd 5

Lin. antipsorique.
(Bellencontre.)

℞ Huile de pétrole légère 60
Alcool à 90° 60
Baume du Pérou 8
Ess. de romarin 3
—   lavande 3
—   citron 3

Idem (Hebra).

Ac. phénique.

℞ Ac. phénique 0,40
Glycérine .... q. s.
Sp. d'éc. d'or 40

Pot. Mal. prurig. (Augagneur).

℞ Ac. phénique 1
Talc 50

Poud., Prurigo (Lassar).

℞ Ac. phénique 4
Sulf. de morphine 0,6
Ac. borique 8
Vaseline 60

Pom., Prurit vulv.

℞ Ac. phénique 0,5
Vaseline 10
Ong. plombique 10
Huile d'olives 5
Ess. de lavande .... XX gtt

Pom., Dermites, Gelures.
(Lassar.)

Plomb (Acétate de).

℞ Moelle de bœuf 300
Acétate de pb crist 5
Baume du Pérou 20
Alcool à 21° 50
Teint. de cantharides 2
—   girofle .... X gtt
—   cannelle .... X gtt

Pom., Calvitie (Dupuytren).

℞ Acétate de plomb 4
Ext. d'opium 0,20
Baume du Pérou 10
Axonge 60

Pom., Engelures.
(Duj.-B., Yvon.)

℞ Axonge récente 14
Ess. de laurier-cerise 5
Acétate de plomb 4

Pom. de Giacomini.

℞ Huile d'olive 500
Cire vierge 250
Acétate de plomb 30
Camphre 5
Sel ammoniac 5

Sur une peau. Peau de Goulard.

Pyrèthre.
Pom. à 1/3.

Potasse (Carbonate de).
Sol. alcaline à 1/8.

℞ Carbonate de potasse 1
Eau d. de laurier-cerise 20

Sol. antiprurig.

Sulfate de quinine.

℞ Sulfate de quinine 2,50
Tannin 2,50
Baume du Pérou 1
Eau de Cologne 5
Baume Nerval 50

Pom., Alopécie (Ewald).

Rhinacantus (Racine de).
D'une acanthacée.
Poud. employée avec du jus de citron contre l'impétigo.

Ricin.

℞ Graisse de bœuf 30
Huile de ricin 12
Ac. gallique 1
Alc. de vanille 2

Pom., Alopécie (Hardy).

Salicylique (Acide).

℞ Ac. salicylique............... 2
Oxyde de zinc.............. 25
Amidon.................... 25
Vaseline................... 50
Pom., Eczéma (Lassar).

℞ Ac. salicylique........... 2
Vaseline jaune............. 24
Oxyde de zinc............. 24
Amidon.................... q.s.
Pâte, Eczéma (Idem).

℞ Ac. salicylique..... 1
Teint. de benjoin........... 2
Lanoline.................... 50
Ong., Eczéma.

℞ Ac. salicylique.............. 1
Soufre précip.............. 4
Vaseline 20
Pom., Pityriasis (Besnier).

℞ Ac. salicylique........... 1 à 2
Collodion élastique....... 20
Cors, etc.

℞ Salicylate de soude.......... 1
Ac. phénique............... 2
Axonge.................... 40
Pom., Pelade (Eichorst).

Salol.

℞ Salol...................... 4
Éther...................... 4
Collodion élastique.......... 30
Gerçures.

Savons.

℞ Savon blanc.............. 72
Eau 100
Alcool à 56°.............. 200
Carbonate de potasse........ 3
Ess. de bergamotte......... 3
Essence de savon (Piesse).
125 à 500 gr. p. un bain.

℞ Savon amygdalin........... 6
Pom. de concombre ou beurre
de cacao................. 45
Eau de roses ou de laurier-
cerise................... 500
Cosmétique d'Alibert.

Soude (Carbonate de).
Usage ext. — Lot. à 1/3.
               (H. P.)
Sol. parasiticide à 1/50 (Ory).

℞ Carbonate de soude.... 0,25 à 1
Glycérine pure........ 30
Eau de son........... 500
Lot., Lichen (Bazin).

℞ Carbonate de soude..... 5 à 10
Savon amygdalin........ 5 à 10
Eau 1000
Solut., Eczéma impét.

℞ Sous-carb. de soude sec...... 5
Charbon 5
Axonge..................... 20
Pom.. Teigne (Casper).

℞ Carb. de soude crist........ 1
Chaux hydratée............. 10
Ext. d'opium (*Ad lib.*)...... 1
Axonge.................... 160
Pom. alcaline (Biett, Devergie).

℞ Axonge................... 30
S.-carb. de soude........ 2 à 4
Huile de genévrier........ 2 à 4
Goudron................. 2 à 4
Pom., Eczéma.

Soufre.
Cérat soufré, 2/11.
Pom., de 1/10 à 1/30.
Fumigat., 30 (H. P.).

℞ Soufre.................... 1
  Hoile d'amandes............ 1
  Axonge..................... 8

Pom. soufrée (Codex).

℞ Soufre sublimé et lavé........ 1
  Glycéré d'amidon............ 4

                   (Hardy.)

℞ Huile de lin................. 4
  Huile d'olive............... 1
  Soufre sublimé et lavé........ 1

Baume de soufre, p. frict.

                   (Hager.)

℞ Soufre sublimé et lavé... ⎱ P. E.
  Alcool camphré......... ⎰

Lot., Acné (Besnier).

℞ Soufre sublimé non lavé.... 50
  Alcool camphré.......... 15
  Eau..................... 250

Idem (Lailler).

℞ Soufre précipité............ 15
  Glycérine................ 15
  Alcoolé de camphre........ 50
  Eau..................... 100

Mixt., Acné.

℞ Sous-carb. de potasse....... 4
  Soufre sublimé............. 8
  Eau.................... 550

Lot. (Biett).

℞ Soufre précipité............ 25
  Carb. de potasse........... 10
  Alcool................... 10
  Éther.................... 10
  Glycérine................ 10

Lot. (Hebra).

℞ Soufre sublimé..... 20
  Chaux vive............... 10
  Eau (Décoct.)............ 155

Lot., Gale (Vleminck).

℞ Soufre précipité............ 40
  Carbonate de chaux......... 20
  Oxyde de zinc............. 20
  Riz pulv................. 15
  Glycérine................ 20
  Eau.................... 75

Pâte, Acné (Unna).

℞ Soufre.................... 1
  Cérat................... 3
  Huile................... 1/2

Pom.

℞ Soufre sublimé............. 10
  Carb. de potasse........... 5
  Eau.................... 5
  Huile d'amandes d........... 5
  Axonge................. 35

Pom. d'Helmerich (Codex).

℞ Fl. de soufre............... 2
  Carbonate de potasse........ 1
  Axonge................. 3

Pom. d'Helmerich.

℞ Axonge fraîche............ 10
  Camphre................. 5
  Soufre sublimé............ 5

Pom. parasiticide (Guibout).

℞ Styrax.................. 2 à 4
  Pom. soufrée............. 2 à 4
  Cérat.................. 30

Pom., Gale (Bulkley).

℞ Styrax liquide............. 8
  Soufre sublimé et lavé....... 8
  Craie blanche............. 8
  Savon vert............... 16
  Axonge................. 16

Pom., Gale (Weinberg).

℞ Soufre sublimé et lavé....... 9
  Craie préparée............ 6
  Huile de faîne............ 9
  Savon vert............... 25
  Axonge................. 25

Pom., Prurigo (Hebra).

♃ Oxyde de zinc................ 2
  Soufre sublimé............... 2
  Axonge....................... 9
Pom., idem.

___

♃ Soufre subl. et lavé.   1 à 1,50
  S.-carb. de potasse.. 0,25 à 0,50
  Axonge............   30
Pom. sulfo-alcaline (Hardy).

Staphysaigre.

♃ Poud. de staphysaigre......... 1
  Axonge...................... 3
Contre les poux (Guibourt).

Styrax.

♃ Styrax..................... 30
  Huile d'olive............... 15

Sulfures de potassium.
On emploie le trisulfure de
potasse ou foie de soufre.
  Bain, 100 gr.
  Solut., 1 à 2/100, lot.
  Pom. à 1/10.
  Glycéré à 1/30.
  V. Ind. XVIII, *Méd. balsam.*

___

♃ Savon blanc................. 50
  Huile d'œillette............. 100
  Sulfure de potasse sec pulv.. 10
  Essence de thym............ 1
Lin. de Jadelot, Gale (Codex).

___

♃ Sulfure de potasse ou de
      soude.................... 8
  Savon blanc................. 10
  Alcool rectifié............. 8
  Eau de chaux............... 220
Lot. de Barlow. Teigne.

___

♃ Foie de soufre.............. 2
  Axonge balsamique........... 5
  Savon de potasse............ 5
Pom. (Bard).

___

♃ Trisulfure de potasse..... ⎫
  Savon de potasse......... ⎬ P. E.
  Axonge benzoïnée...... ⎭
Pom. sulfurée.

___

♃ Trisulfure de potassium...... 15
  Axonge...................... 50
  Essence de thym............. 1
  Eau commune................ 15
Pom. hydrosulf. (Debreyne).

Sufures de sodium.

Monosulfure.
  Eaux sulf. diverses.
  Bains sulf. 100.

Trisulfure de sodium solide ou Polysulfure.
  Bains sulf. 100.
  V. Ind. XVIII.

___

♃ Sulfure de sodium........... 32
  Carbonate de soude crist... . 32
  Sel marin................... 16
Bain sulfuro-alcalin (Hardy).

___

♃ Hydrosulfate de soude....... 1
  Carbodate de soude.......... 1
  Axonge balsamique.......... 10
Pom. de Barèges.

Sudorifiques.
  V. Ind. XVII.

Suie.

♃ Axonge.................... 20
  Suie en poud............... 5
  Carb. de potasse............ 2
Pom., Teigne (Bouch.).

___

Sureau.

♃ Lot. de sureau............. 50
  Alcool camphré............. 3
Fomentat., Erysipèle (Bouch.).

Tannin.

Lot. à 1 ou 2/100.
Glycéré à 1/10.
Vaseline, 1 à 10/50.

℞ Tannin...................... 1
   Glycéré d'amidon............. 5

℞ Calomel....... 1
   Ac. tannique............. 2 à 3
   Axonge................... 30

Pom., Dartres (Hardy).

℞ Axonge lavée................ 50
   Soufre sublimé.............. 4
   Tannin...................... 5
   Eau de laurier-cerise........ 5

Pom., Acné (Rodet).

℞ Tannin.................. 1
   Glycérine................ 25
   Chloroforme............. XX gtt
   Cérat.................... 6

Pom. de Neligan, Impétigo.

℞ Ac. tannique.............. 2
   Oxyde de zinc............ 2
   Calomel.................. 0,25
   Ext. thébaïque........... 0,10
   Cérat.................... 30

Pom., Ulcérat. variol.
          (G. de Mussy.)

Térébenthine.

℞ Téréb. de Venise............ 12
   Huile de ricin.............. 6
   Collodion................... 30

Lin., Engelures.
       (Gilbert-d'Hercourt.)

℞ Poix résine................. 12
   Poix de Bourgogne........... 4
   Cire jaune.................. 2
   Suif de mouton.............. 2

Téréb. de Venise............. 2
Huile d'olive............... 1

Sur une peau ; Peau divine.
Névralgies.

Tolu.

℞ Axonge purifiée......... 60
   Cire blanche............ 8
   Baume de Tolu.......... 8
   Ess. de romarin .... XX gtt
   Teint. de cantharides 4

Pom., Calvitie (Neligan).

℞ Moelle de bœuf........... 50
   Ess. de jasmin............ 0,10
     —   néroli............ 0,15
     —   roses 0,25
     — d'amandes amères.... 0,10
   Baume du Pérou.......... 10
   Teint. de cantharides...... 10

Idem (Ewald).

℞ Eau de roses............... 500
   Alc. de Tolu............... 7

Lait virginal.

Zinc (Oléate de).

℞ Oléate de zinc........... } P. E.
   Paraffine molle.......... }

Pom. (Ph. Britt.).

Zinc (Oxyde de).
Tuthie.
Cérat à P. É. (Cazenove).
Vaseline à 1/25 (Galezowski).
Axonge à 1/4 (Lailler).

℞ Oxyde de zinc........... } P. E.
   Glycéré d'amidon........ }

℞ Oxyde de zinc........... } Q. S.
   Huile d'amandes......... }

Pâte, Dermites humides.

℞ Oxyde de zinc.............. 4
Amidon..................... 8
Glycérine.................. 10

Rhagades (Rollet).

———

℞ Oxyde de zinc.............. 1
Ac. tannique............... 1
Glycérine.................. 15
Teint. de benjoin.......... 2
Camphre................... 1

Gerçures (Duj.-B., Yvon).

———

℞ Oxyde de zinc............. 2
Tannin..................... 1
Glycérine.................. 10
Baume du Pérou............. 8
Camphre................... 4

Engelures (Duj.-B. et Yvon).

———

℞ Cérat simple.............. 15
Fl. de zinc................ 1
Lycopode 1

Cérat de Hufeland.

———

℞ Oxyde de zinc............. 50
Ac. salicylique............ 15
Amidon..................... 2
Glycérine.................. 2
Eau....................... 75

Glycéré, Eczéma (Unna).

———

℞ Oxyde de zinc...........
Glycérine ....
Teint. de benjoin........   P. E.
Blanc de baleine........
Huile d'am. d...........

Onguent de zinc.

———

℞ Oxyde de zinc.............. 1
Soufre..................... 5
Laudanum de Syd........... 5
Huile d'am. d............. 9
Axonge.................... 25

Pom. d'Alibert, Prurigo.

———

℞ Oxyde de zinc............ 4 à 8
Camphre................... 2 à 4
Axonge.................... 30

Pom. (Hardy).

———

℞ Oxyde de zinc............. 2
Calomel 2
Axonge.................... 30

Pom., Syphilides (Rollet).

———

℞ Poud, amidon.............. 3
Oxyde de zinc............. 1

Poud. calmante (Hardy).

———

℞ Oxyde de zinc............. 8
Poud. d'amidon............ 125
Poud. de camphre.......... 1

Poud., Prurit (Cazenave).

———

℞ Oxyde de zinc pulv.......... 4
Camphre pulv.............. 4
Fécule de pommes de terre... 80

Poud., Urticaire (Porcher).

———

℞ Oxyde de zinc........ 15 — 10
Gélatine .... 15 — 30
Glycérine .... 25 — 30
Eau.................. 45 — 30

Colles, eczéma, etc. (Unna).

———

D

FORMULAIRE OPHTALMOLOGIQUE

Aconitine.
Sol. alcool. à 1/120.
Embrocat. (Turnbull).

Aloès.
℞ Aloès hépatique pulv...... 4
Vin blanc (Décoct.)....... 30
Eau de roses............. 30
Teint. de safran......... XXX
Collyre de Brun. Blépharites.

———

℞ Aloès socotrin............ 0,03
Calomel................ 0,03
Sucre.................... 4
Collyre sec de Boerhaave. Kératite.

———

℞ Aloès...................... 0,3
Sucre.................... 4
Idem.

Alumine.
℞ Sulfate d'alumine........)
Sulfate de zinc.......... } P. E.
Eau dist...............)
Collyre. Ophth. purul.(Clot Bey).

———

℞ Alun...................... 1
Eau de roses............... 60
Collyre.

———

℞ Alun...................... 1
Eau de roses............... 30
— plantain............. 30
Collyre. Ophth. rebelle.

———

℞ Alun...................... 0,50
Blanc d'œuf.............. Nº 1
Eau de roses............. 40
Ophthalmique.

Ammoniaque.
℞ Eau dist..................... 4
Ether sulf................... 1
Ammoniaque................. 1
Collyre gazeux (Furnari).

———

℞ Chaux éteinte............... 32
Poud. de sel ammoniac....... 4
— charbon........... 1
— cannelle........... 1
— girofle........... 1
— bol d'Arménie...... 2
Collyre sec, Poud. de Leayson.

———

℞ Ether sulf................... 10
Ammoniaque. 5
Huile d'olive.............. 5
Embrocat.

Anémone.
℞ Anémone................. 12
Eau bouillante q. s. p. f.. 180
Sublimé 0,05
Collyre de Graaf.

Antimoine.
℞ Sulfure noir d'antimoine.)
Rhubarbe. .... } P. E.
Carbonate de magnésie...)
Poud. antimoniale (Sichel).

Argent.
Collyres, 0,50/10 (Desmarres).
— 1/15 (Velpeau).
0,25/10 ou 0,50/10 (Galezowski).
0,10/20 ou 30 (Réveillé Parise).

1/50 (de Græfe).
0,02 à 0,10/20.

℞ Glycérine 30
Nitrate d'argent..... 0,10 à 0,20
Ophth. des nouveau-nés.

℞ Nitrate d'argent........... 0,10
Axonge........ 8
(Velpeau.)

℞ Nitrate d'argent fondu..... 0,03
Acétate de plomb..... ... 0,25
Axonge 30
(Guthrie.)

℞ Azotate d'argent.......... 1
Azotate de potasse........ 3 à 6
Crayons de Barral.

℞ Azotate d'argent............. 5
Azotate de plomb............ 1
Crayons à tailler (Bouch.).

℞ Chlorure d'argent........ 0,30
Axonge................... 20
Pom.

Baryum.
Sol. à 2/15 (Sichel).

℞ Chlorure de baryum......... 1
Eau d. de laurier-cerise....... 50
Mucilage de sem. de coings... 50
Teint. d'opium.............. 2
Collyre barytique.

Belladone.

℞ Ext. de belladone........ 0,50
Acétate de plomb........ 0,20
Eau de laitue........... 100
Collyre (Velpeau).

℞ Extrait de suc dépuré de belladone 10
Eau q. s. p. délayer.
Ong., Collyre.

Atropine.
Collyre, de 1/10 à 1/100.

℞ Atropine................... 0,05
Eau dist................... 20
Ac. chlorhydrique......... I gtt
Collyre mydriatique.

Pom. à 1/100.

Sulf. d'atropine.
Collyre à 1/100 et même 1/1000.

℞ Eau dist. bouillie....... 20 à 30
Sulf. n. d'atropine...... 0,05
Collyre.

℞ Sulf. n. d'atropine .. 0,02 à 0,05
Eau dist............. 10
Id. (Desmarres).

℞ Sulf. n. d'atropine 0,02
Sulf. de zinc............ 0,05
Eau dist................. 10
Id. (Galezowski).

Papier à l'atropine.
I gtt par cent. carré.

Borax.
Collyre à 8/125 (Rust.).

℞ Borax 1
Eau dist. de mélilot.......... 50
Eau dist................... 50
Collyre.

℞ Eau dist........... 120
Eau de laurier-cerise 5
Borax .... 0,10 à 0,50
Id. (Desmarres).

℞ Borate de soude........... 1
 Mucilage de coings........ }
 Ou glycérine .... } 10
 Hyd. de laurier-cerise...... 5
 Eau dist................ 100

Blépharites (Sichel).

℞ Borate de soude........... 10
 Ext. de jusquiame......... 5
 Décoct. d'althæa........... 180

Eau brune, en compresses (War-lomont).

Borique (Acide).
 Lot., collyre, pom. a 1/20.

Cadmium (Sulfate de).

℞ Sulfate de cadmium.... 0,20
 Eau dist. de roses...... 45
 Laudanum de Syd..... 2 à 6

Collyre (Fronmuller).

℞ Eau dist............ 30
 Sulf. de cadmium... 0,02 à 0,20

Idem.

℞ Sulfate de cadmium........ 0,10
 Eau dist................ 5
 Teint. d'opium............ 5

Collyre.

Calomel.
 V. Ind. XIX.
 Pom. V. *Form. Herpétologique.*
 Insufflat. ou project. : une
pincée (G. Teulon).

Capsicum.

℞ Capsicum............... 0,40
 Eau dist................ 240

Collyre par macérat. (Beasley).

Cocaïne.

℞ Chlorhyd. de cocaïne..... 0,50
 Bichlorure de mercure..... 0,002
 Eau dist. chaude........... 10

Collyre (Jeannel).

Cuivre (Acétate de).

℞ Acétate de cuivre crist.... 0,10
 Chlorhyd. d'ammoniaque. 1,30
 Eau de chaux............ 125

Collyre azuré (Scarpa).

Cuivre (Oxyde noir de).

℞ Oxyde noir de cuivre......... 1
 Axonge.................... 10

Pom. Amaurose (Sichel).

Cuivre (Sulfate de).

℞ Sulfate de cuivre......... 1
 Eau dist. de roses........ 120
 Sulf. de morphine........ 0,10

Collyre astring. résolutif (De-breyne).

℞ Sulf. de cuivre........... 0,20
 Eau dist................ 120

Collyre.

℞ Sulf. de cuivre.......... 0,05
 Eau dist................ 10
 Laudanum de Syd....... VI gtt

Collyre (Sichel).

℞ Sulf. de cuivre.......... 1
 Alun crist.............. 1
 Azotate de potasse....... 1
 Camphre pulv........... 0,04
 Eau dist............... 200

**Collyre détersif ou pierre divine.
(Helvétius.)**

℞ Pierre divine.............. 1
 Eau de roses............. 250

Collyre.

℞ Sulf. de cuivre............ 1
 Teint. d'opium............ 4
 Eau dist................ 300

Collyre (H. M.).

℞ Sulfate de cuivre.......... 0,2
Eau dist................. 120
Ammoniaque .... X gtt

Eau céleste, collyre azuré.

℞ Sulfate de cuivre....... 12
— zinc........ 36
Camphre............. 6
Safran. 0,30
Eau pure............. 15000

Eau d'Alibour (Bouchardat).

℞ Sulf. de zinc............. 12
— cuivre........... 4
Camphre................. 2,6
Safran.................. 1,4

Collyre sec (Ivel).

℞ Sulfate de cuivre........... 1
Beurre frais ou vaseline 20
Camphre............. 2

Pom. porph. (Desmarres).

Sulf. de cuivre .... 2 à 8
Beurre frais ou vaseline 100
Camphre pulv......... 1
Ext. d'opium.......... 0,20

Pom. porph.

Cyanures.

℞ Ac. cyanhydrique méd...... 1
Eau d. de belladone 100

Collyre (Cunier).

℞ Cyanure de potassium..... 0,10
Eau de laurier-cerise...... 30

Idem.

℞ Cyanure de potassium..... 0,20
Eau d. de belladone....... 30

Idem.

℞ Cyanure de zinc.......... 0,20
Graisse.................. 5
Beurre de cacao.......... 5

Pom., frict. de 1/4 en 1/4 d'h. (Cunier).

℞ Ess. d'am. amères........... 5
Beurre de cacao.............. 5

Frict. d'h. en h.

Datura.

℞ Ext. de suc de stramoine.. 0,2
Ext. d'opium 0,1
Eau de roses............ 1000

Collyre.

Duboisine (Sulfate de).

℞ Sulfate de duboisine..... 0,005
Eau dist. bouillie........ 10

Collyre (Galezowski).

Ergotine.

℞ Glycérine ou eau de roses 20
Ergotine................ 1 à 1,50

Collyre, X gtt.

Fève de Calabar.

℞ Ext. de calabar.............. 1
Glycérine.................... 5

Instillat., I gtt.

℞ Ext. alcool. de f. de cala-
bar 0,20
Eau dist................. 2
Ac. acetique............ XX gtt

Papier non collé de 1 décimètre carré à découper en 100 p.. (H. M.)

Gélatine préparée de même (Hart.).

Fiel de bœuf.

℞ Carbonate d'ammoniaque... 0,5
Fiel de bœuf............. 5
Miel 15

Collyre. Leucoma (Richter).

℞ Os de sèche pulv........ 1,2
Sucre pulv.............. 2
Fiel de bœuf............. q. s.

Collyre sec (Græffe).

Esérine.

℞ Esérine.................... 0.05
 · Eau dist.................. 5 à 15
Collyre, VI à VIII gtt. (Arlt).

℞ Sulfate d'ésérine....... 0,10
  Eau .... 10 à 20
Collyre (Cusco).

℞ Bromhydrate d'ésérine..... 0,10
  Eau d. de roses.......... 10
Collyre. Héméralopie (Gale-
zowski).

Homatropine.

Base cristalline, peu sol. Moins
tonique que l'atropine.
Mydriatique.
Collyre, 0,05/10.

Gelsemine (Chlorhydrate de).

℞ Chlorhyd. de gelsemine... 0,50
  Eau dist................. 30
Collyre dangereux (Tivedey).

Iode.

℞ Iode..................... 0,60
  Iodure de potassium....... 4
  Vaseline 50
Pom. Ophth. scrof. (Lugol-
Ewald).

Iodoforme.

Poudre.

℞ Iodoforme................. 1
  Vaseline.................. 4
Pom. Blépharite (Rayer).

Iodure de plomb.

Pom. diverses. V. Ind. XIX.

Iodure de potassium.

℞ Iodure de pot 0,20
  Eau dist................. 50
Collyre (Desmarres).

℞ Iodure de pot............. 1,25
  Iode...................... 0,08
  Axonge récente........... 15
Pom. opht. (Lohsse).

℞ Eau dist................. 30
  Iodure de potassium....... 5
  Teint. d'iode............. XXX
Instillat., Taches cornéennes
(Armieux).

℞ Eau dist................. 50
  Iodure de pot............. 2
  Bicarb. de soude.......... 1
Idem (Kemmerer).

Jaborandi.
Pilocarpine.

℞ Nitrate de pilocarpine ou
    chlorhyd. de pilocarpine 0,05
  Eau dist. bouillie......... 10
Collyre.

Jequirity.

Manne à réglisse. *Abrus pre-
catorius.* Légumineuse. Ses
graines sont employées comme
modificatrices dans la conjonctivite granuleuse chronique.
  Prép. — Macérat. à 1/50.
  Pour lot.

Jusquiame.

℞ Borate de soude........... 10
  Ext. de jusquiame......... 5
  Décoct. d'althæa.......... 180
Eau brune (Warlomont).
Applicat. sur les paupières.

℞ Ext. de suc de jusquiame ... 1
  Eau de roses............. 100
Collyre anodin.

Mélilot (Eau de).

Base de collyres.

Mercure.

℞ Ong. napolitain 20
Ext. d'opium 1
Ext. de jusquiame 5
Pom. opht. (Duj.-B. Yvon).

℞ Ong. napolitain 16
Ext. de belladone 8
Pom. id. (Sichel).

Mercure (Protonitrate de).

℞ Axonge 10
Protonitrate de Hg. 0,01 à 0,03
Eczéma palpébral (Hardy).

Mercure (Sous-nitrate de).

℞ Nitrate de Hg 0,20
Turbith minéral 0,20
Ac. arsénieux 0,02
Huile d'am. d XX
Vaseline 30
Pom. Blépharite ciliaire.

Mercure (Protochlorure de).
Calomel en poudre.

℞ Calomel à la vapeur ..... ⎫
Sucre candi .... ⎬ P. E.
Tuthie .... ⎭
Collyre sec, Leucoma (Dupuy-
tren).

Mercure (Bichlorure de).
Sublimé.

℞ Sublimé 0,05
Eau d. de roses 150
Laudanum Syd 1,50
Collyre de Conradi (Ewald).

℞ Sublimé .... 0,05 à 0.10
Eau de roses 200
Collyre antisyph.

℞ Eau dist 30
Sublimé .... 0,05 à 0,30
Collyre, Kératites séniles (N.
Guillot).

℞ Sublimé 0,05
Eau dist 120
Laudanum Syd 0,50
Mucilage de coings 10
Collyre. Blépharite (Sichel).

℞ Sublimé 0,06
Eau d. de roses 15
Eau d. de laurier-cerise ... 15
Collyre. Conjonctivite chr.
(Jüngken).

℞ Sublimé 0,05
Eau dist 180
Laudanum 4
Coll. abortif (Thielmann).

℞ Eau dist 100
Chlorhyd. d'ammoniaque. 2
Sublimé 0,01
Sol., Alopécie palpébrale.

℞ Eau 1000
Sublimé 0,10
Chlorhyd. d'ammoniaque 4
Lot. Antisepsie oculaire (Panas).

Mercure (Cyanure de).
Collyre a 0,05/100.
Bléph. scrof. (Desmarres).

Mercure (Bioxyde de).

℞ Sucre blanc 10
Deutoxyde de Hg 0,50
Tuthie 1
Collyre sec (Dupuytren).

℞ Précipité rouge 2
Agaric blanc 2
Sucre 30
(Græfe.)

℞ Oxyde rouge de Hg........ 0,40
Poud. opium 0,30
Ong. rosat................. 6

℞ Oxyde jaune de Hg....... 0,20
Sulfate de zinc........... 0,50
Vaseline 30

℞ Oxyde de Hg............. 0,10
Camphre.................. 0,20
Vaseline.................. 10

℞ Oxyde rouge............... 2
Camphre................... 5
Axonge 40

Pom. (Monod).

℞ Beurre frais.......... 3
Précipité rouge....... 0,1 à 0,2
Camphre............. 0,15

℞ Oxyde rouge de Hg........ 1
Acétate de plomb crist..... 1
Camphre.................. 0,1
Beurre frais lavé........... 18

Pom. ophth. de Régent).

℞ Précipité rouge............. 1
Oxyde de zinc.............. 1
Camphre.................. 3
Cire 5
Beurre frais............... 30

Pom. opht. de St-Yves.

℞ Oxyde rouge de Hg........ 1
— de zinc sublimé...... 1
Alun calciné.............. 1
Acétate de plomb.......... 1
Bichlorure de Hg.......... 0,15
Pom. rosat............... 8

Pom. opht. de Desault.

℞ Précipité rouge........... 0,15
Camphre................. 0,15
Huile d'olives............. I gtt
Beurre lavé............... 3

Pom. Blépharite (Desmarres).

℞ Précipité rouge............ 0,10
Acétate de plomb.......... 0,05
Axonge 5
Huile d'am. d............. V gtt

Pom. Blépharite cil. (Galezowski),

℞ Oxyde rouge de Hg....... 0,25
Sulfate de zinc 0,5
Axonge................... 30

℞ Ong. rosat.................. 15
Précipité rouge............. 1

Pom. opht. (Codex 66).

℞ Précipité rouge............. 0,2
Huile de f. de morue........ 4
Cérat..................... 2

Id. (Cunier).

℞ Oxyde rouge ou jaune de Hg. 1
Vaseline................... 15

Pom. de Lyon (Codex).

℞ Oxyde de mercure........ 2
Axonge 50
Créosote .... X gtt

Pom. (Tenesville).

℞ Acétate de plomb crist..... 5,20
Chlorhyd. d'ammoniaque.. 0,60
Tuthie.................... 0,30
Oxyde rouge de Hg....... 5,20
Axonge lavée (eau de rose) 30

Pom. de St-André de Bordeaux.

℞ Oxyde rouge............. 0,05
Calomel.................. 0,10
Carbonate de plomb....... 0,30
Axonge 15

Pom. Blépharite (Guépin).

℞ Oxyde rouge de Hg 2
S.-acét. de pb liq........... 20
Huile d'am................. 40
Axonge 120

Pom. cathérét. (Weber).

℞ Précipité rouge............ 0,20
  Axonge....... 2
       Avec ou sans
  Sulfate de cadmium........ 0,10

Pom. opht. (Sichel).

Noix vomique.

℞ Strychnine................ 0,01
  Cérat...................... 0,20
  Pom. au garou............. 0,20

Pom. après vésicat. (Sichel).

℞ Strychnine................ 0,10
  Ac. acétique dilué........... 4
  Eau dist.................... 32

Collyre d'Henderson.

Opium.

℞ Inf. de mélilot............. 10
  Ext. d'opium.............. 0,01

Collyre.

℞ Eau de roses.............. 10
  Ext. d'opium.............. 0,02

Idem (H. P.).

℞ Teint. de safran............ 2
  Eau de roses.............. 100
  Laudanum 1

Collyre anodin.

℞ Ext. de jusquiame....... }
  Ou de datura............ } 0,05
  Ext. d'opium............. 0,01
  Eau de roses 10

Collyre calmant.

℞ Eau de roses............. 20
  Chlorhyd. de morphine.... 0,05

Collyre (Duj.-B.).

Plantain.

Grand ou commun, petit et moyen; astringents.
Eau dist. en collyre.

Plomb (Oxydes de).

℞ Beurre frais................ 60
  Minium..................... 1
  Acétate de plomb........... 3

Pom. dite de la veuve Farnier.

Plomb (Acétate de).
  Glycéré à 1/30.

℞ Acétate de plomb........ 0,30
  Eau d. de roses.......... 100
  Mucilage de s. de coing.. 15

Collyre.

℞ Acétate de plomb crist... 0,30
  Eau dist................. 100

Collyre, Conjonctivite (Sichel).

℞ Eau de roses.............. 50
  —   plantain............ 50
  Acétate de plomb.......... 0,3

Collyre répercussif (Gaubius).

℞ Minium 1
  Acétate n. de plomb...... 8
  Axonge 45
  Cire blanche.............. 15
  Ess. de roses............. III gtt

Pom. Blépharites (Sichel).

℞ Beurre frais ou vaseline....... 5
  Minium 1
  Acétate de plomb crist........ 3

Pom.

Plomb (Sous-acétate de) liquide.
  V. Ind. XII, *Méd. astring.*

℞ Acétate de pb liquide..... X gtt
  Eau de roses............. 200
  Mucilage de s. de coings.. 10

Collyre.

℞ Eau de roses................ 120
  S.-acétate de pb liquide..... 4
  Alcoolat vulnéraire......... 8

Collyre résolut. (H. P.).

℞ S.-acétate de plomb........ 0,30
Ext. d'opium............. 0,10
Vaseline...........:......... 6
Pom. Conjonctivite (Jungken).

Potasse.

℞ Potasse caust. pulv......... 0,6
Huile de noix............. 15
Collyre, Leucoma (Maître Jean).

Quinine.

℞ Chlorhyd. de quinine......... 1
Glycéré d'amidon............. 4
Conjonctivite, kératite (Bouch.)

Roses (Eau de).
Base de collyres.

℞ Eau de roses............ } P. E.
Inf. de mélilot.......... }
Collyre résolutif.

℞ Suie....................... 9
Eau bouillante............. q.s.
Vinaigre fort.............. 7
Ext. de roses de Provins.... 0,15
Collyre antiscrof.(Baudelocque).

Scopolia lucida.
Solanée d'Asie. Fort analogue
à la belladone. Très mydriatique.
Prép. — Teint. à 1/8.
La **Scopoléine**, un de ses
alcaloïdes, est analogue à l'atropine.

℞ Scopoléine............. . 0,50
Eau 24
Ac. citrique.............. III gtt
Collyre mydriatique.

Sodium (Chlorure de).

℞ Eau...................... 10
Sel marin............... 0,05
Collyre du sel (Desmarres).
Gtt, 6 fois par j.

Tannin.

℞ Ac. tannique........ 0,10 à 0,15
Eau dist............. 24
Collyre (Cavarra).

℞ Eau dist 100
Tannin pur................. 1
Eau d. de laurier-cerise..... 20
Collyre (Desmarres).

℞ Hyd. de roses........... 125
Ac. tannique............. 0,25
Collyre, Conjonctivite diphth.

℞ Ac. tannique.............. 0,25
Glycérine................ 6
Borate de soude.......... 2
Eau camphrée............ 32
Sol. Conjonctivite granuleuse.
(Agnew.)

Térébenthine.

℞ Alcoolat de romarin......... 30
— Fioravanti....... 15
Ess. de lavande 1
Lin. Amaurose (Sichel).

℞ Térébenthine de Venise....... 2
Ess. de térébenthine.......... 1
Collyre (Laugier).

Vératrine.

℞ Vératrine 1
Alcool rect................. 120
Embrocation (Turnbull).

Zinc (Chlorure de).

℞ Chlorure de zinc.......... 0,05
Eau dist................. 100
Laudanum de Syd...... XXX gtt
Collyre (filtrez).

Zinc (Iodure de).
Collyre à 1/100.

Zinc (Oxyde de). Tuthie.

℞ Oxyde de zinc............ } P. E.
   Sucre candi............. }

Collyre sec de Récamier.

℞ Calomel..................... 5
   Tuthie préparée.............. 10
   Bol d'arménie pulv........... 10
   Axonge ou vaseline.......... 30

Pom. de Janin. Leucoma.

℞ Tuthie porph............... 8
   Beurre lavé à l'eau de roses.. 16
   Onguent rosat............... 10

Ong. de Tuthie (anc. Codex).

℞ Tuthie.................... 4
   Aloès...................... 0,1
   Calomel.................... 0,1
   Beurre frais............... 15

Collyre gras, Leucoma (Scarpa).

Zinc (Sulfate de).

℞ Sulfate de zinc...   0,15 — 1
   Eau d. de roses...   100 — 250

Collyre (Codex) — (H. M.).

℞ Ext. d'opium............ 0,10
   Sulfate de zinc 0,20
   Eau de roses............ 150

Collyre.

℞ Eau d. de bluet 125
   Sulf. de zinc crist........ 0,25
   Mucilage de psyllium..... 4

Idem, filtrez.

℞ Sulfate de zinc....   0,05 à 0,10
   Eau dist...........   10
   Laudanum........   VI à XII gtt

Collyre (Sichel).

℞ Sulf. de zinc crist........ 1,25
   Teint. de camphre........ 3
   Eau dist................. 200

Idem (Hôp. angl.).

℞ Sulf. de zinc 8,50
   Eau camphrée........... 100

Collyre.

℞ Sulfate de zinc crist....... 1
   Sucre candi................. 1
   Iris pulv................... 1
   Eau commune.............. 200
   Alcool à 85°............... 20

Collyre de Bridault, etc.
Eau de Provence, de la duchesse d'Angoulême.

℞ Eau de roses............ 30
   Eau dist................. 100
   Sulfate de zinc.......... 0,50
   Poud. d'iris............. 0,60
   Sucre candi............. 0,60

Collyre détersif (H. P.).

℞ Sulfate de zinc crist....... 1
   Sucre candi................. 1
   Rac. d'iris de Florence...... 1
   Eau d. de roses............ 625

Collyre résolutif (Dorvault).

℞ Sulf. de zinc crist.......... 12
   Iris de Florence pulv........ 3
   Eau commune............. 700

Eau ophthalmique de Crespy.

℞ Eau de mélilot 100
   Eau dist 100
   Alcool rect.............. 5
   Sulfate d'alumine et de po- } 1
   tasse .... }
   Sulfate de zinc......... 1
   Teint. d'aloès........... 0,5

Eau anti-ophth. (Loche).

E

FORMULAIRE ODONTOLOGIQUE

Alun.

Les préparations d'alun et tous les agents acides en général sont dangereux pour les dents dont ils attaquent l'émail.

℞ Alun pulv................... 10
   Gomme arab............... 10
   Ether acétique............. 2
   Albumine................. q. s.

Pâte (Lefoulon).

Antiseptiques.

V. Ind. XXVII.

Cachou.

Pastilles.

℞ Cachou 25
   Myrrhe 15
   Quinquina gris............. 8
   Baume du Pérou............ 6
   Alc. de cochlearia.......... 45
   Alcool à 36°............... 300

Teint. antiscorb. dentifrice.
(Copland).

℞ Alcool à 85°.............. 8
   Cachou pulv.............. 10
   Benjoin pulv.............. 2
   Ess. de menthe........... 1 à 4

Macérat., 1 à 4, Gingivite.
(Jeannel.)

℞ Cachou pulv.............. 15
   Quinquina j. pulv........ 15
   Tannin................... 2
   Alun..................... 1
   Ess. de menthe........... q. s.

Doses antisalivaires.

Camphre.

Camphre pulv.

℞ Ess. de térébenthine......... 30
   Camphre................... 8

Odontalgique anglais.

℞ Alcool 8
   Camphre................... 4
   Opium 0,25
   Ess. de girofles........... XX

Esprit odont. (Boerhaave).

℞ Camphre pulv.............. 6
   Pyrèthre pulv.............. 8
   Opium pulv................ 2
   Ess. de girofles........... 1
   Alcool à 00°............... 100

Odontalgique.

Cannabine du Haschich.

℞ Cannabine.................. 1
   Alcool.................... 9

Badigeonner les gencives.

Charbon.

Se méfier du tatouage que le charbon produit sur les gencives (Pietkiewiez).

℞ Charbon pulv.............. 20
   Quinquina gris pulv........ 10
   Ess. de menthe............ 0,1

Poud. dent. (Codex).

℞ Pin carbonisé 4
   Poud. quinquina........... 1

Dentif. (Righini).

℞ Café torréfié.............. 75
Charbon pulvérisé...... . 25
Acide borique........... 25
Saccharine 65
Teinture de vanille.......)
Mucilage de gommes...... } q. s.

Past. de 0,75. Haleine fétide.

Chaux.

℞ Carb. de chaux............. 100
— magnésie 100
Poud. de quinquina........ 100
Ess. de menthe............ 1

Poud. dentifrice alc. (Codex).

℞ Carb. de chaux.............. 9
Camphre pulv.............. 1

Idem (Codex).

Chloral.

℞ Alcoolat de cochlearia....)
Hyd. de chloral......... } P. E.

Collut. (Pinard).

Chlorate de potasse.
V. Ind. XIX.

℞ Borate de soude........... 10
Chlorate de potasse........ 10
Eau distillée.............. 200

Lot. ou sur du coton (Pietk.).

Chloroforme.

℞ Chloroforme................ 2
Créosote................... 2
Laudanum 2
Teint. de benjoin........... 10

(Magitot. Rédier.)

℞ Chloroforme .... 5 à 10
Ess. de menthe.......... V à X
Alcool. 100

Dentifrice (Schoffer).

Cocaïne.

℞ Chlorhyd. de cocaïne..... 0,05
Bromure de potassium..... 0,50

Eau dist................. 10
Glycérine................ 10

Prurit des gencives (E. Besnier).

Corail.

℞ Chlorure de chaux.......... 10
Phosphate de chaux......... 30
Poud. de savon............. 5
Corail.................... 10

Dentifrice.

℞ Corail.................. 30
Laque carminée....... .. 0,50
Sulf. de quinine......... 0,20
Ess. de menthe.......... VI gtt

Dentif. (Pelletier).

Créosote.
Divers mélanges.

Cresson de Para.

℞ F. de cresson de Para........ 40
F. d'inula bifront........... 10
Pyrèthre................... 16
Alcool à 86°. 80

Macérat. (Paraguay-Roux).

℞ Paraguay-Roux.............. 10
Créosote................... 15

Paraguay créosoté.

Girofles.

℞ Ess. de girofle............. 2
Alcool camphré............. 10

Mixt. odontalgique.

℞ Ess. de girofles............. 4
Alc. de cochlearia.......... 10
Chloroforme................ 5

Idem.

Magnésie.

℞ Magnésie ....)
Borax.................... } ãã

Poudre dentifrice.

℞ Borate de soude 5
   Carb. de magnésie........ }
     ou chlorate de potasse... } 8
   Poud. quinquina rouge.... 8
   Craie préparée........... 8
   Ess. de menthe.......... V gtt

Poud. alc. (Pietkiesviez).

Carbonate de magnésie.
Indiqué par Berzéliez.

Mastic.

℞ Mastic................... 5
   Alcool 15
   Dissol. Évap. p. réd. à.... 10
   Ess. de cannelle.......... X gtt

Baume dentaire.

℞ Benjoin en larmes ou mastic en
   larmes.................... 2
   Ether rectifié................ 1

Mastic dentaire (Codex).

Menthol.

℞ Menthol .... } P. E.
   Thymol................. }

℞ Menthol .... } P. E.
   Ac. phénique .... }

℞ Menthol .... } P. E.
   Chloral................. }

℞ Menthol 3
   Camphre 2

℞ Menthol 2
   Croton chloral............... 1

Formules odontalgiques antiseptiques.

Méthylal.

℞ Teint. de coca.............. 8
   Méthylal 2

Mixt. odontalgique.

Opiacés.

℞ Chlorhyd. de morphine.... 0,50
   Ac. acétique.............. 0,15
   Créosote 0,50
   Chloroforme............. 10

Mixt. odontalgique (Ewald).

℞ Acétate de morphine...... 0,10
   Ac. acétique.............. II gtt
   Teint. de benjoin......... 5

Idem.

℞ Ext. d'opium...... 0,10 à 0,20
   Glycérine 10
   Mucilage de coings. 60

Collut. calmant.

℞ Alcoolé d'opium............ 1
   Mellite..................... 25

Idem (H. M.).

℞ Ext. d'opium.............. 1
   Camphre.................. 0,50
   Alcool 5
   Essence de girofle.......... 5
   Teint. de myrrhe.......... 5

Mixture antiodontalgique.

℞ Éther.................... 5
   Laudanum................. 5
   Baume du commandeur..... 5
   Huile de girofle............ XX

Mixt. odont. (Cadet).

℞ Éther acétique........... }
   Laudanum.............. } P. E.
   Ess. de girofle........... }

Mixt. odont. (Oudet).

℞ Acétate de plomb............ 1
   Sulfate de zinc.............. 1
   Teint. d'opium.............. 2

Mixt. id. (Toirac)·

Pyréthre.

Composée herbacée, dont la
racine contient la *pyréthrine*,

substance composée d'une résine et de deux huiles fixes. Produit une action irritante locale et stimulante générale. Antiodontalgique, masticatoire et sternutatoire.

Prép. — Poudre.
Teint. alc.
Teint. éthérée.
Elixir composé.

℞ Teint. de pyrèthre.......... 30
— gaïac............. 30
— cannelle.......... 20
Ac. salicylique.............. 5
Eau de Botot.............. 200

Elixir odont., petite cuill. dans 1/2 verre d'eau.

℞ Gaïac.................... 15
Pyrèthre................. 4
Noix muscade.. 4
Girofle................... 2
Huile de romarin.......... X
Huile de bergamote........ IV
Alcool à 26°............. 100

Idem (Leroy).

℞ Teint. de pyrèthre........... 4
— d'opium 4
Ess. de girofle.............. 4
Camphre.................. 2

Mixt. odontalgique.

℞ Pyrèthre................. 64
Esprit de lavande......... 500
Sel ammoniac............. 2

Elixir odont. (Bories).

Quinquina.

℞ Teint. de cochlearia...... } P. E.
— quinquina..... }

Eau dentifrice.

℞ Eau de Botot........... 200
Alc. de cochlearia.......... 10

Teint. de quinquina......... 8
— cachou............: 4
— benjoin.......... 2

Mixt. dentif. (J. Simon).

℞ Poud. de quinquina....... 10
Tannin porph........... 10
Charbon végétal.......... 10
Ess. de girofle .... V gtt

Dentifrice (Réveil).

℞ Quinquina j. pulv........ 10
Myrrhe 2
Sang-dragon............ 2
Ess. de girofle........... X gtt
— cannelle X
— menthe.......... X

Élect. dentif. (Ewald).

℞ Magnésie................ 15
Sulf. de quinine.......... 0,50
Carmin fin............... 2
Huile de menthe........ III gtt

Dentif. (Regnard).

Safran.

℞ Safran.................... 3
Tamarin 30
Miel.................... 200
Eau 100

Sp. de dentition de Delabarre.

℞ Miel rosat.............. 60
Miel de mercuriale.......... 20
Teint. de safran........... 20
— myrrhe.......... 10
— vanille 5
— coca 5

Idem (Yvon).

℞ Chloroforme............. 1
Alcoolé de safran........... 1
Glycérine................ 30

Collut. pour gencives (Debout).

Salol.

℞ Salol 3
Alcool à 90°........... 150

Ess. de badiane.......... 0,50
— géranium........ 0,50
— menthe............ 1

Elixir dentifrice.

Soude (Phosphate de).

℞ Phosphate de soude........ 1
Eau de roses.............., 25
Miel rosat................... 50

Collut., Aphthes.

Soude (Bicarbonate de).

℞ Talc de Venise........... 12
Bicarb. de soude.......... 3
Carmin.................... 3
Ess. de menthe........... J gtt

Dentif. alcalin (Deschien).

Sucre.

Se méfier du sucre et du miel dans ces préparations, pour éviter l'acescence.

Tannin.

℞ Sucre de lait........ 1000
Gomme laque........ 10
Tannin pulv......... 15
Ess. de menthe.......)
— d'anis........... } P. E. q. s.
— de néroli.......)

Poud. dentif. (Mialhe).

Teintures odontalgiques.

℞ Ess. de cannelle.......... 1
— badiane........... 2
— girofle........... 2
— menthe........... 8
Teint. de benjoin........ 8
— cochenille....... 20
— gaïac........... 8
— pyrèthre........ 8
Alcool à 80°............... 1000

Elixir odontalgique (Codex).

℞ Semences d'anis........... 8
Girofle.................... 2
Cannelle.................. 2
H. vol. de menthe........ 1
Eau-de-vie (Inf.)........... 224
Teint. d'ambre........... I gtt

Eau de Botot.

℞ Alcool à 90°...........)
Eau de Botot.......... } ãã 100
Teint. de cresson de Para. 10
Teint. de cochlearia..... 10
Benzoate de soude...... 10
Salicylate de soude..... 5

Eau dentifrice (Pietkiewicz).

℞ Alc. de cochlearia........... 2
— lavande............. 2
— menthe............. 1
— citron............. 1

Petite cuill. d. un verre d'eau.

℞ Tannin................... 8
Alcool à 86°.............. 120
Teint. de benjoin.......... 2
Ess. de menthe........... 8

Qq. gtt. (Villemsens).

Tartrate de potasse acide.
Crème de tartre.

℞ Carbonate de chaux....... 40
Magnésie................. 80
Sucre pulv............... 40
Tartrate acide de potasse.. 12
Ess. de menthe.......... X gtt

Poudre dentifrice (Toirac).

℞ Tartrate ac. de pot....... 200
Sucre de lait............. 200
Carmin.................. 0,40
Ess. de menthe.......... 1

Idem (Codex) (?).

F

FORMULAIRE KINÉSITHÉRAPIQUE

La **Gymnastique médicale**, ou kinésithérapie, consiste dans la provocation de mouvements méthodiques dans les différents éléments de l'économie.

Ces mouvements peuvent être actifs ou passifs : les premiers constituent ce qu'on nomme plus communément du nom de gymnastique; les seconds comprennent diverses pratiques parmi lesquelles le *massage* est la principale; d'où le nom de *massothérapie*.

La gymnastique se pratique sans appareils spéciaux ou à l'aide d'appareils. Sans appareils, on a la gymnastique dite d'assouplissement, et celle des exercices naturels, des attitudes diverses, de la marche, de la course, du saut, à laquelle il faut joindre la gymnastique dite suédoise, laquelle a pour méthode de faire exécuter les mouvements en leur opposant une certaine résistance.

Fondée sur le même système, mais s'exerçant à l'aide d'appareils élastiques ingénieusement combinés, telle est la gymnastique que Pichery a instituée sous le nom de gymnastique de l'opposant. La gymnastique mécanique a été pratiquée aussi par le D⟨r⟩ Zander. Le plus souvent elle est exercée dans le gymnase, au moyen des agrès qui y sont rassemblés et dont un usage prolongé a consacré l'emploi.

La gymnastique reconnaît comme indications les troubles nutritifs, toutes les fois que la nutrition est encore susceptible d'entraînement ou même de simple récupération. Elle fait partie de la médication altérante résolutive et de la médication atrophique (Ind. XIX et XX) et s'emploie dans l'anémie, dans les scrofules, dans le diabète, dans l'obésité et dans le rhumatisme chronique.

On l'emploie dans les névroses, et surtout dans les névroses spasmodiques, où elle fait perdre au mouvement involontaire tout ce qu'elle fait gagner au mouvement voulu et mesuré.

La gymnastique *passive* consiste à communiquer aux parties le mouvement qu'on ne leur fait pas exécuter. Elle s'exécute par la mécanique, par des appareils spéciaux, par des pratiques localisées de flexion et d'extension, ou plus simplement encore, par la promenade en voiture.

Le **massage** comporte les pratiques suivantes : Frictions humides ou sèches, douces (onctions, frôlements) ou plus ou moins rudes (frictions); on les pratique avec la main, avec la brosse, les gants divers, le strigio ou ràclette et la roulette, mais surtout avec la main nue seule, ou aidée d'un corps onctueux quelconque. Pressions douces (chatouillement, etc.) ou fortes (pétrissage, malaxation, froissement, foulage, sciage). Percussions pratiquées avec un appareil tel que la palette ou le battoir, et de légers marteaux de caoutchouc ou de feutre (hachure, claquement, percussion et vibration); flagellations diverses.

Et quant aux mouvements, passifs, concentriques ou excentriques, flexion, extension, abduction, adduction, pronation, supination, rotation, circumduction, traction, torsion, secousses, c'est sur les membres qu'ils s'exercent.

Le massage viscéral, pour ainsi dire, peut s'exercer sur le thorax et surtout sur le ventre (pour combattre la constipation ou le relâchement).

L'orthopédie est une branche de la kinésithérapie qui a moins pour effet de provoquer des mouvements que de corriger des attitudes ou de redresser des déformations. Elle y emploie la gymnastique et le massage, mais plus souvent encore l'immobilisation au moyen d'appareils particuliers.

L'immobilisation des parties à la suite des fractures rentre dans le même cadre. On y emploie des appareils rendus *inamovibles* au moyen de mélanges susceptibles de se solifier. Tels sont :

Le plâtre. — La bande roulée dans le plâtre en poudre est mouillée après application. La bande est roulée dans le plâtre gàché avec l'eau et appliquée ensuite. Des compresses longuettes de tarlatane sont trempées dans le plàtre gàché, appliquées et maintenues comme des attelles (attelles plâtrées) par des tours de bande.

L'amidon, la gomme, ont été employés de même et sont peu usités. On emploie encore un peu la dextrine.

    ℞ Dextrine................   100
      Alcool ou eau-de-vie....   60
      Eau chaude............   40 à 50

Enfin on emploie surtout aujourd'hui le silicate de potasse préparé avec

    ℞ Sable blanc.................   60
      Carbonate de potasse.........   50
      Charbon de bois pulv........   4

qu'on pulvérise et dissout dans l'eau chaude.

G

FORMULAIRE ÉLECTROTHÉRAPIQUE

Les moyens que l'électricité fournit à la thérapeutique varient selon qu'on y emploie l'électricité statique, l'électricité galvanique ou l'électricité d'induction.

L'électricité statique convient surtout quand on veut généraliser à tout le corps l'influence de l'électricité.

Les machines dont on se sert surtout sont la machine Carré et celle de Holtz.

Les procédés sont : 1° le bain électrique au moyen du tabouret isolant, sur lequel se place le malade, après quoi on le met en communication avec la machine ; 2° les étincelles, que l'on tire de diverses parties du corps du sujet au moyen d'excitateurs divers, soit à pointes multiples, soit à pointe unique, soit à boule, soit en bois.

Les condensateurs sont rarement utiles, d'une application délicate et souvent dangereuse.

L'action du bain électrique paraît être tonique et légèrement stimulante.

Les étincelles produisent un effet d'*irritation locale* dont les modifications de la sensibilité sont l'effet immédiat le plus sensible. Elles exercent par cela une révulsion assez active. En un mot, elles sont irritantes locales, analgésiques, antispasmodiques et révulsives.

L'électricité galvanique ou dynamique ou de la pile s'obtient au moyen de la pile, c'est-à-dire au moyen d'un couple de deux éléments capables de s'attaquer chimiquement. L'un est le corps le plus attaqué ou négatif, l'autre est le corps qui l'attaque, un liquide le plus souvent, dans lequel plonge un métal conducteur, qui est le pôle positif. Et le sens du courant va du positif (+) au négatif (—), du moins en dehors de la pile.

La force électromotrice d'une pile est proportionnelle à l'affinité des corps en présence et à la tension avec laquelle on la confond.

Le *volt* est l'unité de force électromotrice ou de tension.

Cette force est indépendante de la grandeur de l'élément, mais elle est proportionnelle au nombre des éléments.

On comprend par là que les piles d'usage médical doivent être composées d'un grand nombre de petits éléments.

Les plus employées sont les piles au sulfate de mercure (Marié Davy), au chlorure d'argent (Gaiffe), au chlorhydrate d'ammoniaque (Léclanché), au sulfate de cuivre (Siemens et Halskel, Callaud et Trouvé), au moyen desquelles sont établis les appareils de Trouvé, d'Onimus, de Gaiffe, etc. Et comme appareil de galvanocaustie, on emploie surtout les piles de Grenet, de Middeldorpf et de Trouvé.

L'électricité galvanique s'emploie à produire des effets lumineux pour l'exploration et la séméiotique, des effets chimiques caustiques (galvanocautère) et des effets chimiques dialytiques (électrolyse), enfin des effets physiologiques modificateurs de la sensibilité, de la motricité et de la nutrition des tissus. Les courants continus sont des altérants résolutifs qui activent et facilitent la circulation et aussi les phénomènes de sécrétion.

Quant à leur action sur les nerfs, il faut distinguer le sens dans lequel ils agissent et les éléments sur lesquels est portée leur action.

Sur les nerfs moteurs, le courant direct (descendant ou centrifuge) est celui qui agit le plus énergiquement; sur les nerfs sensitifs, c'est le courant inverse (ascendant ou centri-pète) qui agit le plus; l'excitabilité des nerfs mixtes est diminuée par un courant direct et augmentée par un courant inverse. De même pour la moelle, le courant descendant diminue les actions réflexes, tandis que le courant ascendant les augmente.

Enfin, on peut dire que le maximum d'énergie du courant électrique existe au point d'application de l'électrode négative, avec les courants modérés ou usuels. Il y a donc toujours avantage à appliquer le pôle négatif à l'endroit où l'on veut provoquer une action ou sur le nerf qui commande cette action.

Enfin on emploie l'électricité galvanique avec interruptions faites, soit à la main, soit à l'aide d'interrupteurs mécaniques, ce qui constitue des courants interrompus distincts des suivants.

Les courants continus, agissant mieux que les induits sur la fibre musculaire de l'intestin, ont été appliqués récemment avec succès au traitement de l'obstruction intestinale (Boudet de Paris). Enfin leur action résolutive les fait mettre en œuvre dans le traitement des engorgements ganglionnaires, des tumeurs en général et des fibromes utérins en particulier.

L'électricité d'induction ou par influence se développe

dans un circuit, par la production dans son voisinage, d'un courant voltaïque (électricité volta-faradique) ou magnétique (élasticité magnéto-faradique). Le courant induit est instantané et se produit au moment de la fermeture et de l'ouverture du courant inducteur; inverses du courant inducteur au moment de sa fermeture et directs quand le courant inducteur est suspendu.

Les appareils destinés à produire cette électricité ont tous pour élément essentiel des bobines creuses emboîtées l'une dans l'autre et recouvertes de fils métalliques; la bobine centrale est dite inductrice, celle qui la recouvre, bobine induite de premier ordre, etc.

Les bobines à fil gros et court donnent des effets électrolytiques puissants et agissent énergiquement sur la contractilité; les bobines à fil fin et long donnent des étincelles et agissent fortement sur la sensibilité, beaucoup moins sur la contractilité et sur l'électrolyse. Le courant induit de premier ordre agit spécialement sur la sensibilité cutanée et celui de second ordre surtout sur la contractilité musculaire.

L'action des courants induits sur la sensibilité est surtout révulsive ou perturbatrice; elle s'obtient au moyen du balai électrique et des excitateurs secs en général. L'action sur la contractilité s'obtient, au contraire, avec des excitateurs humides; elle provoque la contraction du muscle; cette action soutenue détermine une série de contractions et arrive facilement à la tétanisation musculaire.

Les appareils interrompus ou induits tétanisent les artères et peuvent contribuer à l'hémostase; ils augmentent toutefois la tension veineuse. Par un effet secondaire, ils peuvent produire des stases, par épuisement de l'innervation vaso-motrice ou encore par une conséquence indirecte de l'excitation qu'ils produisent sur les nerfs sensitifs. Ils sont donc en général *ischémiques*, par opposition avec les courants continus.

Ces courants, d'ailleurs, excitent momentanément les sécrétions, peut-être plus encore l'excrétion que la sécrétion proprement dite; en tous cas, ils ne tardent pas à la tarir, tandis que les courants continus l'activent d'une façon permanente et durable.

L'électricité d'induction est des plus aptes à limiter son action, ce qui a permis à Duchenne de créer avec elle l'électrisation localisée, laquelle s'adresse à tel ou tel muscle, tel ou tel nerf en particulier, selon les points d'application des réophores.

Les appareils d'induction les plus employés sont, pour les volta-faradiques : la bobine de Ruhmkorff, peu usitée, les appareils à chariot de Siemens, de Tripier, de Gaiffe et de Trouvé, et les petits appareils usuels de ces deux derniers constructeurs ; et, pour les magnéto-faradiques : les appareils de Chardin, de Gaiffe, etc., etc.

La **magnétothérapie** consiste dans l'application des aimants à la thérapeutique.

Ce sont les aimants artificiels qu'on y emploie, c'est-à-dire des barres d'acier trempé, le plus souvent repliées en forme de fer à cheval ; parfois ce sont des plaques métalliques et même des chaînes ou armatures métalliques, dans lesquelles les pôles de nom opposé se correspondent, de telle sorte que les deux extrémités de la chaîne représentent deux pôles opposés.

L'application des aimants sur un point du corps y provoque de légères sensations de fourmillement, elle combat les névralgies et déplace certains troubles nervosiques, tels que l'hémianesthésie et l'hémiplégie hystériques (transfert).

La **métallothérapie** peut passer aussi pour un annexe de l'électrothérapie. Elle consiste dans l'application à l'extérieur (et parfois aussi dans l'usage interne) de métaux divers, dont le choix ne repose que sur certaine idiosyncrasie, qui fait que tel sujet est sensible à tel métal, sans qu'on en puisse donner d'autre raison. Les métaux n'auraient même pas le privilège exclusif de cette influence : des plaques de bois divers donneraient des résultats analogues.

Les modifications produites par ces applications dans l'économie ne dépassent guère d'ailleurs la catégorie des modifications dynamiques du système nerveux. Quant à l'altération nutritive, elle n'est guère mieux établie, au contraire.

H

FORMULAIRE HYDROTHÉRAPIQUE

ET

EAUX MINÉRALES

La cure de l'eau comprend les diverses applications que l'on peut faire de l'eau à la thérapeutique, soit à l'aide de l'eau simple, à divers degrés de température et surtout de l'eau froide, hydrothérapie, A, soit au moyen des eaux minérales naturelles ou artificielles, B.

A. — HYDROTHÉRAPIE.

L'hydrothérapie est l'application méthodique de l'eau. Les formes de cette application sont les suivantes :

L'eau est employée froide, tiède ou chaude.

En frictions humides.

Lotions et ablutions.

Applications : Fomentation.

Ceinture.

Maillot.

Enveloppement (drap mouillé).

Étuves, humides ou sèches, de vapeur, de fumigations sèches, au moyen de la chaux anhydre, au moyen de briques chaudes, gén. ou part.

Bain de vapeur, par encaissement ou à la lampe.

Chaise à sudation.

Bain russe.

Bain turc.

Douche de vapeur.

Bains gén. ou part.

de siège, de jambes, pédiluves, manuluves.

Immersion (Piscines, rivières, mer).

Affusions.

Douches en pluie ou en jet, en nappe, en cercles.

Chaude, froide, écossaise, alternative.

Douches locales, hépatiques, périnéales, vagi-
nales, des pieds.
Douches après sudation.
Bains de pulvérisat., hydrofère, térébenthine.
Lavages viscéraux (estomac, vessie).

Règles générales applicables aux traitements hydrothérapiques.
— L'hydrothérapie est applicable dans toutes les saisons, aux
sujets vigoureux ou aptes à effectuer une facile réaction.

Pour les enfants, on n'emploiera généralement que les frictions, les ablutions, les immersions et le maillot. Pour les vieil-
lards, il est bon de s'abstenir.

Ne pas débuter pendant la période menstruelle, et bien
qu'une fois l'assétude acquise, on puisse continuer pendant la
menstruation, il est plus prudent de suspendre.

La grossesse exige une grande prudence et contre-indique
l'usage des douches. L'allaitement n'entrave en rien le traitement.

Une maladie organique du cœur (et surtout l'insuffisance val-
vulaire) ou des gros vaisseaux (et en particulier toute tendance
à l'anévrysme) sont une contre-indication formelle à l'hydrothérapie en général et surtout à ses pratiques excitantes (douches,
bains de vapeur).

Les lésions pulmonaires ou cérébrales, à forme congestive,
sont une contre-indication non moins formelle.

En résumé l'hydrothérapie est un altérant fonctionnel, c'est-
à-dire qu'elle est employée dans le but de provoquer un fonc-
tionnement différent des organes et de l'économie entière. Son
action porte surtout sur les systèmes nerveux et vasculaire.
L'altération fonctionnelle qu'elle détermine par son action est
suivie d'une *réaction*. C'est à provoquer, à soutenir, à modérer
cette réaction que doit surtout s'appliquer le médecin hydro-
pathe (Fonssagrives).

Indications de l'hydrothérapie. — L'hydrothérapie est avant
tout, par la douche surtout, une médication perturbatrice, à ce
titre elle agit souvent comme antispasmodique (Ind. III).

Très chaude ou très froide, l'eau agit comme analgésique
(Ind. IV). Tiède et prolongée, sous forme de bains ou de douches, elle est contro-stimulante (Ind. IV). De même, ou en fomentations, elle est sédative (Ind. IV et VII) ou même émolliente
(Ind. X) et antiphlogistique (Ind. XXII).

Les douches écossaises, froides, alternées sont excitantes, excitantes de la sensibilité et excito-motrices (Ind. V).

La douche froide provoquant une réaction puissante est ther mogénétique (Ind. VIII). Par leur action irritante locale, les dou ches excitantes sont aussi de puissants moyens révulsifs (Ind. XI)

Les pratiques de sudation sont diaphorétiques (Ind. XVII).

Par son action indirecte sur la nutrition, l'hydrothérapie es altérante résolutive (Ind. XIX) et altérante tonique (Ind. XX).

Enfin l'eau froide, par une application prolongée, fomentation lavements, bains, est un bon réfrigérant et un antipyrétiqu (Ind. XXIII).

B. — EAUX MINÉRALES.

Les eaux minérales sont de puissants moyens d'action théra peutique, qui valent sans doute par les procédés par lesquels o les emploie, mais aussi par leur composition minérale et pa leur thermalité.

Les cures d'eaux agissent par ces éléments, et par le milie dans lequel on les suit, par le temps qu'on leur consacre, e par le régime qu'on y mène.

Elles répondent toutefois, moins à une maladie en particulier qu'à une indication.

Abano (Italie, prov. de Padoue). Thermale, chlorurée sodique.

Acqui (Italie, prov. d'Alexandrie). Thermale, chlorurée sodique, sulfureuse.

Aix (Bouches-du-Rhône). Alt. 204 m. Saison permanente. Boisson, bain. Thermale 20 à 36°, bicarbonatée calcique; altérante (Ind. XIX).

Aix-la-Chapelle (Prusse rhénane). Alt. 173 m., bon climat. Saison de mai à octobre. Analogues en France, Uriage, Gréoulx. Buvette, bains, douches, massages. L'eau de *Boreet* dépend d'Aix, hyperthermales, 45 à 55°, chlorurées sodiques moyennes, sulfurées sodique faibles, sulfureuses et azotées Altérantes (Ind. XIX.

Aix-les-Bains (Haute-Savoie). Alt. 258 m., climat doux très chaud en juillet et aoû saison du 15 mai au 1er nov Buvettes, piscines, étuves, bains douches, inhalation. Thermale 10°5 à 44°7, sulfureuses, azotées et carboniques. Altérantes (Ind. XIX et XX).

Alban (Saint-) (Loire) Alt. 400 m., climat variable saison de juin à octobre. Buvettes, bains, salles d'inhalat. carb. Athermales 17°2, ferrugineuses faibles, bicarbonatée gazeuse; altérantes toniques (Ind. XX).

Alet (Aude). Alt. 180 m., climat salubre, chaud. Boisson, bain, douche. Saison : toute l'année. Se transporte beaucoup. Thermale 29°, bicarbonatée calcique. Altérante eupeptique (Ind. XIX-VIII).

Alhama de Aragon (Espagne). Alt. 684 m., thermales simples.

Allevard (Isère). Alt. 475 m., climat de montagnes, saison juin à septembre. Athermale 16°7, sulfurée calcique, riche en soufre (Ind. XVIII), excitante gén. (Ind. II) et cutanée.

Amand (Saint-) (Nord). Climat favorable l'été, alt. faible. Saison : juin à septembre (inclus). Eaux et boues, boissons, bains, douches. Protothermales, 19 à 25°, sulfatées calciques, ferrugineuses, carboniques ; excitantes (Ind. II et VIII) et résolutives toniques (Ind. XIX).

Amélie-les-Bains (Pyrénées-Orientales). Stat. d'hiver, été non excessif. Saison : novembre à mars, alt. 276 m., eaux abondantes, buvette, bains, piscines, douches, inhalation. Thermales 21 à 60°, sulfurées sodiques. Excitantes (Ind. II), eupnéiques (Ind. VIII).

Amphion (Haute-Savoie). Alt. 400 m. Climat variable, saison de juin à septembre. Boissons, bains et douches. Froide, ferrugineuse, bicarbo-

natée ; altérantes toniques (Ind. XX).

Andabre (Aveyron). Climat de montagnes (alt. 450). Saison de juin à octobre ; buvette, bains, douches. Froide 10°, ferrugineuse, bicarbonatée, chlorurée sodique. Altérante, résolutive (Ind. XIX) et tonique (Ind. XX).

Archeno (Espagne). Alt. 130 m., froide, chlorurée, sulfurée, 2 saisons.

Argelès. Stat. d'hiver. V. *Gazost*.

Arnstadt (Allemagne). Chlolurée sodique, permanente.

Audinac (Ariège). Tiède 22°, sulfurée calcique.

Aulus (Ariège). Alt. élevée, climat salubre, variable, juin à août. Hypothermale 18 à 20°, boisson, bain, douche. Sulfatée calcique. Laxative diurétique (Ind. XVII), altérante tonique (Ind. XIX-XX).

Auteuil (Seine). Alt. 40 m., climat parisien. Boisson. Froide, ferrugineuse ; altérante tonique (Ind. XX).

Avesne (Hérault). Alt. 287 m., climat chaud l'été, mais variable. Saison : mai à octobre, buvettes, piscines, bains et eau courante. Thermale 26 à 28°, bicarbonatée mixte ; altérante (Ind. XIX et XX(.

Ax (Ariège). Vallée ouverte, Alt. 730 m., climat chaud le jour, variable. Saison juin à septembre. buvette, bains, douches, étuves.

Thermales 77° ou froides 18°, sulfurées sodiques ; excitantes (Ind. II et VIII), altérantes toniques (Ind. XX).

Baden (Suisse, Argovie). Alt. 547 m., climat doux, assez égal. Saison de mai à octobre, buvette, bains, douches. Thermales 46 à 49°, chlorurées sodiques, sulfatées calciques, sulfureuses, azotées et carboniques (Ind. XVII-XXIV-XXV).

Baden (Autriche). Thermale, sulfatée. calcique sulfureuse et chlorurée, alt. 212 m.

Baden-Baden (G.-duché de Bade). Alt. 205 m., climat doux assez égal. Saison de mai à octobre. Analogue en France, Bourbon-Lancy ; buvette, piscine, étuve, douche, inhalation. Hyperthermales 49 à 67°; chlorurées sodiques, fort carboniques, sources ferrugineuses (Ind. VIII-XVII-XXIV-XXV).

Badenweiler (Bade). Petit-lait, raisin, eaux indéterminées.

Bagnères - de - Bigorre (Hautes-Pyrénées). Alt. 579 m., climat doux, tempéré, stat. d'hiver, saison de mai à octobre, buvette, bain, douche, piscine. Thermales 18 à 51°, sulfatées calciques, carboniques faibles, sulfureuses faibles, sulfurées calciques ou sodiques, ferrugineuses. Tempérantes et altérantes (Ind. VII-XX-XXIV).

Bagnères-de-Luchon (Haute-Garonne). Alt. 629 m., climat tempéré, inégal. Saison de juin à octobre. Buvette, étuve, piscine, bain, douche, inhalation. Thermales 31° et hyperthermales 56°, sulfurées sodiques ou ferrugineuses bicarbonatées. Stimulantes et altérantes (Ind. VIII-XIX-XX-XXIV). Contre-indicat. : mal. du cœur, des gros vaisseaux, congestifs, goutteux.

Bagnoles (Orne). Alt. 163 m., climat tempéré. Saison de mai à octobre ; buvette, bain, douche, piscine. Thermale 26°, chlorurée sodique, sulfureuse ; froide 12°, ferrugineuse. Altérante tonique, eupnéique (Ind. VIII-XX).

Bagnoles (Lozère). Alt. 860 m., climat de montagnes, dur. Saison de juin à octobre, buvette, bain, piscine, douches, étuves. Thermales 31 à 42°, sulfureuses faibles, sulfurée sodique. Altérantes peu excitantes, eupnéiques (Ind. VIII-XXIV-XXV).

Bains (Vosges). Alt. 306 m., climat de vallée, humide. Saison de mai à septembre ; buvette, bain, piscine, douche. Thermale 34 à 48°, sulfatée sodique. Névrosthénique, altérante (Ind. II-VII-XXIV). Contre-indicat., les congestifs.

Balaruc (Hérault). Nulle alt. ou 20 m. au bord de l'étang de Thau. Climat chaud, Stat. d'hiver. Saison de mai à octobre, buvette, bain, douche, étuve, b. de boue. Thermales

46 à 48°, chlorurée sodique et faiblement carbonique; se transporte. Altérante résolutive et tonique (Ind. VIII-XIX-XX).

Barbazan (Haute-Garonne). Alt. 450 m., climat doux; buvette, bain. Froide 19 à 20°, sulfatée calcique. Tempérante et altérante tonique (Ind. IV et XX).

Barbotan (Gers). Alt. 80 m. Saison de juin à septembre, buvette, bain, douche, b. de boue. Thermale 26 à 38°, ferrugineuse, bicarbonatée. Altérantes toniques (Ind. XX-XXIV).

Barèges (Hautes-Pyrénées) Alt. 1280 m., climat rude, été court, saison juillet et août. Bain, douche, piscine, gargarisme, pulvérisation. Thermales 31 à 44°, sulfurées sodiques. Excitantes, résolutives (Ind. II-V-XIX). Contre-indicat. : pléthore, mal. cardiaque, phthisie pulmonaire.

Barzun (dépendance de Barèges). Alt. 1200 m., thermale 29°6, sulfurée sodique; sédative résolutive (Ind. VII-XIX).

Bath (Angleterre). Alt. 10 m., climat doux, humide; thermale, sulfatée calcique ; eupeptique, altérante (Ind. VII-VIII-XIX-XXIV).

Bauche (La) (Savoie). Alt. 480 m., climat agréable, variable, saison juin à septembre. Buvette, froide 12°, ferrugineuse bicarbonatée; se transporte surtout. Altérante tonique (Ind. VII et XX).

Belleville (Paris). Inusitée, froide, sulfurée calcique.

Ben-Haroun (Algérie). Froide 17°, bicarbonatée sulfatée.

Beringerbad (Saxe). Chlorurée calcique et sodique.

Berka (Allemagne). Sulfatée calcique.

Bertuck (Prusse). Alt. 144 m. Thermale 33°, buvette, bain, douche ; sulfatée sodique moyenne.

Bex (Vaud. Suisse). Alt. 400 m., froide 10 à 12° ; saison permanente ; sulfatée calcique et chlorurée sodique.

Bibra (Saxe). Froide 14°, chlorurée magnésienne.

Birmensdorf (Suisse, Argovie). Alt. 539 m., surtout transportée. Froide 10°. Source sulfatée magnésienne, la seule usitée ; purgative (Ind. XVII).

Boudonneau (Drôme). Alt. 140 m., légèrement sulfhydrique, froide et bicarbonatée, gazeuse. Boisson, bain, douche ; se transporte. Altérante tonique (Ind. XX).

Bonneleau. V. *Fontaine-Bonneleau.*

Borszek (Autriche). Alt. 800 m., bain, douche, froide, bicarbonatée calcique, ferrug.

Boulou (Le) (Pyrénées-Orientales). Alt. 84 m., climat doux, inégal, saison de mai à octobre. Boisson surtout ; bain douche. Temp. 15 à 21°, bicarbonatée sodique, gazeuse, ferrugineuse. Altérante (Ind. XIX et XX).

Bourbon-Lancy (Saône-et-Loire). Climat doux, saison de mai à septembre. Buvette, bain, piscine, douche, étuve, fomentations avec les conferves; hyper et hypothermales 28 à 56°; chlorurées sodiques, ferrugineuses, carboniques. Altérantes (Ind. VII-XIX-XX-XXIV-XXV).

Bourbon-l'Archambault (Allier). Alt. 270 m., climat tempéré, saison de juin à septembre. Buvette, bain, piscine, douches, boues. Thermalité 12 à 56°, chlorurées sodiques, faiblement carboniques. Altérante nutritive (paralysies traumat.) (Ind. VII-XIX).

Bourbonne (Haute-Marne). Alt. 225 m., climat excessif, saison de mai à septembre. Buvette, bain, douche, boues. Thermale 65 à 66°, chlorurée sodique. Altérante, excitante (Ind. VII-XIX-XX).

Bourboule (La) (Puy-de-Dôme). Alt. 846 m., climat de montagne. Saison : juin à septembre. Buvette, bain, douche, inhalation. Thermale ou froide, chlorurée sodique, arsenicale, bicarbonatée. Altérante résolutive (Ind. XIX-XXV).

Brides (Savoie). Alt. 570 m., climat de montagne. Saison juin à septembre. Buvette surtout, bain, douche. Thermale 35 à 36°, sulfatée mixte et chlorurée sodique. Altérante résolu-

tive (Ind. XIX), purgative à haute dose (Ind. XVII).

Bussang (Vosges). Alt. 624 m., climat vif, variable, juillet et août. Boisson, surtout transportée. Froide, ferrugineuse, bicarbonatée arsenicale. Tonique (Ind. XX).

Buxton (Angleterre). Thermale bicarbonatée calcique. Excitante et altérante.

Cadéac (Hautes-Pyrénées). Eau froide 13 à 15°, sulfurée sodique; buvette, bain, douche, inhalation; très sulfureuse, balsamique (Ind. XVIII et VIII).

Caille (La) (Haute-Savoie). Alt. 600 m., saison de juin à septembre; boisson, bain, douche. Thermale 30°, sulfurée calcique; altérante tonique (Ind. XX-XXIV-XXV).

Caldaniccia (Corse). Thermale 38 à 39°, sulfurée sodique ; boisson, bain, lotion; purgative (Ind. XVII), altérante résolutive (Ind. XIX-XXIV-XXV).

Cambo (Basses-Pyrénées). Alt. 50 m., climat salubre, chaud l'été. Saison avril à mai, septembre à octobre; boisson, bain, douche. Thermale 22°, sulfurée mixte et ferrugineuse froide. Altérante et tonique (Ind. XIX et XX).

Campagne (Aude). Climat doux, saison de mai à octobre; buvette, bain, douche. Thermale 29 à 31°, ferrugineuse bicarbonatée. Tonique et eupeptique (VIII et XX).

Capvern (Hautes-Pyrénées). Alt. 400 m., saison mai à octobre, sulfatée calcique. Dialytique.

Carcanières (Ariège). Alt. 700 m. Thermale 31 à 59°. Eupnéique, antiarthritique (Ind. VIII et XXIV).

Escouloubre (dépend. de Carcanières). Thermale sulfurée sodique 29 à 45°, analogue a la précédente.

Castellamare (Italie, Naples). Froide, chlorurée sodique, bicarbonatée, ferrug.

Castera-Verduzan (Gers). Alt. 120 m., saison de juin à octobre, climat tempéré, air vif; boisson, bain, douche. Thermale 23°, sulfurée calcique et ferrugineuse. Excitante (Ind. VII et XX) et tonique anticatarrhale et antihystérique (Ind. XVIII et V).

Cauterets (Hautes-Pyrénées). Alt. 932 m., climat de montagne, saison de juin à septembre. Buvettes, bains divers, douches, inhalation, douches pharyngées. Thermales 24 à 56° (La Raillère, Manhourat, les OEufs, César, etc.), sulfurées sodiques, azotées. Altérantes toniques et stimulantes (Ind. VII-XX), eupnéiques (VIII) (Ind. XXIV-XXV).

Cauvalot-lès-Le Vigan (Gard). Alt. 260 m., climat tempéré;] buvettes, bains, douches; froide 15°, sulfurée calcique; balsamique, diurétique,

laxative (Ind. XVIII-XVII-VIII).

Celles (Ardèche). Froide et thermale 15 à 25°, bicarbonatée, mixte ou ferro-sulfatée, gazeuse; boisson, bain, douche, inhalation; tonique, eupeptique (Ind. VIII-XIX et XX).

Chabetout (Puy-de-Dôme). Alt. 200 m., froide 14°; buvette, bain, douche. Bicarbonatée, mixte.

Challes (Savoie). Alt. 270 m. Le climat d'Aix; saison mai à octobre inclusiv., buvette, bain, douche, garg., inhalation. Froide 8 à 12°, sulfurée sodique, iodo-bromurée. Altérante, antiscrofuleuse, antilymphatique (Ind. XIX-XX-XXV).

Chambon (Puy-de-Dôme). Froide, s'exporte; bicarbonatée mixte.

Charbonnières (Rhône). Alt. 200 m., climat doux; buvette, bain, douche, froide; ferrugineuse, bicarbonatée; tonique et eupeptique (Ind. VIII-XX).

Château-Gontier (Mayenne). Alt. 50 m., climat doux, boisson, bain, douche; froide 7°. ferrugineuse, bicarbonatée; tonique, eupeptique (Ind. VIII et XX).

Châteauneuf (Puy-de-Dôme). Alt. 382 m., climat doux et constant; juin à septembre. Buvette, bain, piscine, douche, inhalation. Thermalité 16 à 36°, sources nombreuses (Morny-Châteauneuf, etc., ferrugineuse bicarbonatée, et beaucoup de bicarbonates alcalins, gazeuse. Tonique et dialytique ; quelques sources laxatives et diurétiques, lithinées (Ind. XXVIII-XVII-XXIV).

Châteldon (Puy-de-Dôme). Alt. 350 m., climat doux, inégal, saison de mai à septembre, buvette. Froide 10 à 13°, ferrugineuse bicarbonatée, gazeuse (Ind. VIII-XX).

Châtelguyon (Puy-de-Dôme). Alt. 512 m., climat vif ; buvette, bain, piscine, douche. Thermale 27 à 33°, chlorurée sodique, bicarbonatée, ferrugineuse gazeuse (Ind. VIII-XVII-XX).

Châtenois (Bas-Rhin). Froide, chlorurée sodique et sulfureuse ; eau de table.

Chaudesaignes (Cantal). Alt. 650 m., climat sec, vif. variable, saison mai à septembre ; boisson, bain, douche, étuve, hyperthermale 53 à 81° ; Bicarbonatée sodique, et une froide ferrugineuse faible, bromo-iodurée. Excitantes, laxatives. Rhumatisme, scrofule (Ind. II-VIII-XVII-XXIV-XXV).

Chaufontaine (Belgique). Chaude 83°, ferrugineuse.

Chaumont (Maine-et-Loire). Froide, bicarbonatée ferrugineuse.

Chaves (Portugal). Buvette. bain ; hyperthermale 54°, sulfureuse, carbonique.

Cheltenham (Angleterre).

Alt. 100 m., climat tempéré. Saison mai à octobre ; buvettes, froides 13 à 19°, chlorurées sodiques et sulfurées calciques, faiblement carboniques ; eupeptique, tonique, résolutive (Ind. VIII-XIX).

Chemillé (Maine-et-Loire). Froide, ferrugineuse, carbonique.

Chezah (Algérie, prov. d'Oran). Froide, chlorurée sodique.

Chianciano (Toscane). Buvette, bain ; 15 à 36°. Sulfatée calcique.

Chiclana (Espagne). Alt. 9 m., tiède 18° ; bain, buvette. Sulfatée calcique, sulfureuse faible.

Civillina (Vénétie). Froide, ferrugineuse sulfatée.

Civita-Vecchia (Italie). Thermale, sulfureuse.

Clavée (La) (Vienne). Froide, ferrugineuse, sulfurée, carbonique.

Clermont-Ferrand (Puy-de-Dôme). Buvette, bain ; froide et tiède ; ferrugineuse et carbonique.

Clifton (Angleterre). Buvette, bain, 23° ; carbonique, amétallite.

Christau (Saint-) (Basses-Pyrénées). Alt. 300 m., climat tempéré. Boisson, bain, douche, pulvérisat. Froide 13° ; ferro-cuivreuse, sulfurée calcique. Sédative, diacritique, altérante tonique (Ind. VII-XVII-XIX-XXIV-XXV).

Coise (Savoie). Alt. 270 m., boisson ; se transporte seulement ; froide 12°; bicarbonatée sodique, iodo-bromurée ; excitante tonique et altérante (Ind. II-VIII-XIX-XX-XXIV-XXV).

Collioures (Pyrénées-Orientales). Tiède, bicarbonatée, ferrugineuse, carbonique.

Colombajo (Toscane). Établissement, tiède 18°, sulfatée calcique.

Compans (Seine-et-Marne). Froide, sulfurée calcique et sulfureuse.

Conches (Cantal). 10°, bicarb. ferrug.

Condillac (Drôme). Alt. 100 m., boisson ; se transporte seulement ; froide 13°, bicarbonatée calcique, gazeuse ; eupeptique, tonique (Ind. VIII-XX).

Constantinogorck (Caucase, Russie). Établiss. therm. 17 à 41°. Sulfatée sodique, ferrugineuse, sulfureuse.

Contrexéville (Vosges). Alt. 350 m., climat rude et variable. Saison : juin à septembre ; buvettes surtout, bain, douche, inject. Froide 11°, sulfatée calcique, légèrement ferrugineuse et carbonique (Sources du Pavillon, etc.). Diurétique (Ind. XVII-XXIV).

Cordéac (Isère). Froide 14°5, chlorurée sodique.

Corenc (Isère). Froide, chlorurée sodique.

Cormons (Illyrie). Froide, chlorurée calcique.

Cornella de la Rivière (Pyrénées-Orientales). Froide 17°, bicarb. ferrug., carbonique.

Cortegada (Espagne). Buvette, bain ; chaude 26 à 38°, sulfureuse, ferrug. bicarb.

Cos (Ile de). Chlorurée sodique.

Couchous (Pyrénées-Orientales). Froide, ferrug.

Coudes (Puy-de-Dôme). Froide 14 à 15°, chlorurée sodique, bicarb. et carbonique.

Courmayeur (Italie). Tiède 13 à 21°, bicarb. calcique, ferrug., fortement carbonique.

Courpière (Puy-de-Dôme). Froide 44°, bicarb. sodique, ferrug.

Couss (Gironde). Froide 13°, bicarb. calcique, ferrugineuse.

Courtomer (Orne). Froide, ferrug. carbonique.

Cransac (Aveyron). Alt. 300 m., climat de montagne juin à septembre ; buvette, étuves sulf. naturelles ; froide 11°, sulfatée calcique, fort. magnésienne ; laxative ou tonique (Ind. XVII-XIX-XXIV).

Cusset (Allier). Alt. 277 m., se confond avec Vichy ; se transporte. Boisson, bain, piscine, douches ; froide 16 à 17°, bicarbonatée, sodique et ferrugineuse. Eupeptique, diurétique tonique (Ind. VIII-XVII-XX).

Danever (Suède). Froide, ferrug. bicarb.

Darnvor (Autriche). 40 à 45°, bicarbonatée.

31.

Dax (Landes). Alt. 40 m., station hivernale, climat doux peu variable ; toute l'année ; bain, piscine, douche, boue. Boisson? Thermale 50 à 63°, sulfatée mixte et chlorurée sodique. Excitante et résolutive puis sédative (Ind. VII-VIII-XIX-XXIV).

Deinach (Wurtemberg). Bicarb., froide.

Dei-Vegri (Italie, Vicence). Froide 10°, sulfatée, saline et ferrugineuse.

Denis-lès-Blois (Saint-) (Loir-et-Cher). Froide 12° ; bicarb. ferrug. carb. et sulf.

Desaignes (Ardèche). Froide ; eau de table ; bicarb. sodique gazeuse.

Diemeringen (Alsace-Lorraine). Froide 12°, chlorurée sodique.

Dieulefit (Drôme). Alt. 363 m., froide ; bicarb. calcique.

Digne (Basses-Alpes). Thermale 25 à 46°, sulfurée calcique.

Dinan (Côtes-du-Nord). Alt. 18 m.; froide, ferrug. bicarbonatée.

Dinkhold (Nassau). Bicarb. calcique.

Dinsdale (Angleterre). Froide 11°, sulfatée calcique.

Dipso (Nègrepont, Grèce). Thermale 24 à 76°, chlorurée sodique ; mai à septembre.

Dizenbach (Wurtemberg). Froide, carbonatée calcique.

Divonne (Ain). Alt. 475 m., eau froide 4 à 6° ; hydrothérapie.

Dobbellad (Styrie). Chaude 28 à 35°, ferrug bicarb.

Doberan (Mecklembourg). Froide 7°, ferrug., bicarb., chlorurée sodique et magnésienne.

Doccie basse et Doccione (Italie, Lucques) Thermale 39 à 54°, buvette, bain, douche. Saison permanente ; sulfatée sodique et calcique.

Doccio (Toscane). Chaude 43°, sulfureux.

Dofana (Florence). Chaude 32°, chlorurée sodique et peu sulfatée sodique.

Domaine (Suisse). Alt. 1065 m., chaude, sulfureuse.

Dombhat (Autriche). Froide 13°, ferrug. bicarb., buvette, bain.

Domène (Isère). Chaude 46°, chlorurée sodique, sulfurée.

Domeray (Maine-et-Loire). Froide 11°, bicarb. ferrug.

Dorfgeismar (Hesse). Froide ferrug.

Dorna (Autriche). Bicarb. ferrug.

Dorres (Pyrénées-Orientales). Alt. 1458 m., chaude 43°, sulfurée sodique.

Dorton (Angleterre). Ferrug. et carbonique.

Dotis (Hongrie). Chaude, sulfureuse.

Dovadola (Florence). Chlorurée sodique.

Driburg (Prusse). Alt. 220 m., froide 10 à 16°; sulfatée mixte, bicarb. ferrug., fort carbonique ;

buvette, bain, douche. Juin à septembre.

Drize (Suisse). Froide 14°, bicarb. ferrug.

Duivon (Loire). Froide, bicarb. mixte.

Dumblanc (Écosse). Froide, chlorurée sodique.

Durkheim (Bavière). Mai à octobre; buvette, bain, raisin; froide 13 à 18°, chlorurée sodique.

Durtal (Maine-et-Loire). Froide 11 à 12°, bicarb. ferrug.

Eaux-Bonnes (Basses-Pyrénées). Alt. 748 m., climat doux. Saison : juin à septembre; buvette surtout, pulvérisat. Thermale 32° ou froide 12°; sulfurée sodique. Eupnéique, altérante et excitante (Ind. II, XI, XIX, XXIV).

Eaux-Chaudes (Basses-Pyrénées). Alt. 675 m., climat chaud l'été, variable; saison de juin à septembre. Buvette, bain. Source froide 10° et s. thermales 25 à 36°; sulfurée sodique. Excitante, balsamique (Ind. II-XI-XXIV).

Eilsen (Allemagne). Froide 15°; buvette, bain, douche; sulfatée calcique.

Eimbeck (Hanôvre). Bicarb. calcique.

Elisabethbad (Prusse). Bains. Carbonatée, calcique, ferrugineuse.

Ellorio (Espagne). Bains; froide 15°, sulfatée mixte.

Elmen (Prusse). Bains; froide 13°, chlorurée sodique.

Eleopatak (Autriche). Froide 11°, ferrug. bicarb.

Elster (Saxe). Alt. 473 m., bain, boue; froide 13 à 15°, sulfatée sodique, ferrug. gazeuse. Mai à septembre.

Embelle (Cantal). Froide, ferrug. bicarb.

Empfing (Bavière). Froide, bicarb. calcique.

Ems (Duché de Nassau). Alt. 95 m., climat doux pendant la saison; de mai à septembre; bain, douche, inhalation. Analogue en France : Royat, La Bourboule. Thermale 30 à 47°, gazeuse, bicarbonatée et chlorurée sodique. Eupnéique et antiphthisique (Ind. VIII et XXV).

Encausse (Haute-Garonne). Alt. 362 m., climat doux; boisson, bain, douche. Thermale 22 à 28°, sulfatée calcique; altérante vasculaire et sécrétoire (Ind. IV-X-XVII-XIX).

Enghien (Seine-et-Oise). Alt. 48 m., climat de Paris, humide. Saison : juin à septembre. Buvette, bain, douche, étuve, pulvérisation. Froide 10 à 14°, sulfurée calcique. Excitante tonique, balsamique (Ind. II-XVIII-XX).

Enguistein (Suisse). Bain, froide, carbonatée calcique.

Enn (Pyrénées-Orientales). Thermales simples.

Epervière (Maine-et-Loire). Froide, ferrug. bicarb.

Épinay (Seine-Inf.). Froide 15°, ferrug. bicarb.

Eppenhausen (Prusse). Froide, sulfatée calcique.

Epsom (Angleterre). Froide, sulfatée magnésienne; purgative.

Eptingen (Suisse). Alt. 550 m., froide 7°; sulfatée magnésienne.

Erdobemye (Hongrie). Ferrug. sulfatée.

Erlaehbad (Tyrol). Indéterminée.

Erlau (Autriche-Hongrie). Bain, thermale 23°, chlorurée sodique.

Erlenbad (Bade). Tiède 23°, chlorurée sodique.

Escaldas (Les) (Pyrénées-Orientales). Climat tempéré; saison: juin à septembre. Buvette, bain, douche, inhalation. Thermale 42° ou hypothermale 17°, sulfurée sodique ou bicarbonatée sodique, ou ferrugineuse. Excitante, altérante résolutive (Ind. II-XI-XIX).

Escouloubre. V. *Carcanières.*

Eski-Cherer (Anatolie). Chaudes, sulfureuses.

Euzet (Gard). Alt. 150 m., climat chaud l'été. Boisson, bain, piscine, douche, étuve. Froide 9 à 18°, sulfurée calcique. Diurétique, eupeptique, excitante (Ind. II-VIII-XVII).

Estoher (Pyrénées-Orient.). Froides 15°, bicarb. ferrug.

Evaux (Creuse). Alt. 460 m., climat de montagne variable; saison de juin à septembre. Buvette, bain, piscine, douche, étuve, fomentat. avec les conferves. Thermale 28 à 56°, sulfatée sodique ou ferrugineuse. Excitante, altérante tonique (Ind. II-XVII-XX-XXIV).

Evian (Haute-Savoie). Alt. 380 m., climat tempéré, variable. Buvette, bain, douche; se transporte. Froide 12, bicarbonatée mixte. Eupeptique, altérante, diurétique (Ind. VIII-XIX-XVII).

Fachingen (Nassau). Exportée. Froide 10°. bicarb. sodique, fort carbonique, faiblement ferrugineuse.

Falciaj (Toscane). Froide 17°, bicarb. ferrug.

Farnbull (Suisse). Alt. 800 m. Chaude. Établiss., Sulf.

Favorita de Carabana (Espagne). Froide, sulfatée sodique, purgative.

Feldafing (Bavière). Froide, sulfurée calcique.

Félix de Fallières (Saint-) (Gard). Froide 13°, amétallite, bicarb. ferrug., carbonique.

Fellathale (Illyrie). Froide 9°, bain, bicarbonatée.

Feneu (Maine-et-Loire). 13 à 14°, bicarb. ferrug., carb.

Ferentino (Italie). Froide 16°, sulfatée, sulfureuse, carb.

Feron (Nord). Froide 14°, bicarb. calcique, ferrug., carb.

Feurs (Loire). Froide 13°, bicarb. ferrug.

Fez (Maroc). Chaude, sulfur.

Fideris (Suisse). Froide 9°, buvette, bain, bicarb. sodique, ferrugin.

Fiestel (Prusse). Froide 12 à 14°, buvette, bain, boue; sulfatée calcique.

Filetta (Toscane). Chaude 33°, sulfatée calcique.

Filcy (Angleterre). Chlorurée sodique.

Fitero (Espagne). Alt. 223 m., chaude 47°, buvette, bain; juin à septembre; chlorurée calcique.

Flasch (Suisse). Bain; bicarb. calcique.

Flinsberg (Prusse). Froide 9°, ferrug., bicarb.

Floret (Saint-) (Puy-de-Dôme). Froide 15°, bicarbonatée sodique, ferrug. faible.

Florins-Saint-André (Hautes-Alpes). Froide 13°, carbonique et sulfureuse.

Flue (Suisse). Alt. 1670 m., froide 20°, bain; carbonatée calcique.

Foncaude (Hérault). Alt. 40 m., climat chaud, variable; bain, piscine, douches, buvette; saison: mai à octobre; thermale 25°, bicarbonatée calcique. Eupeptique, diurétique, altérante tonique (Ind. VIII-XVII-XIX).

Foncirgue (Ariège). Alt. 304 m., froide 20°, bicarb. calcique ferrug.; buvette, bain.

Fonfrède (Lot-et-Garonne). Froide 15°, sulfatée calcique faible.

Fonga (Toscane). Froide 17°, bicarb. calcique.

Fonsange (Gers). Buvette, bain, douche. Tiède 23°, sulfureuse.

Fontaine-Bonneleau (Oise). Froide 9 à 10°, bicarb. ferrug.

Fontaneyre (Cantal). Froide 13°, ferrug. bicarb.

Fonte (Espagne). 13°, sulfatée mixte. Saison: juin a septembre.

Fontenelle (Vendée). Froide 13°, ferrugineuse.

Fontenelles (Vienne). Froide 13°, sulfurée calcique.

Font-Santa de san Pedro de Torello (Espagne). Froide 17 à 19°, bain, buvette, sulfureuse.

Forbach (Alsace). Froide 17°,5, chlorurée sodique, sulfureuse.

Forceral (Pyrénées-Orientales). Froide 18°. bicarb. ferrug., fort carbonique.

Fordongianus (Sardaigne). Thermale 66°, sulfatée calcique.

Forges (Seine-Inférieure). Alt. 160 m., climat doux, humide, juin à septembre. Buvette, bain, douche. Froide 7°, ferrugin. bicarb. Tonique (Ind. XX).

Forges-sur-Briis (Seine-et-Oise). Froide 14°, indéterminée.

Fortuna (Espagne). Thermale 53°, chlorurée sodique.

Fortyogo (Autriche). Sulfurée calcique.

Fouilloux (Cantal). Froide bicarb. ferrug.

Frailles (Espagne). Froide 17 à 19°, buvette, bain, douche, sulfatée magnésienne.

Francfort-s.-Mein (Allemagne). Chlorurée sodique.

Francfort-s.-Oder (Allemagne). Sulfatée calcique et ferrug.

Frankenhausen (Allemagne). Froide 13°, chlorurée sodique.

Franz-Joseph (Hongrie). Exportée; sulfatée magnésienne; purgative.

Franzesbad (Bohême). Alt. 510 m., froide 8 à 10°. Buvette, bain, douche, boue; mai à septembre. Bicarb. sulfatée, chlorurée, ferrug.

Freienwalde (Brandebourg). Froide 9°, bicarb. ferrug.

Friedrichshall (Allemagne, Saxe). Exportée; sulfatée mixte. Purgative.

Freyersbach (Bade). Alt. 1280 m., froide 13°; buvette, bain, douche, petit-lait; ferrug. bicarb.

Fuencaliente (Espagne). Thermale 36 à 40°, buvette, bain; juin à septembre; ferrug. bicarb.

Fuente-Alamo (Espagne). Froide 18°, chlorurée calcique.

Fuente-Amargosa (Espagne). Froide 21°, juin à septembre; sulfurée calcique.

Fuente-Podrida (Espagne). Froide 19 à 20°, mai à septembre; sulfurée calcique.

Fuente santa de Gayangos (Espagne). Froide 15°, juin à septembre. Sulfurée calcique.

Fuensenta de Lorca (Espagne). Tiède 23°, avril à décembre. Chlorurée sodique, sulfureuse.

Fumades (Les) (Gard). Alt. 130 m., froide 13 à 14°; sulfurée calcique, bitumineuse.

Fured (Autriche). Froide 12°, buvette, bain, boues; juin à septembre; bicarb. calcique, ferrug. et carbonique.

Gabian (Hérault). Froide 13°, bicarb. ferrug.

Gadara (Syrie). Très chaude, sulfurée.

Gais (Suisse). Alt. 934 m., froide 12°, bicarb. ferrug., calcique; petit-lait.

Galera (Espagne). Froide 15°, sulfureuse.

Galleraje (Toscane). Chaude 47°, sulfureuse; froide 18°, ferrug. Établissement.

Galmier (Saint-) (Loire). Alt. 400 m, climat de montagne, assez doux. Buvette, surtout exportée. Froide 8°, bicarbonatée calcique, gazeuse. Eupeptique, peu diurétique (Ind. VIII-XVII).

Gandesa (Espagne). Chaudes sulfureuses.

Gardiniére (La) (Ain). Froide, sulfatée calcique.

Garris (Basses-Pyrénées). Froide 13°, sulfureuse.

Gastein (Autriche). Thermale 31 à 37°. Analogues en France : Néris, Plombières.

Gauthersbad (Allemagne). Froide, sulfatée calcique et chlorurée sodique ; bain.

Gava (Espagne). Froide 18°, bicarb. ferrug.

Gaviria (Espagne). Sulfureuse, froide.

Gazost (Hautes-Pyrénées). L'eau est conduite à Argelès, où est l'établissement. V. *Climatologie*. Froide 12 à 14°, sulfurée sodique, iodo-bromurée et chlorurée. Altérante tonique (Ind. XIX-XXV).

Geilnau (Nassau). Froide 10°, bicarbonatée sodique.

Georges-des-Monts (Saint-) (Puy-de-Dôme). Froide, bicarb. ferrug.

Gérardmer (Vosges). Alt. 666 m., hydrothérapie, cures d'air et petit-lait.

Géraud (Saint-) (Cantal). Froide 12°, bicarb. sodique ferrugineuse.

Germ (Hautes-Pyrénées). Alt. 1123 m., temp. 11 à 26°, bain ; sulfurée sodique et ferrug.

Geroldsgrun (Bavière). Froide, bicarbonatée magnésienne et ferrug.

Gervais (Saint-) (Haute-Savoie). Alt. 630 m , climat de montrène, vif ; juin à septembre. Boisson, bain, douche, boues, pulvérisation. Thermale 20 à 39°, sulfurée calcique ou chlorurée sodique, bicarbonatée. Excitante, diacritique, tonique (Ind. II-XVII-XIX-XX).

Giessbuhl-Pughstein (Bohême). Froide 9°, buvette, bain, mai à septembre, bicarbonatée sodique.

Gigonza (Espagne). Froide 18°, sulfurée sodique.

Gilsland (Angleterre). Sulfureuse.

Gimeaux (Puy-de-Dôme). Alt. 414 m., 12 à 24°, bicarb. calcique, carbonique.

Ginoles (Aude). Buvette, bain, douche, 20 à 38°,5, sulfatée magnésienne.

Giuliano (San) (Toscane). Alt. 40 m., buvette, bain, douche. Mai à septembre ; chaude, 24 à 39°, sulfatée calcique.

Glaine-Montaigut (Puy-de-Dôme). Alt. 510 m., froide 18°8, bicarb. ferrugin.

Gleichenberg (Styrie). Alt. 210 m., buvette, bain, douche, petit-lait, froide 11°, bicarb. chlorurée sodique et ferrugin. carbonique.

Gleissen (Prusse). Froide, bicarb. ferrug.

Gleisweiler (Bavière). Alt. 330 m., froide 12°, hydrothérapie, petit-lait ; chlorurée sodique faible.

Glorianes (Pyrénées-Orientales). Froide 12°, bicarb. ferrugin.

Gmund (Autriche). Froide, sulfureuse.

Godelheim (Prusse). Bains, ferrug. bicarbonatée.

Godesberg (Prusse). Bains, froide, bicarb. sodique.

Gohier (Maine - et - Loire). Froide 13°, bicarb. ferrugin.

Golia-Pristane (Russie , Tauride). Boues iodobromurées.

Golaise (La) (Suisse). Froide, sulfurée calcique.

Goldbach (Bavière). Froide, ferrugin.

Goldberg (Mecklembourg). Bains ; froide, chlorurée sodique.

Gonten (Suisse). Alt. 904 m., buvette, bain ; lait ; froide 13°, bicarb. ferrugin.

Goppingen (Wurtemberg). Froide, buvette, bain ; bicarb. magnésienne.

Gostwa - Kisfalu (Hongrie). Ferrugin. bicarb.

Goschwitz (Saxe). Froide, sulfatée calcique.

Gournay-en-Bray (Seine-Inférieure). Froide, ferrug. bicarb.

Graena (Espagne). Buvette, bain. Mai à juin, 15 août à fin octobre. Temp. 14 à 40°, bicarb. ferrugin.

Gramat (Lot). Alt. 300 m., froide, ferrug. bicarb.

Grau (Autriche). Froide 12°, sulfatée magnésienne.

Grandeyrol (Puy-de-D.). Froide 10 à 12), bicarb. ferrug.

Grandrif (Puy-de-Dôme). Alt. 900 m., froide 10°, bicarb. calcique.

Gravalos (Espagne). Froide 16°, sulfurée calcique.

Graville (Seine-Inférieure). Iodoferro crénatée.

Greifswald (Prusse). Chlorurée sodique.

Gréoulx (Basses-Alpes). Alt. 350 m., climat doux, automne agréable. Saison : avril à octobre. Buvette, bain, boue, piscine , douche. Thermale 37°, sulfurée calcique, chlorurée sodique, iodobromurée ; barégine. Excitante et altérante, tonique (Ind. II, XI, XIX, XX, XXIV, XXV).

Griesbach (Bade). Alt. 500 m.; exportée ; buvette, bain, froide 8 à 10°; bicarb. calcique, ferrug. carbonique.

Gross-Albersthofen (Bavière). Sulfatée magnésienne.

Gross-Wardein (Autriche). Chaude 38 à 45°, sulfurée calcique.

Gross-Wunitz (Bohême). Froide 12°, sulfatée sodique et magnésique.

Gruben (Silésie). Bain, sulfatée ferrug.

Grull (Prusse). Froide 19°, buvette, bain, douche ; chlorurée sodique.

Guagno (Corse). Dans un vallon ; bain, piscine, douche. Thermale 37 à 51°, sulfurée sodique. Excitante, diurétique, résolutive (Ind. II, XVII, XIX, XXV).

Guardia-Vieja (Espagne). Chaude 23 à 40°. Juin à septembre; chlorurée sodique, sulfureuse.

Guibertes (Les) (Hautes-Alpes). Alt. 1,429 m., chaude 47°, sulfurée calcique.

Guillon (Doubs). Alt. 300 m., froide 13°, buvette, bain ; sulfurée calcique.

Guitera (Corse). Chaude 45°. Juin à septembre. sulfurée sodipue.

Gurnigel (Suisse). Alt. 1,153 m., froide 7 à 8°, buvette, bain ; petit-lait. Juin à septembre Sulfurée calcique.

Haideck (Bavière). Sulfatée sodique.

Haj-Stubna (Hongrie). Sulfatée mixte, chaude 44°, buvette, bain.

Hall (Autriche). Alt. 337 m.. froide 11°, chlorurée sodique. Bain.

Hall (Wurtemberg). Bain, buvette. Froide, chlorurée sodique.

Halle (Prusse). Froide 11°, chlorurée sodique.

Hamma (Constantine). Chaude 35 à 37°, bicarb. ferrug.

Hamma (El) (Tunisie). Chaude 36°, sulfureuse.

Hamma de Gabès (El) (Constantine). Chaude 36°, saline.

Hammam-Aïda (Anatolie). Bain. Indéterminée.

Hammam-Anegned (Alger). Hyperthermale, sulf.

Hammam-Berda (Constantine). 29°, carbonatée mixte.

Hammam-Boughara (Oran). Alt. 282 m., eau chaude 48°, bain.

Hammam-Melouana (Algérie). Thermale 39°, chlorurée sodique; buvette, bain, piscine.

Hammam - Mez - Koutin (Constantine). Alt. 100 m. Avril à juin ; hyperthermales 46 à 95°, chlorures divers, sulfates alcalins, arsenic.

Hammam-Rhira (Alger). Alt. 600 m., froide 17° et hyperthermale 65° ; buvette, bain; sulfatée calcique, ferrug.

Hammam-Seynour (Algérie). Alt. 820 m., ferrugineuse.

Hamptead (Angleterre). Ferrugin.

Harkany (Hongrie). Chaude 58°, bain, sulfatée calcique.

Haro (Espagne). Froide 13 à 16°. Juin à octobre ; chlorurée sodique et sulfureuse.

Hartzburg (Brunswick). Froide 12°, bain, petit-lait, chlorurée sodique.

Hauterive (Allier). Dépend de Vichy ; exportée, froide 15°. Buvette.

Hechingen (Prusse). Froide 10 à 12°, buvette, bain; sulfurée calcique.

Hechinghausen (Prusse). Sulfureuse.

Heilbrum (Bavière). Alt. 800 m., froide 17°, chlorurée sodique et iodobromurée.

Heilstein (Prusse). Froide 10°, bicarb. sodique.

Heinrich (Suisse). Froide, ferrug. bicarb.

Heppingen (Prusse). Bicarb. sodique.

Herbitzheim (Alsace-Lorraine). Alt. 209 m., chlorurée sodique.

Herlein (Autriche). Ferrug. bicarb.

Hermida (Espagne). Chaude 40 à 57°, buvette, bain. Juin à septembre. Chlorurée sodique.

Hermoine (Grèce). Froide, s'exporte ; chlorurée sodique.

Herse (La) (Orne). Froide. bicarb. ferrug.

Hervideros del Emperador (Espagne). 25°, bain, piscine ; bicarb. calcique.

Hervideros de Fontillesca (Espagne). 18°, bicarb. ferrug.

Hervideros y el Villar del Pozzo (Espagne). Ferrug. bicarb. tièdes.

Heustrich (Suisse). Alt. 630 m., froide 5 à 10°, buvette, bain. Mai à septembre ; sulfureuses.

Hildegarde-Brumen (Autriche). Froide 12°, sulfatée sodique et magnésique.

Hombourg (Hesse). Alt. 200 m., froide ; buvette, bain, douche. Mai à octobre. Chlorurée sodique, ferrug. gazeuse. Analogues en France : Saint-Nectaire et Bourbonne.

Honoré (Saint-) (Nièvre). Alt. 272 m-, climat doux, variable. Mai à septembre. Buvette, bain, douche, inhalat., etc. Méso-thermale 26 à 31°, sulfurée sodique. Eupnéique, balsamique, altérante (Ind. VIII, XVIII, XXIV, XXV).

Hunyadi - Janos (Hongrie). Froide 7 à 13°, exportée seulement. Sulfatée sodique, magnésique. Purgative.

Hypati (Grèce). Chaude 31 5. Mai à août. Sulfureuse, chlorurée.

Ischl (Autriche). Alt. 480 m., froide 10°. Mai à septembre, buvette, bain, petit-lait ; chlorurée sodique.

Ischia (Ile de la baie de Naples). Thermale, chlorurée sodique, bicarb. ferrug.

Isola-Bona (Italie). Froide, sulfureuse.

Ivonda (Hongrie). Froide, sulfatée sodique.

Iwonicz (Hongrie). Alt. 410 m., chlorurée, bicarb. sodique et ferrug., iodobromurée.

Jaen (Espagne). Tiède 27°, Juin à novembre ; sulfatée magnésienne.

Jakabfolva (Transylvanie). Froide 12°, bicarb. sodique et ferrug.

Jaleyrac (Cantal). Froide 15°, ferrug. bicarb.

Jamnicza (Croatie). 14°, buvette, bain ; bicarb. sodique et ferrug.

Jastrzemb (Prusse). Alt. 250 m., froide ; buvette, bain ;

chlorurée sodique, bromo-iod.

Jaraba (Espagne). Bicarb. calcique.

Jarrousset (Cantal). Froide, bicarb. ferrug.

Jartfeld (Wurtemberg). Alt. 140 m., froide, chlorurée sodique.

Jaszcrorowka (Galicie). Alt. 910 m., tiède, indéterm.

Jenatz (Suisse). Froide, ferrug. bicarb.

Jenzot (Allier). Alt. 300 m., tiède 26°, bicarbonatée sodique.

Johannensberg (Prusse). Chlorurée sod., bicarb. calcique,

Johannisbad (Bohême). Alt. 600 m., froide et chaude ; indéterminée.

Joos ou **Jasow** (Galicie). Sulfatée sodique.

Jordansbad (Wurtemberg). Bicarb. mixte, ferrug.

Jouhe (Jura). Froide 10°, chlorurée sodique.

Juluishall-Hartzburg (Brunswich). Alt. 314 m., froide ; bain ; chlorurée sodique.

Juré (Loire). Froide 10 à 15°, bicarbonatée mixte.

Kaiapha (Grèce). 32°, sulfureuse.

Kaisenbad (Bavière). Alt. 800 m., bicarbonatées, sulfatées, ferrugineuses.

Kanitz (Bavière). Bain ; bicarb. sodique.

Karlsbad (Bohême). Alt. 384 m., climat doux. Saison : avril à octobre. Buvette, bain, se transporte.

Analogues en France : Vichy, Vals. Thermale 30 à 73°, sulfatée sodique, gazeuse, altérante.

Sel de Karlsbad : altérant, purgatif.

Dans le voisinage, eaux fort gazeuses et ferrug. (Ind. XVI, XVII, XIX, XXIV).

Karlsdorfer-Sauerbrunnen (Styrie). Bicarb. sulfatée.

Kemmern (Russie). 8°, sulfurée calcique.

Kis-Czeg et **Kis-Kolan** (Autriche). 12°, sulfatée sodique, bicarbonatée mixte.

Kislovodsk (Caucase). Froide 14°, bicarb. calcique, ferrug., carbonique.

Kissingen (Bavière). Alt. 200 m., climat doux. Buvette, bain, étuve, boue, douche, inhalat., petit-lait.

Analogues en France : Royat et Bourbon, Brides et Vichy.

Froide 11 à 17°, chlorurée sodique, carbonique, altérante, résolutive (Ind. XIX).

Klausen (Styrie). 15°, ferrug. fortes.

Kleinern (Allemagne). Bicarb. magnésique.

Klockos (Hongrie). Froide, ferrug.

Knutwyl (Suisse). 10°, bain ; sulfatée calcique.

Kochel (Bavière). Bicarb. sodique.

Kondrau (Bavière). 9°, indéterminée.

Königsborm (Westphalie). Chlorurée sodique.

Königswart (Bohême). Alt. 632 m.; 7 à 8°, buvette et hydrothérapie ; bicarb. mixte ferrug.

Korytnica (Hongrie). Alt. 796 m., sulfatée calcique, bicarb. ferrug.

Kosen (Prusse). Buvette, bain, raisin. Mai à septembre ; 17°,5, chlorurée sodique.

Kosia (Roumanie). Chlorurée sod. et sulf.

Kostreinitz (Autriche). 17°, bicarb. sodique forte et ferrug.

Köstritz (Prusse). Alt. 170 m., bain ; chlorurée sodique.

Kovazna (Hongrie). Alt. 522 m., chlorurée, bicarbonatée sodique.

Krankenheil (Bavière). Alt. 670 m., 9°, buvette, bain ; bicarb. chlorurée sodique, sulfureuse.

Kreuth (Bavière). Alt. 849 m., froide 12 à 15°; buvettte, bain, douche. Juin à septembre ; sulfatée mixte, sulfureuse.

Kreuznach (Allemagne). Alt. 110 m., climat doux. Saison : mai à septembre. Analogue en France : Bourbonne.

Buvette, bain, douche, eaux mères, petit-lait, Méso-thermale 12 à 30°, chlorurée sodique iodobromée, ferrugineuse, altérante (Ind. XIX, XX, XXV).

Krondorf (Bohême). Bicarb. sodique ferrug.

Kronthal (Allemagne). Alt. 170 m., 13 à 17° ; buvette, bain ;

chlorurée sod., ferrug., carbonique.

Krumbach (Bavière). Bicarb. calcique.

Krynica (Galicie). Alt. 589 m., froide, bicarb. calcique, ferrug. carbonique.

Krzeszowice (Id.). Froide, bicarb. sulfatée.

Kyllène (Grèce). Tiède, sulf.; buvette, bain.

Kythnos (Archipel). Chaude, chlorurée sodique ; bains.

Labaraquette (Cantal), 12°, bicarb. ferrug.

La Barthe de Neste (Hautes-Pyrénées). Froide 13°, amétallite ; bains.

La Barthe-Rivière (Haute-Garonne, 21°, bain.

La Bassére (Hautes-Pyrénées). L'eau est apportée à Bagnères – de – Bigorre. Froide 13°,75, sulfurée sodique. Eupnéique (Ind. VIII et XVIII).

La Bastide (Cantal), 12°, bicarb. ferrug.

La Bauche. V. *Bauche*.

La Bestz-Biscaye (Basses-Pyrénées). Froide 10°, buvette, bain ; sulfurée calcique, ferrug. bicarb.

La Bourboule. V. *Bourboule*.

La Caille. V. *Cailte*.

La Caune (Tarn). Alt. 900 m., froide 8 à 24°, buvette, bain. Juin à octobre ; alcal. et arsenic ; bicarb. calc. ferrug.

La Chaldette (Lozère). Tiède.

Lac Villers (Doubs. Froide, bicarb. calc. ferrug.

Laer (Hanovre). Froide ; buvette, bain ; chlorurée sodique.

La Ferrière (Isère). 9°, sulfureuse faible.

La Gadinière (Gers). 20°, sulfatée ferrug.

Laifour (Ardennes). Froide, bicarb. ferrug.

La Liche (Hautes-Alpes). Alt. 1,927 m., froide 17°, sulfureuse.

L'Alliaz (Suisse). Alt. 1,040 m., froide 8°. Buvette, petit-lait ; sulfurée calcique.

La Malou (Hérault). Alt. 190 m., climat doux le jour, frais la nuit. Saison de mai à octobre. Buvette, bain, piscine, douche. Thermales 34° et froides 17°, bicarbonatée sodique et calcique, carbonique , faiblement ferrugineuse et arsenicale. Altérante, résolutive et tonique (Ind. XIX, XX, XV).

La Molla (Piémont). 18°, bicarb. ferrug.

La Motte. V. *Molte*.

Lamscheid (Prusse). 18°, carbonatée calcique et ferrug.

Landeck (Prusse). Alt. 452 m., 17 à 19°. Mars à octobre, sulfureuse faible.

Landette (Espagne). 19°. Bicarbonatée.

Langenau (Bavière). 8 à 9° buvette, bain ; bicarb. calcique ferrugineuse.

Langeneau-Nieder. Alt. 875 m., froide 9°, buvette, bain, bouc ; bicarb. ferrug. carbonique.

Langennbrücken (Bade). Alt. 136 m., froide 14°,6, hydrothérapie, indéterminée.

Langensalza (Prusse). Froide 12°, sulfatée calcique, sulfureuse.

Lannaskède (Suède). 8°, ferrug. sulfatée.

La Pante (Isère). 12°, sulfureuse faible.

La Preste (Pyrénées-Orientales). Alt. 1,117 m., climat variable. Saison : juin à octobre, buvette, bain, douche, inhalat. Thermale 44°, sulfurée sodique faible et sels alcalins ; diurétique, alcaline (Ind. XVII, XIX, XXIV).

La Puda (Espagne). Alt. 126 m. Juin à septembre ; buvette, bain ; 21 à 30°, chlorurée et sulfurée sodique.

La Pyronée (Cantal). 10°. Bicarb. ferrug.

La Revaute (Cantal). Fr., bicarb. ferrug.

La Roche-Cardon (Rhône). 13°, bicarb. ferrug.

La Roche-Posay (Vienne). 12°, bains. Sulfureuse, faible et sulfatée calcique.

La Saulce (Hautes-Alpes). 15 à 22°, chlorurée sodique.

La Saxe (Italie). 13 à 17, buvette, bain ; sulfureuse, ferrugineuse.

Lasserre (Lot-et-Garonne). 12°,5, indéterm.

Lazlo-Hunyadi (Hongrie).

Sulfatée magnésique, purgative.

La Terrasse (Isère). 9°,6, chlorurée sodique, sulfureuse

La Trollière (Allier). 13. ferrug. crénatée.

Lauchstadt (Prusse). 13°,5, sulfatée calcique.

Laurent (Saint-) (Ardèche). Alt. 882 m., climat de montagne; boisson, bain, piscine, douche, étuve. Thermale 53°, bicarb. sodique faible; anti-arthritique (Ind. XXIV).

Laurenzenbad (Suisse). Alt. 518 m., 18°, indéterminée.

Lautaret (Hautes-Alpes). 44°, sulfureuse.

Laval (Isère). 25°, sulfatée mixte.

Laveyrasse (Hérault). 13°, bicarb. mixte.

Lavey (Suisse). Alt. 375 m., thermale 46°, sulfatée; boisson, bain, douche; diurétique, altérante.

Leamington (Angleterre). Alt. 65 m., climat tempéré l'été. Saison permanente; buvette, piscine, étuve, b. turc; hypothermale 16 à 34°, faiblement carbonique ou sulfureuse; altérante, tonique, cholagogue (Ind. XVII, XIX, XX, XXV).

Le Boulou. V. *Boulou*.

Leccia (Italie). 35°. bicarb. ferrug.

Le Crol (Aveyron). 12°,5. sulfatée ferrug.

Ledesma (Espagne). Alt. 720 m., 32 à 52°, buvette, bain, douche; sulfurée calcique.

Leissengen (Suisse). Froide, sulfurée calcique; buvette, bain.

Lenk (Suisse). Alt. 1,100 m., Froide 8°,5, buvette, bain, douche, inhalat.; sulfatée calcique ou ferrug. bicarb.

Le Plan (Haute-Garonne). 12°, bicarb. ferrug.

Lès (Espagne). 19 à 32°, b. sulfurée sodique.

Les Roches (Puy-de-Dôme). Froide 19°, chlorurée sodique et bicarb. ferrug.

Leustetten (Bavière). Bicarb. calcique.

Levana (Italie). Froide, bicarb. mixte.

Levern (Prusse). 9 à 12°, bicarb. calcique.

Le Vernet. V. *Vernet*.

Le Vico (Italie). Alt. 530 m., 8 à 12°, bain, buvette; sulfatée ferrug. arsenicale.

Lidja (Anatolie). Chaude 59°, sodique faible.

Liebau (Courlande). Sulfatée calcique, sulfureuse.

Liebenstein (Saxe). Alt. 312 m., froide 10°, buvette, bain, douche. Juin à septembre, bicarb. ferrugin., carbonique.

Liebenzell (Wurtemberg). Alt. 286 m., buvette, bain, douche. Mai à octobre, 21 à 26°, chlorurée sodique, peu ferrug.

Liebwerda (Bohême). Fr. 10°, petit-lait, bicarb. ferrug., fort carbonique.

Liergamès (Espagne). Tiède 20°, sulfurée calcique.

Limpach (Suisse). Alt° 600 m., froide 13°, bicarb. calc.

Linarès (Espagne). 22°, chlorurée sodique.

Lintzi (Grèce). Chaude 33. Chlorurée sodique.

Lipari (Ile de) (Italie). 53 à 54°, arsenic?

Lipocz (Hongrie). 12 à 16°, bicarb. calcique.

Lippa (Serbie). 10°, bicarb. calcique.

Lippik (Hongrie). 31 à 64°, thermale, exportée; bicarb. chlorurée, iodurée sodique, carbonique.

Lippspringe (Prusse). Alt. 126 m., 21°, buvette, bain, douche, inhalat. ; s'exporte ; sulfatée.

Lisbonne (Portugal). Thermale 34°, buvette, bain, douche. Juin à octobre ; chlorurée sodique, sulfatée calcique, sulfur., carbonique.

Livorno (Toscane). Froide, sulfurée calcique.

Llandrinod-Wells (Angleterre). Froide ; buvette, bain ; chlorurée sodique, peu ferrug.

Llo (Pyrénées-Orientales). 27 à 29°, sulfurée sodique.

Lobau (Saxe). Froide, bicarb. mixte.

Lobenstein (Allemagne). Alt. 400 m., froide ; hydrothérapie, petit-lait; indéterminée.

Lochbad ou **Lochbachbad** (Suisse). Alt. 603 m., fr., buvette, bain, bouche ; bicarb. chlorurée, sulfatée.

Lochli (Suisse). Froide, balnéothérapie sulfatée, magnésienne et ferrug.

Lodosa (Espagne). Bicarb. ferrug.

Loka (Suède). 8°, amétallite, sulfureuse.

Lons-le-Saulnier (Jura). Alt. 400 m., froide 14°, buvette, bain, douche. Chlorurée sodique forte.

Losdorf (Suisse). Alt. 680 m., 14 à 16°, buvette, bain ; sulfurée sodique.

Loueche ou **Loesche** (Suisse, Valais). Alt. 1,450 m., climat de montagne. Saison : juin à septembre. Buvette, bain, piscine, douche, petit-lait ; hyperthermale 39 à 51°, glairine, sulfatée calcique, peu carbonique. Eupnéique, altérante, résolutive (Ind. VIII, XIX, XXV).

Loujo ou **Latoja** (Espagne). 26 à 30°, buvette, bain ; chlorurée sodique.

Loutvaki (Grèce). 31°,5, hlorurée sodique.

Louvaines (Maine-et-Loire). Froide, bicarb. ferrug.

Lovette (Autriche). Froide, bicarb. chlorurée.

Lowenbanbachli (Suisse). Salines légères.

Lu (Italie). Froide 14°, buvette, bains ; sulfur.

Lubien (Autriche). 10°, sulfurée calcique.

Lucainera de los torres (Espagne). 20°, buvette, bain, sulfurée calcique.

Luchon. V. *Bagnères*.

Lucques. V. *Duccie*.

Lucsky (Hongrie). 32°, ferrugin.

Ludwigsbrunnen (Hesse). Froide 12°, bicarb. calcique, chlorurée sodique.

Lugo (Espagne). Thermale, sulfurée sodique.

Luhaschowitz (Moravie). Alt. 1,200 m., 8 à 9°, buvette, bain ; bicarb., iodobromurée.

Lund (Suède). Bicarbonatée.

Lunehburg (Hanovre). Chlorurée sodique.

Luterswyll (Suisse). Froide, bicarb. ferrug.

Luthern (Suisse). Ferrug.

Luxburg (Suisse). 12°, bicarb. sulfur.

Luxeuil (Haute-Saône). Alt. 419 m., climat tempéré. Saison : mai à septembre, buvette, bain, douche, piscine. Hyperthermale 40 à 51°, peu minéralisée ; chlorurée sodique ou ferrugineuse magnésienne. Altérante, tonique (Ind. VIII, XVII, XIX, XX, XXIV, XXV).

Marckwiller (Alsace-Lorraine). Froide, chlorurée sodique.

Macerato (Toscane) Froide, bicarb. chlorurée, peu sulfureuse.

Mâcon (Saône-et-Loire). Fr. 13°. icarb. ferrug.

Madona a papiona (Toscane). Bicarb. sodique.

Magdeleine de Flourens

(Sainte-). Froide, bicarb. ferrug.

Magnac (Cantal). 14° ; bicarb. ferrugin., peu sulfur.

Magyar - Stenz - Lazlo (Hongrie). Sulfurée.

Malaga (Espagne). Froide, ferrug.

Malaha (Espagne). 23 à 32°, ferrug. bicarb.; buvette, bain.

Maléon (Ardèche). 13°, buvette, bain ; bicarb. sodique.

Mallow (Irlande). 22°; balnéothérapie.

Malmas (Autriche). 19°, buvette. bain, douche ; sulfurée calcique.

Malmédy (Prusse). Froide, buvette ; bicarb. ferrug.

Malvern (Angleterre). 11°, buvette, bain, douche ; bicarb. ferrug. faible.

Mamakai (Caucase). Sulfurée sodique.

Marcols (Ardèche). Alt. 100 m., froide ; exportat.; bicarb. sodique.

Marie (Sainte-) (Cantal). Froide 12°, exportat.; ferrug.

Marie (Sainte-) (Hautes-Pyrénées). Alt. 450 m., climat doux, air vif. Saison : avril à décembre ; boisson, bain, douches ; froide 17°,5, sulfatée calcique. Purgative, diurétique, altérante , tonique , sédative (Ind. IV, XVII, XIX).

Marienbad (Bohème). Alt. 644 m.. climat tempéré. Saison de mai à septembre. Analogues en France : Brides, Montmirail.

Buvette, douche, étuve, b. de boue, froide 8° 5, sulfatée sodique, carbonique. Eupnéique, altérante, résolutive (Ind. VIII, XIX).

Marienfelds (Nassau). Fr., bicarbonatée mixte.

Marimont (Belgique). Bicarb. mixte.

Marmolejo (Espagne, Jaen). Tiède 21 à 24°, buvette, bain, bicarb. mixte, sulfatée magnésienne.

Marlioz (Savoie). Alt. 250 m., près d'Aix, même climat : doux. Saison : juin à octobre. Froide 14°, sulfurée sodique ; boisson, bain, douche, garg., inhalations. Excitante, tonique, eupeptique, eupnéique, diurétique (Ind. VIII, XVII, XXIV, XXV).

Marsching (Bavière). Sulfurée calcique.

Martial (Saint-) (Puy-de-Dôme). 22 à 24°, bicarb. chlorurée sodique.

Martigné-Briant (Maine-et-Loire). Fr. 13°, sulfatée calc.

Martigny-les-Lamarche (Vosges). Analogue à Vittel et à Contrexéville, froide 13°,5, sulfatée calcique, carbonique.

Martinecz (Hongrie). 13°, bicarb. ferruh.

Martos (Espagne). 19°, sulfurée calcique.

Martres de Veyre (Les) (Puy-de-Dôme). 22 à 25°, buvette, bicarb. chlorurée.

Maska (Gers). Sulfatée calcique.

Masino (Italie). Alt. 1,168 m., thermale 39°, buvette, bains, indéterminée.

Mathias (Saint-) (Prusse). Bicarb. ferrug.

Matlocr (Derby). 28°, bicarb. calcique.

Mattigbad (Autriche). Alt. 431 m., froide 8°, bicarb. ferrug. faible.

Mattighofen (Autriche). Alt. 440 m., bicarb. ferrug.

Mauer (Autriche). Froide, bicarb. ferrug.

Mayres (Isère). Alt. 470 m., tiède 32°, sulfatée, chlorurée.

Médagne (Puy-de-Dôme). 15°, bicarb. mixte et ferrug.

Medewi (Suède). Sulfurée calcique.

Medico (Portugal). Thermale 57°, sulfurée sodique.

Mehadia (Hongrie). Alt. 168 m., thermale 37 à 52°, buvette, bain, piscine ; chlorurée sodique.

Meinberg (Allemagne). Fr. 4 à 17°, buvette, bain ; chlorurée sodique forte, sulfur. faible.

Melksham (Angleterre). Froide, bicarb. ferrug.

Meltingen (Suisse). Alt. 423 m., sulfatée calcique, fer.

Mergentheim-Karslsbad (Wurtemberg). Alt. 170 m., froide, buvette, bain. Mai à septembre ; chlorurée sodique.

Metelin (Archipel). Thermale 30 à 42°, sulfatée sodique.

Methana (Grèce). Chaude 27, chlorurée, sulfurée.

Mézières (Ardennes). Froide 16°. sulfatée, chlorurée.

Miers (Lot). Alt. 270 m., froide 15°, buvette. Juin à août, sulfatée sodique ; laxative, exp.

Milo (Archipel). Thermale, ferrug.

Mina-Nova (Portugal). Sulfatée ferrug.

Mindelheim (Bavière). Alt. 670 m., bicarb. calcique.

Mingolsheim (Bade). 7°, sulfurée.

Mirabello (Italie). 13°, sulfurée calcique.

Miral (Drôme). Froide, chlorurée sodique.

Mirandella (Portugal). Bicarb. ferrug.

Moching (Bavière). Bicarb. calcique.

Moffat (Écosse). Froide, sulfatée ferrug., sulfurée chlorurée sodique.

Moggiona (Florence). 27°, bicarb. calcique.

Moha (Hongrie). Bicarb. calcique.

Moingt (Loire). Froide 12°, bicarb. sodique ferrug.

Molar (El) (Espagne). Alt. 840 m., froide 16°, buvette, bain. Juin à septembre ; amétallite, sulfureuse faible.

Molgas (Espagne). Thermale 40 à 47°, bains ; bicarb. sodique.

Molina (Espagne). 21°, sulfurée calcique.

Moligt (Pyrénées-Orient.). Alt. 450 m., climat très doux l'hiver, tempéré l'été. Saison permanente ; boisson, bain, douche, boues et conferves. Thermale 25 à 38°, sulfurée sodique. Emolliente, sédative : tonique, altérante (Ind. IV, X, XIX, XXIV).

Moncada y Reinah (Espagne). 17°, sulfatée ferrug.

Monchique (Portugal). Ch. 31 à 34°, bain, piscine. Indéterminée.

Mondon (Malaga). Froide, bicarb. ferrug.

Mondorf (Luxembourg). Tiède 25°, buvette, bain, inhalat.; chlorurée sodique.

Monestier-de-Briançon (Le) (Hautes-Alpes). Thermale 22 à 45°, buvette, bain ; bicarb. calcique.

Monestier-de-Clermont (Le) (Isère). Froide 12°, bicarb. calcique.

Monfalcone (Illyrie). Thermale 39°, bain ; chlorurée sodique sulfureuse faible.

Monrepos (Gironde). Froide 13°, ferrug.

Monsao (Portugal). 31 à 43° bain ; chlorurée, sulfatée.

Monsummano (Lucques). Alt. 270 m., thermale 28 à 32°, bain, carbonatée, sulfatée calcique.

Montafia (Italie). Froide 12°, sulfurée calcique.

Montbrun (Drôme). Froide 12°, sulfurée calcique.

Montbarré (Suisse). Alt. 953 m., sulfatée calcique.

Montbrison (Loire). Froide

12°,7, bicarbonatée sodique.

Mont-Dore (Puy-de-Dôme). Alt. 1,046 m., climat de montagne, rude. Saison de juillet à septembre. Boisson, bain, piscine, douche, inhalat., pulvérisation, b. locaux. Thermale 42 à 46° et froide 10°, bicarbonatée mixte, arsenicale et faiblement ferrugin. Excitante ou tonique, eupnéique (Ind. II, VIII, XVII, XX, XXIV).

Monte-Alceto (Toscane). 22 à 34°, sulfatée calcique.

Monte-Alfeo (Pavie). Froide 11°, bain, etc. Polymétallite.

Monte-Catini (Italie, Lucques). Alt. 280 m., 21 à 29°, exportat. Buvette, bain, douche. Saison permanente; chlorurée sodique.

Montegut-Segla (Haute-Garonne). 12°, ferrug. faible.

Montlignon (Seine-et-O.). Froide, bicarb. ferrug.

Mont-Louis (Pyrénées-Or.). Froide, ferrug.

Monte-Mayor (Espagne). Alt. 750 m., thermale 42°, bains, sulfurée sodique.

Monte-Ortone (Padoue). Therm. 63°, chlorurée sodique.

Montmirail (Vaucluse). Alt. 100 m., climat chaud, variable, source sulfureuse 16°,5, faible, buvette, bain, douche, étuve, altérante, tonique, eupnéique (Ind. VIII, XXIV). Source purgative ou verte. V. *Vacqueiras.*

Monrond (Loire). Tiède 25°,

buvette, bain; export.; bicarbonatée sodique, ferrug.

Morbo (Toscane). Alt. 467 m., therm. 18 à 50°, buvette, bain, sulfurée calcique, bicarb. et ferrug.

Moritz (**Saint-**) (Suisse, Grisons). Alt. 1,855 m., boisson, bain, douche. Froide, ferrug., gazeuse.

Mortefontaine (Oise). 13, sulfurée calcique.

Motte (**La**) (Isère). Alt. 1,600 m., climat doux, variable. Saison : juin à septembre; boisson, bain, douche, étuve. Hyperthermale 57 à 60°, chlorurée sodique. Excitante et altérante, tonique (Ind. II, XVII, XXIX, XX, XXIV).

Moudang (Hautes-Pyrén.). Alt. 1,655 m., 13°, sulfurée calcique, ferrug.

Mourisco et Lameira (Portugal). Therm. 36°,5, sulfurée sodique.

Mouzaïa-les-Mines (Alger). Froide 14°, sulfurée sodique, ferrug.

Mula (Espagne). Alt. 160 m., 38°, bains, bicarb. ferrug.

Munstersberg (Prusse). Froide 13°, bicarb. calcique et ferrug.

Muskau (Prusse). Froide 12°, buvette, bain; sulfatée et bicarbonatée, ferrug.

Nabias (Hautes-Pyrénées). Froide 12°, exportat.; sulfurée sodique et bromoiodurée.

Nancy (Meurthe-et-Mos.).

Froide, bicarb. ferrug. faible.

Naples (Italie). Froide, sulfur. ou ferrug.

Nauheim (Hesse - Darmstadt). Alt. 150 m. Saison de mai à octobre ; buvette, bain, douche liq. ou gaz., eau courante, eau-mère. Analogues en France : Bourbon , Lamotte. Thermale 21 à 30°, chlorurée sodique, bromoiodurée, carbonique ; altérante. eutrophique (Ind. XIX, XX, XXV, XXVI).

Nébouzat (Puy-de-Dôme). Froide, bicarb. ferrug.

Nectaire (Saint-) (Puy-de-Dôme). Alt. 700 m., vallée ouverte, climat variable. Saison : juin à septembre. Boisson, bain: douches d'eau, de vapeur, de gaz, inhalation, pulvérisation. Thermale 18 à 46°, chlorurée sodique, bicarbonatée, gazeuse. Eupeptique, excitante, tonique (Ind. VIII, II, XX).

Neffiach (Pyrén.-Orient.). 20°, chlorurée sodique, carb.

Nenndorf (Hesse). Froide, buvette, bain, douche, boue, inhalat., petit-lait ; sulfatée calcique, carbonique, sulfureuse.

Néris (Allier). Alt. 260 m., climat doux, variable. Saison. de mai à septembre. Buvette peu, bain, douches d'eau et de vapeur, piscine, étuve, conferves. Thermale 33 à 52°, bicarbonatée sodique. Sédative secondairement, altérante (Ind. IV, VII, XIX, XXIV).

Neuenahr (Prusse). 24 à 43°, bicarbonatée sodique, carb.

Neuenheim (Nassau). Fr., bicarb. ferrug., carbonique.

Neuhaus (Bavière). Froide, chlorurée sodique, carbonique.

Neuhaus (Autriche). 33 à 35°, amétallite, carbon. faible.

Neuvilles-lès-la-Charité (Haute-Saône). Froide, sulfatée calcique, sulfureuse.

Neuville-sur-Saône (Rhône). 17°, bicarb ferrug. faible.

Neyrac (Ardèche). Froide 14 à 27°, boisson, bain ; bicarbonatée ferrugineuse, carbonique. Eupeptique, tonique (Ind. VIII, XX).

La source *Bienfaisante* de *Pont-de-Neyrac* est alcaline, laxative, se transporte (Ind. VIII, XVII).

Niederbronn (Alsace). Fr., chlorurée sodique, altérante, laxative.

Nohèdes (Pyrén.-Orient.). Froide, bicarb. ferrug. faible. carbonique.

Nointot (Seine-Inf.). Froide, bicarb. et crénatée ferrug. faible, carbonique.

Nonette (Puy-de Dôme). Froide, bicarb. calcique et ferrug. carbonique.

Nunziaute (Naples, près du Vésuve). Thermale 31°, buvette, hydrothérapie. Bicarb. sodique, ferrug. faible, carbonique.

Oberlahnstein (Nassau). Froide, bicarb. sodique, ferrug. faible, carbonique.

Oceu (Basses-Pyrénées). 22°, ferrug. faible.

Ofen ou **Bude** (Hongrie). Sources de *Rakoczy*, *François-Joseph*, *Hunyadi-Janos*, *Karlsbad*, etc. V. *ces mots*.

Oioun-Skoula (Alger). Temp. 17°, amétallite. ferrug. faible, carbonique.

Olette (Pyrénées-Orient.). Alt. 600 m., climat doux, inégal. Buvette, bain, douche, inhalat. Thermale 27 à 28°. Source la Cascade 78°. Excitante balsamique (Ind. II, VIII, XVIII, XXIV, XXV).

Ontaneda y Alceda (Espagne). Alt. 208 m., thermale 33°, sulfatée calcique, chlorurée magnésienne, sulfureuse et carbonique.

Orense (Espagne). Hypertherm. 66 à 68°, amétallite, azotée forte, carbonique faible.

Orezza (Corse). Alt. 600 m., climat doux l'été. Saison : juillet, août; exportée; buvette, froide 11°, ferrug. bicarb. gazeuse. Tonique, eupeptique (Ind. VIII, XX).

Origny (Loire). Froide, bicarb. ferrug.

Oriol (Isère). 18, bicarb. calcique, carbonique, buvette, bain.

Ostenac (Cantal). Froide, bicarb. ferrug., carbonique.

Ouche (Cantal). Même composition.

Oulliot. V. *Gabian*.

Ours (Saint-) (Puy-de-Dô-me). Froide, bicarb. ferrug, carbonique.

Outrancourt (Vosges). Fr. 11°, sulfatée calcique, bicarb. errug.

Outre (Cantal). Froide, bicarb. ferrug.

Paimpol (Côtes-du-Nord). Stat. marine. Eau froide, sulfatée ferrug. faible.

Panassou (Dordogne). 14, Froide, bicarbonatée calcique, carbonique forte; buvette, bain, boues.

Panticosa (Espagne). Mésothermale; sulfatées ou sulfurées sodique. Près de Cauterets. Alt. 830 m.

Parad (Autriche-Hongrie). Froide, sulfatée calcique, bicarb. et sulfatée ferrug., fort carbonique, peu sulfureuse.

Pardina (Corse). Ferrug., acidule, gaz.

Pardoux (Saint-) (Allier). Alt. 300 m., se transporte seulement. Froide 7°, ferrugin., bicarbonatée, fortement carbonique.

La source de *La Trollière*, presque identique, est à 2 kil. Eau excitante, tonique, diacritique (Ind. II, VIII, XVII, XX).

Parize (Saint-) (Nièvre). Font-bouillant. Froide 12, buvette; sulfatée et carbonatée, calcique et magnésienne.

Pas-de-Compans (Cantal). Froide, bicarb. ferrug., carbonique.

Passy (Seine, Paris). Alt. 35.

Se transporte, buvette, froide 4°, ferrugineuse sulfatée. Tonique, peu peptique (Ind. XX).

Pelussin (Loire). Froide, ferrug.

Pestrin (Ardèche). Froide 14°, amétallite, ferrug. faible, carbonique forte.

Petersthal (Bade). Alt. 400 m., froide, carbonatée calcique, ferrug. faible, carbonique forte ; bains, etc.

Pfœffers. V. *Ragatz.*

Philippeville-Stora (Constantine). Hypothermale, ferrug. faible.

Pierre d'Argenson **(Saint-)** (Hautes-Alpes). Froide, bicarb. ferrug., carbonique.

Pierrefonds (Seine-et-O.). Alt. 84 m., climat mixte. Saison : juin à septembre. Buvette, bain, douche, pulvérisation. Froide 12°, sulfurée calcique, carbonique. Comme Enghien (Ind. II, XVIII, XX).

Pietrapola (Corse). Climat chaud. Saison : mai-juin, septembre-octobre. Buvette, bain, piscine, douche. Thermale 43 à 57°, sulfurée sodique. Sédative, diurétique, tonique.

Pioule (Var). Froide, sulfatée calcique, carbonique.

Pise (Italie). Eau de *San Juliano.*

Pistyan (Hongrie). Eau min. et boues, hyperthermale 57 à 64°, carbonique forte, sulfureuse.

Pan de Phazy (Hautes-

Alpes). 28 à 30°, polymétallite, carbonique.

Plombières (Vosges). Alt. 421 m., climat excessif. Saison : mai à octobre. Buvette, bain, piscine, douches de tout genre, étuve. Thermale jusqu'à 69°. Sulfatée sodique avec ac. silicique ; ou froide ferrug., bicarbonatée 11°,5. Excitante, diacritique à l'int. et à l'ext., excitante, puis sédative, altérante (Ind. XVI, XVII, XIX, XXIV).

Pont de Neyrac. V. *Neyrac. La Bienfaisante*, bicarb. sodique, calcique et magnésienne, alcaline, laxative.

Pont du Gard (Lafoux, Gard). Hydrothérapie.

Pontgibaud (Puy-de-Dôme). Froide, ferrug. et carbonique faible.

Pontchouly (Cantal). Fr., idem.

Port-Thareau (Nièvre). Froide, bicarb. sodique, fort carbonique.

Porta (Corse). Froide, bicarb. ferrugin. et carbonique.

Portes-de-Fer ou **Hammam-Ribaus** (Algérie). Mésothermales, bicarb. calciques, carboniques, peu sulfureuses.

Pougues (Nièvre). Alt. 200 m., climat doux assez constant. Saison : mai à octobre. Boisson, bain, douche. Eau courante, bain carbonique. Froide 12°, bicarb. calcique, ferrugin gazeuse. Excitante, eupeptique tonique, altérante (Ind. II, VIII, XIX, XX).

Provins (Seine-et-Marne). Alt. 88 m., climat parisien, variable. Buvette, froide 7 à 8°. Ferrugineuse, bicarbonatée, tonique (Ind. XX).

Pullna (Bohême). Tout exportée, froide 7°,5, sulfatée sodique et magnésique; purgative (Ind. XVII).

Puzzichello (Corse). Alt. nulle, climat beau, sauf la malaria. Saison : mai et juin, octobre et novembre. Boisson, bain, douche, limon. Froide 16 à 17°, sulfurée calcique. Excitante légère, purgative, altérante (Ind. II, XVII, XIX).

Pyrmont (Waldeck, Allemagne). Alt. 130 m., climat médiocre. Saison : mai à octobre. Boisson, bain, douche ; cure de lait. Froide 10 à 15°, ferrugin., bicarbonatée ; ou chlorurée sodique, gazeuse. Tonique, altérante (Ind. XX, VIII, XIX).

Quentin (Saint-). Froide, bicarb. ferrug., carbonique.

Quez (Pyrénées-Orientales). 17°, sulfurée sodique, azotée.

Quezac (Lozère). Froide, bicarb. ferrug. faible, carbonique forte.

Quievrecourt (Seine-Inf.). Froide, même composit.

Quincé (Maine-et-Loire). Idem.

Quincié (Rhône). Idem.

Quinto (Espagne). 17 à 21°, sulfatée calcique, carbonique.

Ragatz, Ragatz-Pfœffers (Suisse, Saint-Gall). Alt. 520 à 680, climat de montagne. Boisson, bain, douche, petit-lait. Thermale 33 à 37°, bicarbonatée calcique. Altérante, tonique, sédative (Ind. VII, XVII, XIX).

Rakoczy (Ofen, Hongrie). Exportée, sulfatée sodique et magnésienne; purgative.

Recaire (Gironde). Froide, sulfatée calcique, sulfureuse, carbonique.

Reischoffen (Bas-Rhin). Fr., chlorurée sodique, carbonique.

Reinerz (Silésie). Bain, boue, petit lait. Alt. 570 m., 8 à 17°, ferrugin. faible, carbonique.

Remollon (Hautes-Alpes). Froide, bicarb. calcique, sulfatée, carbonique et sulfur.

Remy-la-Varenne (Maine-et-Loire). Froide, bicarb, ferrug. faible.

Renaison (Loire). Froide, ferrugin.

Reulaigne (Puy-de-Dôme). Froide, ferrug. bicarb. ou chlorurée, carbonique.

Rennes-les-Bains (Aude). Tiède, chlorurée ferrug.

Rethel (Moselle). Froide, chlorurée sodique, ferrug.

Rippoldsau (Bade). Alt. 470 m., froide 10°, bicarbonatée ferrug., sulfatée, gazeuse.

Reyrieux (Ain). Froide, bicarb. ferrug.

Roanne (Loire). Froide,

bicarb. ferrug., carb. et sulf. faible ; près de Renaison.

Roche-**Corbon** (Indre-et-Loire). Froide , amétallite, à peine minéralisée.

Roche - Savine (**Saint-Amand** (Puy-de-Dôme). Fr., bicarb. ferrug. faible, carb.

Rochefort (Charente). 40°,6, thermale, sulfatée sodique et calcique, non gazeuse.

Les Roches. V. *Roches*.

Romain-le-**Puy** (**Saint-**) (Loire). Froide, bicarbonatée sodique, carbonique.

Roucas-Blanc (Marseille). 20 à 21°, chlorurée sodique, bromo-iodurée, carbonique faible.

Rouen (Seine-Inf.). Froide, bicarb. ferrug. faible.

Rouzat (Puy-de-Dôme). 30°, bicarb. calcique, ferrug., carb.

Royat (Puy-de-Dôme). Alt. 450 m., climat doux. Saison : mai à septembre. Boisson, bain, piscine, douche. Inhalat., pulvérisat., b. et douche carboniques. Thermale 20 à 35°, bicarbonatée mixte, ferrugin., gazeuse. Excitante, altérante, tonique, eupeptique, eupnéique (Ind. II, VIII, XIX).

Rubinat (Espagne). Sulfatée sodique , chlorurée , gazeuse ; purgative sous un petit volume.

Ruillé (Sarthe). Froide, bicarb. ferrug. faible.

Sacedon (Espagne). Juin à septembre, 29°, buvette, bain, piscine. Amétallite, carbonique, sulfureuse faible.

Sackingen (Bade). 26°, amétallite, carbonique.

Saidchütz (Bohême). Exportée, froide 15° ; sulfates de magnésie et de soude. Purgative (Ind. XVII).

Sail-les-Bains (Loire). Alt. 250 m., thermale 23 à 34°, bicarbonatée mixte ou sulfureuse. Froide 10°, ferrugineuse bicarbonatée. Excitante et altérante (Ind. II, XIX, XXIV), eupeptique, diacritique (Ind. VIII, XVII).

Sail-sous-Couzan (Loire). Alt. 300 m., climat modéré. Saison : juin à septembre. Froide 12°, bicarbonatée mixte, ou ferrugineuse bicarbonatée gazeuse. Excitante, altérante, tonique (Ind. II, XIX, XX, XXIV).

Saint - Sauveur (Hautes-Pyrénées). Alt. 770 m., climat modéré, bien que de montagne. Saison : juin à septembre. Buvette, bain, douche. Thermale 32 à 34°. *Lahontalade* 20°, sulfurée sodique, barégine. Antispasmodique, sédative, diacritique, tonique (Ind. III, IV, VII, XVII, XIX).

Sala (Isère). Froide, chlorurée sodique, sulfureuse.

Salah-bey (Constantine). Froide, bicarb. ferrug., carbonique faible.

Saleich (Haute-Garonne). Froide, sulfatée calcique, ferrug., carb. faible.

Saléon (Hautes-Alpes). 13°, froide, chlorurée sodique, carbonique faible.

Salies de Béarn (Basses-Pyrénées). Alt. 30 m., climat doux, très chaud en juillet et août. Boisson, bain, douche, eau mère. Froide 15°, chlorurée sodique; altérante, tonique, diacritique (Ind. XIX, XX, XVII, XXV).

Saligos (Hautes-Pyrénées). Froide, bicarb. ferrug. faible.

Salins (Jura). Alt. 330 m., climat un peu excessif. Saison : juin à octobre. Buvette, bain, douche, eau mère. Froide 11 à 14°, chlorurée sodique (Mêmes Ind. que Salies).

Salins-Moutiers (Savoie). Alt. 492 m., climat de montagne. Saison : juin à septembre. Boisson, bain, douche, boue. Thermale 35°, chlorurée sodique, gazeuse (Ind. II, XIX, XX, XXIV et XXV).

Salles (Haute-Garonne). 15°, bicarb. ferrug. faible.

Salt-en-Douzy (Loire). 15°, idem.

Salz (Aude). 14°, sorte de rivière. Chlorurée sodique, carbonique faible.

Salzbronn (Vallée de la Sarre). Froide 13 à 14°, chlorurée sodique forte ou chlorurée sodique ferrug. faible, sulfatée calcique, carbonique faible.

Salzbrunn (Prusse). Froide, bicarb. sodique, gazeuse.

Salzhausen (Prusse). 15°, chlorurée sodique, carbonique.

Salzungen (Saxe). Alt. 250 m., 12°,5, chlorurée sodique forte, carbonique.

Santenay (Côte-d'Or). Fr. 15°, chlorurée et sulfatée sodique, carbonique.

Sarcey (Rhône). Froide, bicarb. ferrug., carbonique.

Sarreguemines (Moselle). Froide, chlorurée sodique, carbonique.

Saubuse (Landes). Froide, idem.

Saucats (Gironde). Froide, bicarb. ferrug. faible.

Sault (Vaucluse). Froide, sulfatée et sulfurée calcique.

Saulx (Nièvre). Froide, sulfatée et bicarb. sodique, sulfureuse faible.

Saute-Veau (Cantal). Froide, bicarb. sodique et ferrug.

Sauveur (Saint-). V. *Saint-Sauveur*.

Sauxillanges (Puy-de-Dôme). Froide, bicarb. sodique et ferrug.

Savergnolles (Cantal). Fr., bicarb. ferrug.

Saxon (Valais, Suisse). Alt. 479 m., climat de montagne. Mai à septembre. Buvette, bain, piscine, douche. Hypothermale 23°,5, iodo-bromurée; altérante résolutive (Ind. XIX).

Scarborough (York). Fr. et stat. maritime, sulfatée magnésienne et calcique, chlorurée sodique, ferrug.

Scey (Haute-Saône). Froide, bicarb. sodique, carbonique.

Schinznach (Suisse, Argovie). Alt. 350 m., climat assez doux. Saison : mai à septembre. Boisson, bain, douche. Thermale 29 à 34°, sulfurée calcique ; excitante, résolutive (Ind. II, XIX).

Schlangenbad (Nassau). Thermale, chlorurée sodique.

Schœnbrunn (Suisse). Hydrothérapie, alt. 600 m., petit lait, etc., climat doux.

Schwalbach (Nassau). Fr., ferrug., bicarb. gazeuse.

Schwalheim (Allemagne Hesse, près de Nauheim). Fr. 12°, chlorurée sodique, carbo nique ; eupeptique (Ind. VIII).

Sedlitz (Bohême). Exportée, sulfatée magnésienne, carbonique ; purgative (Ind. XVII).

Segray (Loiret). Froide, bicarb. ferrug. faible.

Segré (Maine-et-Loire). Id.

Seine l'Abbaye (**Saint-**) (Côte-d'Or). Hydrothérapie.

Selters ou **Seltz** (Nassau). Alt. 148 m., chlorurée sodique et bicarbonates divers ; eupeptique, critidiaque (Ind. VIII, XVII).

Semur (Côte-d'Or). Froide, chlorurée sodique, carbonique.

Seneuil (Dordogne). Froide, bicarb. ferrug. faible.

Sentein (Ariège). Id.

Sermaize (Marne). Climat doux, variable, se transporte. Buvette, bain, douche. Froide

10°, sulfatée magnésique ferrug.; diacritique, altérante, tonique (Ind. XVII, XIX, XXV).

Sierck (près Thionville). Alt. 150 m., juin à septembre, 12 à 15°, chlorurée sodique, azotée, carbonique.

Siradan (Hautes-Pyrénées). Alt. 450 m., climat doux. Saison : avril à novembre. Boisson, bain, douche. Froide 13, sulfatée calcique, source ferrug. bicarbonatée. Diacritique, eupeptique, tonique (Ind. VIII, XVII, XX).

Soden (Nassau). Alt. 145 m., 15 à 31°, chlorurée sodique.

Solan de Cabras (Espagne). 20°, amétallite, carbonique.

Solares (Espagne). 28°, id.

Sotteville-léz-Rouen. 24°, chlorurée sodique, sulfatée calcaire, bromo-iodurée, carbonique.

Soubise (Charente-Infér.). Froide 14°, bicarb. ferrug. carbonique.

Soucelles (Maine-et-Loire). Froide, bicarb. calcaire, ferrug. et carbonique faible.

Soudon (Maine-et-Loire). Froide, amétallite, carbonique.

Sougragne (Aude). Froide, amétallite, id.

Soulieux (Isère). 18,5, sulfatée magnésienne et sodique, ferrug., sulf.

Soultzbad, Soultz-les-Bains (Alsace). Alt. 172 m., climat doux. Saison : mai à octobre. Boisson, bain (eau et vapeur), douche. Froide 15 à 16°, chlorurée sodique; diurétique, laxative, altérante, tonique (Ind. XVII, XIX).

Soultzbach (Alsace). Alt. Froide 10°, ferrugineuse, bicarbonatée, gazeuse. Boisson, bains. Excitante, eupeptique, tonique (Ind. II, VIII, XX).

Soultzmatt (Alsace). Alt. 275 m., climat tempéré inégal. Saison : mai à septembre. Boisson, bain, petit-lait, raisin. Froide 12°, bicarbonatée sodique, gazeuse. Excitante, puis sédative, eupeptique, diacritique, altérante, résolutive (Ind. VIII, XVII, XIX.

Spa (Belgique). Climat tempéré. Alt. 250 m. Boisson, bain, douche. Froide 10°, ferrugineuse, bicarbonatée, gazeuse. Saison : mai à septembre. Excitante, tonique (Ind. II, XX).

Stalapos (Cantal). Froide, bicarb. ferrug. faible, carb.

Stavenhagen (Mecklembourg). Froide, bicarb. ferrug., carbonique, sulfureuse.

Sternberg (Bohême). Froide, bicarb. ferrug., carbonique; petit-lait.

Sylvanès (Aveyron). Alt. 400 m. Boisson, bain, douche. Thermale 31 à 36°, ferrugin., bicarbonatée, avec arsenic. Excitante, tonique, diacritique (Ind. II, VII, XVII, XX).

Tabiano (Italie). Froide, sulfurée calcique sulfureuse.

Tahitount (Constantine). Froide, bicarb. sodique, carb.

Tarascon (Ariège). Froide, amétallite, bicarb. ferrug.

Tarasp et **Schuls** (Grisons, Suisse). Alt. 1220 à 1275 m., climat rude, variable. Froide 6 à 9°, chlorurée sodique, bicarbonatée ou sulfurée sodique-ferrugineuse. Eupeptique, altérante, résolutive, etc.

Teissières - les - Bouliès (Cantal). Froide, bicarb. calcique, ferrug. carbonique.

Teniet-el-Haad (Algérie). Froide, sulfatée calcique, ferrug., carbonique.

Teplitz (Bohême). Thermale, bicarbonatée sodique. Analogues en France : Néris, Plombières.

Tercis (Landes). Alt. 15 m., climat chaud. Saison : avril à septembre. Boisson, bain, douche. Thermale 37°,5, chlorurée sodique, sulfureuse. Excitante, altérante (Ind. II, XIX, XXIV).

Terran (Cantal). Froide, bicarb. ferrug.

Thiers (Puy-de-Dôme). Fr., bicarb. ferrug., carb. sulf.

Thomas (Saint-) (Pyrén.-Orientales). 48 à 59°, sulfurées sodiques faibles, azotées.

Thonon (Haute-Savoie). Fr., amétallite, carbonique, balsamo-résineuse.

Thueyt (Ardèche). Froide, bicarb. ferrug.

Tiermas (Espagne). 15 et

41°, chlorurée, sulfatée sodique, sulfureuse.

Torrecilla en Cameros (Espagne). 24°, bicarb. sodique, carbonique, azotée.

Tramesaigues (Hautes-Pyrénées). 20°, sulfurée sodique faible, non gazeuse.

Trébas (Tarn). Froide, bicarb. ferrug., carbonique.

Trébons (Haute-Garonne). Idem.

Tréminis (Isère). Froide, sulfureuse faible.

Trémiseau (Cantal). Froide, bicarb. calcique, ferrug., carb.

Trescléoux (Hautes-Alp.). Froide, bicarb. sodique, carbonique et sulfureuse.

Trescore (Lombardie). Climat doux, 15 à 19°, chlorurée sodique et magnésienne, sulf.

Trillo, Bains de Charles III. 23 à 30°, chlorurée sodique, fort azotée, sulfureuse.

Tüffer (Styrie). 37°, amétallite, carbonique.

Tunbridge-Wells (Angleterre). Froide, ferrug. faible, carbonique.

Turpenay (Indre-et-Loire). Froide, ferrug. faible, carb.

Ulrich (Saint-) (Bas-Rhin). Froide, bicarb. calcique et fer.

Urbanya (Pyrénées-Orientales). Froide, bicarb. ferrug., carbonique.

Uriage (Isère). Alt. 475 m., climat de montagne. Saison : mai à septembre. Boisson, bain, douches d'eau et vapeurs.

Inhalat., pulvérisat. Thermale 27°, chlorurée sodique, sulfureuse faible. Excitante, altérante, tonique (Ind. XIX, XXV).

Ussat (Ariège). Altitude élevée ; bain et douche surtout. Eau courante, thermale 39 à 40°, bicarbonatée calcique ; surtout sédative (Ind. IV, VII).

Vaire ou **Vers** (Vienne). Froide, bicarb. calcique, magnésienne, sulfurée carbonique.

Vaisse (Allier). 28°, bicarb. sodique, carbonique.

Valdieri (Italie). 21 à 69°, amétallite, ferrug. carbonique, azotée, sulfureuse.

Vallier (Saint-) (Vosges). Froide, sulfatée calcique, ferrug., carbonique.

Vallon (Frais) (Alger). 20°, bicarb. ferrug. faible.

Valmont (Seine-Inf.). Fr., bicarb. ferrug. faible.

Vals (Ardèche). Alt. 260 m., climat modéré. Saison : juin à septembre. Boisson, bain, douches d'eau et de gaz. Froide 13 à 16°, bicarbonatée sodique, gazeuse ou ferrugineuse ou arsenicale. Eupeptique, altérante résolutive ou altérante tonique (Ind. VIII, XVII, XIX et XX).

Vamagne (Pyrénées-Orientales). Froide, bicarb. ferrug. carbonique faible.

Varennes-sur-Loire (Maine-et-Loire). Froide, bicarb. ferrug. faible.

Valleron (Vaucluse). 15°,

bicarb. sodique et potassique, ferrugineuse faible, carbonique.

Vernet (Le) (Pyrén.-Or.). Alt. 620 m., climat beau, hiver doux, stat. d'hiver. Buvette, bains, douches, vaporarium, inhalat. Thermale 18 à 57°, sulfurée sodique. Eupnéique, altérante tonique (Ind. VIII, XIX, XXIV, XXV).

Vichy (Allier). Alt. 250 m., climat chaud et humide. Saison : avril à septembre. Buvette, bain, douche, inhalat. carboniques, etc.

Thermales ou froides 10 à 43°. Grande-Grille 42°, Hôpital 31°, Célestins 14°, Saint-Yorre 10°, bicarbonatée sodique, gazeuse. Lardy, ferrugineuse en plus. Résolutive, eupeptique, dépressive ou tonique antiarthritique (Ind. IV, VII, VIII, XIX, XXIV).

Vic-sur-Cère (Cantal). Alt. 670 m., climat de montagne. Juin à septembre. Buvette ; froide 12°, ferrugineuse, bicarbonatée, gazeuse ; tonique résolutive (Ind. XIX, XX).

Visos (Hautes - Pyrénées). Eau froide, sulfurée calcique. Boisson, lotion et fomentat., tonique, cicatrisante (Ind. XX).

Viterbe (Italie). Thermale, sulfurée ou sulfatée calcique, ferrugineuse.

Vittel (Vosges). Alt. 336 m., climat assez doux, variable. Saison : juin à septembre. Buvette, bain, douche ; froide 11°, sulfatée calcique ou ferrugin. bicarbonatée. Diurétique, diacritique, tonique (Ind. XVII, XIX, XX).

Weissemburg (Suisse). Alt. 900 m., tiède, sulfatée calcique.

Wiesbade (Prusse). Alt. 100 m., chlorurée sodique. Analogues en France : Vichy, Bourbonne, La Bourboule.

Wildbad (Wurtemberg). Thermale, chlorurée sodique. 32 à 39°,5, alt. 429 m. ; forêt de pins, petit-lait ; amétallite ; bain, boisson, douche ; tonique, antispasmodique.

Wildegg (Suisse, Argovie). Alt. 350 m., près Schinznach. Saison : mai à septembre, froide 12°, chlorurée sodique. Boisson ; tonique, purge à h. d., altérante, antiscrofuleuse (Ind. XIX, XXV).

Weissenbourg (Berne). 25°, sulfatée calcique.

Wiesbaden (Prusse). 37 à 69°, chlorurée sodique ; boisson, bains, douches ; laxative, altérante, antiarthritique.

Wildungen (Prusse). Alt. 178 m., froide 10 à 12°, transportée ; boisson surtout.

I

FORMULAIRE AÉROTHÉRAPIQUE

Comprend :
A. L'aérothérapie proprement dite.
B. La climatothérapie.

A. — AÉROTHÉRAPIE.

La thérapeutique modifie l'air atmosphérique et en fait un agent thérapeutique, en le comprimant, ou en le raréfiant. On peut y rattacher les atmosphères artificielles, rendues médicamenteuses par l'addition de vapeurs ou de poussières.

Inhalations diverses.

℞ Camphre...................... 5
Goudron...................... 4
Teint. d'iode.................. 4
Liq. d'Hoffmann............... 1
(Lefort.)

Inhalations d'ac. fluorhydrique; balsamiques.

Vaporisation.
Essences diverses.

℞ Ac. phénique............... 25
Ac. salicylique 5
Alcool.................... 100
(Renou.)

Pulvérisation à air froid ou à vapeur, spray antiseptique.

Diète respiratoire.

1º Appareils à inhalation (Waldenburg, Schmitzler, Dupont).

2º Bains d'air comprimé (sous la cloche).

3º Douches d'air comprimé (Dupont).

Indicat. — Eupnéique (Ind. VIII) : asthme, emphysème, bronchite chr., coqueluche, tuberculose.

Hématosique (Ind. XIX) : chlorose, anémie.

Eutrophique (Ind. XIX) : anémie, diabète, albuminurie, obésité.

B. — CLIMATOTHÉRAPIE.

Elle comprend l'ensemble des conditions atmosphériques diverses et la forme de leurs variations :

Lumière.
Température et latitude.
Hygrométrie.
Pression et altitude.
L'air atmosphérique, l'ozone et les vents.
Classification. — Cl. torride,
                         chaud,
                         tempéré,
                         froid,
                         polaire,
                         maritime,
                         continental.

Ajaccio (Corse). Stat. hivernale, orientée à l'ouest, climat tonique.

Temp. — Moy. annuelle 17°,5.
Moyenne d'hiver 12°,5.
   Printemps 15°.
   Été 24°.
   Automne 19°.
Hygrométrie moyenne, vents du nord.

Alger. Stat. hivernale variable, nord de l'Afrique, climat tonique.

Temp. — Moy. annuelle 19°.
   Printemps 19°.
   Été 25°,5.
   Automne 17°,ë.
   Hiver 14°.
Hygrométrie variable.
Ciel généralement découvert.
Saison de novembre à avril.

Algérie. Son climat tient le milieu entre celui des côtes provençales et celui de Dax et de Pau.

Il est tonique.
Bouffarik et Blidah en sont, après Alger, les principales stations.

Altitudes (Climat d'). Leur action résulte de la diminution de pression atmosphérique, de l'abaissement de température et d'hygrométrie; de la diminution des miasmes.

D'où résultent excitation fonctionnelle et modération nutritive et moins de causes morbifiques.

Une altitude excessive devient anémiante.

Amélie-les-Bains. Station hivernale, variable. Pyrénées-Orientales, alt. 235 m., climat tonique. V. *Eaux min.*

Temp. — Moy. annuelle 15°.
   D'hiver 8°.
   Vernale 14°.
   Estivale 23°.
   Automnale 16°.
Oscillations considérables, hygrométrie peu élevée, assez constante, pas de brouillards, vents dangereux du nord.

Saison de novembre à mars.

Anahuac (Plateaux du Mexique). Orizaba 1279 m., Queretaro 1,940 m., Mexico 2,200 m.
Au-dessus de 1,000 mètres, les climats deviennent excitants.

Anglaises (Iles) de la Manche. Wight, Jersey, Guernesey, Aurigny ; climat assez constant, tonique, doux pour l'Angleterre.

Arachevaleta. Station estivale des provinces basques.
Air vif, température modérée, climat tonique.

Arcachon. Sur un bassin maritime intérieur , entre la Gironde et l'Adour.
Stat. hivernale.
Temp. — Moy. annuelle 16°.
Hivernale 10°,5.
Estivale 26°.
Automnale 21°.
La température de la forêt est un peu plus élevée l'hiver que celle de la plage.
Hygrométrie assez élevée.
Climat tempérant.
Saison de novembre à avril.

Archipel grec. Stations hivernales : Négrepont, Naxos, Paros, Seriphos, Zea, Thermia (source sulf.), les Sporades.

Argelès. Stat. hivernale et permanente des Hautes-Pyrénées.
Alt. 450 m., vallée fort abritée. Température un peu variable, mais d'une moyenne satisfaisante.
Hygrométrie fort constante.
Climat tonique, tempérant.

Bagnères - de - Bigorre (Hautes-Pyrén.). Stat. moyenne ou permanente, alt. 579 m.
Vallée assez abritée.
Hygrométrie assez constante.
Climat doux et tempérant.

Baléares (Archipel espag.). Iviça, Palma, Mahon, excellentes stat. d'hiver.

Barmouth. Stat. estivale du midi de l'Angleterre.

Bastia (Corse). Orientée au nord-est, vent fréquent de nord-est. Climat tonique, excitant.
Temp. moy. 16°,5.
Stat. d'hiver.

Biarritz. Stat. maritime de saison moyenne.
Climat tonique tempéré.

Bosphore. Stat. estivale. La chaleur est modérée par le courant aérien du canal.
Therapia surtout est fréquentée pour ce même motif.

Brighton (Angleterre). Climat assez doux.

Cagliari. Ile de la Sardaigne, à l'abri du mistral.
Stat. hivernale.

Canaries (Iles). Archipel de la côte nord-ouest de l'Afrique septentrionale.

Temp. chaude tempérée assez constante. Dangers des orages et du vent du sud-est ou simoun africain.

Cannes. Sur le bord de la Méditerranée, orientée au midi.
Temp. — Moy. annuelle 16°,5.
  D'hiver 9°.
  Vernale 16°.
  Estivale 24°.
  Automnale 18°.
Hygrométrie un peu variable.
Mistral rare.
Climat tonique.
Saison de novembre à avril.

Cannet (Le). Stat. voisine de Cannes, mieux abritée du vent, moins proche de la mer (3 kilomètres).
Climat tonique tempérant.

Cap (Le) de Bonne-Espérance. A l'extrémité sud de l'Afrique. Vents violents et à poussières, grandes variations thermométriques.
Saisons tempérés.
Climat excitant.

Chypre. Analogue à la Corse.

Corfou. Ile entre l'Italie et la Grèce. Côte italienne marécageuse, côte grecque saine.
Temp. — Moy. annuelle 16°.
Station d'hiver et de printemps.

Corse. V. *Ajaccio, Bastia.*

Davos (Suisse). Alt. 1,556 m., climat inégal, froid, tonique. excitant.

Égypte.
Temp. — Moy. annuelle 21° à Alexandrie, 22° au Caire.
Temp. — Moy. de janvier 11° à Alexandrie, 13° au Caire.
Temp. — Moy. d'août 28° à Alexandrie, 30 à 32° au Caire.
Oscillations considérables au Caire, moindres à Alexandrie.
A Thèbes, la moyenne d'hiver est de 13 à 16°.
Craindre le khamsin (vent du désert). Hygrométrie des plus variables.
Climat excitant.

Espagne. Ses principales stations sont : Murcie, Grenade, Valence, Carthagène, Alicante et Malaga (V. ce mot).
Valence et Alicante sont sédatives.

Florence. Italie centrale, au-dessous de l'Apennin.
Temp. douce assez régulière.
Climat tempérant.

Gênes. Analogue aux autres stations de la Riviera, Nice, etc.

Highlands. Stations estivales de l'Inde. Altitudes :
Au Bengale : Darjeeling 2,640 m.
    Laudon 2,400 m.
    Subathow 1,320 m.
A Madras, **Hill stations** variant de 2,870 m. à 1,118 m.
A Bombay, 2,730 m. à 1,188 m.

Les **Mountains stations** sont moins élevées.

Hyères (Var). Stat. hivernale, à 4 kil. de la mer. Alt. 100 m.

Temp. — Moy. annuelle 15°,5.
Hiver 8°,5.
Vernale 15°.
Estivale 23°,6.
Automnale 15°,5.

Quelques variations dans les vents et l'hygrométrie, brouillards.

Climat tonique.

Iles du cap Vert. Archipel de la côte occident. d'Afrique, à portée du Sénégal.

Temp. torride, mais tempérée comme insulaire; irrégulière et orageuse l'hiver, et pluies abondantes l'été.

Saison de janvier à juin.

Kirghiz (Steppes des). Provinces orientales et méridionales de la Russie.

Séjour peu propice, sauf par l'usage du koumys.

Lacs (Les) de l'Italie du nord.

Lac de Côme. Station estivale.

Temp. douce et constante.

Lac Majeur. Stat. moins estimée que le lac de Come.

Madère. Ile de l'Atlantique à peu près également distante de l'Afrique et du Portugal.

Temp. — Moy. annuelle 18°,5.
Hiver 17°.
Printemps 18°.
Été 21°,5.
Automne 21°.

Remarquable par sa constance. Hygrométrie de même.

Passages de sirocco; peu d'orages.

Station hivernale émolliente.

Malaga. Ville de l'Andalousie sur la Méditerranée.

Temp. — Moy. annuelle 19°.
Estivale 30°.
Automne 16°,6.
Hiver 13°.
Printemps 20°.

Ciel clair, peu d'hygrométrie.

Stat. hivernale de premier ordre. Climat tonique.

Malte. Analogue à la Sicile et à la Corse. Craindre les vents d'Afrique et de Syrie.

Temp. élevée. — Moy. 20°.
Peu d'oscillations diurnes.

Stat. hivernale de février à juin. Climat tonique.

Marin (Climat). Peu spécial, sauf sa pureté, variable.

Climat tonique.

Menton. Orientée au sud-est sur le bord de la mer (Alpes-Maritimes).

Temp. — Moy. annuelle 16°.
Hivernale 9°,5.
Vernale 14°.
Estivale 25°.
Automnale 17°.

Assez sec, vents parfois un peu vifs. Stat. hivernale.
Climat tonique.

Méran (Tyrol). Climat assez doux malgré son altitude.

Monaco. Sur un promontoire du département des Alpes-Maritimes.
Temp. — Moy. hivernale 9°,5.
Hygrométrie moyenne.
Stat. hivernale de novembre à avril.

Mexico. Alt. 2,274 m.
Temp. — Moy. annuelle 17°.
  Hiver 15°.
  Été 19°.
Hygrométrie variable.
Climat excitant (V. *Anahuac*).

Montreux (Suisse). Climat assez égal, haute altitude.

Naples et son golfe. Stat. hivernale médiocre.
Temp. — Moy. annuelle 12°,5.
  Hiver 10°.
  Printemps 15°.
  Automne 16°.
Variations diurnes considérables. Vents froids de l'Apennin et vents chauds d'Afrique.
Climat indéterminé.
Sorrente et Castellamare sont un peu excitants, Baïes et Pouzzoles sédatives, mais exposées à la fièvre.

Natal. Stat. peu connue de l'Afrique australe.
Comparable à l'Égypte.

Nice. Chef-lieu des Alpes-Maritimes, sur la mer, orientée au midi.
Temp. — Moy. annuelle 15°.
  Hiver 8°,5.
  Printemps 13°,5.
  Été 23°.
  Automne 16°.
Oscillations diurnes brusques et assez considérables.
Climat tonique.

Oran. Chef-lieu d'une des provinces d'Algérie, au fond d'une baie.
Temp. — Moy. annuelle 16°.
  Hiver 11°.
  Printemps 13°.
  Été 21°.
  Automne 20°.
Oscillations plus grandes qu'à Alger; stat. d'hiver.
Climat tonique.

Oratava. Vallée de Santa-Cruz, une des Canaries, stat. d'hiver.
Temp. moy. annuelle 20°, assez constante.
Hygrométrie assez élevée.
Climat émollient.

Pau. Chef-lieu des Basses-Pyrénées. Alt. de 205 m.
Très abritée des vents divers.
Temp. — Moy. annuelle 13°,5.
  Hiver 7°,5.
  Printemps 10°.
  Automne 9°.
Hygrométrie assez élevée et assez constante.
Climat émoll. et tempérant.

Pegli. Sur la rivière du Ponent (golfe de Gênes).
Climat tonique.

Penzance (Angleterre). Climat doux.

Pfeffers, Ragats. V. *Eaux minérales*.

Pise (Italie). Temp. moy. annuelle 16°.
Hygrométric assez élevéc et assez constante, stat. d'hiver.
Climat émollient sédatif.

Rapallo. Golfe de Gênes.

Remo (San). Sur le Ponent, golfe de Gênes), abritée.
Climat tempéré, excitant, tonique.

Rome (Italie centrale). Stat. d'hiver, malaria de juin à août.
Temp. moy. annuelle 15°,5.
  Hiver 8°.
  Printemps 14°.
  Été 23°.
  Automne 16°,5.
Transitions brusques en hiver et au printemps, sautes de vent. Hygrométrie assez élevéc.
Climat indéterminé.

Sables (Les) d'Olonne. Stat. marine.
Température variable.

Sainte-Hélène. V. *Sicile*.
Climat émollient.

Saint-Moritz. V. *Eaux minérales*.

Salerne (Italie du sud). V. *Naples*. Mieux abritée.

Schœnbrunn. V. *Eaux min*.

Sicile. Abonde en stations d'hiver : Catane, Syracuse et toute la côte sud.
Climats toniques.

Sorrente (Italie du sud). V. *Naples*.

Spezia. Golfe de Gênes.

Suisse. Stat. d'altitude : Mornex, Saint-Gervais, Charnex 450 à 500 m. Climats plus doux que toniques.
Chaux-de-Fonds, Grinwald, Chamonix, Lelocle 900 et 1,000 m. Climats toniques.
Saint-Bernardin, Saint-Moritz, Loesche, Montreux et l'Engadine 1,100 à 1,800 m.
Climats toniques et excitants.

Syrie. Réunit les régions marines, montagneuses et de plaines.
Alep, alt. 835 m.
Damas, alt. 736 m.
Jérusalem, alt. 800 m.
Temp. variable : analogies avec l'Europe méridionale.
Climat tonique excitant.

Tanger (Afrique septentrionale). Comparable à l'Égypte.

Venise. Au fond de son golfe, orientée au midi.
Temp. moy. annuelle 13°,5.
  Vernale 12°,5.
  Estivale 23°.
  Automnale 13°,5.

Hivernale 3°,5.
Assez constante.
Hygrométrie id. assez élevée.
Climat émollient sédatif.

Vernet (Le) (Pyrénées-Or.).
Analogue à Amélie, un peu
plus égal. V. *Eaux min.*

Verner et **Vevey** (Suisse).
Sur le lac Léman.
Climat assez égal.

Villefranche (Alpes-Maritimes). Analogue à Nice. Température un peu plus douce et
plus égale.

FIN.

33.

Ind. XXVII, méd. antiseptique, 436.

V., de plus, 94, 129, 157, 158, 183, 187, 200, 203, 205, 206, 211, 215, 216, 221, 232, 277, 323, 324, 331, 332, 337, 341, 343, 356, 360, 361, 439, 442 à 444, 446, 450, 455, 456, 460, 461.

Angor pectoris. V. *Névroses spasmodiques.*

Ind. I, méd. narcotique., 19.

— III, méd. antisp., 51.

— IV, méd. diverses.

— XIX, méd. altérantes.

V., de plus, 343.

Anorexie.

Ind. II, méd. névrosth., 29.

— VII, méd. eupept., 131.

Anthrax. V. *Abcès.*

Ind. XVII, méd. antiseptique, 436.

Anurie.

Ind. XVII, méd. diur., 260.

V., de plus, 171 et 260 à 275.

Aphonie. V. *Angine* et *Laryngite.*

Aphthes. V. *Stomatite.*

Apoplexie. V. *Congestion* et *Asphyxie.*

Ind. XI, méd. révulsive, 186.

Arthrites.

Ind. X, méd. émolliente, 176.

— XXII, méd. antiphlogistique, 383.

— XI, méd. irrit. révulsive et substit., 186.

Arthritisme. V. *Rhumatisme* et *Goutte.*

Ind. XXIV.

Ascarides.

Ind. XXXIII, méd. anthelmintique, 464.

V., de plus, 470.

Ascite. V. *Hydropisie.*

Asphyxie.

Ind. VIII, méd. eupn., 149.

— II, méd. névrosth., 29.

— XI, méd. révuls., 186.

Asthénie. V. *Adynamie.*

Asthme.

Ind. VIII, méd. eupn., 149.

— III, méd. antisp., 51.

— I, méd. narcotique, 19.

— XIX, méd. altér., 328.

— XVIII, méd. balsamique, 316.

V., de plus, 151 à 166.

Asystolie. V. *Cœur.*

Ind. III, méd. antispas., 51.

— II, méd. névrosth., 29.

— XVII, méd. diacr., 249.

— XX, méd. tonique, 362.

Ataxie. V. *Adynamie.*

Ind. III, méd. antispas., 51.

— II, méd. névrosth., 29.

V. de plus, 98.

Ataxie locomotrice (médullaire).

Ind. VI, 116.

Atrophie.

Ind. XX, méd. eutrophique, 362.

Balano-posthite. V. *Inflammation.*

Bile (Flux de).

Ind. XVI, méd. acholique, 236, V. *Acholie.*

Blennorrhagie (uréthrites diverses). V. *Inflammation.*

Ind. X, méd. émolliente, 176.

— XI, méd. substit., 186.

Gastrite catarrhale.
Ind. XVI, méd. anexosmo-
tique, 231.
— VII, méd. mod., 117.
— XVII, méd. émét., 279.
Gerçures. V. *Fissures*.
Glycosurie. V. *Diabète*.
Goitre.
Ind. XIX, méd hypotrophi-
que, 328.
V. surtout 338 à 340.
Goutte.
Ind. IV, méd. analg., 69.
— XVII, méd. diur., 260.
— XVII, méd. diaph., 250.
— méd. anti-arthr., 401.
— XIX, méd. hypotro-
phique, 328.
V., de plus, 74, 263 à 288,
401 à 411, 498.
Gravelle.
Ind. XVII, méd. diurét.,
260.
— XXIV, méd. dialyti-
que, 401.
V. de plus, 171, 263 à 275, 403,
499.
Grippe. V. *Bronchite*.
V., de plus. 322.
Haleine fétide. V. 457.
Helminthes.
Ind. XXVII, méd. propre.
Hématémèse. V. *Hémorrhagies*.
Hématurie. V. *Hémorrhagies*.
Hémoptysie. V. *Hémorrhagies*.
V., de plus, 99, 201 à 214.
Hémorrhagies.
Ind. XII, méd. hémost., 198.
— XI, méd. révuls., 186.
— X, méd. émoll., 176.
V., de plus, 178, 208 à 222.

Hémorrhoïdes. V. *Congestion* et
Hémorrhagie.
V., de plus, 47, 73, 82, 202 à
221, 298, 342.
Herpétisme. V. *Dartres*.
Hoquet.
Ind. IV, méd. tempér., 88.
— IV, méd. contro-sti-
mulante, 96.
— III, méd. antisp., 51.
— I, méd. narcotique, 19.
— VII, méd. mod., 117.
— XI, méd. révuls., 186.
V., surtout, 119 à 126.
Hydropisies et Hypercrinies.
Ind. XVI, méd. anexos-
motique, 231.
— XVII, méd. diacr., 249.
— XVII, méd. diaph., 250.
— XVII, méd. diur., 260.
— XVII, hydrarg., 283.
Hypertrophie.
Ind. XIX, méd. hypotro-
phique, 328.
Hypertrophie du cœur. V.
Cœur.
Hypertrophie du foie. V. *Foie*.
Hypochondrie.
Ind. II, méd. névrosth., 29.
Hystérie.
Ind. III, méd. antisp., 51.
— IV, méd. akinés., 101.
— VII, méd. mod., 117.
V., de plus, 54 à 60 et 103.
Inappétence.
Ind. II, méd. névrosth., 29.
— VIII, méd. eup., 131.
V. surtout, 137 à 148.
Ictère. V. *Bile*.
Incontinence d'urine.
Ind. IV, méd. akinés., 101.

FIN DU RÉPERTOIRE.

TABLE ALPHABÉTIQUE

FIN DE LA TABLE ALPHABÉTIQUE.

2857-89. — Corbeil. Imprimerie CRÉTÉ.

www.ingramcontent.com/pod-product-compliance
Lightning Source LLC
LaVergne TN
LVHW050120060726
842524LV00001B/49